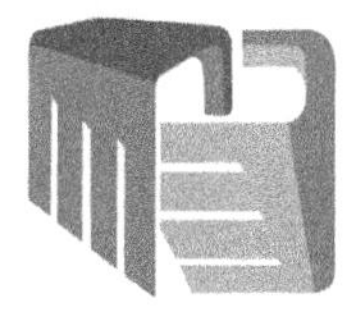

"十二五"职业教育国家规划教材
经全国职业教育教材审定委员会审定

供高专高职医药卫生类专业使用

预防医学

第四版

主　编　马　骥　赵　宏

副主编　张东献　黄祚军　杨晓忠

编　者（按姓氏汉语拼音排序）

赫金凤　（商丘医学高等专科学校）
黄祚军　（商丘医学高等专科学校）
刘卫云　（承德护理职业学院）
马　骥　（淄博职业学院）
任　森　（长沙卫生职业学院）
田淑军　（湖北三峡职业技术学院医学院）
杨晓忠　（淄博职业学院）
张东献　（南阳医学高等专科学校）
赵　宏　（湖北三峡职业技术学院医学院）

科学出版社
北　京

内 容 简 介

本教材主要介绍了预防医学的基本知识、基本方法和基本技能。按照工作过程系统化及预防医学工作的特点，增加了部分章节内容和数字化教学资源。在绪论之后按照预防医学工作性质类别分为3篇，分别阐述了疾病与健康统计基本方法、人群健康研究方法和社区卫生服务与健康。内容上注重与执业护士资格考试的考点、知识点结合，配有目标测试题及参考答案。教材同时配套简洁、实用、够用的教学课件（PPT），对部分内容配套有数字化教学资源。力争做到教师易用、学生易学。通过学习，使学生树立“预防为主”的“大卫生”观念，培养学生的继续学习能力和综合职业能力，使其能将所学的预防医学知识应用于本专业工作中。

本教材供高职高专医药卫生类专业使用。

图书在版编目（CIP）数据

预防医学 / 马骥，赵宏主编．—4版．—北京：科学出版社，2016.3
“十二五”职业教育国家规划教材
ISBN 978-7-03-047619-7

Ⅰ．预…　Ⅱ．①马…　②赵…　Ⅲ．预防医学 - 职业教育 - 教材
Ⅳ．R1

中国版本图书馆CIP数据核字（2016）第047353号

责任编辑：许贵强 / 责任校对：刘亚琦
责任印制：李　彤 / 封面设计：张佩战

科学出版社 出版
北京东黄城根北街16号
邮政编码：100717
http：//www.sciencep.com

北京虎彩文化传播有限公司 印刷
科学出版社发行　各地新华书店经销

*

2004年8月第　一　版　开本：787×1092　1/16
2016年3月第　四　版　印张：18　1/2
2023年8月第二十次印刷　字数：439 000

定价：39.80 元

（如有印装质量问题，我社负责调换）

第四版前言

党的二十大报告对新时代新征程上推进健康中国建设作出了新的战略部署，提出“把保障人民健康放在优先发展的战略位置”。这凸显了以人民为中心的发展思想，是推进中国式现代化的重要内涵。这对医药卫生事业提出了更高要求。贯彻落实党的二十大决策部署，积极推动健康事业发展，离不开人才队伍建设。“培养造就大批德才兼备的高素质人才，是国家和民族长远发展大计。”教材是教学内容的重要载体，是教学的重要依据、培养人才的重要保障。本次教材修订旨在贯彻党的二十大报告精神，坚持为党育人、为国育才。

为了贯彻落实《国务院关于加快发展现代职业教育的决定》（国发〔2014〕19号）文件精神，进一步推动高职高专医药卫生类专业教学改革与发展，积极探索纸质教材与数字化教学资源平台有机融合的创新教学模式，科学出版社于2015年4月在北京召开了“十二五”职业教育国家规划教材、全国医药高等学校规划教材的修订工作会议，提出了具体编写要求。

根据医药高等学校护理及相关医学专业人才培养要求，《预防医学》（第四版）的编写保留了第三版的基本风格，教材内容和教学形式更加强调贴近社会、贴近工作岗位，按照工作过程系统化及预防医学工作特点，增加了部分章节内容和数字化教学资源。力求做到能力培养与素质提高为一体，使学生对于预防医学有一个整体概念，毕业后能将所学的预防医学知识应用于本专业工作中去。

本教材是护理及相关医学专业的专业课之一，课程的总任务是使学生树立正确的健康观，具有预防为主的卫生观念，学会基本的疾病与健康统计方法及人群健康研究方法。全书按照绪论及预防医学工作性质类别分为3篇。绪论重点阐述了预防医学的概念、健康及影响因素、疾病的三级预防及循证医学的应用等；疾病与健康统计基本方法主要阐述了卫生统计概述、计量资料的统计描述、计量资料的统计推断、计数资料的统计描述、计数资料的统计推断、统计表和统计图、Excel统计分析；人群健康研究方法主要阐述了流行病学研究方法、病因和病因推断方法、疾病的分布与分析、公共卫生监测；社区卫生服务与健康主要阐述了环境及环境污染对健康的影响、生活环境与健康、食品安全与健康、职业环境与健康、社会环境与健康、疾病的预防与控制和突发公共卫生事件与应急处理。教材在内容上注重与全国护士执业资格考试的考点、知识点相结合，配有目标测试题及参考答案，同时配套教学课件（PPT），对部分内容配套有数字化教学资源，供教师教学和学生自学使用。

在教材的编写过程中，得到了各编者所在院校的大力支持和帮助，在内容上参考了有关教材和专著的部分资料和图表，在此一并表示衷心感谢。同时感谢本教材第三版编委范利国、徐国辉、王纪凤、徐颖、陈青、王晓晖、艾尔肯•玉逊等老师所做的工作。

由于编者水平有限，本教材在内容上难免有不妥和疏漏之处，恳请广大师生和读者批评指正。

编　者

2023年8月

目　　录

绪论 …… 1
一、预防医学的概念、研究内容和任务 …… 1
二、预防医学发展简史 …… 2
三、现代医学模式 …… 2
四、健康及影响因素 …… 3
五、循证医学的应用 …… 5
六、三级预防策略 …… 7
七、我国卫生工作方针和卫生工作的主要成就 …… 8

第1篇　疾病与健康统计基本方法

第1章　疾病与健康统计基本知识 …… 12
第1节　基本概念 …… 12
一、总体与样本 …… 12
二、个体与变异 …… 13
三、参数和统计量 …… 13
四、误差 …… 13
五、概率 …… 14
第2节　统计资料的类型 …… 15
一、计量资料 …… 15
二、计数资料 …… 15
三、等级资料 …… 15
第3节　统计工作的基本步骤 …… 16
一、统计设计 …… 16
二、收集资料 …… 16
三、整理资料 …… 17
四、分析资料 …… 17
第2章　统计表和统计图 …… 19
第1节　统计表 …… 19
一、统计表的结构和制表要求 …… 19
二、统计表的种类 …… 20
第2节　统计图 …… 20
一、绘制统计图的基本要求 …… 21
二、统计图的种类及其绘制方法 …… 21
第3节　Excel 统计图制作 …… 24
第3章　计量资料的统计描述 …… 30
第1节　平均指标 …… 30
一、算术均数 …… 30
二、几何均数 …… 33
三、中位数和百分位数 …… 34
第2节　变异指标 …… 36
一、极差 …… 37
二、方差 …… 37
三、标准差 …… 37
第3节　正态分布 …… 39
一、正态分布的概念 …… 39
二、正态分布的特征 …… 40
三、正态曲线下面积的分布规律 …… 40
四、正态分布规律的应用 …… 41
第4节　Excel 统计分析 …… 42
第4章　计量资料的统计推断 …… 49
第1节　均数的抽样误差和标准误 …… 49
一、统计推断 …… 49
二、均数的抽样误差和标准误 …… 49
三、t 值与 t 分布 …… 51
四、总体均数的估计 …… 52
五、总体均数可信区间与参考值范围的区别 …… 52
第2节　假设检验 …… 52
一、假设检验的基本步骤 …… 52
二、样本均数与总体均数比较的 t 检验 …… 53
三、两样本均数比较的 t 检验和 u 检验 …… 54
四、配对资料的比较 …… 56
第3节　t 检验应用时应注意的问题 …… 57
一、正确理解差别的统计学意义 …… 57
二、t 检验的应用条件 …… 58
三、正确选择 t 检验的方法 …… 58

四、正确理解 t 检验结论的概率性 … 58
五、正确理解Ⅰ类错误和Ⅱ类错误 … 58
六、统计分析不能代替专业分析 …… 59
七、正确地确定单侧检验或双侧检验 …… 59
第4节 Excel统计分析 …… 59
第5章 计数资料的统计描述 …… 63
第1节 相对数 …… 63
一、相对数的常用指标 …… 63
二、应用相对数应注意的问题 …… 65
第2节 率的标准化法 …… 66
一、率的标准化法的意义 …… 66
二、标准化率的计算 …… 67
三、应用标准化率应注意的问题 …… 68
第6章 计数资料的统计推断 …… 70
第1节 率的抽样误差 …… 70
一、率的抽样误差 …… 70
二、总体率的可信区间估计 …… 71
第2节 率的 u 检验 …… 71
一、样本率与总体率的比较 …… 72
二、两样本率比较的 u 检验 …… 72
第3节 χ^2 检验 …… 73
一、四格表资料的 χ^2 检验 …… 73
二、配对计数资料的 χ^2 检验 …… 76
三、行×列表资料的 χ^2 检验 …… 77
第4节 Excel统计分析 …… 79

第2篇 人群健康研究方法

第7章 流行病学研究方法 …… 83
第1节 流行病学概述 …… 83
一、流行病学的定义 …… 83
二、流行病学的原理及方法 …… 84
三、流行病学的用途 …… 84
第2节 常用流行病学研究方法 …… 85
一、描述性研究 …… 85
二、分析性研究 …… 87
三、实验性研究 …… 96
第8章 病因和病因推断方法 …… 102
第1节 疾病发生的基本条件 …… 102
一、致病因子 …… 102
二、宿主 …… 103
三、环境 …… 103
第2节 病因推断 …… 105
一、判断病因的推理方法 …… 106
二、病因判断的标准 …… 107
第9章 疾病的分布与分析 …… 110
第1节 疾病的地区分布 …… 110
一、世界性分布 …… 110
二、地区性分布 …… 111
三、城乡分布 …… 112
四、局部地区分布 …… 112
第2节 疾病的时间分布 …… 113
一、季节性 …… 113
二、周期性 …… 113
三、短期波动 …… 113
四、长期变异 …… 114
第3节 疾病的人群分布 …… 111
一、年龄 …… 114
二、性别 …… 115
三、职业 …… 115
四、民族 …… 115
五、婚姻 …… 115
第4节 疾病在地区、时间、人群分布的综合描述 …… 116
一、地区和时间分布的综合分析 …… 116
二、时间和人群分布的综合分析 …… 116
三、地区和人群分布的综合分析 …… 116
第5节 疾病的流行强度 …… 117
一、散发 …… 117
二、暴发 …… 117
三、流行 …… 117
四、大流行 …… 117
第6节 描述疾病分布的常用指标 …… 118
一、发病率 …… 118
二、罹患率 …… 118
三、患病率 …… 118
四、死亡率 …… 119
五、病死率 …… 119
六、生存率 …… 119
七、累积死亡率 …… 119

第 10 章　公共卫生监测 …………………… 121
第 1 节　公共卫生监测概述 ………… 121
一、公共卫生监测的概念 ………… 121
二、公共卫生监测的目的 ………… 121
三、公共卫生监测的种类 ………… 121
四、公共卫生监测的程序 ………… 122
五、公共卫生监测系统的评价 ……… 122
第 2 节　疾病监测 ………………………… 123
一、疾病监测的概念 ……………… 123
二、我国主要的疾病监测方法 ……… 123
三、我国疾病监测体系 …………… 123

第 3 篇　社区卫生服务与健康

第 11 章　环境及环境污染对健康的影响 ……………………… 125
第 1 节　概述 ………………………………… 125
一、环境的基本构成 ……………… 125
二、生态系统与生态平衡 ………… 126
三、人与环境的辩证关系 ………… 127
第 2 节　环境污染与健康 ………… 128
一、环境污染的概念 ……………… 128
二、环境污染物的来源 …………… 128
三、环境污染物的种类 …………… 129
四、污染物在环境中的变迁 ……… 129
五、环境污染对健康的影响 ……… 130
第 3 节　环境污染的防制措施 ……… 135
一、宣传教育 ……………………… 135
二、环境立法与管理 ……………… 136
三、环境规划措施 ………………… 136
四、技术措施 ……………………… 136
第 12 章　生活环境与健康 …………… 139
第 1 节　大气环境与健康 ………… 139
一、大气的理化性状与健康 ……… 139
二、大气污染对健康的危害及其防治措施 ……………………… 140
第 2 节　生活饮用水与健康 ……… 143
一、生活饮用水的卫生学意义 …… 143
二、生活饮用水的基本卫生要求 …… 144
三、生活饮用水的水质卫生标准 …… 144
四、生活饮用水的净化与消毒 ……… 146
第 3 节　住宅与健康 ……………………… 149
一、住宅的卫生学意义 …………… 149
二、住宅的基本卫生要求 ………… 149
三、住宅设计的卫生要求 ………… 149
四、室内空气污染与健康 ………… 150
第 13 章　食品安全与健康 …………… 157
第 1 节　食品安全 ……………………… 157
一、食品安全 ……………………… 157
二、食源性疾病 …………………… 158
第 2 节　食品污染 ……………………… 158
一、食品污染的定义 ……………… 158
二、食品污染的种类 ……………… 159
三、食品污染的来源 ……………… 159
四、常见的食品污染物及其危害 …… 159
五、人畜共患传染病 ……………… 162
第 3 节　食物中毒 ……………………… 164
一、食物中毒概述 ………………… 164
二、细菌性食物中毒 ……………… 165
三、常见的细菌性食物中毒 ……… 166
四、真菌毒素和霉变食品中毒 ……… 168
五、有毒动植物食物中毒 ………… 169
六、化学性食物中毒 ……………… 170
第 14 章　职业环境与健康 …………… 174
第 1 节　职业性有害因素 ………… 174
一、职业性有害因素及其来源 ……… 174
二、生产性毒物 …………………… 175
三、生产性粉尘 …………………… 176
四、物理性有害因素 ……………… 177
第 2 节　职业性损害 ……………………… 179
一、职业病 ………………………… 179
二、工作有关疾病 ………………… 181
三、职业性外伤 …………………… 181
第 3 节　职业性损害的预防措施 …… 182
一、基本原则 ……………………… 182
二、预防措施 ……………………… 182
第 4 节　常见职业病 ……………………… 183
一、职业中毒 ……………………… 183
二、尘肺 …………………………… 187
第 15 章　社会环境与健康 …………… 192
第 1 节　社会因素与健康 ………… 192
一、社会经济与健康 ……………… 192
二、社会制度与健康 ……………… 194

三、社会关系与健康 …………………… 195
四、人口发展与健康 …………………… 196
五、文化因素与健康 …………………… 197
第 2 节 卫生服务与健康 …………… 198
一、卫生服务概述 ……………………… 198
二、卫生服务需要与利用 ……………… 199
三、卫生资源与健康 …………………… 201
四、卫生服务综合评价 ………………… 202
第 16 章 疾病的预防与控制 …………… 204
第 1 节 传染病防治 ……………………… 204
一、传染病的流行过程 ………………… 205
二、传染病的防治措施 ………………… 208
第 2 节 生物地球化学性疾病与健康 …… 211
一、概述 ……………………………… 211
二、碘缺乏病 ………………………… 211
三、地方性氟病 ……………………… 214
第 3 节 常见慢性非传染性疾病防治 …… 216
一、心脑血管疾病 …………………… 216
二、糖尿病 …………………………… 221
三、恶性肿瘤 ………………………… 224
第 4 节 社会病防治 ……………………… 228
一、概述 ……………………………… 228
二、自杀 ……………………………… 228
三、车祸 ……………………………… 231
四、青少年妊娠 ……………………… 234
五、吸毒 ……………………………… 235
第 5 节 新发传染病防治 ……………… 237
一、传染性非典型肺炎 ……………… 237
二、流感 ……………………………… 239
三、艾滋病 …………………………… 241
四、手足口病 ………………………… 243
第 17 章 突发公共卫生事件与应急处理 …… 247
第 1 节 概述 …………………………… 247
一、突发公共卫生事件的概念与分级分类 …… 247
二、突发公共卫生事件应急管理的意义与原则 …… 248
三、突发公共卫生事件的监测、预警和报告 …… 250
四、突发公共卫生事件的分级反应 … 250
第 2 节 重大突发公共卫生事件及其应急处理 …… 251
一、突发公共卫生事件应急处理 …… 251
二、群体性不明原因疾病应急处理 … 252
三、急性化学中毒的应急处理 ……… 257
四、流感的应急处理 ………………… 258
五、人感染高致病性禽流感的应急处理 …… 260
实训 ……………………………………… 264
实训 1 统计表和统计图 ……………… 264
实训 2 计量资料的统计描述 ………… 264
实训 3 计数资料的统计推断 ………… 265
实训 4 计量资料的统计推断 ………… 267
实训 5 食物中毒案例分析 …………… 268
主要参考文献 …………………………… 270
教学基本要求 …………………………… 271
目标检测参考答案 ……………………… 276
附录 1 关于印发《职业病分类和目录》的通知 …… 278
附录 2 统计用表 ………………………… 281

绪　论

📖 **学习目标**

1. 掌握预防医学的概念及内容。
2. 掌握三级预防策略。
3. 了解当代健康观及影响健康的因素。
4. 理解循证医学的概念及应用。
5. 了解健康决定因素的生态学模型。

预防医学是现代医学体系中应用医学的重要组成部分，借助当代自然科学和社会科学的最新成果，多种学科相互交叉、渗透、融合，发展日益迅速。随着社会经济的发展变化和人们健康需求的不断提高，预防医学在现代医学科学体系中的地位也将会变得日益重要。

一、预防医学的概念、研究内容和任务

（一）预防医学的概念

预防医学（preventive medicine）是由多门学科组成的学科群，是在基础医学、临床医学和环境医学的基础上，从预防的观点出发，以环境－人群－健康为模式，以人群为主要对象，利用流行病学统计原理和方法，探求影响健康的因素及其作用规律，充分利用对健康有益的因素，控制或消除环境中的有害因素，达到以预防疾病、增进身心健康、提高生命质量为最终目的的一门综合性医学学科。

考点提示： 预防医学的概念

（二）预防医学的研究内容

预防医学的研究内容十分广泛，从宏观到微观，从个人、家庭到人群都涉及预防医学问题。综合起来，预防医学的研究内容有以下几方面。

（1）研究环境与健康的关系，研究环境因素对健康的影响及其作用规律；探索改善和消除环境中的有害因素、利用有益因素的措施和原则等。

（2）研究各种疾病、健康状况或生理特征在不同时间、人群、地区的分布特点及其变动规律，探讨病因，了解疾病及健康状况的消长变化情况，以便提出当前及今后医疗卫生工作中应解决的主要问题。

（3）研究制订防治疾病、增进健康的策略和措施，并对措施实施效果进行评价，以使预防医学工作质量不断提高，达到预防疾病、增进健康、提高生命质量的目的。

（三）预防医学的研究任务

（1）利用流行病学统计原理和方法，研究环境因素对健康的影响及疾病的“三间”分布特征，提出控制疾病的措施。

（2）开展健康教育，做好群体的预防保健工作。

（3）采取个人与社会预防相结合的措施，预防传染病及慢性非传染性疾病。

（4）通过对生活环境、职业环境和食品安全的卫生学调查，提出防治环境污染和食品安全的措施，为人类创造一个良好的生活及生产环境，促进人类的健康。

（四）预防医学的特点

考点提示：预防医学的特点有哪些？

预防医学工作有如下的特点：①预防医学的工作对象包括个体及确定的群体，主要为群体；主要着眼于健康和无症状患者。②研究重点为人群健康与环境的关系，具有较临床医学更大的人群健康效益。③采取的对策更具积极的预防作用，研究方法上注重微观和宏观相结合。

二、预防医学发展简史

预防医学是一门较为年轻的医学学科，其历史要短于临床医学和基础医学。预防医学的发展经历了以下几个阶段：个体预防、群体预防和全球（人类）预防。

纵观预防医学的发展历史，我们可以看出，预防医学的发展历程经历了两次革命性的变化。

（一）第一次预防医学革命

第一次预防医学革命是指从个体预防向群体预防的发展。在预防医学发展的早期，人们注重的是患者与健康人个体的疾病预防，没有意识到人群的预防。19世纪以前，人们着重于研究传染病的个体预防和维护，以及促进个体健康的措施。直到19世纪末，人类积累了战胜天花、霍乱、鼠疫、白喉等烈性传染病的经验，才由此逐渐认识到人群预防的重要性，并建立了一套科学系统的人群预防措施。20世纪40～50年代，“公共卫生”、“预防医学”等术语在北美、欧洲和其他地区广泛使用，预防医学从此开始强调对群体健康的关心和政府为人群提供预防卫生服务的重要性，预防医学的内容也从个人养生防病扩大到社会性群体预防。这一转变就是医学史上的第一次预防医学革命。

（二）第二次预防医学革命

预防医学科学是随着社会发展和整个医学科学的进步而不断变化完善的。预防医学的使命是防止疾病发生、控制疾病发展、维护和恢复机体的功能与增进个体和人群的健康水平。完成上述使命，需将个体预防与群体预防相结合。早期的预防医学仅仅认识到了个体预防的作用，忽略了群体预防；至19世纪中期，预防医学开始着重于群体预防，但又削弱了个体预防，或将两者分离开来；20世纪末，由于疾病谱和死因谱发生改变，慢性病患病率明显上升，成为影响人类健康的主要卫生问题。慢性病的病因和发病机制非常复杂，个体差异较大，并且其发病和转归与心理、社会、行为生活方式等因素密切相关，预防医学的主要任务也逐渐从以群体预防为主转向个体与群体相结合，从生物性预防扩大到心理、社会和行为预防，从单一的预防服务转向防、治、保健、康复一体化的综合性服务，从以公共卫生人员为主体的预防转向以全科医生、专科医生、公共卫生医生为团队的预防，预防疾病的责任也从以政府、社会为主转向以个人为主，预防的方式也从被动预防转向主动预防。预防医学这一重大转折称为医学史上的第二次预防医学革命。

三、现代医学模式

（一）医学模式的概念

“模式”是指观察、处理问题的思想和方式方法。医学模式（medical model）是指人类在与疾病作斗争和认识自身生命过程中得出的对医学本质的概括和对医学总的看法。医学模式不是一成不变的，不同的时代由于科学技术及医学科学发展水平不同，医学模式也不相同，它随着时代的发展而转变。

（二）医学模式的转变及其对医学的影响

在医学科学发展历史上，曾出现过许多代表了当时医学科学认识水平和发展水平的医学模式。在古代，医学遵循的是神灵主义医学模式，之后出现了自然哲学医学模式；16世纪机械论的医学模式又盛行一时；18 世纪下半叶，生物医学模式则逐渐占据统治地位。虽然在生物医学模式的指导下，医学科学获得了巨大成就和飞速发展，但生物医学模式毕竟存在明显的缺陷和不足。它的最大缺点是认识健康的本质时没有考虑到心理和社会因素的影响。

进入 21 世纪，医学模式便已经由传统的生物医学模式转变为现代医学模式，即生物－心理－社会医学模式。

（三）现代医学模式

现代医学模式即生物－心理－社会医学模式（biopsychosocial medical model），是在生物医学模式的基础上，从生理、心理、社会三方面去综合认识健康的本质，将人体和人群的健康看作是生理、心理、社会三方面的完好状态。这一医学模式反映了人类疾病谱和死因谱的改变，反映了人们健康需求的普遍提高，反映了医学科学认识论的进步和方法论的综合；它强调了健康的生理、心理、社会三方面的综合性和完整性，展现了医学发展的社会化趋势，揭示出医学的目的和使命不仅仅是诊断和治疗疾病，而且还包括预防疾病、增进健康、延长寿命和提高生命质量。

在生物－心理－社会医学模式指导下，医学更加完善、更加科学，医学科学知识体系不断丰富和扩展，一些边缘性学科和交叉性学科相继产生，如社会医学、医学心理学、全科医学、社区医学、行为医学等。作为护理人员，应认清当代医学科学的发展趋势，跟上医学科学的发展步伐，适应医学模式的转变，用新的生物－心理－社会医学模式去指导医疗卫生和医学科研工作。要深刻理解生物－心理－社会医学模式的本质和内涵，自觉地运用生物－心理－社会医学模式去指导护理工作，要依据新的健康概念去理解健康照顾和护理工作。只有这样，才能提高医疗护理服务质量，才能不断满足患者及广大居民日益增长的护理需求，才能成为一名不被当代医学发展潮流所淘汰的合格的医务工作者。

考点提示： 现代医学模式的概念

四、健康及影响因素

（一）当代健康观

1948 年世界卫生组织（WHO）宪章中明确提出了健康的定义，“健康不仅仅是没有疾病或虚弱，而且包括在身体上、精神上和社会适应方面的完好状态”。由此对健康做了新的定义，即“健康不仅是没有疾病，而且包括躯体健康、心理健康、社会适应良好和道德健康”。由此可知，健康不仅仅是指躯体健康，还包括心理、社会适应、道德品质的相互依存、相互促进、有机结合。这种积极的健康观，既考虑了人的自然属性，也考虑了人的社会属性，符合现代整体医学模式。当人体在躯体、心理、社会适应、道德品质这几个方面同时健全时，才算得上真正的健康。

世界卫生组织对健康的定义细则如下：

1. 有足够充沛的精力，能从容不迫地应付日常生活和工作的压力而不感到过分紧张。
2. 处事乐观，态度积极，乐于承担责任，事无巨细不挑剔。
3. 善于休息，睡眠良好。
4. 应变能力强，能适应外界环境的各种变化。
5. 能够抵抗一般性感冒和传染病。
6. 体重得当，身材均匀，站立时，头、肩、臂位置协调。
7. 眼睛明亮，反应敏锐，眼睑不易发炎。
8. 牙齿清洁，无空洞，无痛感，齿龈颜色正常，无出血现象。
9. 头发有光泽、无头屑。

10. 肌肉、皮肤有弹性。其中前四条为心理健康的内容，后六条则为生物学方面的内容（生理、形态）。

最近WHO提出了新的衡量健康标准，即“五快”（机体健康）和“三良好”（精神健康）。“五快”是指：吃得快（进餐时，有良好的食欲，不挑剔食物，并能很快吃完一顿饭）、便得快（一旦有便意，能很快排泄完大小便，而且感觉良好）、睡得快（有睡意，上床后能很快入睡，且睡得好，醒后头脑清醒，精神饱满）、说得快（思维敏捷，口齿伶俐）、走得快（行走自如，步履轻盈）。“三良好”是指：良好的个性人格（情绪稳定，性格温和，意志坚强，感情丰富，胸怀坦荡，豁达乐观）、良好的处世能力（观察问题客观、现实，具有较好的自控能力，能适应复杂的社会环境）、良好的人际关系（助人为乐，与人为善，对人际关系充满热情）。

考点提示： 健康的概念

（二）影响健康的主要因素

影响健康的因素归纳为四大类：环境因素（包括自然环境和社会环境）、行为生活方式、医疗卫生服务、生物遗传因素。但对人类健康影响最大的因素是：行为和生活方式、医疗卫生服务。

1. 环境因素 是指以人为主体的外部世界，或围绕人们的客观事物的总和。其包括自然环境和社会环境。

（1）自然环境：又称物质环境，是指围绕人类周围的客观物质世界，如水、空气、土壤及其他生物等。自然环境是人类生存的必要条件。在自然环境中，影响人类健康的因素主要有生物因素、物理因素和化学因素。

（2）社会环境：又称非物质环境，是指人类在生产、生活和社会交往活动中相互间形成的生产关系、阶级关系和社会关系等。在社会环境中，有诸多的因素与人类健康有关，如社会制度、经济状况、人口状况、文化教育水平等。

2. 行为和生活方式 是指由于人们自身的不良行为和生活方式给个人、群体乃至社会健康带来直接或间接的危害，它对健康的影响具有潜袭性、累积性和广泛性的特点。随着社会的发展、人们健康观的转变及人类疾病谱的改变，人类行为和生活方式对健康的影响越来越引起人们的重视。合理、卫生的行为和生活方式将促进、维护人类的健康，而不良的行为和生活方式将严重威胁人类的健康。不良的行为和生活方式对人民健康的影响日益严重，吸烟、酗酒、吸毒、纵欲、赌博、滥用药物等不良行为和生活方式导致一系列身心疾病日益增多。

3. 医疗卫生服务 卫生服务因素是指卫生机构和卫生专业人员为了防治疾病、增进健康，运用卫生资源和各种手段，有计划、有目的地向个人、群体和社会提供必要服务的活动过程。一个国家医疗卫生服务资源的拥有、分布及利用将对其人民的健康状况起重要的作用。良好的医疗卫生服务，要求具有完备和保证质量的服务网络，一定的经济投入。公平合理的卫生资源配置及保证服务的可得性。

4. 生物遗传因素 包括病原微生物、遗传、生长发育、衰老、个人生物学特征（年龄、性别、形态和健康状况等）。生物遗传因素直接影响人类健康，它对人类诸多疾病的发生、发展及分布具有决定性影响。

（三）健康生态学模型

健康决定因素的生态学模型强调个体和人群健康是个体因素、卫生服务及物质和社会环境因素相互依赖与相互作用的结果，且这些因素间也相互依赖和相互制约，以多层面的交互作用来影响个体和群体的健康。作为一种思维方式，它是总结和指导预防医学和公共卫生实践的重要理论模型。其主要内容包括：疾病自然史、健康疾病连续带和预防的机会窗。

该模型的结构从内至外分为五层。

第一层 即核心层，是先天的个体特质，如年龄、性别、种族、其他生物学因素和疾病易感基因等。

第二层　为个体行为特点。

第三层　是社会、家庭和社区的人际网络。

第四层　是生活和工作条件，包括心理社会因素、是否有工作及职业因素、社会经济地位、自然和人造环境、公共卫生服务、医疗保健服务等。

第五层　即最外层（宏观层面），是全球水平、国家水平乃至当地的社会、经济、文化、卫生和环境条件，以及有关的政策等。

亚　健　康

世界卫生组织将机体无器质性病变，但是有一些功能改变的状态称为“第三状态”，我国称为“亚健康状态”。

亚健康的几种表现：

（1）功能性改变，而不是器质性病变。

（2）体征改变，但现有医学技术不能发现病理改变。

（3）生命质量差，长期处于低健康水平。

（4）慢性疾病伴随的病变部位之外的不健康体征。

亚健康是否发展为严重器质性病变具有不确定性。但是，亚健康本身就是需要解决的问题。

身体成长亚健康：学生营养过剩和营养失衡同时存在，体质较弱。

心理素质亚健康：来自家庭、学校的压力，引发了青少年的逆反心理、反复心理、自卑心理、厌学心理等，抗挫折能力较差。

情感亚健康：本应关心社会，对生活充满热情，但实际上他们对很多事情都很冷漠，使自己的“心理领空”越来越狭小。

思想亚健康：思想表面化，脆弱、不坚定，容易接受外界刺激并改变自我。

行为亚健康：表现为行为上的程式化，时间长了容易产生行为上的偏激。

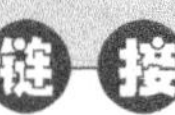

五、循证医学的应用

循证医学的产生是社会和科学发展的需要和必然，反过来循证医学的发展又促进社会科学的进一步发展。

“循证”是一种思维方式，是一种行为策略，是一种把握成功的捷径，因其具有科学性、安全性、有效性、适用性和经济性，目前已成为近年来国际医学界倡导的学科发展方向之一。

（一）循证医学的定义

循证医学（evidence-based medicine，EBM）是遵循现代最佳医学研究的证据（成果），将其应用于临床对患者进行科学诊治决策的一门科学。著名临床流行病学家 David Sackett 教授将循证医学定义为“慎重、准确和明智地应用所能获得的最好研究证据来确定患者的治疗措施”。循证医学强调最佳证据、专业知识和经验、患者需求三者的有机结合，三者缺一不可，相辅相成，共同构成循证思维的主体。

循证医学与传统临床医学最重要的区别在于它所应用的临床实践证据，是采用科学的标准，进行了严格的分析与评价，从而被确认是真实的、有临床重要意义的，并适用于临床实践的、当代最佳的科学证据。而且随着科学的进步，证据亦不断地更新；此外它还充分体现了以人为本的原则，使患者在接受临床诊治过程中，体现其自身的价值取向和愿望，构建良好的医患和谐及互相依从的关系，从而使循证医学的科学决策得以实现，并渴望获得最佳的结局。循证医学是用现已存在的最佳证据指导临床实践，解决患者存在的临床“问题”，因此不能误解循证医学等于临床医学科研，后者是创造最佳证据，是为循证医学的临床实践提供“用证”资源。毫无疑问，没有最好的临床研究成果（证据），也就没有循证医学的产生和发展。可见，加强临床医学科学研究，不断地提高研究质量和产生最佳研究证据是循证医学的根本，也是循证医学实践的核心。

（二）循证医学的基本原则

循证医学强调两个基本原则：①证据必须分级以指导临床决策；②仅有证据不足以做出临床决策。

（三）循证医学的特点

循证医学高质量的证据具备以下共同特征。

1. 科学性和真实性 证据的产生必须针对特定问题，经过科学设计、控制偏倚、严格实施、客观分析，并能溯源和接受时间及实践的检验。

2. 系统和量化 系统是指在严格和科学的顶层设计下，全面、科学、分步骤的产生证据和使用。量化是指较好的定量与定性证据相结合进行综合决策分析。

3. 动态和更新 指证据随实践不断发展和更新。

4. 共享和实用 针对不断使用中暴露出的新问题，不断开展深入研究。

5. 分类和分级 将证据按研究者和使用者关注的问题进行分类，再将同类信息中按事先的标准经科学评价后严格分级。

6. 肯定、否定和不确定 研究的合理结果都需要证据支持，肯定、否定和不确定性证据都需要审慎分析选择何种对照进行比较，结论不可盲目扩大。

（四）循证医学实践的基础、目的和意义

1. 循证医学实践的基础 ①高素质的临床医生。②最佳的研究证据。③临床流行病学的基本方法和知识。④患者的参与。

2. 循证医学实践的目的 包括五个方面：①弄清疾病的危险因素，为疾病防治提供依据。②提供可靠的诊断依据。③帮助医生选择当前最科学、合理的治疗措施。④分析和应用有利因素，改善预后、提高生存质量。⑤提供卫生管理的最佳证据，促进管理决策科学化。

3. 循证医学实践的意义 可归纳为：①促进临床决策科学化，避免资源浪费。②发掘疑难问题，促进临床研究。③促进临床业务素质的提高。④有利于国际间资源的共享，促进医学科学的发展。⑤有助于患者参与、监督医疗，保障自身的权益。

（五）循证医学实践的步骤

1. 提出问题 常见的问题来源包括病史和查体、病因、临床表现、鉴别诊断、诊断性试验、预后、治疗、预防。

2. 研究证据的来源与检索

（1）证据来源：专著、高质量期刊上发表的论著、电子出版物等经系统综述的二次研究资料，包括循证教科书，与证据有关的数据库、网站等。

（2）证据检索：计算机检索和人工检索等。

3. 严格评价证据 收集的研究证据，对其真实性、可靠性、适用性进行评价。

4. 应用证据指导决策 经过严格评价文献，从中获得的证据如果是真实可靠并且具有临床应用价值的，应当尽快用以指导临床实践；对于经过评价是无效甚至是有害的措施则

应该立即停止；对于尚无定论的，则可以为进一步的研究提供信息。

5. 通过实践进一步提高 对其应用的效果和效应进行再评价，总结出经验和教训，找出提高临床技能和经验的方法。通过这样不断的循证医学实践和不断的评价总结，达到逐步提高学术水平和医疗质量、推动医学实践不断发展的目的。

（六）循证医学在预防医学中的应用

随着循证医学在临床医学领域的发展，许多预防医学工作者也开始利用循证医学的思想和方法来解决预防医学领域的许多问题。例如，病因探索、环境因素所致疾病的诊断治疗、预防和干预措施的效果评价及卫生政策的制订等。从宏观的自然环境和复杂的社会环境到微观的庞大个体基因体系，人类健康受到众多环境因素的影响，从环境暴露到机体中毒和疾病发生之间的内在变化，是一个连续性的、渐近的过程。要确定某一环境因素与某种健康效应之间的确切证据，最终要获得人群的环境流行病学资料才最具说服力和可靠性。而复杂的病因网络和环境因素之间纵横交错的影响往往使环境流行病学的研究工作要投入相当多的人力、物力和财力，耗费相当长的时间。如果没有对已有的研究结果进行系统的评价、综述和再利用，很难判断这些投入能否获得预期的结论。如果某些问题已有答案，却仍在投入资源进行低水平的重复研究，不但造成了资源的浪费，在一定程度上也限制了环境医学发展速度。循证医学在预防医学领域中的应用可为解决上述问题提供科学可靠、经济快速的方法和手段。

六、三级预防策略

（一）疾病自然史与预防机会

1. 疾病自然史 疾病从发生到结局（死亡或痊愈）的全过程称为疾病自然史。其可分为病理发生期、症状发生前期、临床期、结局4个明确的阶段。

2. 健康疾病连续带（HDC） 是指一个人从“健康→疾病→健康（或死亡）”的连续过程。

3. 预防机会 根据疾病自然史的阶段性和健康疾病连续带理论，危险因素作用于机体到疾病临床症状的出现，有一个时间的过程。这个过程根据危险因素的性质和接触的量，其导致疾病发生的时间有长有短，这样就为我们在疾病的预防上提供了机会，称为预防机会，又称为预防机会窗。

（二）三级预防策略

根据疾病发生发展过程及健康决定因素的特点，把预防策略按等级分类，称为三级预防策略（prevention strategies at three levels）。

1. 第一级预防（primary prevention） 即病因预防，是针对病因所采取的预防措施。它既包括针对健康个体的措施，也包括针对整个公众的社会措施。在第一级预防中，如果在疾病的因子还没有进入环境之前就采取预防性措施，则称为根本性预防，也是健康促进的重点。

2. 第二级预防（secondary prevention） 即临床前期预防。在疾病的临床前期做好早期发现、早期诊断、早期治疗的“三早”预防工作，以控制疾病的发展和恶化。对于传染病，除了“三早”，尚需做到疫情早报告及患者早隔离，即“五早”预防。

3. 第三级预防（tertiary prevention） 即临床预防。对已患某些病者，采取及时的、有效的治疗和康复措施，使患者尽量恢复生活和劳动能力，能参加社会活动并延长寿命。

考点提示： 三级预防策略的内涵

落实好三级预防措施，是实现健康观的有效途径。三级预防措施的落实，可根据干预对象是群体或个体，分为社区预防服务和临床预防服务。社区预防服务是以社区为范围，以群体为对象开展的预防工作。临床预防服务是在临床场所，以个体为对象实施个体的预防干预措施。

（三）公共健康

1. 公共健康的概念 公共健康是指公众的健康，是通过社会组织的努力来实现地预防疾病、延长生命和保护健康的科学和技术。因此公共健康是指导维持和改进所有人健康、实际技能和信念综合的科学，是地方、国家、民族和国际资源的组织形式，旨在强调影响各个社会的主要的健康问题。

公共健康包括丰富的内涵，凡是与公众健康相关的问题都可以理解为公共健康问题，如社会医疗体系与制度、社会卫生体制与应急系统、医院与医生、卫生医疗和保健资源的分配、劳动保护、卫生状况、环境保护、流行病、健康教育、交通及一些个人行为，如性行为和吸烟等。

2. 公共健康的特点

（1）重视“公众”和人口的健康，而不是个人的健康。例如，对于一个高血压疾病患者，医生通常提出的问题是：“为什么这位患者在这时候患了这种疾病？”而从公共健康角度，医生则提出不同的问题：“为什么这些人口会患高血压？而这种疾病在另一些人口中却很少见？”

（2）以预防为主。其基本原则是为了群体健康对于疾病的预防，而不是针对每一个患者的治疗和康复。

（3）涵盖范围大，包括所有与公众健康相关的问题。

（4）是一种社会产品，它的促进是一种群体性行为，必须通过强化社区行动来实现。

七、我国卫生工作方针和卫生工作的主要成就

（一）我国卫生工作方针

我国的卫生工作指导方针，是以党和国家的路线、方针、政策为依据，针对社会主义发展的不同历史阶段制订出来的，是马克思列宁主义原理与我国卫生工作实践相结合的产物。

1. 卫生工作四大方针 新中国成立初期，党和政府确立了适合我国国情的卫生工作方针：“面向工农兵，预防为主，团结中西医，卫生工作与群众运动相结合。”这被称为新中国卫生工作的“四大方针”。

新中国卫生工作四大方针代表了人民群众的根本利益，为新中国卫生事业的发展指明了前进的方向。这一方针的提出与确立，充分体现了党和政府对卫生工作的关怀。之后的40多年里，我国卫生事业在“四大方针”的指引下，逐步走向兴旺昌盛，并取得了一系列举世瞩目的成就，全国各族人民的健康水平得到了显著提高。

2. 新时期的卫生工作方针 1997年1月15日，中共中央、国务院下达的《关于卫生改革与发展的决定》中明确指出：“新时期卫生工作方针是：以农村为重点，预防为主，中西医并重，依靠科技与教育，动员全社会参与，为人民健康服务，为社会主义现代化建设服务。”

新时期的卫生工作方针是对原“四大方针”的发展和完善，是根据新时期我国卫生工作的性质、地位和作用提出来的。“以农村为重点，预防为主，中西医并重”指出了我国卫生工作当前及今后一个时期内的工作重点。“为人民健康服务，为社会主义现代化建设服务”阐明地是我国社会主义卫生事业的基本性质和根本宗旨，反映了我国卫生事业的服务目的和目标，同时又揭示了卫生工作内在的基本规律。各级各类医疗卫生单位尽管任务不同，专业有别，但却围绕着一个共同的目标——为人民健康服务，为社会主义现代化建设服务。

（二）我国公共卫生工作的成就与面临的挑战

新中国成立以来，在以“预防为主”的卫生工作方针指导下，我国的公共卫生工作取

得了一系列重大成就。

建立起了遍布城乡的县、乡、村的三级医疗、预防卫生保健网，培养壮大了一支专业齐全的医药卫生技术队伍，继承和发扬了祖国医学遗产，消灭和基本消灭了严重危害人民健康的传染病，平均预期寿命明显延长(由新中国成立前的35岁提高到2000年的71.4岁)，人民健康水平明显提高。在地方病防治、职业病防治、环境污染防治及营养学和食品卫生学的研究等方面都取得了明显成就。地方性甲状腺肿和地方性氟病的防治研究都取得了一定进展；克山病的预防取得明显成效，全国大多数病区达到基本控制的指标。

建立健全了公共卫生监督体系，颁布了多项法律法规。建立健全了职业卫生监督体系，颁布了《中华人民共和国职业病防治法》《中华人民共和国食品安全法》《中华人民共和国传染病防治法》等一系列法律法规，某些对劳动者健康危害较为严重的职业病和职业多发病被有效地预防或控制；建立了环境污染物监测系统和环境质量评价方法；制定颁布了《环境保护法》《水污染防治法》《公共场所卫生标准》等法律法规；在营养学和食品卫生工作方面也取得一系列成就，新中国成立后几十年来，我国营养学界对《中国居民膳食指南》和《常用食物成分表》进行了多次修订和完善。

进入21世纪以来，我国公共卫生工作面临一系列挑战。

传染病和寄生虫病依然严重威胁着我国人民的健康。目前某些传染病和寄生虫病的发病率仍较高。除计划免疫范围内的传染病被较好控制以外，其他一些传染病均未得到有效控制，疫情不稳定，传染病发生和流行的基本条件并没有彻底根除。例如，2005年我国肺结核发病率为96.31/10万，病毒性肝炎的发病率为91.42/10万，细菌性和阿米巴性痢疾发病率为34.92/10万。目前艾滋病在我国的流行情况也很严重，2005年发病率高达0.43/10万；另外我们还面临着诸如SARS（非典型性传染性肺炎）、禽流感、疯牛病、甲型H1N1流感等新发传染病的潜在威胁。因此，传染病和寄生虫病仍是我们21世纪面临的重大卫生问题，传染病和寄生虫病的防治仍然是公共卫生的重要工作内容之一，不容忽视和掉以轻心。

非传染性疾病对我国居民健康的危害正在增加。自20世纪70年代以来，非传染性疾病尤其是一些慢性病发病率或患病率在我国城乡人群中逐渐增高。据原卫生部统计，2005年我国城市居民主要疾病死亡率及构成位居前三位的疾病分别是恶性肿瘤、脑血管病和心脏病；农村居民主要疾病死亡率及构成位居前三位的疾病分别是呼吸系统疾病、脑血管病和恶性肿瘤。可以看出我国人民死因模式开始转变，逐渐接近发达国家模式，尤其在城市表现更加明显。恶性肿瘤、脑血管病和心脏病等这些非传染性疾病对居民生命和健康的威胁呈上升趋势。

另外，我国还是世界上地方病病种较多、分布较广、危害也较大的国家之一，职业病的危害也十分严峻，不良生活方式对我国居民身体健康的影响日趋严重，人口老龄化带来的一系列问题也日益突出，这些都是我国预防医学界在21世纪需要面对的一系列问题和挑战。

面对新的公共卫生问题，党和政府高度重视改善居民健康，并将全民健康覆盖作为深化医疗改革的重要目标，积极践行全民健康覆盖理念，强调全民健康覆盖的制度建设，并切实注重全民健康覆盖政策的包容性。目前我国基本医疗保障制度已实现全覆盖，国家基本药物制度在基层实现了全覆盖，基层医疗卫生服务网络覆盖城乡，基本公共卫生服务覆盖全体居民，公立医院改革试点有序推进，这些实践经验为实现全民健康覆盖奠定了坚实基础。我国在“十二五”期间医疗改革的重点任务，包括加快健全全民医保体系，巩固和完善基本药物制度及其在基层运行的新机制，积极推进公立医院改革等，并统筹推进其他医疗改革工作。

小结

预防医学是由多门学科组成的学科群，是在基础医学、临床医学和环境医学的基础上，从预防的观点出发，以环境－人群－健康为模式，以人群为主要对象，利用流行病学统计原理和方法，探求影响健康的因素及其作用规律，充分利用对健康有益的因素，控制或消除环境中的有害因素，达到预防疾病、增进身心健康、提高生命质量为最终目的的一门综合性医学学科。现代医学模式是指生物－心理－社会医学模式，它强调了健康的生理、心理、社会三方面的综合性和完整性。循证医学是遵循现代最佳医学研究的证据（成果），将其应用于临床对患者进行科学诊治决策的一门科学。循证医学的两个基本原则是证据必须分级以指导临床决策、仅有证据不足以做出临床决策，其实践活动主要包括提出问题、研究证据的来源与检索、严格评价证据、应用证据指导决策、通过实践进一步提高五个步骤。预防医学的三级预防策略包括第一级预防（病因预防）、第二级预防（临床前期预防）、第三级预防（临床预防）。

目标检测

一、选择题

A1 型题

1. 预防医学是研究（　　）
   A. 个体与群体的健康
   B. 人群的健康
   C. 人体健康与环境的关系
   D. 社会环境与健康的关系
   E. 健康和无症状患者
2. 预防医学的特点不包括（　　）
   A. 具有较临床医学更大的人群健康效益
   B. 着重于个体治疗
   C. 研究重点为人群健康与环境的关系
   D. 研究对象包括个体和群体
   E. 研究方法上注重微观和宏观结合
3. 预防医学经历了（　　）
   A. 个体医学－群体－预防医学的阶段
   B. 个体－群体－生态大众健康的阶段
   C. 个体预防－群体预防－全球预防阶段
   D. 群体－大卫生－社会医学阶段
   E. 个体－群体－社会医学阶段
4. 第一次卫生革命的主要任务是预防（　　）
   A. 传染病　　B. 急性病
   C. 常见病　　D. 慢性病
   E. 血吸虫病
5. WHO 健康权指（　　）
   A. 无关标准　　B. 高于标准
   C. 低于标准　　D. 一般标准
   E. 有关标准
6. 影响人体健康的因素主要有（　　）
   A. 环境、遗传
   B. 环境、遗传、医疗卫生服务
   C. 环境、医疗卫生服务
   D. 环境、生物遗传、医疗卫生服务、行为生活方式
   E. 遗传、行为生活方式、医疗卫生服务
7. 循证医学就是（　　）
   A. 系统评价　　B. Meta 分析
   C. 临床流行病学　　D. 查找证据的医学
   E. 最佳证据、专业知识和经验、患者需求三者的有机结合
8. 循证医学实践的核心是（　　）
   A. 素质良好的临床医生
   B. 最佳的研究证据
   C. 临床流行病学基本方法和知识
   D. 患者的参与和合作
   E. 必要的医疗环境和条件
9. 下列各类疾病中，主要应采取第一级预防的是（　　）
   A. 职业病　　B. 冠心病
   C. 糖尿病　　D. 高血压

E. 病因不明，难以觉察预料的疾病

10. 在疾病三级预防中，健康促进的重点在（　　）
    A. 第一级预防甚至更早阶段
    B. 第二级预防
    C. 第三级预防
    D. 第二和第三级预防
    E. 第一和第二级预防

11. 预防并发症和伤残工作属于（　　）
    A. 一级预防　　B. 二级预防
    C. 三级预防　　D. 四级预防
    E. 综合预防

12. 临床预防服务的策略属于（　　）
    A. 第一级预防和第二级预防
    B. 第三级预防和第四级预防
    C. 第一级预防
    D. 第二级预防
    E. 第三级预防

13. “三早”预防工作属于（　　）
    A. 一级预防　　B. 二级预防
    C. 三级预防　　D. 四级预防
    E. 综合预防

14. 二级预防是指（　　）
    A. 临床期预防　　B. 病因预防
    C. 病残预防　　D. 临床前期预防
    E. 环境预防

B1 型题（　　）以下提供若干组考题，每组考题共用在考题前列出的 A、B、C、D、E 五个备选答案。请从中选择一个与问题关系最密切的答案。某个备选答案可能被选择一次、多次或不被选择（　　）

（15、16 题共用备选答案）
    A. 群众性自我保健　　B. 预防为主
    C. 三级预防　　D. 强化社区行动
    E. 人人享有卫生保健

15. 体现了新公共健康精神的项目是（　　）

16. 属于健康观内容的项目是（　　）

（17、18 题共用备选答案）
    A. 团结中西医
    B. 强化社区行动
    C. 依靠科技与教育、动员全社会参与
    D. 人人享有卫生保健
    E. 群众性自我保健

17. 新中国成立初期的卫生工作方针是（　　）

18. 我国新时期卫生工作方针是（　　）

（马　骥）

第 1 篇　疾病与健康统计基本方法

第 1 章　疾病与健康统计基本知识

学习目标

1. 掌握医学统计学的几组基本概念及小概率事件的意义。
2. 掌握资料的性质并说出不同资料的特征。
3. 理解统计工作的基本步骤。

医学研究的主要对象是人群健康状况及影响健康的诸多因素。人群健康与疾病是一种复杂的生物现象和社会现象。生物现象的变异很大，同一性别、同一年龄的人，其各种指标的正常值变异范围很大；各种影响因素也极其复杂，它不仅表现为生物因素方面，也表现在社会、心理因素方面。医学统计则可透过偶然现象来探测其规律性。因此，医学统计方法已成为医学科学研究的重要前提和手段。

统计学（statistics）是对研究对象的数据资料进行收集、整理、分析和推断，进而揭示其内部规律的一门学科。医学统计学（medical statistics）是把统计学理论和方法应用于医疗卫生实践和医学科学研究的一门学科。

第 1 节　基 本 概 念

一、总体与样本

（一）总体

总体是根据研究目的所确定的同质研究对象的所有观察单位某种变量值的集合。例如，欲了解某时某地 18 岁男孩的身高发育情况，其总体应该是某时该地全部 18 岁男孩的身高。又例如，研究原发性高血压患者的收缩压情况，其总体则是全部原发性高血压患者的收缩压。前者的总体个数是有限的、可以确定的，称为有限总体；后者的总体则被称为无限总体，因为个体的数量是无限的，它没有时间、空间的限定。

（二）样本

从总体中随机抽取的一部分观察单位，称为样本（sample），它是总体中有代表性的一部分。由于总体包含的观察单位通常是大量的甚至是无限的，在实际工作中，不可能也没必要对每个观察单位逐一进行研究，经常是从总体中抽取一部分个体进行研究，用样本信息推断总体特征。为使样本具有良好的代表性，在抽样过程中，要遵循随机化原则，样本还要有足够的数量，样本包含的观察单位数称为样本含量或样本大小。

二、个体与变异

（一）个体

组成总体的每个具体观察单位，称为个体（unit）。每项指标的测得值称为观察值（observed value），或者变量值（variable value），通常用英文字母 X 来表示。

（二）变异

同一性质的变量值（即观察值），其大小可能参差不齐，这种变量值之间的差异在统计学上称为变异（variation）。

三、参数和统计量

（一）参数

根据分布特征而计算的总体指标，称为参数（parameter）。例如，总体均数（μ）、总体率（π）、总体标准差（σ）等，通常用希腊字母代表。

（二）统计量

由总体中随机抽取的样本所计算的统计指标，称为统计量（statistic）。例如，样本均数（$\bar{x}$）、样本率（p）、样本标准差（s）等，通常用英文字母代表。

上述几个统计学概念是密切联系的。例如，要调查某年某地区 12 岁健康男孩的身高水平，那么该地区同年龄的全部 12 岁健康男孩的身高值就是一个总体；该地区具体的每一个 12 岁健康男孩就是个体，其身高值就是观察值或变量值；从该地区随机抽取 120 名 12 岁健康男孩进行身高测量，这 120 名男孩的身高值就是样本；每个 12 岁健康男孩的身高不尽相同，这种身高值间的差异就是变异。通过计算这 120 名 12 岁健康男孩的平均身高（即统计量），就可以运用统计方法估计出该地区该年度全部 12 岁健康男孩的身高水平（即参数）。

考点提示： 总体、样本、变异的概念

从总体中随机抽样，用样本指标估计总体指标的方法，称为抽样研究。在抽样过程中为了避免主观意愿或客观无意识的偏性影响，使样本能够充分反映总体的情况，必须遵循“随机化”和样本含量足够大的原则。

常用的随机抽样方法有以下几种。

1. 单纯随机抽样　在总体中以完全随机的方法抽取一部分个体组成样本的抽样方法。单纯随机抽样有抽签、摸球、掷币或使用随机数字表等方法，适用于样本含量小的资料。

2. 系统抽样　又称等距抽样或机械抽样，是指随机地在所要抽样的名单中每间隔若干个个体抽取一个个体的抽样方法。

3. 分层抽样　按照与研究目的明显相关的因素（或某种特征），将总体分为若干类型或区域，统计上称“层”，然后从每一层内按比例抽取一定数量的观察单位，将各层的观察单位合起来组成样本。

4. 整群抽样　首先将总体按照某种与研究目的无关的分布特征（如地区范围、不同的团体、病历、格子等）划分为若干个“群”组，每个群包括若干观察单位；然后根据需要随机抽取其中部分“群”，并调查被抽中的各“群”中的全部观察单位。

四、误　　差

误差(error)是指测得值与真值之差，或样本指标与总体指标之差。误差主要指下列三种。

1. 系统误差　在收集资料的过程中，由于仪器不准、标准试剂未经校正、医生掌握疗效标准偏高或偏低等原因，可使观察结果呈倾向性的偏大或偏小，称为系统误差(systematic error）。系统误差可影响原始资料的准确性，应力求避免。如已发生，则要查明原因，予以校正。

2. 随机测量误差 在收集资料过程中，即使方法统一，仪器及标准试剂已经校正，但由于偶然因素的影响，造成同一对象多次测定的结果不完全一致，这种误差往往没有固定的倾向，而是有的偏高、有的偏低，称为随机测量误差（random measure error）。随机测量误差是不可避免的，但应努力做到仪器性能及操作方法稳定，使其控制在一定的允许范围内。必要时，可做统计处理。

3. 抽样误差 即使消除了系统误差，并把随机测量误差控制在允许范围内，样本指标与总体指标间仍可能有差异，这种差异称为抽样误差（sampling error）。这是由于个体变异造成的，如居住在同一地区同年的12岁健康男孩，他们的身高总是有高有矮，这些个体差异是客观存在、不可避免的。因此，从该地区12岁健康男孩中随机抽取一个120人的样本，如算得他们的平均身高为143.10cm，这个样本指标不一定恰好等于该地区所有12岁健康男孩的真实平均身高，这就是抽样误差。抽样误差有一定的规律性，研究和运用抽样误差的规律，进行调查或实验设计与资料分析，是医学统计的重要内容之一。

五、概　率

1. 事件 物质世界处于普遍联系与相互制约的状态之中。作为这种联系和制约的最简单的情形是观察在某一确定条件之下所发生的现象，这种现象称为事件（event）。在进行观察时，有下列三种情形。

（1）必然事件：在一定条件下必然出现的现象，称为必然事件（certain event）。例如，在标准大气压下，水加热到100℃时必然沸腾；人在没有氧气的环境中必然要死亡等。

（2）不可能事件：在一定条件下必然不出现的现象，称为不可能事件（cannot event）。例如，"在标准大气压下，水加热到100℃时不沸腾""人能在没有氧气的环境中存活"等，都是不可能事件。

（3）随机事件：在一定条件下可能出现，也可能不出现的现象，称为随机事件（random event）。例如，患者对药物的反应，可能有效，也可能无效；新生儿可能是男婴，也可能是女婴；投掷硬币后可能呈正面，也可能呈背面等，都是随机事件。

2. 频率（frequency） 是对样本而言的，在相同条件下进行 n 次重复试验，事件A发生数为 x（$x \leqslant n$），则 x 与 n 的比（x/n）是事件A的频率。

3. 概率（probability） 是对总体而言的，它是描述某事件发生可能性大小的一个度量。现通过具体例子，以表述其统计定义。历史上，有些人做过成千上万次投掷硬币的试验，其试验的记录见表1-1。

表1-1　投掷硬币的历史试验记录

实验者	投掷次数 n	出现正面朝上的次数 x（即频数）	频率（x/n）
De morgan	2 048	1 061	0.518 1
Buffon	4 040	2 048	0.506 9
Pearson	12 000	6 019	0.501 6
Pearson	24 000	12 012	0.500 5

从表1-1可知，随着投掷次数 n 的增大，频率（x/n）越来越稳定在0.5左右，因此0.5这个数值反映了投掷硬币出现正面朝上的概率。由此得出概率的统计定义是：在多次重复

进行同一试验时，随机事件 A 发生的频率所稳定接近的值 P，称为随机事件 A 的概率。

从概率统计定义可得出下列基本性质：①必然事件的概率等于 1，即 $P(A)=1$；②不可能事件的概率等于零，即 $P(A)=0$；③任何随机事件的概率都在 0 与 1 之间，即 $0\leqslant P(A)\leqslant 1$。由此可见，某事件发生的概率越接近于零，表示该事件发生的可能性越小；概率越接近于 1，表示该事件发生的可能性越大。习惯上常将 $P\leqslant 0.05$ 的事件称为小概率事件，表示该事件发生的可能性很小。统计分析的结论通常是以某事件发生的概率 P 值的大小得出的，如在现代医学文献中经常会看到 $P>0.05$、$0.01<P\leqslant 0.05$、$P\leqslant 0.01$ 等，以表达统计分析结果。

考点提示： 抽样误差、小概率的概念与应用

第 2 节　统计资料的类型

统计资料可分为计量资料（数值变量资料）、计数资料（分类变量资料）和等级资料三种类型。各种资料又可根据需要进行相互转化。不同类型的资料宜采用不同的统计分析方法。

一、计 量 资 料

对每个观察对象的观察指标用定量方法测定其数值大小所得的资料，一般有度量衡单位。例如，身高（cm）、体重（kg）、脉搏（次 / 分钟）、血压（kPa 或 mmHg）、白细胞数（个 / 升）等数值，都属于计量资料。这类资料的统计指标是平均数、变异指标等。统计分析方法有 t 检验、方差分析、相关与回归等。

二、计 数 资 料

先将观察对象的观察指标按性质或类别进行分组，然后计数各组该观察指标的数目所得的资料。例如，临床治疗疾病，疗效可分为有效与无效；化验结果可分为阳性与阴性；人群血型分布，按 A、B、O、AB 四型分组，计数各组的人数，得到的都属于计数资料。这类资料常用相对数（率、构成比等）作为统计指标，用卡方检验等作为假设检验的分析方法。

三、等 级 资 料

将观察单位按某一属性的不同程度分组计数，所得各组的观察单位数称为等级资料。等级资料是介于计量资料与计数资料之间的一种资料。例如，临床治疗效果按照痊愈、显效、好转、无效、恶化等级分组，然后清点每组患者数；化验结果按照反应程度的－、±、＋、＋＋、＋＋＋等级分组，然后清点各组患者数等，都属于等级资料。这类资料与计数资料不同，属性的分组有程度的差别，各组按大小顺序排列；与计量资料也不同，每个观察单位有数量上的差别，但不确切，因而等级资料又称为半计量资料。等级资料的假设检验分析，常用秩和检验等。

根据研究分析的需要，计量资料、计数资料和等级资料之间可以互相转化。例如，年龄（岁）是一个计量资料，如按年龄大小分为成年人与非成年人则转化成计数资料；如果再分为婴儿、幼儿、儿童、少年、青年、壮年和老年人，则转化成等级资料。又例如，每个人的血红蛋白，原属计量资料，若按血红蛋白的正常与异常分为两组，清点各组人数，就成为计数资料；若将血红蛋白按含量（g/L）的多少分为 5 个等级：<60（重度贫血）、60～90（中度贫血）、90～120（轻度贫血）、120～160（血红蛋白正常）、>160（血红蛋白增高），清点各等级人数，则成为等级资料。

第3节 统计工作的基本步骤

统计工作的基本步骤包括统计设计、收集资料、整理资料和分析资料。这四个步骤是互相联系不可分割的，任何步骤的缺陷都会影响统计分析的结果。

一、统 计 设 计

在进行医学科学研究之前，首先要明确研究目的，并对工作的全过程做全面的设想，制订出完整、全面的研究计划。研究者要对被研究的事物有一定的了解，可根据以往工作的实践经验和查阅的文献，并通过预调查或预试验掌握较多的信息后，再制订计划。研究计划应包括研究目的、研究对象的纳入标准和排除标准、样本的获取方法和样本量、实验组与对照组的分组原则，确定观察指标及精度，实验过程中的质量控制、技术路线、拟使用的统计方法、人力、财力、组织等项目。

制订好计划后，则要进一步做好实验设计或调查设计。按研究者是否对观察对象施加干预（即处理因素），科研可分为调查与实验两大类。以人群为观察对象的实验，通常称为试验，如临床试验、现场试验等。一个良好的统计设计，应该做到科学、周密、简明，用尽可能少的人力、物力和时间，获得尽可能多的与研究有关的准确数据。

实验研究中常用的设立对照的方法

1. 空白对照　不给任何干预的对照。

2. 实验对照　与实验组操作相同，但与处理效应无关的对照，通常用于有损伤、有刺激的动物实验。例如，实验动物注射药物，对照组动物注射无药理作用的生理盐水，目的是使实验组和对照组接受的损伤和刺激相同。

3. 安慰剂对照　安慰剂的主要成分是乳糖、淀粉、生理盐水，不含任何有效药物，但其外形、大小、味道与试验药相同。对照组使用安慰剂，目的是保持对照组与实验组患者心理作用对疗效评价影响的一致。

链接

二、收 集 资 料

收集资料是指根据统计全过程设计所提出的要求，实施有关资料的收集工作。

（一）资料的来源

卫生统计资料的主要来源，有下列三个方面。

1. 统计报表　医疗卫生工作统计报表是根据国家规定的报告制度，由医疗卫生机构定期逐级上报的。它是提供居民健康状况和医疗卫生机构工作的主要基础资料，为拟定卫生工作计划与措施及检查和总结工作提供依据，如医院工作报表、居民病伤死亡原因报表、疫情报表等。

2. 医疗卫生工作记录和报告　医院各科门诊病历、住院病历、健康检查记录、各种医疗与检验记录及传染病报告卡等，都是统计工作的重要原始资料。应注意原始资料有无漏填、重复和项目填写不清等情况。

3. 专题调查或实验　当统计报表、医疗卫生工作记录和报告的资料不能满足研究需要时，可组织专题调查或实验研究，如糖尿病调查、高血压调查、某种药物的疗效观察等。

（二）统计资料的要求

原始资料是统计工作的基本依据，对所需资料应做严格审查，并做到以下要求。

1．资料完整、准确和及时　“完整”是指调查单位数量的完整，调查项目应完整填写，做到记录完整无缺，无重复和遗漏。“准确”是指填写的项目准确无误，界限明确，不造成混淆，资料真实可靠。“及时”是指资料的时间性，要求按规定时间完成调查登记或填报工作，不能任意拖延时间。

2．资料有足够的数量　应根据研究目的、资料性质、调查或实验条件等因素，决定资料的数量多少。若要全面摸清情况则需要进行普查，如人口普查、疾病调查等；若调查发病率或死亡率较低的疾病，也要调查较多的数量；当调查对象的个体变异较大时，则应增加调查数量。一般来说，数量多一些较好，但也并非越多越好，因为调查数量太多，势必耗费较多的人力、物力和时间。

三、整理资料

整理资料是把收集到的原始资料，有目的、有计划地进行科学的加工（如分组或汇总等），使其系统化、条理化，以便进行下一步的统计分析。

（一）原始资料的检查与核对

对于原始统计资料，在进行整理之前必须进行一次系统而认真的检查，以保证资料的可靠性、完整性和正确性。检查核对各个项目是否正确，有无错误、矛盾、重复、遗漏等。一经发现问题，必须及时加以修正、补充。如有不能改正的，则应做重新调查或予以剔除，以免影响统计分析质量。

（二）资料的分组

分组是根据资料的性质或数量特征，把资料进行分组整理，以反映事物的特点。医学科研资料常用的分组方法有下列两类。

1．质量分组　即按事物的性质或类型分组，也就是以事物的质量标志进行分组。这种方法多适用于分类变量资料及等级资料。例如，患者按性别、职业等分组；疗效按治愈、好转、无效等分组。

2．数量分组　即按变量值的大小来分组。这种方法多适用于数值变量资料的分组。数量分组的多少决定于资料的性质、数据的多少及分析的目的，以能说明资料的规律性为准。例如，按血压的高低，红细胞数、血红蛋白含量的多少和年龄的大小等分组。

四、分析资料

分析资料，包括统计描述、统计推断以及解释、分析统计结果。统计描述是指用一些统计指标、统计图表等来描述数据的分布特征、变化趋势等。统计推断是指用调查、实验取得的样本信息估计总体特征，并对样本统计指标选择适宜的假设检验方法进行检验。最后再根据专业知识解释分析结果，阐明事物的内在联系和规律。具体的统计分析方法，将在以下章节中详细介绍。

考点提示： 医学统计工作的基本步骤

小结

医学统计学是认识医学现象数量特征的重要工具，是运用概率论与数理统计的基本原理与方法，进行医学科研设计和资料的搜集、整理、分析与推断的过程，医学统计可透过偶然现象来探测其规律性。因此，医学统计方法已成为医学科学研究的重要前提和手段。

医学统计学的基本概念有总体与样本、同质与变异、抽样误差、概率、小概率事件等。

医学统计工作的步骤包括统计设计、收集资料、整理资料和分析资料。

目标检测

一、名词解释

1. 总体
2. 样本
3. 误差
4. 抽样误差
5. 小概率事件
6. 计量资料
7. 计数资料

二、选择题

A1 型题

1. 在抽样研究中，样本是（　　）
   A. 总体中的一部分
   B. 总体中任意一部分
   C. 总体中典型部分
   D. 总体中有代表性的一部分
   E. 总体中有意义的一部分
2. 计量资料、计数资料和等级分组资料的关系是（　　）
   A. 计量资料兼有计数资料和等级资料的一些性质
   B. 计数资料兼有计量资料和等级资料的一些性质
   C. 等级资料兼有计量资料和计数资料的一些性质
   D. 计数资料兼有计量资料的一些性质
   E. 以上都不是
3. 医学统计学研究的对象是（　　）
   A. 医学中的小概率事件
   B. 各种类型的数据
   C. 动物和人的本质
   D. 疾病的预防和治疗
   E. 有变异的医学事件
4. 某医师研究中药治疗感冒的疗效，在进行简单的设计后，随机抽取70例感冒患者作为研究对象，经用药观察，治愈59人。你认为下列说法正确的是（　　）
   A. 治愈率为84.3%（59/70），该药治疗感冒有效
   B. 该研究设计欠妥当，应该加设对照组，以消除自身免疫力的影响
   C. 该研究样本量不足，需增加样本量继续观察结果
   D. 治愈率为84.3%，＜95%，故该药治疗感冒疗效不够显著
   E. 以上说法都不对

三、简答题

1. 常见的三类误差是什么？应采取什么措施和方法加以控制？
2. 统计资料的类型有哪些？
3. 统计工作的基本步骤是什么？

四、案例分析

某医师研究中药治疗感冒的疗效，随机抽取100例感冒患者作为研究对象，用随机方法将研究对象分为实验组和对照组（每组各50例），实验组用中药治疗，对照组给予安慰剂，经用药观察，实验组治愈42人，治愈率为84.3%；对照组治愈39人，治愈率为78.6%，该医师认为中药治疗感冒有效。

问题：

1. 该医师的实验设计是否合理？
2. 结论是否可靠？

（赵　宏）

第 2 章　统计表和统计图

📖 学习目标

1. 了解统计表的结构、种类和制表的基本要求。
2. 了解统计图的结构、种类和制图的基本要求。
3. 掌握统计表的编制原则与方法。
4. 掌握各种常用统计图的绘制方法。
5. 掌握 Excel 绘制常用统计图。

统计表和统计图是统计描述的重要方法。医学科学研究资料经过整理和计算各种统计指标后，所得结果除了用适当的文字说明外，常将统计资料及其指标以表格列出（称为统计表），或将统计资料形象化，利用点的位置、线条的升降、直条的长短或面积的大小等形式直观表示事物间的数量关系（称为统计图）。统计表与统计图可以代替冗长的文字叙述，表达清楚，对比鲜明。

第 1 节　统　计　表

一、统计表的结构和制表要求

（一）统计表的结构

统计表由标题、标目、线条和数字等要素构成，必要时可加备注。其基本格式如下所示。

表号　标题（包括何时何地何事）

横标目名称	纵标目	合 计
…		
横标目	数字	
…		
合计		

* 备注

（二）制表的原则

重点突出，简单明了，即一张表一般表达一个中心内容，便于分析比较；主谓分明，层次清楚，符合逻辑，明确被说明部分（主语）与说明部分（谓语）。

（三）制表要求

1. 标题与表号　标题是统计表的总名称，凡统计表均有标题，标题应简要说明表的主要内容，既不能太简略，也不能太繁琐，应包括时间、地点和主要内容等。标题应写在表的正上方，如在一篇文章中有两个或两个以上表格，则应在标题前标明表号，以备查引证。

2. 标目　分横标目和纵标目，用以说明表内数字的含义。横标目位于表格左侧，说明表中同一横行数字的含义，一般表示研究事物的分组。纵标目位于表格上端，说明表中纵行数字的含义，一般表示统计指标。有单位时应在纵标目后加括号注明单位。标目的顺序可按惯例、时间先后、数值大小、重要程度等排列。

3. 线条 统计表的线条主要有顶线、底线和标目线，俗称三线表。如有合计，则可加画合计线，其余线条一律省去，尤其不能有竖线，两端不能封口，左上角不画斜线。

4. 数字 统计表中数字一律用阿拉伯数字，同一指标小数位数要保持一致，小数点要对齐。表中不能留空格，不应有数字或数字无意义的应用“—”表示，数字暂缺或数字太小被省略应用“…”表示，数字为零则写明“0”。

5. 备注 统计表内不应有文字，如有的数字需要说明，则先用某特殊符号如“*”在该数字右上角标注，再在统计表的下方用文字加以说明。

二、统计表的种类

通常按分组标志多少分为简单表与复合表。

1. 简单表 将研究对象只按一种标志或特征分组的统计表称为简单表。例如，表 2-1，研究对象只按科室一种标志分组。

表 2-1 某医院 2002 年各科住院危重患者抢救成功率

科室	危重患者数	抢救成功数	抢救成功率（%）
内科	315	253	80.3
外科	322	239	74.2
儿科	108	102	94.4
妇产科	121	99	81.8
其他科室	112	86	76.8
合计	978	779	79.7

2. 复合表 将研究对象按两种或两种以上标志或特征分组的统计表称为复合表。例如，表 2-2，研究对象既按年龄分组，又按性别分组。

表 2-2 某省 1994 年 25～70 岁人口高血压患病率（%）

年龄组	男			女			合计		
	人数	患者数	患病率	人数	患者数	患病率	人数	患者数	患病率
25～	1 158	39	3.37	1 251	12	0.96	2 409	51	2.12
35～	1 183	101	8.54	1 482	83	5.60	2 665	184	6.90
45～	1 092	182	16.67	975	158	16.21	2 067	340	16.45
55～	667	148	22.19	449	157	31.46	1 166	305	26.16
65～70	242	81	33.47	123	46	37.40	365	127	34.79
合计	4 342	551	12.69	4 280	456	10.65	8 322	1 007	11.67

第 2 节 统 计 图

统计图（statistics graph）是用点、线、面等组成的几何图形来表达统计资料的。与统计表相比，统计图具有形象、生动、直观、易理解的特点，特别适用于不同组间数据量值和变化趋势的比较，能使读者对资料的内容一目了然、印象深刻。但统计图表达事物数量较为粗略，不便于做细致审示，故一般使用统计图时，应配有相应资料的统计表。统计图的种类很多，医学领域中常用的统计图有直条图、百分条图、圆图、线图、半对数图、直方图、散点图、箱式图与统计地图等。

一、绘制统计图的基本要求

（1）根据资料的性质和分析的目的选择相应的统计图。

（2）与统计表相似，统计图必须有标题，概括统计图资料的时间、地点和主要内容。标题一般位于统计图的下方正中位置。在文中有多张统计图出现时，标题左侧要加有图号，以备查引证。

（3）统计图一般要有横、纵两轴。横轴用来说明资料的主要内容，如果用来表示连续型变量，要求有定量尺度，尺度从左到右，由小到大，等距标明。纵轴必须有定量尺度，尺度由下至上，由小到大，等距划分或具有规律性。一般将两轴相交点处定为 0。为使图形美观并便于比较，纵横轴的比例一般以 5∶7 或 7∶5 为宜，有时为了说明问题也可加以变动。

（4）几种不同的事物绘制在同一图形内比较时，应用不同的线条或颜色表示，并附图例加以说明，但不宜过多，图例可放在图的右上角空隙处或下方中央位置。

二、统计图的种类及其绘制方法

1. 直条图　用等宽长条的高度表示按性质分类资料各类别的数值大小，用于表示他们之间的对比关系，一般有单式（图 2-1）与复式（图 2-2）之分。二图分别由表 2-1 和表 2-2 的内容绘制而成。

制图要求：

（1）一般以横轴为基线，表示各个类别；纵轴表示其数值大小。

（2）纵轴尺度必须从 0 开始，中间不宜折断。在同一图内尺度单位代表同一数量时，必须相等。

（3）各直条宽度应相等，各直条之间的间隙也应相等，其宽度与直条的宽度相等或为直条宽度的 1/2。

（4）直条的排列通常由高到低，以便比较。

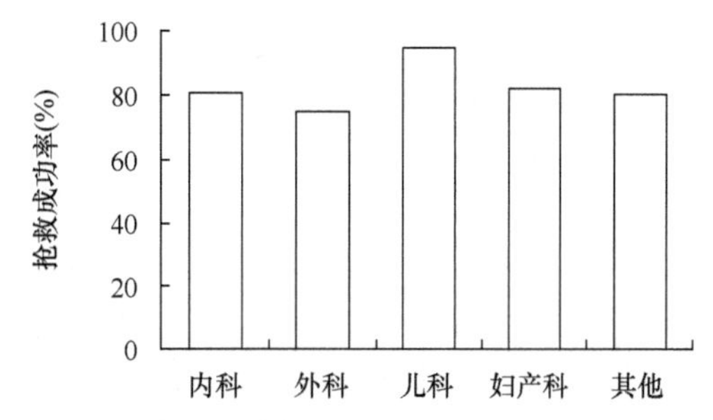

图 2-1　某医院 2002 年各科室住院危重病人抢救成功率

（5）复式条图绘制方法同上，所不同的是复式条图以组为单位，1 组包括 2 个以上直条，

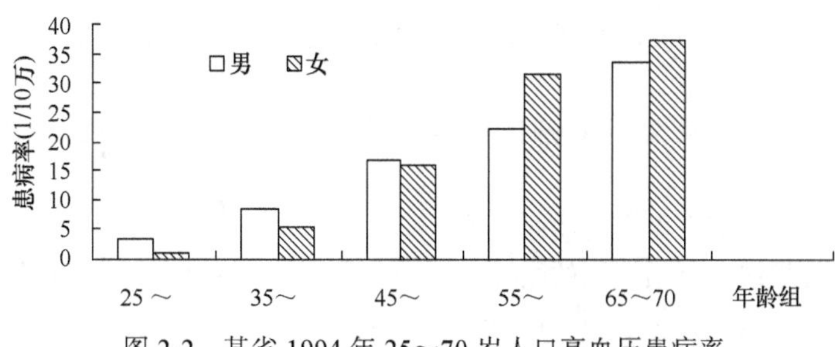

图 2-2　某省 1994 年 25～70 岁人口高血压患病率

直条所表示的类别应用图例说明，同一组的直条间不留空隙。

2．构成图 多用面积大小表达各部分百分比构成的资料。构成图分为百分条图和圆图。绘制方法如下。

表 2-3 某农村已婚育龄妇女宫颈糜烂构成比

宫颈糜烂	病例数	百分比（%）
Ⅰ度糜烂	569	71.39
Ⅱ度糜烂	149	18.70
Ⅲ度糜烂	79	9.91
合计	797	100.00

（1）百分条图：以直条总长度作为 100%，直条中各段表示事物各组成部分构成情况。例如，将表 2-3 的资料绘成百分条图，见图 2-3。

制图要求：

1）先绘制一个标尺，尺度分成 5 格或 10 格，每格代表 20% 或 10%，总长度为 100%，尺度可绘制在图的上方或下方。

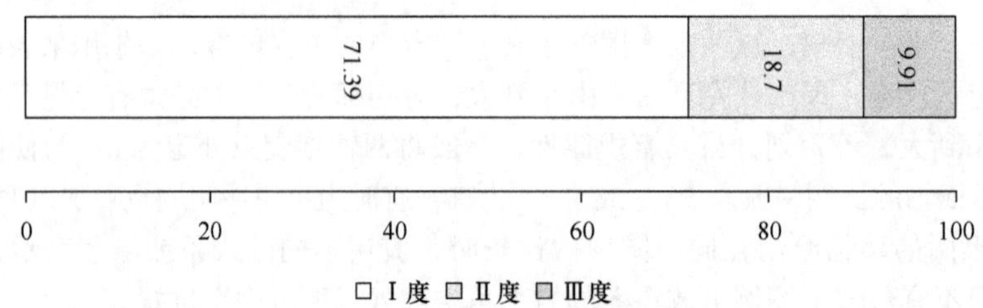

图 2-3 某农村已婚育龄妇女宫颈糜烂构成比（%）

2）绘一直条，全长等于标尺的 100%，直条宽度可任意选择，一直条内相对面积的大小代表数量的百分比。

3）直条各部分用线分开，并注明简要文字及百分比，或用图例表示。

4）资料一般按各构成由大到小，自左至右依次排列，其他置后。

（2）圆图：适用于百分构成比资料，表示事物各组成部分所占的比重或构成。以圆形的总面积代表 100%，把面积按比例分成若干部分，以角度大小来表示各部分所占的比重，如把表 2-3 绘制成图 2-4。

制图要求：

1）先绘制大小适当的圆形。由于圆心角为 360°，因此每 1% 相当于 3.6° 的圆周角，将各部分百分比分别乘以 3.6° 即为各构成部分应占的圆周角度数。

2）圆形图上各部分自圆的 12 点开始由大到小按顺时针方向依次绘制，其他置最后。所得各部分的扇形面积即代表某一构成部分。

3）圆中各部分用线分开，注明简要文字及百分比或用图例。

4）如有 2 种或 2 种以上性质类似的资料相比较，应绘直径相同的圆，并使各圆中各部分的排列次序一致，以便于比较。

3．线图 适用于连续性资料，以不同的线段升降来表示资料的变化，并可表明一事物随另一事物（如时间）而变动的情况，如把表 2-4 绘制成图 2-5。

制图要求：

（1）横轴表示某一连续变量（时间或年龄等）；纵轴表示某种率或频数，其尺度必须等距（或具有规律性）。

（2）同一图内不应有太多的曲线，通常≤5 条，以免观察不清。

（3）如有几根线，可用不同的图线（实线、虚线等）来表示，并用图例说明。

（4）图线应按实际数字绘制成折线，不能任意改为光滑曲线。

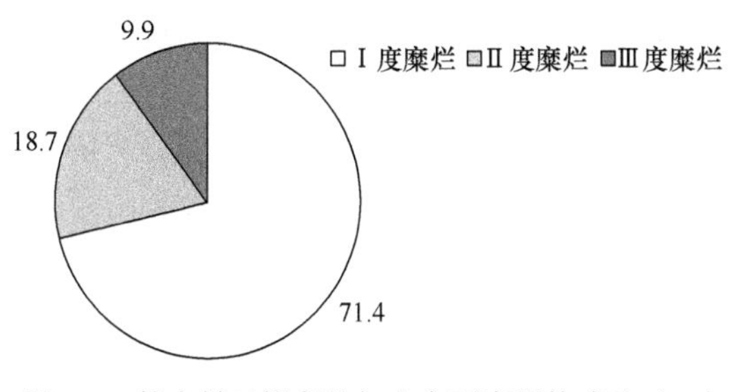

图 2-4　某农村已婚育龄妇女宫颈糜烂构成比（%）

表 2-4　某市 1950～1956 年 14 岁以下儿童结核病和白喉死亡率（1/10 万）

年份	结核病死亡率	白喉死亡率
1950	148.0	16.6
1951	141.0	14.0
1952	130.0	11.8
1953	110.4	10.7
1954	98.2	6.5
1955	72.6	3.9
1956	68.0	2.4

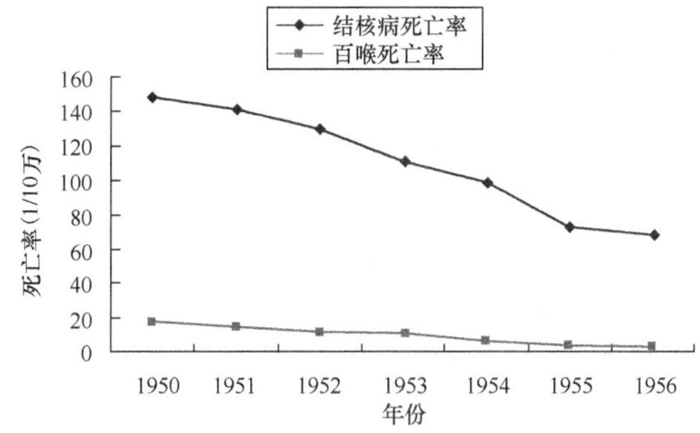

图 2-5　某市 1950～1956 年 14 岁以下儿童结核病和白喉死亡率（1/10 万）

4. 直方图　用于表达连续性资料的频数分布。以不同直方形面积代表数量，各直方形面积与各组的数量成正比关系，如由表 2-5 绘成图 2-6。

表 2-5　160 名正常成年女子的血清三酰甘油频数分布表

组段	频数
0.5～	3
0.6～	9
0.7～	12
0.8～	13
0.9～	17
1.0～	18
1.1～	20
1.2～	18
1.3～	17
1.4～	13
1.5～	9
1.6～	8
1.7～1.8	3
合计	160

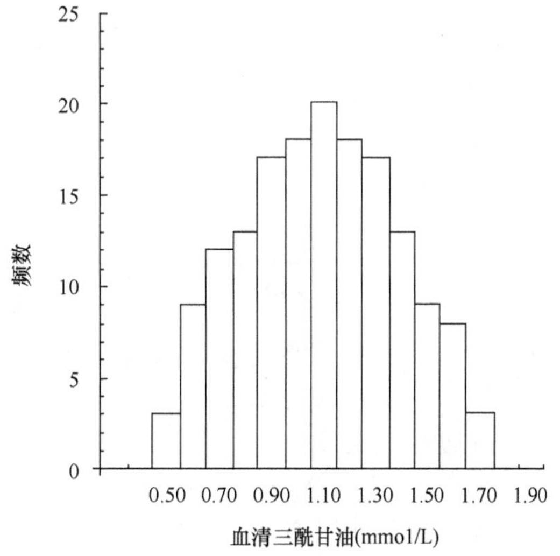

图 2-6　160 名正常成年女子的血清三酰甘油的频数分布图

制图要求：

（1）一般纵轴表示被观察现象的频数（或频率），横轴表示连续变量，以各矩形（宽为组距）的面积表示各组段频率（或频数）。横轴尺度可以不从 0 开始，但纵轴尺度一般要求从 0 开始。

（2）直方图的各直条间不留空隙；各直条间可用直线分隔，但也可不用直线分隔。

（3）组距不等时，横轴仍表示连续变量，但纵轴是每个横轴单位的频数。

5. 散点图（scatter gram） 以点的密集程度和趋势来表示两种现象的相关关系，适用于双变量资料。散点图横纵两坐标各代表一种现象的变量，起点均可不从 0 开始。例如，表 2-6 资料可以绘制成散点图（图 2-7）。

考点提示： 根据资料类型选择相应的统计图

表 2-6 某地 12 名妇女年龄与收缩压测量结果

序号	年龄（岁）	收缩压（kPa）
1	56	19.6
2	42	16.7
3	72	21.3
4	36	15.7
5	63	19.9
6	47	17.1
7	55	20.0
8	49	19.3
9	38	15.3
10	42	18.7
11	68	20.2
12	60	20.6

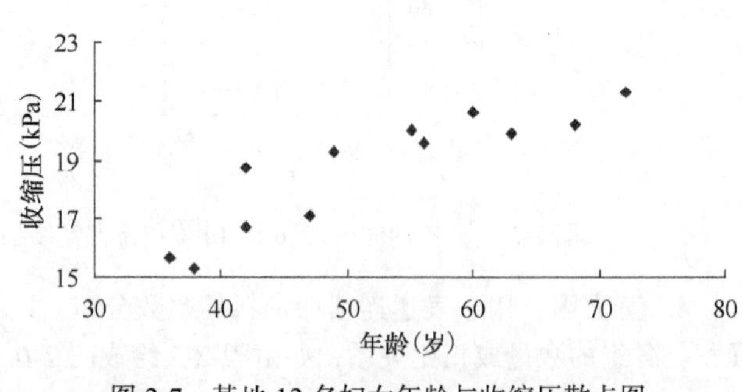

图 2-7 某地 12 名妇女年龄与收缩压散点图

统 计 地 图

统计地图（statistical map）是用点、线、颜色、形象或其他符号绘制于地图上，以表示某种事物的地理分布情况。其绘制方法是：先给一张地图，然后把资料按等级数据或不同性质在地图的相应位置上分别用各种符号表达出来，以清晰地反映出不同疾病在不同地域的发病率、死亡率等情况，有助于从生态学研究方面提出或建立病因假说。

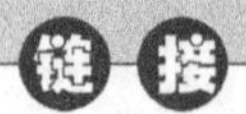

第 3 节 Excel 统计图制作

Excel 具有较强的制图功能，可根据需要选择各类图形。下面就以 Office Excel 2007 版本为例，介绍利用 Excel 制作统计图的方法。

（一）制作直条图

1. 新建一个工作表。打开 Excel 2007，输入如图 2-8 所示的相关数据。

2. 选择需要制图的区域，如图中 A3：B8 区域，选择菜单中的“插入”→“图表”→“柱形图”命令，见图 2-9。

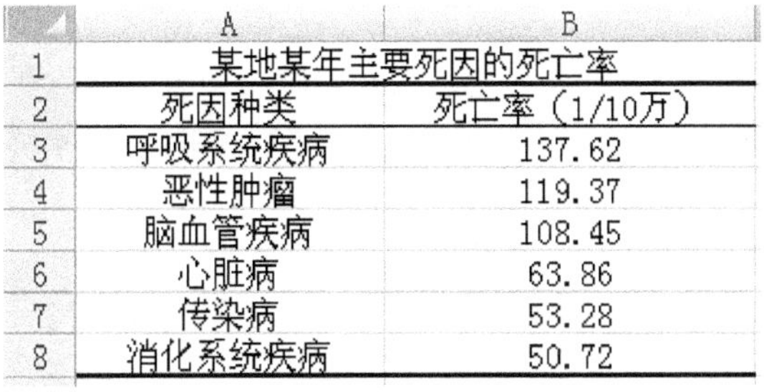

	A	B
1	某地某年主要死因的死亡率	
2	死因种类	死亡率（1/10万）
3	呼吸系统疾病	137.62
4	恶性肿瘤	119.37
5	脑血管疾病	108.45
6	心脏病	63.86
7	传染病	53.28
8	消化系统疾病	50.72

图 2-8　在 Excel 中的数据

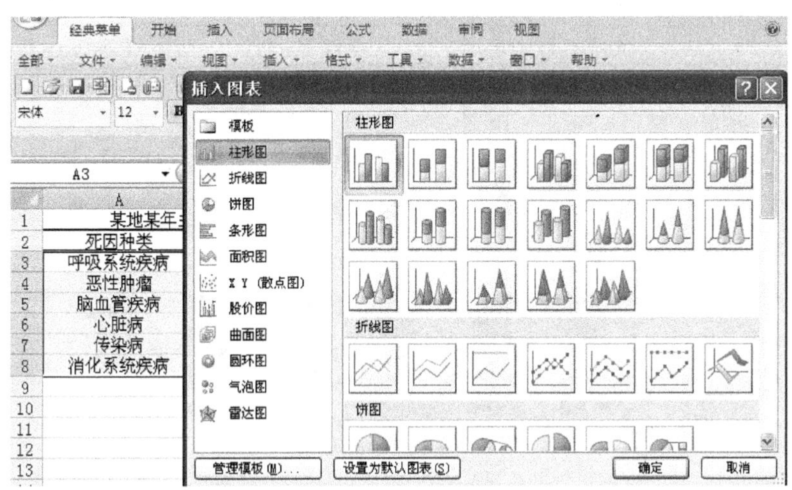

图 2-9　插入柱形图对话框

3. 单击“确定”按钮，同时功能区将显示“图表工具”选项卡，该选项卡又分为“设计”“布局”和“格式”选项卡，见图 2-10。可使用这些选项卡的命令修改图形，使图形按所需的

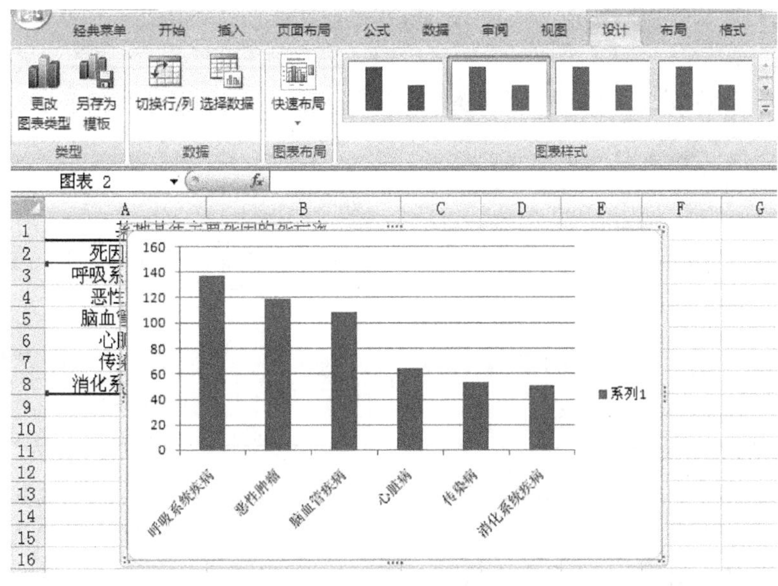

图 2-10　生成直条图的对话框

方式表示数据。

4. 选择“图表标题”添加标题名称，根据要求将图表标题放在统计图下部中央处；选择“坐标轴标题”添加和修饰坐标轴；选择“网格线”删除不必要的网格线，最终生成的直条图如图 2-11 所示。

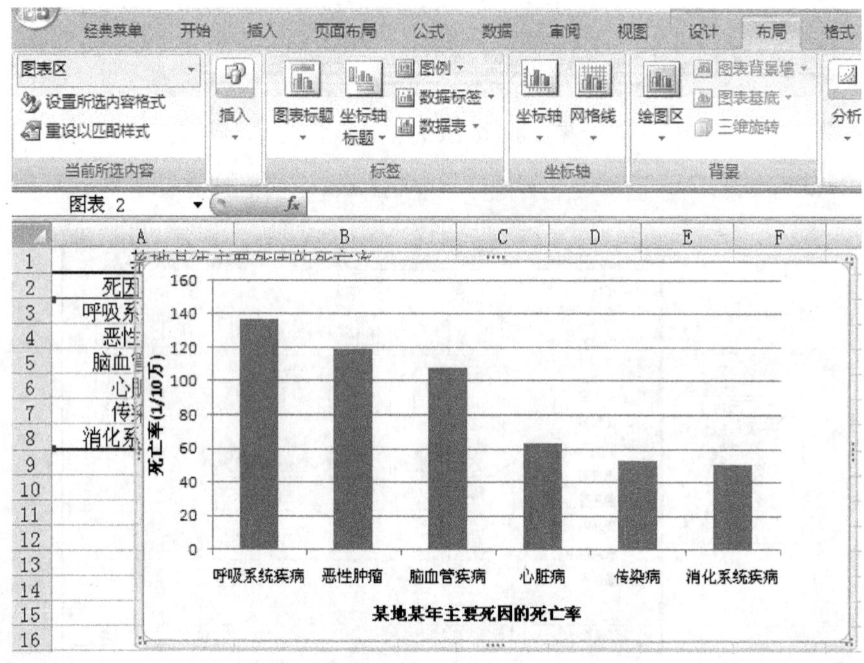

图 2-11 最终生成直条图的对话框

（二）制作圆图

某医生统计某市机械工业生产性外伤例数见表 2-7，使用 Excel 2007 绘制圆图。

操作步骤：

1. 新建一个工作表，打开 Excel，输入表 2-7 的相关数据，见图 2-12。

表 2-7 1998 年某市机械工业生产性外伤分类

外伤类型	病例数	百分比（%）
创伤	381	40.57
挫伤	305	32.48
眼外伤	118	12.57
烧伤	92	9.80
其他	43	4.58
合计	939	100.00

	A	B	C
1	1998年某市机械工业生产性外伤分类		
2	外伤类型	病例数	百分比（%）
3	创伤	381	40.57
4	挫伤	305	32.48
5	眼外伤	118	12.57
6	烧伤	92	9.8
7	其他	43	4.58
8	合计	939	100

图 2-12 在 Excel 中的数据

2. 选择需要制图的区域，如图中 A3：B7 区域，选择菜单中的“插入”→“图表”→“饼图”，见图 2-13。

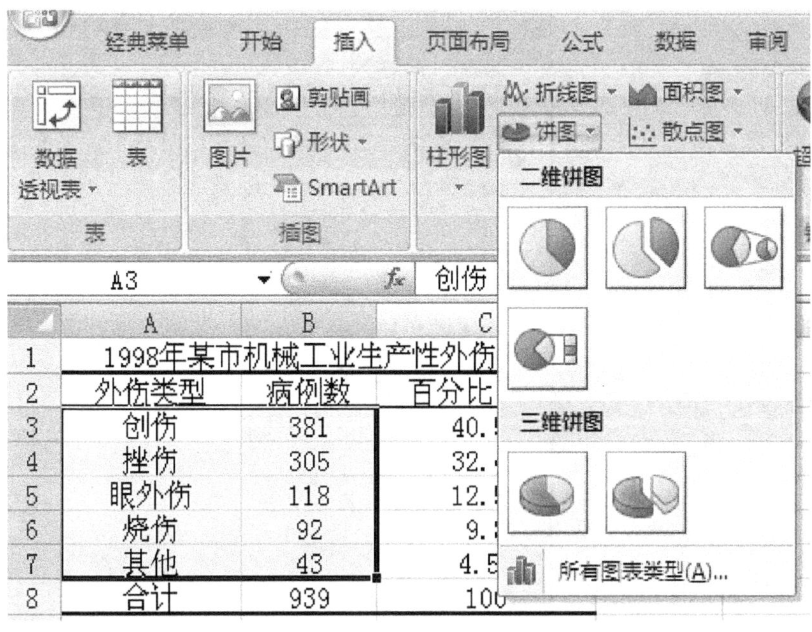

图 2-13 插入饼图对话框

3. 单击“确定”按钮，同时功能区将显示“图表工具”选项卡，该选项卡又分为“设计”“布局”和“格式”选项卡，见图 2-14。

4. 单击数据标签→其他数据标签选项，生成图 2-15。

5. 选择“图表标题”命令添加标题名称，最终生成图 2-16。

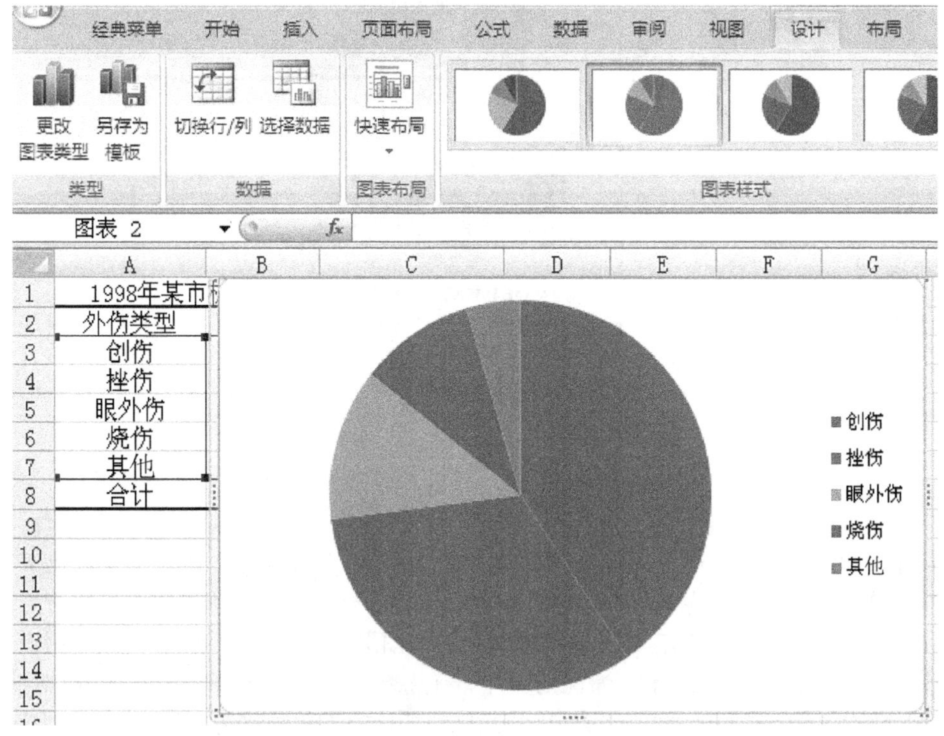

图 2-14 生成圆图对话框

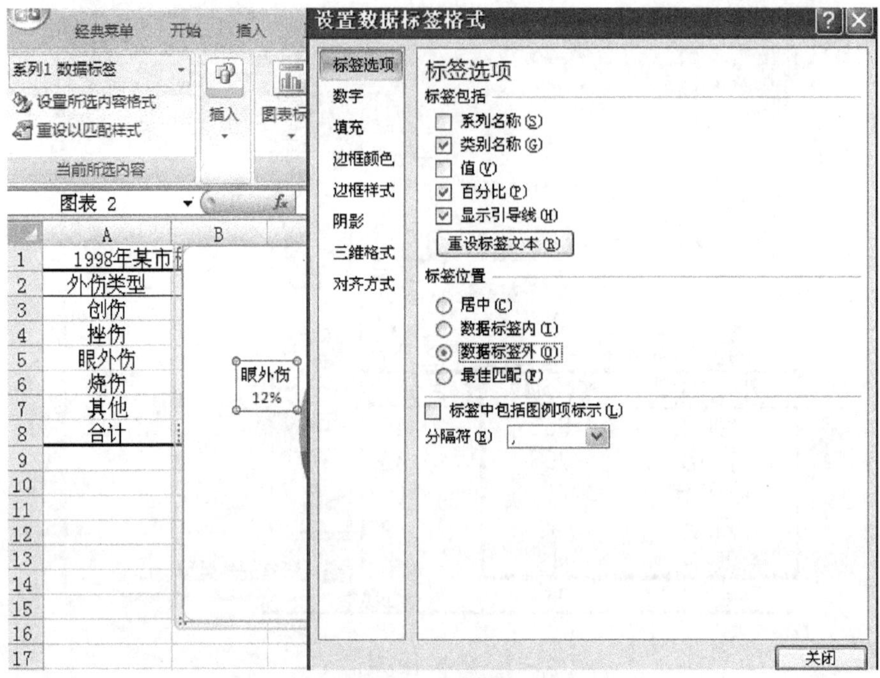

图 2-15 数据标签对话框

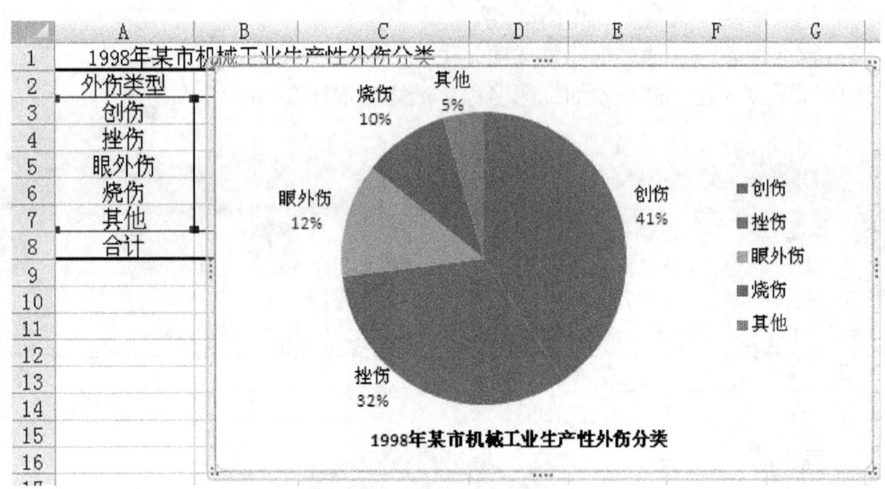

图 2-16 最终生成圆图对话框

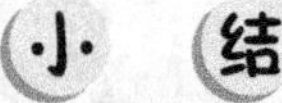

小 结

统计表和统计图是描述统计资料的重要工具，广泛应用于资料的收集、整理及研究结果的对比分析之中。统计表是将统计分析的事物及其指标以表格的形式列出，分为简单表和复合表两种。统计图是用点、线、面等组成的几何图形来表达统计资料，特别适用于不同组间数据量值和变化趋势的比较。常见的统计图有直条图、圆图、百分条图、线图、半对数图、直方图和散点图等。通过本章的学习，除重点掌握统计图表制作的基本要求和绘制方法外，还应学会利用 Excel 软件制作一些常用统计图。

目标检测

一、名词解释

1. 统计表　　2. 统计图

二、选择题

A1 题型

1. 在统计表内，如无数字，应记作（　　）
   A. “…”　B. “—”　C. “*”　D. 留有空格　E. “0”
2. 对于构成比资料适用的统计图是（　　）
   A. 线图　B. 条图　C. 直方图　D. 半对数线图　E. 百分条图
3. 适宜做不同指标变化速度比较的统计图是（　　）
   A. 圆图　B. 复式条图　C. 半对数线图　D. 直方图　E. 散点图
4. 下列对直方图描述不正确的是（　　）
   A. 多用于描述连续性资料的频数分布
   B. 横轴和纵轴的尺度可以不从 0 开始
   C. 纵轴的尺度须从 0 开始
   D. 各组段组距必须相等
   E. 各直条间不留空隙
5. 统计图中纵坐标长度与横坐标长度之比一般是（　　）
   A. 2∶1　B. 1∶1　C. 4∶3　D. 5∶7　E. 2∶3
6. 对于离散型资料适用的统计图是（　　）
   A. 直条图　B. 直方图　C. 线图　D. 统计地图　E. 散点图
7. 比较某地在两个年份几种传染病的发病率可用（　　）
   A. 百分条图　B. 复式条图　C. 线图　D. 圆图　E. 直方图
8. 用图形表示某地自 1970 年以来五种传染病的发病率的总体变化情况，宜绘制（　　）
   A. 线图　B. 百分条图　C. 散点图　D. 复式条图　E. 圆图
9. 调查某地 6 至 16 岁学生近视情况，需描述近视学生的年龄分布可用（　　）
   A. 普通线图　B. 半对数线图　C. 条图　D. 直方图　E. 圆图

A3 题型

某医生统计 168 例甲状腺功能亢进患者的年龄，结果如下表，

甲状腺功能亢进患者的年龄分布

年龄	例数
0～	1
10～	13
20～	51
30～	61
40～	35
50～	6
≥60	1
合计	168

10. 该资料属于（　　）
    A. 计量资料　B. 连续型资料　C. 地域型资料　D. 离散型资料　E. 以上都不是
11. 如选用统计图描述，最适宜的是（　　）
    A. 直条图　B. 直方图　C. 线图　D. 圆图　E. 散点图

三、简答题

1. 统计表的构成元素有哪些？
2. 在统计表中如何确定横标目和纵标目？
3. 常见的统计图有哪些？
4. 绘制统计图的基本要求是什么？
5. 如何根据资料的性质来选择适当的统计图形？

（黄祚军）

第 3 章　计量资料的统计描述

学习目标

1. 掌握算数均数的意义及计算方法。
2. 理解几何均数、中位数的意义、计算方法。
3. 掌握标准差的意义及计算方法。
4. 了解正态分布的概念及分布的特征，理解正态分布的规律，掌握其应用。
5. 掌握 Excel 统计分析计量资料的方法。

计量资料是指连续的数据，通常有具体的数值，如身高、体重、血压、血红蛋白、胆红素和白蛋白等。计量资料是用仪器、工具或其他定量方法对每个观察单位的某项指标进行测量，并把测量结果用数值大小表示出来的资料，一般带有度量衡或其他单位。例如，身高（cm）、体重（kg）、血压（mmHg）、脉搏（次 / 分）等，每个观察单位的观测值之间有量的区别，但同一批观察单位必须是同质的。

计量资料的特征通常包括集中趋势和离散程度。计量资料的统计描述其目的就是了解资料的分布类型，并根据类型选择适用的统计指标描述其集中趋势指标和离散程度指标，需要时做各均数之间的比较或各变量之间的分析。

第 1 节　平 均 指 标

平均指标又称集中趋势指标，简称平均数（average），用以表示一组同质变量值的集中趋势或平均水平。常用的平均数有算术均数、几何均数和中位数。

一、算 术 均 数

（一）概述

1. 定义　算术均数（arithmetic mean）简称均数，将各观察值相加后除以观察值个数所得的商即为算术均数。

2. 应用条件　变量值呈正态分布或对称分布的计量资料。例如，①正常人某些生理、生化指标值的频数分布（身高、红细胞数、血糖浓度等）；②实验室内对同一样品多次重复测定结果的频数分布；③从正态或近似正态总体中抽取的样本均数的频数分布等。

3. 符号表示　总体均数用希腊字母“μ”表示，读作〔mu〕；样本均数用“$\bar{x}$”表示，读作〔eksba：〕。

（二）计算方法

1. 直接法（direct method）　当变量值个数不多时，可直接将各变量值相加后除以变量值的个数。公式为

$$\bar{x}=\frac{x_1+x_2+\cdots+x_n}{n}=\frac{\sum x}{n} \tag{3-1}$$

式中，$\bar{x}$为样本均数；x_1，x_2，x_3，…，x_n 为各变量值；$\sum$为求和符号，读作〔sigma〕；n 为变量值个数。

［例 3-1］ 测定了 5 名健康人第 1 小时末红细胞沉降率，分别是 6mm、3mm、2mm、9mm、10mm，求均数。

$$\bar{x}=\frac{6+3+2+9+10}{5}=\frac{30}{5}=6\,(\text{mm})$$

2．加权法（weighting method） 当变量值个数较多（$n \geqslant 100$）或变量值为频数表资料时，宜用加权法计算均数。公式为

$$\bar{x}=\frac{f_1x_1+f_2x_2+\cdots+f_kx_k}{f_1+f_2+\cdots+f_k}=\frac{\sum fx}{\sum f} \tag{3-2}$$

式中，f_1、f_2… f_k 分别为第一组段至第 k 组段的频数；x_1、x_2… x_k 分别为第一组段至第 k 组段的组中值；$\sum fx$ 为各组段内组中值与频数乘积的总和；$\sum f=n$ 为总频数。

［例 3-2］ 某年某市 120 名 11 岁健康男孩身高（cm）资料如表 3-1 所示，求其平均数。

表 3-1　某年某市 120 名 11 岁健康男孩身高（cm）测量资料

142.3	156.6	142.7	145.7	138.2	141.6	142.5	130.5	132.1	135.5
134.5	148.8	134.4	148.8	137.9	151.3	140.8	149.8	143.6	149.0
145.2	141.8	146.8	135.1	150.3	133.1	142.7	143.9	142.4	139.6
151.1	144.0	145.4	146.2	143.3	156.3	141.9	140.7	145.9	144.4
141.2	141.5	148.8	140.1	150.6	139.5	146.4	143.8	150.0	142.1
143.5	139.2	144.7	139.3	141.9	147.8	140.5	138.9	148.9	142.4
134.7	147.3	138.1	140.2	137.4	145.1	160.9②	147.9	146.7	143.4
150.8	144.5	137.1	147.1	142.9	134.9	143.6	142.3	143.3	140.2
125.9①	132.7	152.9	147.9	141.8	141.4	140.9	141.4	146.7	138.7
145.8	154.2	137.9	139.9	149.7	147.5	136.9	148.1	144.0	137.4
134.7	138.5	138.9	137.7	138.5	139.6	143.5	142.9	146.5	145.4
129.4	142.5	141.2	148.9	154.0	147.7	152.3	146.6	139.2	139.9

注：①最小值；②最大值

计算步骤如下。

（1）编制频数分布表，具体步骤是：

1）求全距（极差）R=最大值−最小值，本例全距 $R=160.9-125.9=35$cm。

2）划分组段：①确定组段数：编制频数表是为了显示出数据的分布规律，便于选择统计指标，所以组段数不宜过多，但也不宜过少，一般取 10～15 个组段为宜。②确定组距：组距即相邻两组段下差，用 i 表示。组距可以相等，也可以不相等。实际应用时一般采用等组距。组距=全距 / 组段数，为了方便整理资料和计算，组距一般取整数或合适的小数。例如，本例若分为 10 组，则 $i=R/10=35/10=3.5$（cm），取整数，$i \approx 4$cm。③划分组段：划分组段是将变量值依次划分若干个段落，这些段落称为组段。每个组段的起点称为该组段

表 3-2　120 名 11 岁男孩身高（cm）资料的频数分布

组段（1）	划记（2）	频数 f（3）
125～	一	1
129～	止	4
133～	正止	9
137～	正正正正正下	28
141～	正正正正正正正	35
145～	正正正正正丁	27
149～	正正一	11
153～	止	4
157～161	一	1
合计		$\sum f$=120

的下限（初始值），终点称为上限（终末值），上限＝下限＋组距。第一组段应包括最小值，其下限可略小于或等于最小变量值；最后一组段应包括最大变量值，其上限应略大于或等于最大变量值。为了避免两组段界限互相包含，组段常用各组段的下限及波纹（～）表示。例如，本例第一组段 125～，第二组段 129～，第三组段 133～……最后的组段 157～161。

3）列表归组：决定组段界限后，列出表 3-2 形式。表中第（1）栏为组段，将原始数据按不同组段归纳、采用划记法如划“正”字计数，得第（2）栏。清点各组段内的变量值个数即得各组段频数，将各组段频数填入第（3）栏，合计各组段频数为总频数。从频数表可看出频数分布的两个重要特征：集中趋势和离散趋势，分别用平均指标和变异指标表示。

如应用计算机，编制频数表更准确、快速，且可根据用户的需要，随时变换组距，以输出理想的频数表。

频数分布类型

常见的频数分布有对称分布和偏态分布两种类型。①对称分布：指集中位置在中间，左右两侧频数分布大体对称，以集中位置（高峰）为中心，左右两侧频数分布逐渐减少并完全对称的分布，称为正态分布，它是统计学中非常重要的频数分布。②偏态分布：指集中位置不在中间而偏向一侧。频数分布不对称。根据集中位置所偏的方向，又可将偏态分布分为正偏态（左偏态）分布和负偏态（右偏态）分布，见图 3-1。

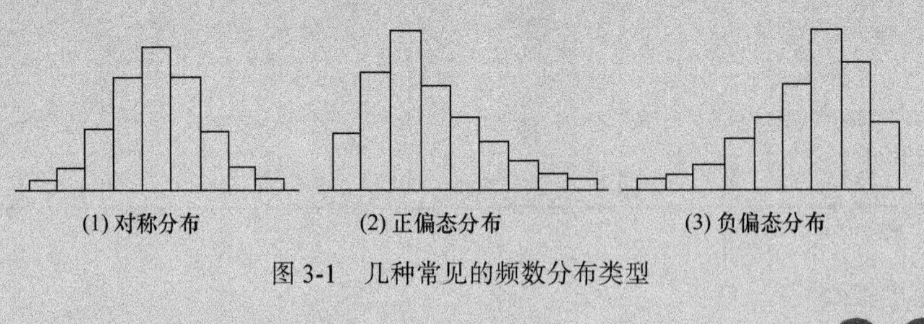

图 3-1　几种常见的频数分布类型

链接

（2）用加权法计算均数：从表 3-2 中可见，身高在“125～”组段内有 1 人，在“129～”组段内有 4 人……同一组段内每个人的身高是不相等的，可取组中值代表该组段每个人的身高，以各组段的组中值乘以相应的频数（人数）即 fx，来代替组段各变量值（身高）之和，将各组段的 fx 相加，得所有变量值之总和，再除以总频数即为均数。组中值＝［下限值＋上限值（下一组段下限值）］/2，所以第一组段的组中值=（125＋129）/2＝127，第二组段的组中值＝（129＋133）/2＝131……依此类推，见表 3-3 中的第（2）列。

表 3-3 中各组段内第（2）列组中值 x 与第（3）列频数 f 的乘积为第（4）列 fx，将第（4）列各组段的 fx 相加得 $\sum fx$。再将此值除以总频数 $\sum f$ 即得 120 名 11 岁健康男孩的平均身高。本例 $\sum fx=17\ 172$，$\sum f=120$，将其代入公式（3-2），得平均数为

考点提示：算术均数的意义及计算方法

$$\bar{x}=\frac{\sum fx}{\sum f}=\frac{17\ 172}{120}=143.10\ (\text{cm})$$

因为各组段频数起到了“权数”的作用，它“权衡”了各组中值由于频数不同对均数的影响，所以这种计算均数的方法，称为加权法。

表 3-3 120 名 11 岁健康男孩身高（cm）均数的加权法计算

组段 （1）	组中值 x （2）	f （3）	fx （4）=（2）×（3）
125～	127	1	127
129～	131	4	524
133～	135	9	1 215
137～	139	28	3 892
141～	143	35	5 005
145～	147	27	3 969
149～	151	11	1 661
153～	155	4	620
157～161	159	1	159
合计	—	$\sum f=120$	$\sum fx=17\ 172$

二、几 何 均 数

（一）概述

1. 定义 几何均数（geometric mean）又称几何平均数。将 n 个变量值 x 的乘积开 n 次方所得的根即为几何均数。

2. 应用条件

（1）变量值的对数值呈正态分布或近似正态分布的资料，如正常人体内某些微量元素的含量。

（2）变量值呈等比数列的资料，如抗体的滴度、药物的效价、卫生事业发展速度等。

（3）变量值呈倍数关系的资料，如细菌计数、人口的几何增长等。

3. 符号 用 G 表示。

（二）常用的计算方法

1. 直接法 当变量值个数不多时，直接将 n 个变量值 x_1、$x\cdots x_n$ 的乘积开 n 次方，公式为

$$G=\sqrt[n]{x_1\cdot x_2\cdots x_n} \tag{3-3}$$

实际应用时用公式：

$$G=\lg^{-1}\left(\frac{\lg x_1+\lg x_2+\cdots+\lg x_n}{n}\right)=\lg^{-1}\left(\frac{\sum\lg x}{n}\right) \tag{3-4}$$

式中，lg^{-1} 为求反对数的符号，$\sum lgx$ 为各变量值的对数值之和，n 为总频数。

［例 3-3］ 5 人的血清滴度分别为 1∶2、1∶4、1∶8、1∶16、1∶32，求平均滴度。

本例先求平均滴度的倒数，代入公式（3-4），得

$$G=lg^{-1}\left(\frac{lg2+lg4+lg8+lg16+lg32}{5}\right)=lg^{-1}(0.903)=8$$

故平均滴度为 1∶8。

2．加权法 当变量值个数较多或变量值为频数表资料时，可用加权法求几何均数，其计算公式是：

$$G=lg^{-1}\left(\frac{\sum f\,lgx}{\sum f}\right) \tag{3-5}$$

式中，$\sum f lgx$ 为各变量值的对数与相应频数乘积之总和，$\sum f$ 为频数的总和。

［例 3-4］ 某年某市 100 名儿童接种某种疫苗后，测定抗体滴度的资料如表 3-4 第一、二列所示，求该疫苗的抗体平均滴度。

表 3-4 抗体平均滴度的加权法计算

抗体滴度 （1）	人数 f （2）	滴度倒数 （3）	lg$x$ （4）	$f$lg$x$ （5）=（2）×（4）
1∶2	2	2	0.301 0	0.602 0
1∶4	11	4	0.602 1	6.623 1
1∶8	18	8	0.903 1	16.255 8
1∶16	36	16	1.204 1	43.347 6
1∶32	22	32	1.505 1	33.112 2
1∶64	8	64	1.806 2	14.449 6
1∶128	3	128	2.107 2	6.321 6
合计	$\sum f$=100	—	—	$\sum f$ lgx=120.711 9

将表 3-4 有关数值代入公式（3-5），得：

$$G=lg^{-1}\left(\frac{120.711\,9}{100}\right)=lg^{-1}(1.207\,1)=16.11$$

故这 100 名儿童的抗体平均滴度为 1∶16.11。

三、中位数和百分位数

（一）中位数

1．定义 中位数（median）是将一组变量值按大小顺序排列，位次居中的变量值即为中位数，用符号 M 表示。

2．应用条件

（1）偏态分布资料，包括正偏态和负偏态分布的资料，如正常人必需微量元素含量分布、儿童及少年视力分布等。

（2）一端或两端无界（无确定数值）的资料，即所谓开口资料，如传染病平均潜伏期等。

（3）频数分布类型不明的资料，如确定不了资料的分布类型，用中位数描述集中趋势比较稳妥。

3. 计算方法

（1）直接法：当变量值个数不多时，直接由原始数据计算中位数。先将变量值按大小顺序排列，然后根据变量值为奇数还是偶数选择公式 3-6 或公式 3-7 进行计算。

当变量值个数为奇数时，计算公式为

$$M=X_{\left(\frac{n+1}{2}\right)} \tag{3-6}$$

当变量值个数为偶数时，计算公式为

$$M=\frac{X_{\left(\frac{n}{2}\right)}+X_{\left(\frac{n}{2}+1\right)}}{2} \tag{3-7}$$

式中，n 为变量值的个数，$\frac{n+1}{2}$、$\frac{n}{2}$及$\frac{n}{2}+1$为有序系列中变量值的位次，$X_{\left(\frac{n+1}{2}\right)}$、$X_{\left(\frac{n}{2}\right)}$及$X_{\left(\frac{n}{2}+1\right)}$为相应位次上的变量值。当 n 为奇数时，中位数就是有序数列中位次居中间，即$\frac{n+1}{2}$位次所对应的变量值；当 n 为偶数时，中位数就是有序数列中$\frac{n}{2}$及$\frac{n}{2}+1$位次所对应的两个变量值的均数。

［例 3-5］ 某地 11 例某传染病患者，其潜伏期（天）分别为 2，2，4，3，5，6，3，8，9，11，15，求其平均潜伏期。

先将变量值按从小到大的顺序排列：2，2，3，3，4，5，6，8，9，11，15。

本例，$n=11$，为奇数，按式 3-6 计算中位数，即

$$M=X_{\left(\frac{n+1}{2}\right)}=X_{\left(\frac{11+1}{2}\right)}=X_6=5(\text{天})$$

即有序数列中，第 6 位上的变量值为 5，故其平均潜伏期为 5 天。

［例 3-6］ 如上例资料在第 21 天又发生 1 例该传染病患者，其平均潜伏期又为多少？

先将变量值按从小到大的顺序排列：2，2，3，3，4，5，6，8，9，11，15，21。

本例，$n=12$，为偶数，按式 3-7 计算中位数，即

$$M=\frac{X_{\left(\frac{n}{2}\right)}+X_{\left(\frac{n}{2}+1\right)}}{2}=\frac{X_6+X_7}{2}=\frac{5+6}{2}=5.5(\text{天})$$

即有序数列中，第 6 位和第 7 位所对应的变量值 5 和 6 的均数为 5.5，故其平均潜伏期为 5.5 天。

（2）频数表法：当变量值个数较多或为频数表资料时，可用此法。

计算步骤如下：①先编制频数表，如表 3-5 第（1）、（2）栏所示；②按所分组段数，由小到大计算累计频数，编成中位数计算表，如表 3-5 第（3）栏；③确定中位数所在的组段；④按式 3-8 计算中位数，即

$$M=L+\frac{i}{f_m}\left(\frac{n}{2}-\sum f_L\right) \tag{3-8}$$

式中，L 为中位数所在组段的下限，i 为组距，f_m 为中位数所在组段的频数，n 为总频数，$\sum f_L$ 为中位数所在组段下限之前的累计频数。

［例 3-7］ 238 名正常人发汞值的频数分布如表 3-5 第（1）、（2）列，求中位数。

表 3-5　238 名正常人发汞值（μg/g）的中位数计算

发汞值（1）	频数（2）	累计频数（3）
0.3～	20	20
0.7～	66	86
1.1～	60	146
1.5～	48	
1.9～	18	
2.3～	16	
2.7～	6	
3.1～	1	
3.5～	0	
3.9～4.3	3	
合计	238	

中位数计算表是在频数表基础上加第（3）列累计频数。中位数计算表的组距通常是等组距，也可以是不等组距，因为中位数计算公式只涉及中位数所在组段的组距，而与其余各组段无关。第（3）栏的累计频数只需累计到中位数所在组段即可，如本例 0.3～组段累计频数为 20；0.7～组段累计频数为 20＋66＝86；1.1～组段累计频数为 86＋60＝146，至此位次已略大于中位数的位次$\frac{238}{2}=119$，因此不必再继续往下累计。从频数表还可看出，该资料呈偏态分布，描述其集中位置选用中位数。

本例可确定中位数所在组段是 1.1～，故 $L=1.1$，$i=0.4$，$f_m=60$，$n=238$，$\sum f_L=86$。代入公式（3-8），得：

$$M=1.1+\frac{0.4}{60}\times\left(\frac{238}{2}-86\right)=1.32(\mu g/g)$$

即该地 238 名正常人发汞值的中位数为 1.32μg/g。

（二）百分位数

1．定义　百分位数指将 n 个观察值从小到大依次排列，再把它分成 100 等份，对应于 $X\%$ 位的数值即为第 X 百分位数。常用 Px 来表示。中位数实际上是第 50 百分位数。若是小样本，计算百分位数所得结果误差较大，不稳定，应慎用。

2．计算方法

$$Px=L+\frac{i}{f_m}(n\cdot x\%-\sum f_L) \tag{3-9}$$

式中，Px 为第 X 百分位数；L 为第 X 百分位数所在组的下限；i 为第 X 百分位数所在组的组距；f_m 为第 X 百分位数所在组的下限；n 为总频数；$\sum f_L$ 为第 X 百分位数所在组前一组的累计频数。

以表 3-5 资料为例，求第 25 百分位数，则先要找到第 25 百分位数所在组，在表 3-5 中，P_{25} 在“0.7～”组段，$L=0.7$，$i=0.4$，$f_m=66$，$\sum f_L=20$，则将这些数据代入公式（3-9）得：

$$P_{25}=0.7+\frac{0.4}{66}\times(238\times25\%-20)=0.94(\mu g/g)$$

同样第 75 百分位数所在组 $L=1.1$，$i=0.4$，$fm=60$，$\sum f_L=86$，代入公式 3-9 得：

$$P_{75}=1.1+\frac{0.4}{60}\times(238\times75\%-86)=1.66(\mu g/g)$$

第 2 节　变 异 指 标

变异指标又称离散程度指标，用以描述一组同质变量值之间参差不齐的程度，即离散程度（degree of dispersion）或变异程度（degree of variation）。由于变异是客观存在的，所以计量资料的变量值之间必然存在一定的变异程度。

［例 3-8］　三组同性别、同年龄儿童的体重（kg）数据如下，分析其集中趋势和离散趋势。

甲组	26	28	30	32	34
乙组	24	27	30	33	36
丙组	26	29	30	31	34

这三组数据的集中位置相同，$\bar{x}$都为 30kg。但这三组数据的分布特征却不尽相同，三组内的 5 个数据之间差异（变异）程度不同，或者说三组的离散程度不同。描述变异程度的指标有极差、方差、标准差及变异系数等，最常用的是标准差和变异系数。

一、极　差

极差（range）又称全距，以符号 R 表示，是一组变量值中最大值与最小值之差。反映一组变量值的变异范围。极差大，说明离散程度大；反之，说明离散程度小。例如，上例中：

$$R_{甲}=34-26=8\ (\text{kg})$$

$$R_{乙}=36-24=12\ (\text{kg})$$

$$R_{丙}=34-26=8\ (\text{kg})$$

甲组的极差比乙组的极差小，说明甲组的体重较为集中，离散程度较小，乙组的体重较为分散，离散程度较大；甲组和丙组的极差相同，但从数据的实际情况看，其离散程度是不一样的，这也是极差所存在的不足。故用极差来说明变异程度的大小，其优点是：计算方便，简单明了，容易理解，对变量值的各种分布资料都适用，应用广泛。但缺点是：仅考虑了资料两端的数值，未能反映组内其他数据的变异程度，因而资料内部所蕴藏的信息不能被充分利用，因此用极差表示变异程度并不理想。

二、方　差

为了克服极差的缺点，必须全面考虑到每一个变量值。能否用每一个变量值与均数之差的总和，简称离均差总和，即 $\Sigma(x-\bar{x})$ 来表示呢？但由于正负相消，离均差总和等于 0。因此，离均差总和仍不能表示变异程度的大小。继而考虑把每个 $(x-\bar{x})$ 平方后再相加，简称离均差平方和，即 $\Sigma(x-\bar{x})^2$，这样就避免了正负相消的问题。

例如，

甲组：　$\Sigma(x-\bar{x})^2=(26-30)^2+(28-30)^2+(30-30)^2+(32-30)^2+(34-30)^2=40$

乙组：　$\Sigma(x-\bar{x})^2=(24-30)^2+(27-30)^2+(30-30)^2+(33-30)^2+(36-30)^2=63$

丙组：　$\Sigma(x-\bar{x})^2=(26-30)^2+(29-30)^2+(30-30)^2+(31-30)^2+(34-30)^2=34$

但是离均差平方和的大小除了与变异程度大小有关外，还与变量值的个数有关。变量值的个数越多，则 $\Sigma(x-\bar{x})^2$ 就越大，所以应取其均数，即方差（variance），用 s^2（样本方差）或 σ^2（总体方差）表示，即 $s^2=\Sigma\frac{(x-\bar{x})^2}{n}$，或 $\sigma^2=\Sigma\frac{(x-\mu)^2}{n}$。

数理统计研究结果，用样本资料算得的方差往往比总体方差偏小，即 $\Sigma\frac{(x-\bar{x})^2}{n}<\Sigma\frac{(x-\mu)^2}{n}$。为了得到总体方差的较好估计值，将样本方差分母中变量值个数 n 减去 1，则

$$s^2=\frac{\Sigma(x-\bar{x})^2}{n-1} \tag{3-10}$$

式中，$n-1$ 称为自由度（degree of freedom）。计算甲、乙、丙三组数据的方差分别为 $s^2_{甲}=10$，$s^2_{乙}=22.5$，$s^2_{丙}=8.5$，由此可见，虽然甲组和丙组的极差相同，但它们的方差却不同，甲组数据的离散程度较丙组大，这说明方差克服了极差只考虑两端数据的缺点。方差越小，说明变量值的变异程度越小；方差越大，说明变异程度越大。

三、标　准　差

用方差说明变量值的变异程度，其优点是全面考虑了一组变量值中的每一个数据，缺点是将变量值的单位也进行了平方，如身高原来的单位是 cm，而方差的单位是 cm^2。把方差开平方，恢复了原来的单位，这就是标准差（standard deviation），由于克服了方差的不足因而最常用。以符号 s（样本）或 σ（总体）表示。样本标准差的计算公式是：

$$s=\sqrt{\frac{\Sigma(x-\bar{x})^2}{n-1}} \tag{3-11}$$

标准差越小，说明变量值的变异程度越小；标准差越大，说明变异程度越大。

（一）标准差的计算方法

1. 直接法 小样本资料求标准差，可直接代入公式 3-11 算得。

数学推导可证明：$\sum(x-\bar{x})^2=\sum x^2-\frac{(\sum x)^2}{n}$，因此公式 3-11 可写成

$$s=\sqrt{\frac{\sum x^2-\frac{(\sum x)^2}{n}}{n-1}} \tag{3-12}$$

这个公式使离均差平方和的计算不必先求均数，可直接应用原始数据，运算更为方便。

［例 3-9］ 求［例 3-1］资料的标准差。

将 $n=5$，$\sum x=6+3+2+9+10=30$，$\sum x^2=36+9+4+81+100=230$，代入公式 3-12 得：

$$s=\sqrt{\frac{230-\frac{(30)^2}{5}}{5-1}}=3.54(\text{mm})$$

2. 加权法 用上述公式计算大样本资料标准差，较为繁琐，而且容易出差错。如果将资料进行分组，制成频数表再计算标准差则较为方便。加权法计算标准差的公式是：

$$s=\sqrt{\frac{\sum fx^2-\frac{(\sum fx)^2}{\sum f}}{\sum f-1}} \tag{3-13}$$

式中，符号与加权法求均数的公式 3-2 相同。

［例 3-10］ 求［例 3-2］资料的标准差。

从表 3-6 与表 3-3 比较可知：表 3-6 前四列与表 3-3 完全相同，只是表 3-6 增加了第五列。将表 3-6 中的$\sum f=120$，$\sum fx=17\ 172$，$\sum fx^2=2\ 461\ 136$，代入公式 3-13 得：

$$s=\sqrt{\frac{2\ 461\ 136-\frac{(17\ 172)^2}{120}}{120-1}}=5.67\ (\text{cm})$$

表 3-6 120 名 11 岁健康男孩身高（cm）标准差的加权法计算

身高组段 （1）	组中值 x （2）	频数 f （3）	fx （4）=（2）×（3）	fx^2 （5）=（2）×（4）
125～	127	1	127	16 129
129～	131	4	524	68 644
133～	135	9	1 215	164 025
137～	139	28	3 892	540 988
141～	143	35	5 005	715 715
145～	147	27	3 969	583 443
149～	151	11	1 661	250 811
153～	155	4	620	96 100
157～161	159	1	159	25 281
合计	—	$\sum f=120$	$\sum fx=17\ 172$	$\sum fx^2=2\ 461\ 136$

（二）标准差的应用

1. 表示一组变量值的变异程度　两组或多组变量值在单位相同、均数相等或相近的条件下，标准差较大的那一组，说明变量值的变异程度较大，即变量值围绕均数的分布较离散，均数的代表性较差；而标准差较小的那一组，表示变量值的变异程度较小，即变量值围绕均数的分布较密集，均数的代表性较好。

2. 用标准差计算变异系数　当两组变量值的单位不同，或两均数相差较大时，不能直接用标准差比较其变异程度的大小，这时则要用变异系数（coefficient of variability，CV）作比较。其计算公式为

$$CV=\frac{s}{\bar{x}}\times 100\% \tag{3-14}$$

式中，CV 为变异系数，s 为标准差，$\bar{x}$为均数。变异系数越小，说明一组变量值的变异程度越小；变异系数越大，说明变异程度越大。

［例 3-11］ 某地 20 岁男子 160 人，身高均数为 166.06cm，标准差为 4.95cm；体重均数为 53.72kg，标准差为 4.96kg。试比较身高与体重的变异程度。

因身高和体重的单位不同，故不能直接用标准差做比较，而应计算变异系数。

身高　$CV=\frac{4.95}{166.06}\times 100\%=2.98\%$

体重　$CV=\frac{4.96}{53.72}\times 100\%=9.23\%$

即该地 20 岁男子体重间的变异程度比身高间的变异程度大。

［例 3-12］ 某地 130 名 10 岁女生体重均数 26.96 kg，标准差 3.9 kg；150 名 17 岁女生体重均数 49.18 kg，标准差 5.3 kg，试比较两个年龄层女生体重的离散程度。

10 岁女生　$CV=\frac{3.9}{26.96}\times 100\%=14.47\%$

17 岁女生　$CV=\frac{5.3}{49.18}\times 100\%=10.78\%$

可见，10 岁女生体重的离散程度大于 17 岁女生。

3. 用标准差估计变量值的频数分布情况　当变量值呈正态分布时，可用均数说明其平均水平，标准差说明变异程度，两者结合起来，应用正态曲线下面积分布的规律，能够对变量值频数分布情况作出概括的估计（见本章第 3 节）。

考点提示： 标准差的意义及计算方法

4. 用标准差计算标准误差（见第 4 章）。

第 3 节　正 态 分 布

一、正态分布的概念

正态分布（normal distribution）又称高斯分布（Gaussian distribution），是一种重要的连续型分布，应用甚广，是许多统计方法的理论基础。将前述表 3-6 资料绘成直方图（图 3-2），可见频数分布是以均数 143.10cm 为中心，左右两侧基本对称的分布。

可以设想，如果将观察人数逐渐增多，组段不断分细，图中直条将逐渐变窄，其顶端的中点的连线将逐渐接近于一条光滑的曲线，如图 3-2 和图 3-3 所示。这条曲线称为频数曲线或频率曲线，略呈钟形，两头低，中间高，左右对称，近似于数学上的正态曲线。正态曲线是正态分布的图形。

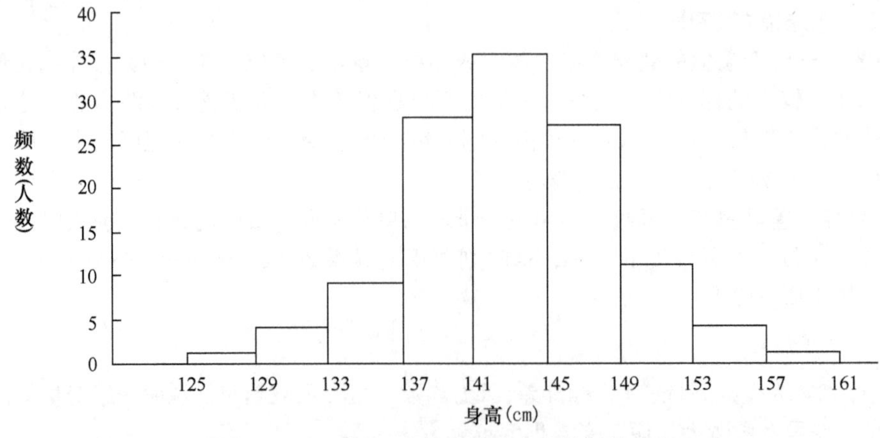

图 3-2 120 名 11 岁健康男孩身高的频数分布

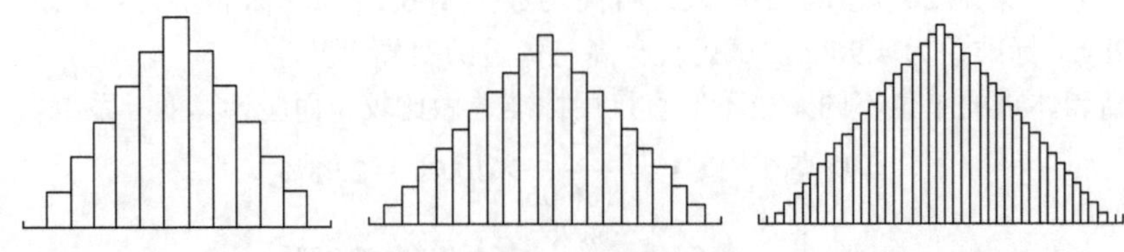

图 3-3 频数接近正态分布示意图

在医学科学研究中，有不少事物的频数分布十分近似正态分布。例如，①正常人某些生理、生化指标值的频数分布（身高、红细胞数、血糖浓度等）；②实验室内对同一样品多次重复测定结果的频数分布；③从正态或近似正态总体中抽取的样本均数的频数分布等。因此，我们可以应用正态分布的理论，对这类事物进行分析研究。

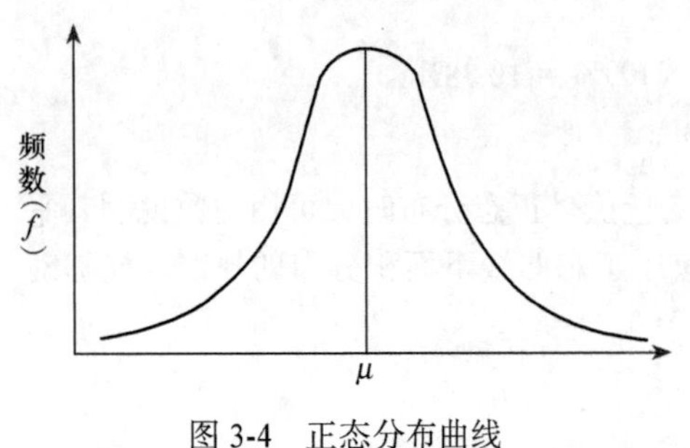

图 3-4 正态分布曲线

二、正态分布的特征

从图 3-4 可见，正态分布有以下特征。

（1）正态曲线在横轴的上方，以均数处最高。

（2）正态分布以均数为中心，左右对称。

（3）正态分布有两个参数，即总体均数和总体标准差。

（4）正态曲线下的面积分布有一定规律。

三、正态曲线下面积的分布规律

数理统计证明：正态分布曲线下与横轴之间的整个面积为 1 或 100%。以 μ 为总体均数，σ 为总体标准差，则正态曲线下面积的分布有如下规律（图 3-5）：

$\mu \pm \sigma$ 范围内的面积占正态曲线下总面积的 68.27%，即有 68.27% 的变量值分布在此范围内。

$\mu \pm 1.96\sigma$ 范围内的面积占正态曲线下总面积的 95.00%，即有 95.00% 的变量值分布在此范围内。

$\mu \pm 2.58\sigma$ 范围内的面积占正态曲线下总面积的 99.00%，即有 99.00% 的变量值分布在此范围内。

均数 μ 决定曲线在横轴上的位置，是位置参数（图 3-6）；标准差 σ 决定曲线的形状，

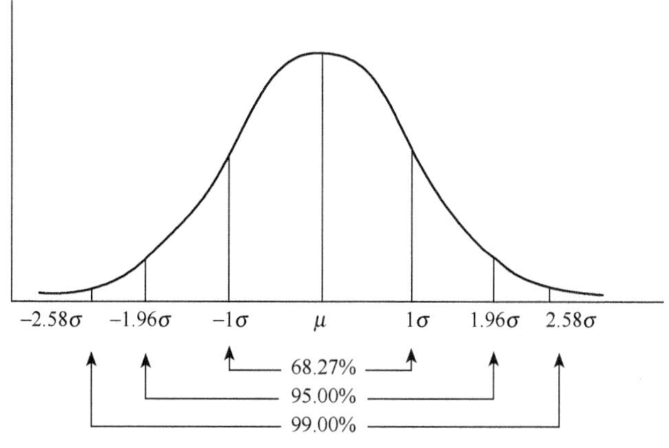

图 3-5　正态曲线下面积的分布规律

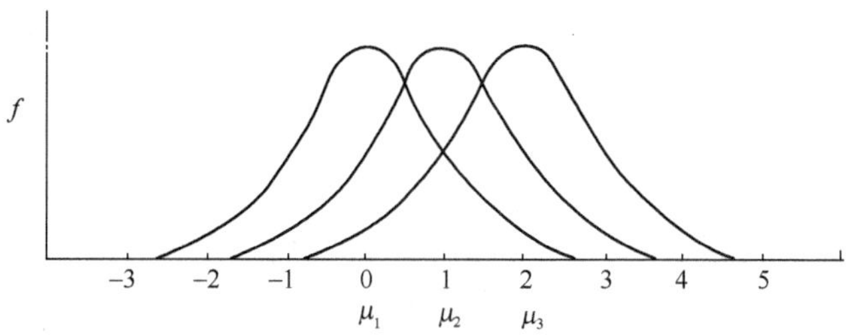

图 3-6　标准差相同（$\sigma=1$）而均数不同（$\mu_1=0$ $\mu_2=1$ $\mu_3=2$）的三条正态曲线

是形状参数（图 3-7）。对于任何一个均数为 μ，标准差为 σ 的正态分布，都可以通过变换，使之成为 $\mu=0$，$\sigma=1$ 的标准正态分布。变换的方法将变量值 x 变换为 u，$u=\dfrac{x-\mu}{\sigma}$，即将变量值 x 与 μ 的离差以标准差为 σ 单位来表示。u 值的分布就是标准正态分布(见附录表 1：标准正态分布曲线下的面积)。

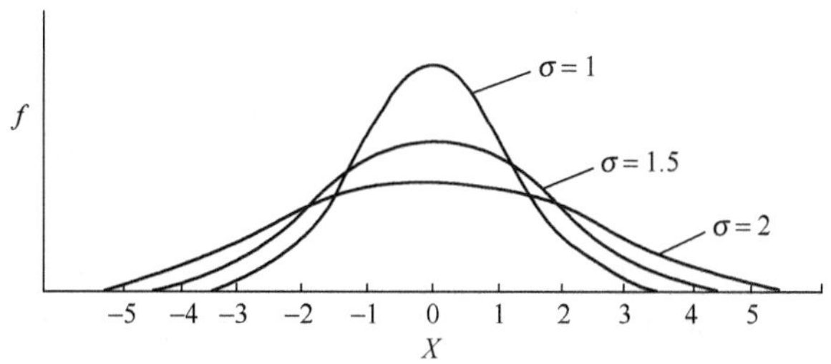

图 3-7　均数相同（$\mu=0$）而 σ 不同的三条正态曲线

四、正态分布规律的应用

（一）估计频数分布情况

在实际工作中，总体均数 μ 和总体标准差 σ 往往不易知道，而只能由样本进行估计，如果资料呈正态分布或近似正态分布，并且样本例数足够大（至少 100 例以上），则可以用样本均数$\bar{x}$作为总体均数 μ 的估计值，用样本标准差 s 作为总体标准差 σ 的估计值，并同样有如图 3-6 所示的面积分布规律。例如，由表 3-2 和图 3-2 可知：某市 120 名 11 岁健康男孩身高呈近似正态分布，并且算得样本均数$\bar{x}=143.10\text{cm}$，样本标准差 $s=5.67\text{cm}$。根据正态曲线下面积的分布规律，可以估计其频数分布如表 3-7 所示。

表 3-7 某市 120 名 11 岁健康男孩身高的实际分布与理论分布比较

区间$\bar{x}\pm us$	本例区间	身高范围（cm）	理论分布（%）	实际分布	
				人数	构成比（%）
$\bar{x}\pm 1s$	143.10±1×5.67	137.43～148.77	68.27	82	68.33
$\bar{x}\pm 1.96s$	143.10±1.96×5.67	131.99～154.21	95.00	114	95.00
$\bar{x}\pm 2.58s$	143.10±2.58×5.67	128.47～157.33	99.00	118	98.33

表 3-7 中的身高范围是分别按$\bar{x}\pm 1s$、$\bar{x}\pm 1.96s$ 和$\bar{x}\pm 2.58s$ 计算出来的。实际分布是在身高范围内的实际人数和构成比。例如，120 名 11 岁健康男孩身高在 137.43～148.77cm 范围内实际人数有 82 人，则实际分布的构成比为：$\frac{82}{120}\times 100\% = 68.33\%$ ，余类推。比较表 2-7 右侧的理论分布与实际分布的构成比可知：本例实际分布和理论分布非常接近，这是因为本例儿童身高的资料很接近正态分布的缘故。

（二）估计医学参考值范围

医学参考值范围是指正常人（或动物）的各种生理、生化指标的数值波动范围。上述估计频数分布情况的方法，可用来作医学参考值范围的估计。按公式 3-15 计算：

$$\bar{x}\pm us \tag{3-15}$$

式中，$\bar{x}$为均数，s 为标准差，u 值可根据要求由 u 值表查出。

［例 3-13］ 某地调查正常成年男子 144 人的红细胞数，近似正态分布。算得均数$\bar{x}=5.38\times 10^{12}/\text{L}$，标准差 $s=0.44\times 10^{12}/\text{L}$，试估计该地成年男子红细胞数的 95% 参考值范围。

因红细胞数过多或过少均为异常，故应估计双侧 95% 界限，按公式（3-15）得：

下限为：$\bar{x}-1.960s=5.38-1.960\times 0.44\approx 4.52$（$10^{12}/\text{L}$）

上限为：$\bar{x}+1.960s=5.38+1.960\times 0.44\approx 6.24$（$10^{12}/\text{L}$）

故该地正常成年男子的红细胞数 95% 参考值范围可定为：$4.52\times 10^{12}/\text{L}\sim 6.24\times 10^{12}/\text{L}$。

应用正态分布理论估计医学参考值范围时应注意：①资料必须近似地呈正态分布或可变换成正态分布，否则应采用百分位数法估计医学参考值范围；②样本含量必须足够大，否则估计出的医学参考值范围就不够可靠；③总体必须有明确的定义和范围；④观察仪器和方法必须统一。

（三）其他用途

1. 质量控制 如为了控制实验中的检测误差，常以$\bar{x}\pm 2s$ 作为上、下警戒值，以$\bar{x}\pm 3s$ 作为上、下控制值。这里 $2s$ 和 $3s$ 可视为 $1.96s$ 和 $2.58s$ 的近似值。

2. 处理对数正态分布资料 很多医学资料呈偏态分布，有的经过对数变换（即用原始数据的对数值 $\lg x$ 代替）后则服从正态分布，就说明服从对数正态分布。例如，环境中某些有害物质的浓度，食品中某些农药的残留量，某些临床检验结果，某些疾病的潜伏期等，都是呈偏态分布的资料，不便作统计处理，但在施以对数变换后，常能转换为正态分布，就可按正态分布规律处理。

第 4 节 Excel 统计分析

应用计算机的 Excel 功能，可以实现对观察数据的统计描述。下面就以 Office Excel 2007 版本，介绍 Excel 计算最大值、最小值、平均指标和变异指标。

以［例 3-1］为例计算均数和标准差。首先新建一个工作表，打开 Office Excel 2007，输入表头“7 名健康人第一小时末红细胞沉降率资料”和相关数据（图 3-8）。

	A	B	C	D
1	7名健康人第一小时末红细胞沉降率			
2	编号	姓名	红细胞沉降率	
3	1	***	6	
4	2	***	5	
5	3	***	3	
6	4	***	7	
7	5	***	2	
8	6	***	9	
9	7	***	10	

图 3-8　在 Excel 中的［例 3-1］数据

1. 最大值　在 Excel 表中，光标放到工作表左下角 C10，左上选择“公式”→“插入函数”→“或选择类别”→“统计”命令（图 3-9）。

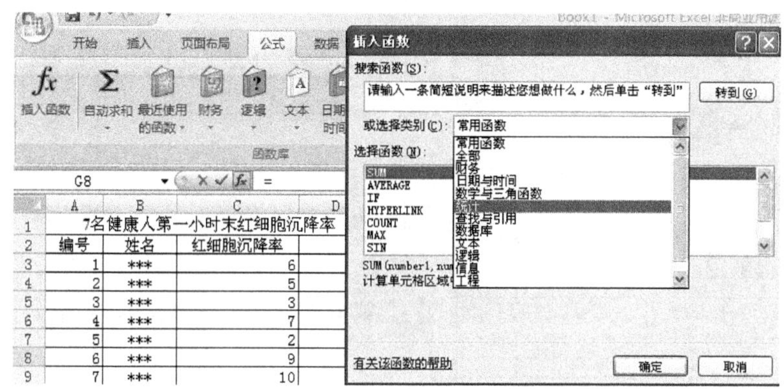

图 3-9　插入函数“统计”对话框

在出现的“选择函数”对话框中选择“MAX”单击“确定”按钮（图 3-10）。

在出现的“函数参数”对话框中单击“Number l”，选择 C3：C9（图 3-10），单击“确定”按钮，计算结果为 10。

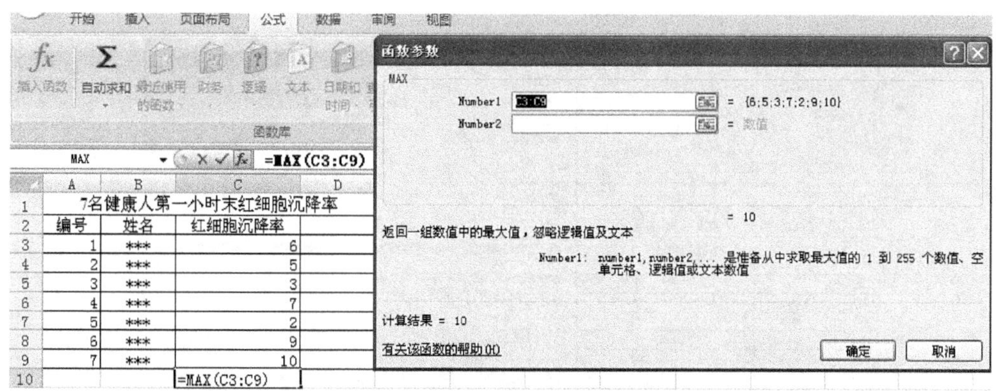

图 3-10　函数参数“MAX”对话框

2. 最小值　具体步骤同前，只是选择统计函数为“MIN”（图 3-11），单击“确定”按钮，结果为 2。

3. 算术均数　步骤同前，选择统计函数为“AVERAGE”（图 3-12），单击“确定”按钮，结果为 6。

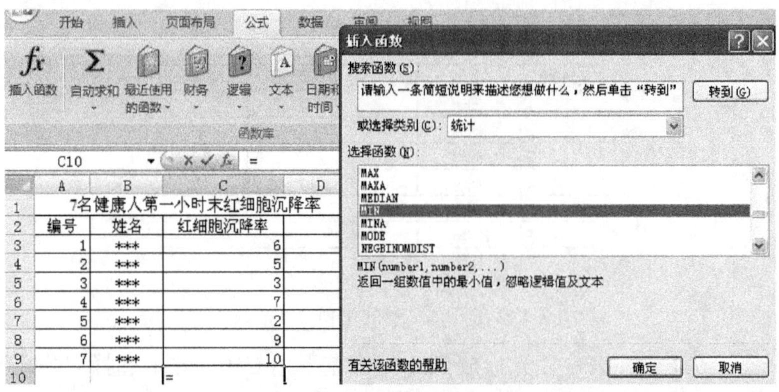

图 3-11 插入函数 MIN 对话框

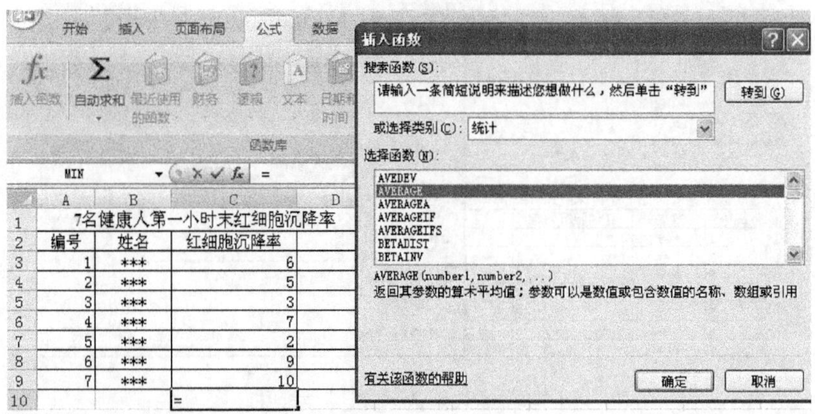

图 3-12 插入函数 AVERAGE 对话框

4. 几何均数 步骤同前，选择统计函数为“GEOMEAN”（图 3-13），单击“确定”按钮，结果为 5.27。

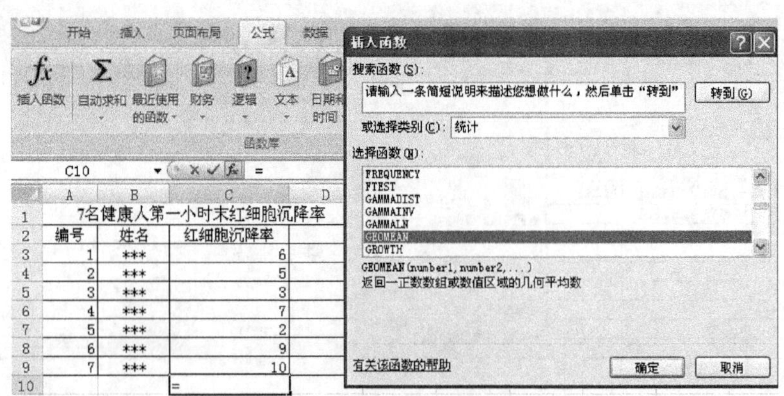

图 3-13 插入函数 GEOMEAN 对话框

5. 中位数 选择统计函数为“MEDIAN”（图 3-14），单击“确定”按钮，结果为 6。

6. 样本方差 选择统计函数为“VAR”（图 3-15），单击“确定”按钮，计算结果为 8.67。

7. 样本标准差 选择统计函数为“STDEV”（图 3-16），单击“确定”按钮，计算结果为 2.94。

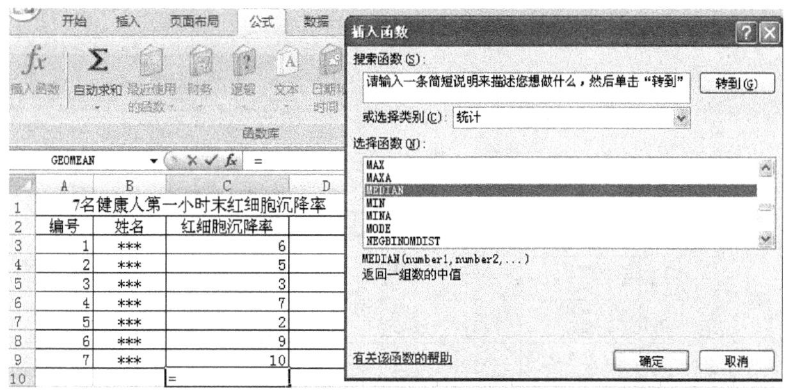

图 3-14　插入函数 MEDIAN 对话框

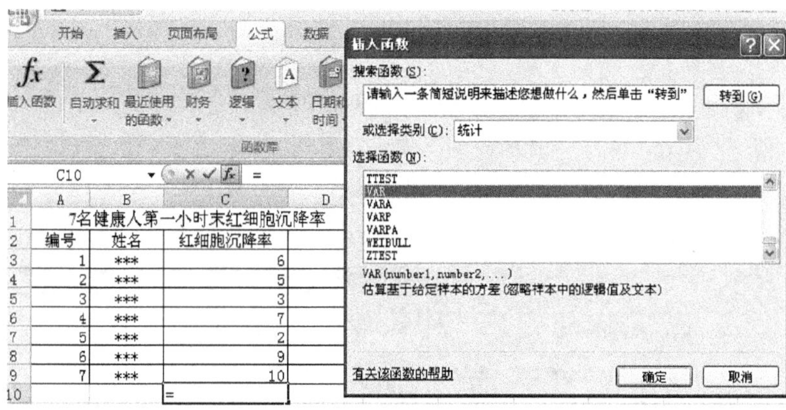

图 3-15　插入函数 VAR 对话框

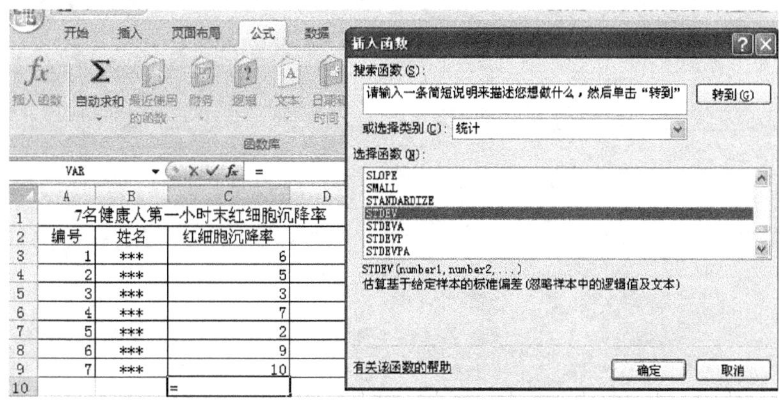

图 3-16　插入函数 STDEV 对话框

【操作实例 3–1】

使用计算机的 Excel 功能计算最大值、最小值、计算均数、标准差。

某班级期终考试进行后，需要统计成绩的最大值、最小值、平均数及标准差。使用 Office Excel 2007，进行数据分析。

操作步骤：

1. 打开 Office Excel 2007 原始数据表格，制作本实例的原始数据。

例　某学院一年级护理专业 3 班 50 名学生第一学期《人体解剖学》期终考试成绩如下，

试计算最大值、最小值、算数均数及标准差（图 3-17）。

	A	B	C	D	E	F
1	******学院2011/2012学年第一学期期终考试成绩					
2	系别：护理系		专业：护理			年级：2011级3班
3	序号	姓名	学号	人体解剖学		
4	1	***	201111110301	91		
5	2	***	201111110302	94		
6	3	***	201111110303	93		
7	4	***	201111110304	95		
8	5	***	201111110305	76.5		
9	6	***	201111110306	89		
10	7	***	201111110307	76		
11	8	***	201111110308	86.5		
12	9	***	201111110309	86		
13	10	***	201111110310	84		
14	11	***	201111110311	87		
15	12	***	201111110312	82.5		
16	13	***	201111110313	76		
17	14	***	201111110314	83		
18	15	***	201111110315	75		

图 3-17　操作实例 3-1 原始数据表

2．最大值　在 Excel 表中，光标放到工作表左下角 D54，左上依次选择“公式”→“插入函数”→“或选择类别”→“统计”→“选择函数”→“MAX”（图 3-18）。

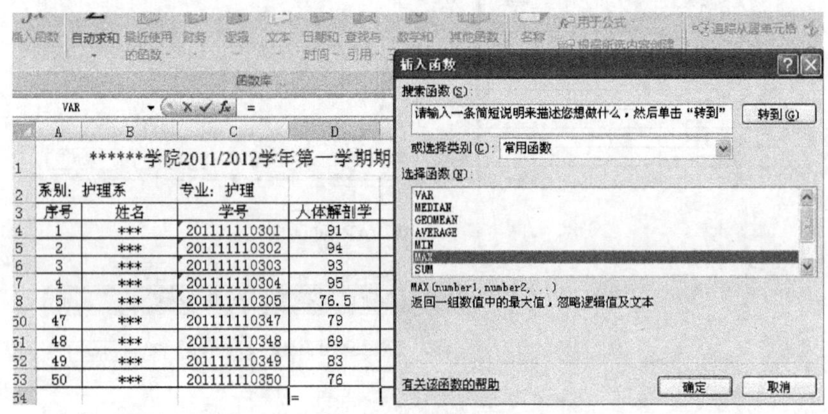

图 3-18　插入函数 MAX 对话框

单击“确定”按钮，选择参数函数 D4：D53（图 3-19），单击“确定”按钮，结果为 95。

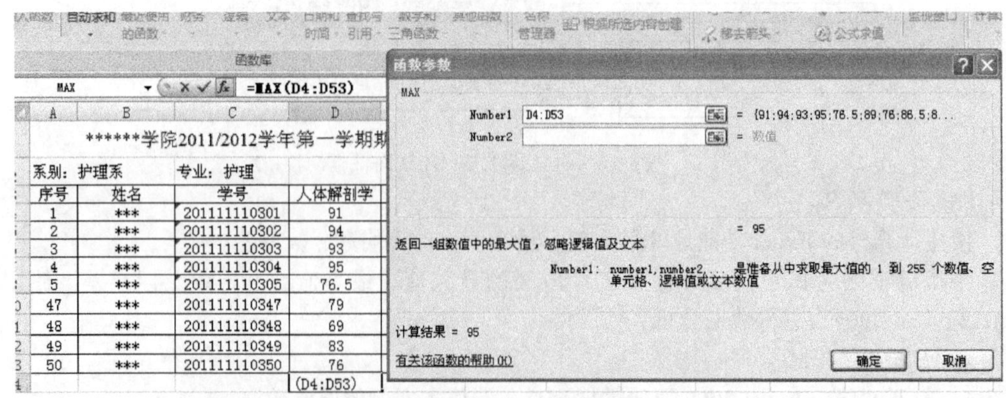

图 3-19　【操作实例 3-1】最大值计算表

3. 最小值　步骤同前，选择函数为“MIN”，结果为65。

4. 算术均数　步骤同前，选择函数为“AVERAGE”，单击“确定”按钮，选择“函数参数”为“D4：D53”（图 3-20），单击“确定”按钮。

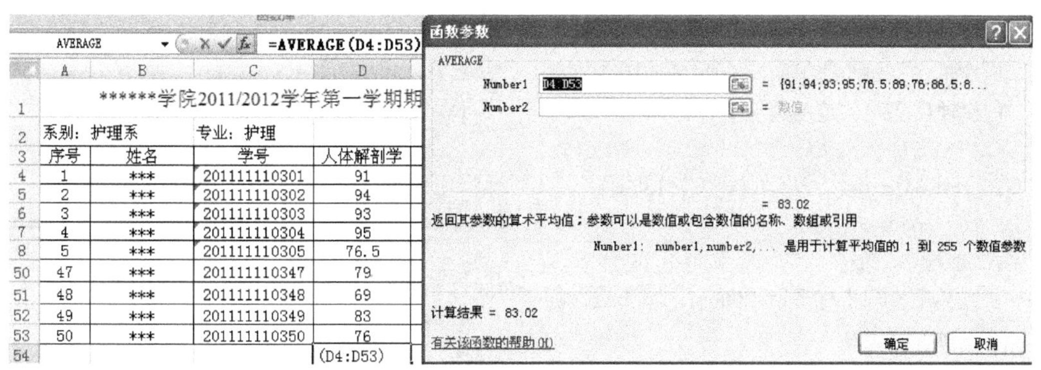

图 3-20 【操作实例 3-1】算数均数计算表

本例算数均数为83.02。

5. 计算标准差　选择统计函数为“STDEV”。步骤同前。本例样本标准差为 7.33。

小　结

集中趋势和离散趋势是计量资料的两个重要特征，用频数分布表或分布图可以粗略地描述其特征。进一步描述集中趋势则用平均指标，常用的平均指标有算术均数、几何均数和中位数，应根据资料的分布情况正确选择应用，并按变量值的多少用直接法或频数表法进行计算。描述离散趋势用变异指标，常用的变异指标有极差、方差和标准差，由于极差、方差在实际应用时的局限性，故标准差最常用，可用直接法和加权法计算其大小；各种平均指标或变异指标都有其特定的表示符号和计算公式，必须正确区分。正态分布是许多统计方法的理论基础，运用其分布特征和规律，可以估计频数分布、制订医学参考值和医学实验的质量控制等。

目标检测

一、选择题

A1 型题

1. 中位数是指（　　）
   A. 变量值按大小顺序排列后居中的位次
   B. 按大小顺序排列位次居中的变量值
   C. 任意排列居中的位次
   D. 任意排列居中的变量值
   E. 组中值
2. 编制频数分布表，组距要求相等时的计算是（　　）
   A. 全距除以组段数
   B. 最大相邻变量值之差
   C. 最小相邻变量值之差
   D. 任两个变量值之差
   E. 居中两个变量值之差
3. 均数的适用条件是（　　）
   A. 变量值的频数分布呈正态分布的资料
   B. 变量值的频数分布呈偏态分布的资料
   C. 变量值间呈倍数或近似倍数关系的资料
   D. 凡不适宜于计算几何均数的资料
   E. 凡不适宜于计算中位数的资料
4. 变异系数的主要用途是（　　）
   A. 比较几组资料的标准差
   B. 比较几组资料的均数

C. 均数相差悬殊或度量衡单位不同时，比较几组资料的变异大小
D. 比较几组资料的方差
E. 比较几组资料的标准差

5. 标准正态分布曲线下中间90%的面积所对应的横轴尺度U的范围是（　　）
A. $-1.645\sim+1.645$　B. $-\infty\sim+1.645$
C. $-1.645\sim0$　D. $\bar{x}\pm1.96s$
E. $0\sim+1.645$

A2型题

6. 研究某项生理指标得$\bar{x}=200$mg，$s=5$mg，则$200\pm1.96\times5$为（　　）
A. 92%的正常值范围
B. 99%正常人在此范围内
C. 该生理指标的总体均数有95%的可能性在此范围内
D. 该生理指标的总体均数有99%的可能性在此范围内
E. 该生理指标95%的医学参考值范围

7. 120名11岁男孩的身高资料，下列宜选用表示其集中趋势的是（　　）
A. 算术均数　B. 几何均数
C. 中位数　D. 众数
E. 百分位数

A3型题

某地100名11岁男孩身高（cm）测量资料如下表：

组段	组中值	频数f_i	累计频数f_c
129～		2	
132～		7	
135～		6	
138～		19	
141～		27	
144～		17	
147～		12	
150～		7	
153～		1	
156～159		2	
合计		100	

8. 该资料的分布特征可以看作（　　）
A. 正态分布　B. 正偏态分布
C. 负偏态分布　D. 非对称分布
E. 频数分布

9. 资料的集中趋势指标可用下列哪项表示（　　）
A. 算术均数　B. 中位数
C. 几何均数　D. 百分位数
E. 众数

10. 资料的离散趋势用哪项表示为宜（　　）
A. 标准差　B. 方差
C. 极差　D. 变异系数
E. 离均差平方和

11. 根据该资料不能进一步计算的指标是（　　）
A. 平均数　B. 变异程度
C. 标准误　D. 变异系数
E. u值

二、简答题

1. 比较几种常用平均指标的意义与应用条件。
2. 怎样应用正态曲线下面积分布的规律？
3. 医学中参考值范围的涵义是什么？确定的原则和方法是什么？
4. 使用Office Excel 2007计算本班上学期期终考试成绩的最大值、最小值、算术均数和标准差。

（马　骥）

第 4 章　计量资料的统计推断

学习目标

1. 掌握均数的抽样误差、标准误的概念及标准误的用途。
2. 理解总体均数可信区间与参考值范围的区别。
3. 理解假设检验的基本步骤，掌握 t 检验和 u 检验的应用条件。
4. 了解 t 分布的特征及其规律。
5. 掌握 Excel 计算两样本的 t 检验方法。

第 1 节　均数的抽样误差和标准误

一、统 计 推 断

医学研究中，为了对总体进行研究，常常随机地抽取总体中的一部分个体组成样本，根据样本观察结果去推论总体的情况。目的是用样本信息去推断总体特征，这就是统计推断（statistical inference）。统计推断包括两个方面，即参数估计和假设检验。

（一）参数估计

参数估计（parameter estimation）是指用样本指标（统计量）估计总体指标（参数）。参数估计有点（值）估计和区间估计两种方法。

1. 点（值）估计　就是用样本统计量直接作为总体参数的估计值。例如，直接用样本均数$\bar{x}$估计其总体均数 μ。点估计的方法简单，有明确的数值概念，人们易于理解，但它只是一个近似值，未考虑抽样误差的影响，对总体参数估计的正确程度难以评价，所以在实际应用中不常用。

2. 区间估计　指按预先给定的概率 $1-\alpha$ 估计包含未知总体参数的可能范围。该范围亦称可信区间或置信区间，事先给定的概率 $1-\alpha$ 称为可信度（或置信度），常取 $1-\alpha$ 为 95% 或 99%，即总体参数的 95% 或 99% 可信区间。例如，总体均数的 95% 可信区间包含总体均数 μ 的可能性为 95%，不包含总体均数 μ 的可能性为 5%。由于不包含总体均数 μ 的事件概率为 5% 是小概率事件，实际发生的可能性很小，因此，在实际应用中就认为总体均数在估计的可信区间内，但这种估计会冒 5% 犯错误的风险。

（二）假设检验

假设检验（hypothesis test）也称显著性检验（significance test），就是先对总体的参数、分布类型或位置作出某种假设，然后用适当的统计方法计算一定统计量，根据统计量的大小来推断此假设应当接受或拒绝的判断。在医学研究中，经常利用假设检验方法对未知事物或总体进行判断，因此，假设检验是极其重要的统计推断方法。

考点提示：何谓统计推断，其包括哪两个方面

二、均数的抽样误差和标准误

在临床检验中，从患者身上采集了血液标本，目的是推断该患者全身血液情况。例如，

要了解某年某市 12 岁男孩身体发育情况，不必对该市所有 12 岁男孩进行调查，而只需从该市男孩中随机抽取一部分作为样本，测量其身高、体重、胸围等，进行统计分析。这种从总体中随机抽取样本进行研究，从而推断总体的方法，称为抽样研究方法。

实际工作中，由于总体中各观察对象间存在着个体差异，而随机抽取的样本又只是总体中的一部分，因此，当我们从同一总体中随机抽取许多例数相等的样本计算它们的统计指标（即统计量，如样本均数）时，它们之间有大有小，不尽相同，也不恰好等于总体相应的统计指标（即参数，如总体均数）。这种由于抽样而导致样本统计量与相应的总体参数间的差异称为抽样误差（sampling error）。由此可见，在抽样研究中，抽样误差是不可避免的。例如，150 名正常成人的脉搏$\bar{x}$=73.55 次 / 分，s=11.30 次 / 分。如果设想该地所有正常成人组成一个总体，脉搏的总体均数为μ。由于个体差异的存在，$\bar{x}$与μ之间不一定相等。即使再次抽取 150 名正常成人组成另一个新的样本，计算出的样本均数也不一定等于前一个样本均数 73.55 次 / 分。可以想象，从同一个总体里，每次随机抽取 n 个个体组成的样本，其样本均数会有大有小。

抽样误差的大小通常用标准误来表示。从一正态总体中抽取样本含量相等的许多样本，计算其样本均数，这些样本均数有大有小，但它们的频数分布仍然是以总体均数为中心的正态分布。因此，可以用样本均数描述其集中趋势；用样本均数的标准差描述其离散趋势。统计上将样本均数的标准差称为标准误（standard error）。标准误越小，表示样本均数与总体均数越接近，抽样误差也越小。用样本均数推论总体均数的可靠性越大。

当总体标准差 σ 已知时，如果随机抽取的样本含量为 n，样本均数的标准差与总体标准差 σ 的大小成正比，而与样本含量 n 的平方根成反比，即：

$$\sigma_{\bar{x}}=\frac{\sigma}{\sqrt{n}} \tag{4-1}$$

式中，$\sigma_{\bar{x}}$表示均数的标准误。但实际工作中，往往不知道 σ，只能用样本的标准差 s 代替 σ。得出标准误的估计值，记作$S_{\bar{x}}$。于是公式（4-1）可写成

$$S_{\bar{x}}=\frac{s}{\sqrt{n}} \tag{4-2}$$

［例 4-1］ 某年某地 150 名正常成人脉搏的$\bar{x}$=73.53 次 / 分，s=11.30 次 / 分。求标准误$S_{\bar{x}}$。按公式（4-2）有：

$$S_{\bar{x}}=\frac{11.30}{\sqrt{150}}=0.92 \text{（次 / 分）}$$

标准差与标准误之间的关系：标准差与标准误是统计中常用的两个变异指标。它们之间既有区别又有联系。标准差说明观察到的个体值之间的变异，用以描述观察值之间的波动大小；而标准误是描述样本统计量的抽样误差，用以描述样本统计量与总体参数的接近程度。标准差与标准误都与样本含量有关。样本含量增大，标准差逐渐趋于稳定，标准误也逐渐减小。当样本含量一定时，标准差越大，标准误也越大。标准差与标准误的区别详见表 4-1。

表 4-1 标准差与标准误的区别

标准差（s）	标准误（$S_{\bar{x}}$）
1. 表示个体变量值的变异度大小，即原始变量值的离散程度。公式为：$S=\sqrt{\frac{\sum(X-\overline{X})^2}{n-1}}$	1. 表示样本均数抽样误差的大小，即样本均数的离散程度。公式为：$S_{\bar{x}}=\frac{S}{\sqrt{n}}$

续表

标准差（s）	标准误（$S_{\bar{x}}$）
2. 计算变量值的频数分布范围。例如，某变量值的 95% 参考值范围公式为：$\overline{X}\pm1.96S$	2. 计算总体均数的可信区间。例如，大样本总体均数的 95% 可信区间公式为：$\overline{X}\pm1.96S_{\bar{x}}$
3. 用于计算标准误	3. 用于进行假设检验

考点提示：标准差与标准误的区别

三、t 值与 t 分布

前面已讨论过，当总体的变量值为正态分布时，从中随机抽取样本含量 n 相同的样本，其均数也服从正态分布；如果总体并非正态分布，则随着 n 的增大，样本均数也趋向于正态分布。样本均数与总体均数间的差如以标准误的估计值的倍数来表示，此倍数即为 t 值（t value）。

$$t=\frac{\bar{x}-\mu}{s_{\bar{x}}} \tag{4-3}$$

从正态分布的总体中抽取若干个样本含量相同的样本，每个样本各计算一个 t 值，如抽取的样本很多时，可发现 t 值的分布是以 0 为中心，两侧对称的类似正态分布的一种分布，这就是 t 分布（t-distribution）。随着样本所包含的个体数 n 的变化，t 分布曲线的峰度也变化。当 n 小时，曲线低平；n 越大，越接近正态分布。确切地说，t 分布曲线的形状是随自由度 υ 的大小而有规律地变动的。这里的自由度是：

$$\upsilon=n-1 \tag{4-4}$$

所以 t 分布曲线不是一条曲线而是一簇曲线。如果以 t 分布曲线与横轴间的全部面积作为 100%，那么，此面积的分布也十分有规律，可以用数学方法进行计算。通常把自由度为 υ 的 t 分布曲线下两侧外面总面积为 5% 的界限的 t 值称为 $t_{0.05(\upsilon)}$，而把两侧外面总面积为 1% 的界限的 t 值称为 $t_{0.01(\upsilon)}$，参阅附录表 2。当自由度 υ 趋于∞时，t 分布趋向于均数为 0，标准差为 1 的正态分布（即标准正态分布）。在一般情况下，t 分布的形状较正态分布的低平，只有当 υ 为∞时，t 分布与正态分布相同。因而 $t_{0.05(\upsilon)}\geqslant1.96$，$t_{0.01(\upsilon)}\geqslant2.58$。$\upsilon$ 越小，t 分布曲线越低平，$t_{0.05(\upsilon)}$ 和 $t_{0.01(\upsilon)}$ 值就比 1.96 和 2.58 大得多；υ 越大，t 分布曲线与正态分布曲线越接近，$t_{0.05(\upsilon)}$ 和 $t_{0.01(\upsilon)}$ 越接近于 1.96 和 2.58；当 $\upsilon=\infty$ 时，$t_{0.05(\upsilon)}=1.96$，$t_{0.01(\upsilon)}=2.58$。例如，当 $\upsilon=5$ 时，$t_{0.05(5)}=2.571$；$\upsilon=10$ 时，$t_{0.05(10)}=2.228$；$\upsilon=120$ 时，$t_{0.05(120)}=1.980$。各种自由度的 $t_{0.05(\upsilon)}$ 及 $t_{0.01(\upsilon)}$ 值可由附录表 2 查到。$\upsilon=5$ 的 t 分布与标准正态分布的比较见图 4-1。

如果样本 $|t|>t_{0.05(\upsilon)}$ 时，则平均在 100 次抽样中抽到这样大和比这更大的 $|t|$ 值的样本次数少于 5 次，即概率 $P<0.05$；又如 $|t|>t_{0.01(\upsilon)}$ 时，则平均在 100 次抽样中抽到这样大和比这更大的 $|t|$ 值的样本次数少于 1 次，即 $P<0.01$。如果 $|t|>t_{0.05(\upsilon)}$ 时，则平均 100 次抽样中抽到这样大和比这更大的 $|t|$ 值的样本次数多于 5 次，记作 $P>0.05$。综上所述，可写成

$|t|\geqslant t_{0.05(\upsilon)}$，$P\leqslant0.05$。

$|t|\geqslant t_{0.01(\upsilon)}$，$P\leqslant0.01$。

$|t|<t_{0.05(\upsilon)}$，$P>0.05$。

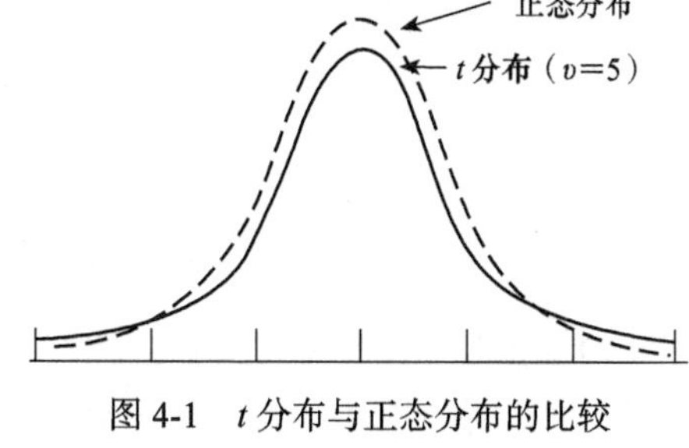

图 4-1 t 分布与正态分布的比较

考点提示：t 分布的特点

四、总体均数的估计

从样本资料计算统计量来估测总体参数，这是抽样研究的主要目的之一。估测方法有 2 种，即点估计和区间估计。用单一的统计量估计总体参数时，称为点估计。例 4-1 中用 150 名正常成人的脉搏均数 73.53 次/分估计全体成年人的脉搏均数，这是点估计。然而由于抽样误差的存在，很难说所有正常成人脉搏均数 μ 正好等于 73.53 次 / 分。如果说所有正常成人的脉搏均数大概在哪个范围内，就更为合理，这就是“区间估计”。

由 t 分布的介绍可知，当 $P=0.05$ 时，有 95% 的 t 值在 $-t_{0.05(\upsilon)}$ 与 $t_{0.05(\upsilon)}$ 之间，而 $t=\frac{\bar{x}-\mu}{s_{\bar{x}}}$，则 $-t_{0.05(\upsilon)}<t=\frac{\bar{x}-\mu}{s_{\bar{x}}}<t_{0.05(\upsilon)}$ 的可能性为 95%。由此可进一步推出：

$$\bar{x}-t_{0.05(\upsilon)}s_{\bar{x}}<\mu<\bar{x}+t_{0.05(\upsilon)}s_{\bar{x}} \tag{4-5}$$

公式（4-5）表明，可以用样本均数来估计总体均数。也就是说 $\bar{x}\pm t_{0.05(\upsilon)}s_{\bar{x}}$；范围内包含总体均数的可能性为 95%。因此（$\bar{x}-t_{0.05(\upsilon)}s_{\bar{x}}$）～（$\bar{x}+t_{0.05(\upsilon)}s_{\bar{x}}$）就称为总体均数 μ 的 95% 可信区间（confidence interval）。95% 可信区间的意思是在 100 次抽样估计中，可能有 95 次包含了总体均数 μ，而有 5 次可能不包含 μ。同样，根据正态分布的原理，总体均数的 99% 可信区间可以表示为：

$$\bar{x}\pm t_{0.01(\upsilon)}s_{\bar{x}} \tag{4-6}$$

［例 4-2］ 某厂电解车间 36 名作业工人夏季尿汞排出量 $\bar{x}$ 为 0.044mg/d，s 为 0.019mg/d，求该厂电解车间工人夏季尿汞排出量的总体均数的 95% 和 99% 可信区间。

$$s_{\bar{x}}=\frac{0.019}{\sqrt{36}}=0.0032(\text{mg/d}) \quad \upsilon=n-1=36-1=35$$

查 t 值表附录表 2，得 $t_{0.05(35)}=2.030$，$t_{0.01(35)}=2.727$。故 95% 可信区间为 0.044± 2.030×0.0032，即 0.0375～0.0505（mg/d）；99% 可信区间为 0.044±2.727×0.0032，即 0.035 30～0.0527（mg/d）。

案例 4-1 资料已求得 150 名正常成人脉搏均数为 73.55 次 / 分，$S_{\bar{x}}$ 为 0.923 次 / 分，试估计该地正常成人脉搏总体均数的范围。

当样本含量 n 足够大时，t 分布接近正态分布，所以 $t_{0.05(\upsilon)}$ 可以 1.96 代替，$t_{0.01(\upsilon)}$ 可以 2.58 代替。

如本例 95% 可信区间为 73.55±1.96×0.923，即 71.74～75.36（次 / 分）；99% 可信区间为 73.55±2.58×0.923，即 71.17～75.93（次 / 分）。这里 71.74（次 / 分）称为可信区间的下限，75.36（次 / 分）称为可信区间的上限。

五、总体均数可信区间与参考值范围的区别

值得注意的是可信区间和参考值（正常值范围）的意义和算法不同。前者是按一定的可信度（如 95% 或 99% 等）估计总体的统计指标（如总体均数 μ）的可能范围；而后者是指同质总体中包含 95% 个体值的估计范围。

考点提示： 总体均数可信区间与参考值范围的区别

第 2 节 假设检验

一、假设检验的基本步骤

前面讲到，由于抽样误差的存在，从某一个总体中随机抽得的样本，所得的样本均数与该总体均数往往不同；从同一个总体随机抽得 2 个样本，这 2 个样本均数也会因存在抽

样误差而不相等。因此，在实际资料中当某个样本均数$\bar{x}$（它的总体均数是未知的μ）和某个指定的总体均数μ_0不相等时，就应考虑下述 2 种可能性：①抽得样本的总体之均数μ和所指定的总体均数μ_0是相等的，即$\mu=\mu_0$，$\bar{x}$和μ_0之间的差别仅仅是由于抽样误差造成的；② 2 个总体均数是不相等的，即$\mu\neq\mu_0$，所以$\bar{x}$和μ_0不相等（当然也包含了抽样误差的影响）。这就是样本均数差别的统计意义检验问题，也就是说，要通过统计检验来判断属于哪一种可能性。

下面以t检验为例说明假设检验的基本步骤。

选用统计量t进行显著性检验的方法，称为t检验（t-test），主要用于样本均数与总体均数的比较、两样本均数的比较等。t检验的应用条件是当样本含量较小时，要求样本来自正态分布总体；做两样本均数比较时，需要两总体方差相等，即方差齐$\sigma_1{}^2=\sigma_2{}^2$。检验步骤如下。

1. 建立检验假设和确定检验水准 检验假设有 2 种，一种是假设 2 个总体均数相等（$\mu=\mu_0$或$\mu_1=\mu_2$），x和μ_0或x_1和x_2的差别仅仅是由于抽样误差所致。这一假设称为无效假设（null hypothesis），符号为H_0，即H_0：$\mu=\mu_0$或$\mu_1=\mu_2$。另一种是假设两个总体均数不相等（$\mu\neq\mu_0$或$\mu_1\neq\mu_2$），即x和μ_0或x_1和x_2的差别不是由于抽样误差所致，这种假设称为备择假设（alternative hypothesis），符号为H_1：$\mu\neq\mu_0$或$\mu_1\neq\mu_2$。当检验结果拒绝H_0时，就接受备择假设H_1。

检验水准（size of a test）也称显著性水准（significance level），是指假设H_0原来应当成立，然而根据样本的信息而拒绝H_0的可能性大小，这种"拒绝"显然是一种错误，又称第一类错误（详后），故检验水准就是假设检验发生第一类错误的概率，一般用α表示，α的大小需要结合研究设计，根据资料的特点确定，在实际工作中常取 0.05 或 0.01。

2. 选择和计算统计量 根据资料性质、特点和分析目的，选用适合的检验统计量。例如，2 个大样本均数比较时，用u检验计算u值；小样本均数比较时，用t检验计算t值等。

3. 确定 *P* 值 P值是指由H_0所规定的总体作随机抽样，获得等于或大于（或等于或小于）现有检验统计量值的概率。求P值的方法一般有 2 种：①直接计算，如四格表的确切概率法；②查统计量分布的界值表求得，此法最常用。根据所确定的检验水准α和自由度v，即可从t值表中查得临界值$t_{0.05(9)}$和$t_{0.01(9)}$等。

4. 判断结果 当$P\leqslant\alpha$时，结论为按所取检验水准拒绝H_0，接受H_1，两均数差别有统计意义（或称显著性意义），即它们之间有着本质的不同；当$P>\alpha$时，结论为按所取检验水准不拒绝H_0，两均数差别无统计意义，即它们之间无本质的不同，差别仅由抽样误差引起。假设检验的基本步骤不仅在t检验中适用，在其他许多统计学检验中也适用。

考点提示： 假设检验的基本步骤

二、样本均数与总体均数比较的 t 检验

t检验适用于计量资料中按照完全随机设计的样本与总体的比较。总体均数一般用理论均数，或以人们在长期实践中是公认的均数（大量调查或多次调查的结果）为总体均数，目的是检验样本均数与总体均数的差异是否有显著性。当样本含量较小时（$n<30$），用t检验法。

［例 4-3］ 已知健康成年男子的脉搏均数为 72 次 / 分，某医生从一山区随机抽样调查了 25 名健康成年男子，求得其脉搏均数为 74.2 次 / 分，标准差为 6.5 次 / 分，问该山区健康成年男子的脉搏数是否高于一般健康成年男子的脉搏数？

1. 建立假设 假设该山区健康成年男子总体的脉搏均数μ与一般健康成年男子总体的

脉搏均数 u_0 相等，即 H_0：$\mu=\mu_0$，H_1：$\mu\neq\mu_0$，双侧 $\alpha=0.05$。

2. 计算统计量 本例 $n=25$，$\bar{x}=74.2$ 次 / 分，$s=6.5$ 次 / 分

按公式（4-3）计算 t

$$t=\frac{\bar{x}-\mu}{s_{\bar{x}}}=\frac{74.2-72}{6.5/\sqrt{25}}=1.692$$

3. 确定 *P* 值 本例 $\upsilon=25-1=24$，查附表 2t 界值表得双侧 $t_{0.05(24)}=2.064$，$t_{0.01(24)}=2.797$。可得 $t<t_{0.05(24)}$，$P>0.05$。

4. 判断结果 本例 $P>0.05$，按 $\alpha=0.05$ 水准不拒绝 H_0，可认为该山区健康成年男子的脉搏数和一般健康成年男子的脉搏数没有差别。

三、两样本均数比较的 *t* 检验和 *u* 检验

（一）两样本均数比较的 *t* 检验

在日常工作中，我们经常要研究两组计量资料的样本均数间差别有无统计学意义。对这类资料应进行两样本均数差别的 t 检验。两组的样本含量可以相等，也可以不等。其 t 值的计算公式为：

$$t=\frac{\bar{x}_1-\bar{x}_2}{S_{\bar{x}_1-\bar{x}_2}} \quad (4\text{-}7)$$

式中，$\bar{x}_1$和$\bar{x}_2$分别为两样本均数，$S_{(\bar{x}_1-\bar{x}_2)}$为差数标准误，其公式为

$$S_{(\bar{x}_1-\bar{x}_2)}=\sqrt{s_C{}^2\left(\frac{n_1+n_2}{n_1n_2}\right)} \quad (4\text{-}8)$$

式中，n_1 及 n_2 为两样本的含量，$s_c{}^2$ 为合并标准差的平方，其计算公式为

$$s_c{}^2=\frac{\left[\sum x_1{}^2-\frac{\left(\sum x_1\right)^2}{n_1}\right]+\left[\sum x_2{}^2-\frac{\left(\sum x_2\right)^2}{n_2}\right]}{n_1+n_2-2} \quad (4\text{-}9)$$

如已知两样本标准差则可用下式计算 $s_c{}^2$

$$s_c{}^2=\frac{S_1{}^2(n_1-1)+S_2{}^2(n_2-1)}{n_1+n_2-2} \quad (4\text{-}10)$$

这种 t 检验的自由度为

$$\upsilon=(n_1-1)+(n_2-1)=n_1+n_2-2$$

［例 4-4］ 对功能性子宫出血，辨证分型为实热、虚热、虚寒 3 种，观察中医辨证和自主神经系统、内分泌系统及免疫学的关系。今测定实热与虚热 2 组之氢化可的松含量（μg/dl）结果如下：

实热组 x_1	25.5	24.5	26.5	26.0	25.0	23.5	24.5
虚热组 x_2	12.5	10.5	14.5	13.0	11.5	10.5	14.5

试比较 2 组之氢化可的松含量有无差别？

1. 建立假设 假设实热与虚热 2 组之氢化可的松含量总体均数相等。

$$H_0:\ \mu_1=\mu_2 \quad H_1:\ \mu_1\neq\mu_2 \text{ 双侧 } \alpha=0.05。$$

2. 计算 *t* 值 经计算，$n_1=7$，$x_1=25.1\mu g/dl$，$s_1=1.0\mu g/dl$；$n_2=7$，$x_2=12.4\mu g/dl$，$s_2=1.7\mu g/dl$。

将数据代入公式（4-10）

$$s_c^2=\frac{1.0^2\times(7-1)+1.7^2\times(7-1)}{7+7-2}=1.945$$

将 s_c^2 代入公式（4-8）

$$S_{(\bar{x}_1-\bar{x}_2)}=\sqrt{1.945\times\left(\frac{7+7}{7\times7}\right)}=0.746$$

将$S_{(\bar{x}_1-\bar{x}_2)}$代入公式（4-7）

$$t=\frac{\bar{x}_1-\bar{x}_2}{S_{(\bar{x}_1-\bar{x}_2)}}=\frac{25.1-12.4}{0.746}=17.024$$

$$\upsilon=n_1+n_2-2=7+7-2=12$$

3．确定 *P* 值　查附录表 2（双侧）得 $t_{0.001(12)}=4.318$，本例 $t=17.024>4.318$，即 $t>t_{0.001(12)}$，故 $P<0.001$。

4．判断结果　$P<0.001$，在 $\alpha=0.05$ 水准上拒绝 H_0，接受 H_1，可认为实热组的皮质醇含量大于虚热组。

用 *t* 检验法检验两样本均数的差别有无统计意义的一前提条件为两总体的方差（variance）即标准差的平方相等（$\sigma_1^2=\sigma_2^2$）。如果被检验的 2 个样本方差（$s_1^2=s_2^2$）相差较大，则需先检验两样本方差的差别是否有统计学意义。如差别有统计学意义，则需用校正 *t* 检验来代替。

考点提示：
各类 *t* 检验的应用条件

（二）*u* 检验

计量资料 *u* 检验适用于总体均数 μ 和标准差 σ 已知的情况及大样本资料（$n>30$）。

1．样本均数与总体均数比较　计算公式为：

$$\mu=\frac{\bar{x}-\mu}{\sigma_{\bar{x}}}$$（此时变量值应来自正态分布总体）

$$或\mu=\frac{\bar{x}-\mu}{s_{\bar{x}}} \tag{4-11}$$

［例 4-5］　通过以往大规模调查，已知某地婴儿出生体重均数为 3.20kg，标准差为 0.39kg，今随机查得 25 名难产儿平均出生体重为 3.42kg，问出生体重与难产是否有关？

据题意，可把 3.20kg 看作为总体均数，0.39kg 看作总体标准差，样本均数为 3.42kg，样本含量为 25。

（1）建立假设：假设难产儿出生体重总体均数 μ 和一般婴儿出生体重总体均数相等，即 H_0：$\mu=\mu_0$，H_1：$\mu\neq\mu_0$，双侧 $\alpha=0.05$。

（2）计算统计量：今 $\mu_0=3.20$kg，$\sigma=0.39$kg，$x=3.42$kg，$n=25$

$$\sigma_{\bar{x}}=\frac{\sigma}{\sqrt{n}}=\frac{0.39}{\sqrt{25}}=0.078\text{（kg）}$$

将数据代入公式（4-11）

$$\mu=\frac{3.42-3.20}{0.078}=2.82$$

（3）确定 *P* 值：查附表 2*t* 界值表中 $\upsilon=\infty$那一行。*u* 值与 *P* 值的关系是 $u<u_0$，$P>\alpha$；$u\geqslant u_0$，$P\leqslant\alpha$。本例 $2.82>2.81$，$u>\mu_{0.05}$，$P<0.005$。

（4）判断结果：$P<0.005$，按 $\alpha=0.05$ 检验水准拒绝无效假设 H_0，接受 H_1，认为难产和出生体重是有关的，难产儿的出生体重平均来说比一般儿童要重一些。

2. 两样本含量较大时均数的比较 当两样本含量均较大时（$n>30$），除仍可用 t 检验外，还可按正态近似原理，用 u 检验。两种检验的计算过程类似，结果也很接近。按式（4-12）计算统计量 u 值。

$$u=\frac{\bar{x}_1-\bar{x}_2}{\sqrt{s_{\bar{x}_1}{}^2+s_{\bar{x}_2}{}^2}}=\frac{\bar{x}_1-\bar{x}_2}{\sqrt{\frac{s_1{}^2}{n}+\frac{s_2{}^2}{n_2}}} \tag{4-12}$$

［例 4-6］ 某医院对 11 771 例正常足月新生儿的体重进行了测量，其中男婴 5968 例，平均体重为 3330g，标准差为 389.9g，标准误为 5.05g；女婴 5803 例，平均体重 3224g，标准差为 371.42g，标准误为 4.88g，问男、女新生儿体重有无差别？

检验步骤：

（1）建立假设：假设男、女新生儿体重相等。H_0：$\mu_1=\mu_2$，H_1：$\mu_1\neq\mu_2$，双侧 $\alpha=0.05$。

（2）计算 u 值：本例中 $n_1=5968$，$\bar{x}_1=3.330$g，$s_{\bar{x}_1}=5.05$g；$n_2=5803$，$\bar{x}_2=3.224$g，$s_{\bar{x}_2}=4.88$g 代入公式（4-12）得

$$u=\frac{3.330-3.224}{\sqrt{5.05^2+4.88^2}}=15.09$$

（3）确定 P 值：本例为大样本，直接用 u 值比较。本例 $15.09>3.29$，$u>\mu_{0.001}$，$P<0.001$。

（4）判断结果：因 $P<0.001$，在 $\alpha=0.05$ 水准上，拒绝 H_0，接受 H_1，可认为足月男新生儿体重重于足月女新生儿。

考点提示： u 检验的应用条件

四、配对资料的比较

所谓配对样本（paired sample），是指两样本中的观察值由于存在某种联系而一一对应组成对子的情况。配对计量资料比较，包括两种情况：①观察同一批受试对象处理前后的比较或治疗前后的某些生理生化指标（如血压、体重、红细胞等）的变化，目的是推断该处理有无作用，这种同一受试对象作比较称为自身对照；②将患者（或实验动物）配对，每对实验对象给以 2 种不同的处理，或同一受试对象分别给予 2 种处理，观察某指标变化，目的是推断 2 种处理的效果有无差别。采用这种实验方法，可以减少实验误差，提高统计处理的效率。

要比较配对试验中 2 种处理的效果，或者自身对照中比较试验前后某指标的变化，可先求出成对数据之差值 d 及差值的均数 $\bar{d}$，差值的标准差 s_d，差值的标准误 $S_{\bar{d}}$，然后使用 t 检验，检验是否来自均数 μ_d 为 0 的总体。因此配对 t 检验实际上是样本均数与总体均数比较的一种特殊形式。配对 t 检验公式为：

$$t=\frac{\bar{d}-\mu_d}{s_{\bar{d}}}=\frac{\bar{d}-0}{s_{\bar{d}}}=\frac{\bar{d}}{s_{\bar{d}}} \tag{4-13}$$

［例 4-7］ 用某新药治疗 10 例高血压患者，治疗前后各例舒张压测量结果如表 4-2 所示。

表 4-2 10 例高血压患者用某药治疗前后的舒张压（kPa）

患者号	舒张压		差值 d	d^2
（1）	治疗前（2）	治疗后（3）	（4）=（2）-（3）	（5）=$(4)^2$
1	15.561	16.359	-0.798	0.637
2	16.891	14.364	2.527	6.386

续表

患者号	舒张压		差值 d	d^2
(1)	治疗前(2)	治疗后(3)	(4)=(2)-(3)	(5)=(4)^2
3	18.735	15.960	2.793	7.801
4	14.231	14.231	0.000	0.000
5	14.630	13.300	1.330	1,769
6	15.162	13.034	2.128	4.528
7	15.295	13.566	1.729	2.989
8	18.354	20.216	-1.862	3.467
9	16.891	13.832	3.059	9.358
10	16.226	14.231	1.990	3.980
合计			12.90(Σd)	40.915(Σd^2)

根据题意，检验目的在于了解该药是否有降压作用，对这一资料作如下处理。

1．建立假设 H_0　假设该药无效，治疗前后差数的均数是由差数均数为“0”的总体中随机抽得的，差别仅由抽样误差造成。即 H_0：$\mu_d=0$ 或 H_1：$\mu_d\neq0$，双侧 $\alpha=0.05$。

$$\bar{d}=\frac{\sum d}{n}=\frac{12.90}{10}=1.290\,(\text{kPa})$$

2．计算 t 值

$$S_d=\sqrt{\frac{\sum d^2-\frac{\left(\sum d\right)^2}{n}}{n-1}}=\sqrt{\frac{40.915-\frac{12.90^2}{10}}{10-1}}=1.642\,(\text{kPa})$$

$$S_{\bar{d}}=\frac{S_d}{\sqrt{n}}=\frac{1.642}{\sqrt{10}}=0.519\,(\text{kPa})$$

根据公式(4-13)

$$t=\frac{\bar{d}}{S_{\bar{d}}}=\frac{1.290}{0.519}=2.486$$

3．确定 P 值　自由度 $\upsilon=n-1=10-1=9$ 时，查附表 2(双侧)得 $t_{0.05(9)}=2.262$，$t_{0.01(9)}=3.250$。本例求得 $t=2.486$，$2.262<2.486<3.250$，即 $t_{0.05(9)}<t<t_{0.01(9)}$，$0.01<P<0.05$。如果所得的 t 值为负值，则用绝对值查 t 值表。

4．判断结果　$P<0.05$，按 $\alpha=0.05$ 水准拒绝 H_0，接受 H_1，治疗前后舒张压之差有统计学意义，可以认为该药有降压作用。

第 3 节　t 检验应用时应注意的问题

一、正确理解差别的统计学意义

差别有统计学意义是说如果总体均数相同，抽到这样大或更大的统计学量可能性很小，因而拒绝此无效假设。但这并不是说两总体均数的差别很大。因为在作差别的统计检验时，当样本足够大时，即使是均数间差别很小也能得出小的 P 值(因为标准误小)。

例如，有人调查我国城市女婴出生体重（kg），北方 5385 人，均数为 3.08kg，标准差为 0.53kg；南方 4896 人，均数为 3.10kg，标准差为 0.34kg。结论是北方和南方城市女婴出生体重相差不大。但作 t 检验后得 $t=2.93$，$P=0.0034$。这里出生体重均数仅差 0.02kg，但 P 值极小，这是因为样本很大之故。决不能因为 $P<0.01$，差别有高度统计学意义，而作出北方和南方城市女婴出生体重均数相差很大的结论。反之，当样本很小时，即使样本均数差别较大也会得出较小的 t 值、较大的 P 值，而作出差别无统计学意义的结论。这时可以说“没有理由认为两总体均数不相等”，但不能得出“两总体均数相等”的结论。这也是需要注意的。

二、t 检验的应用条件

t 检验的前提是要有严密的抽样设计，以保证对比之间具有可比性。在此基础上，作 t 检验的资料应满足以下条件：若样本含量 n 较小（如 $n<50$），要求样本取自正态或近似正态分布总体，两个小样本均数比较时还要求两样本所属的总体方差相等，即方差齐。资料的正态性可通过正态性检验来判断，若资料为偏态分布，可采取数据变换（如对数变换等）的方法，尝试将数据变换成正态分布或近似正态分布资料后再进行 t 检验。若数据经变换后仍为非正态分布，则应选用非参数检验。

三、正确选择 t 检验的方法

在作 t 检验时，具体选择何种方法来计算检验统计量 t 值，主要取决于资料的设计方案、分析的目的、变量的分布、样本含量的大小等方面。如配对设计且配对差值服从正态分布的计量资料常采用配对 t 检验，资料为完全随机的两个小样本均数的比较，两样本均来自正态分布总体且总体方差相等，应采取成组 t 检验，若资料为单个样本均数与已知总体均数的比较，样本与已知总体均数的比较，样本取自正态总体且总体方差未知，此时应采用单个样本 t 检验，完全随机设计的两大样本均数的比较，常用 u 检验，也可用 t 检验，但不能用大样本均数的 u 检验代替小样本均数的 t 检验。

总之，如果资料与所用的 t 检验方法条件不符，可能会得出错误的结论，故实际应用 t 检验时，要充分考虑其应用性。

四、正确理解 t 检验结论的概率性

t 检验结论的概率性，指 t 检验的推断结论不是完全正确的，也就是说结论不能绝对化，因为是否拒绝 H_0，决定于被研究事物有无本质差异、抽样误差的大小（又决定于个体差异的程度和样本含量的多少），以及选用检验水准的高低。而检验水准是根据分析要求确定的，$\alpha=0.05$，也是人为的。实际工作中，对同一问题要求 α 的大小往往有一定的灵活性。有时按 $\alpha=0.05$ 水准拒绝 H_0，而按 $\alpha=0.01$ 水准有可能不拒绝 H_0。再者，取同一检验水准，就现有样本不拒绝 H_0，但增加样本含量，由于减少抽样误差，有可能拒绝 H_0。因此，P 接近 α 时，下结论要慎重。

五、正确理解Ⅰ类错误和Ⅱ类错误

根据 t 检验或其他统计检验结果作出的判断，并不是百分之百正确的。可能发生两种错误：一种为假阳性错误（false positive error），统计上称为第一类错误（type I error），也称为 α 错误，就是无效假设（如 H_0：$\mu=\mu_0$）原本是正确的，但被拒绝接受，误判为有差别。第一类错误的概率用 α 表示。常定 $\alpha=0.05$ 为有统计意义界值，意即在统计推断上允许犯假阳

性错误的概率为 5%，就是说当无效假设正确时，在 100 次抽样中可以有 5 次推断是错误的。同样的，如果定 $\alpha=0.01$ 为有统计意义界值，意即允许犯假阳性错误的概率为 1%。所以统计上有意义的界值实际上就是允许犯第一类错误的界限。另一种错误与此相反，是假阴性错误（false negative error），统计上称为第二类错误（type Ⅱ error），也称为 β 错误，就是无效假设（如 H_0：$\mu=\mu_0$）原本是不正确的（实际上应是 H_1：$\mu>\mu_0$），但所算得的统计量 t 没有超过 $t_{0.05}$ 的水平从而不拒绝无效假设，错误地得出无差别的结论。第二类错误的概率用 β 表示。第一类错误的概率 α 在进行假设检验时，由研究者根据情况自行确定。第二类错误的概率 β 只有与特定的 H_1 结合起来才有意义，但 β 值的大小很难确切估计，仅知样本含量固定时，α 越小，β 越大；反之，α 越大，β 越小，选择统计学意义水平，应考虑两类错误对所要研究的事物的影响哪一个重要。当样本含量确定后，虽然不能同时减少 α 和 β，但可以通过确定 α 值来控制 β 值，一般来说，定 $\alpha=0.05$ 为有统计学意义的水平是比较适宜的。要同时减少 α 和 β，应增加样本含量，同时正确的实验设计与严格规定实验操作方法，能够减少抽样误差，提高检验效果，这一点很重要。

考点提示： 何谓Ⅰ类错误和Ⅱ类错误

六、统计分析不能代替专业分析

假设检验结果中的无统计学意义是统计结论，主要说明差别引起的可能性大小，并不代表专业上差别大小的实际意义，而差别的实际意义则对应的是专业结论，专业结论只能根据专业知识来确定，故统计结论必须与专业结论有机结合，才能得出符合客观实际的最终结论。当样本含量足够大或标准差特别小时，即使两样本均数相差很小，也能得出足以拒绝 H_0 的检验统计量值和 P 值。例如，欲比较甲、乙两种药物治疗贫血的效果，随机抽取贫血患者各 100 名，分别测定两组患者用药后血红蛋白值，得两组样本的血红蛋白值之差为 2g/L，作两大样本的 u 检验，$P<0.05$，有统计学意义。但因两组贫血患者用药后血红蛋白的均值之差较小，仅为 2g/L，这在专业上认为临床意义不大。相反，若统计结论无意义，而专业结论被认为有意义，那就应当检查设计是否合理、统计分析方法的应用是否恰当等，并进一步加以验证。

七、正确地确定单侧检验或双侧检验

单侧和双侧检验的选择，如比较 2 种药物疗效时，事前如果不知哪种药物的效果好或哪种药物效果差，分析目的只在于确定 2 种药物有无差别，就用双侧检验。如果已知一种新药不会比旧药效果差，分析目的在于确定新药是否比旧药好，则用单侧检验。因此，在作假设检验时，应根据专业知识和问题的要求在实验设计时予以确定。因为分别用单侧与双侧检验相同的数据，可能得到不同的结论。因此，当报告结论时，统计上应列出所采用的是单侧或双侧检验、检验方法、检验水准及 P 值的确切范围，然后结合专业作出专业结论。

第 4 节　Excel 统计分析

使用计算机 Excel 功能，计算两样本的 t 检验，以两样本 t 检验（也可做 u 检验、配对 t 检验等）为例，简介 Excel 2000 及以上版本的“数据分析”功能在统计方面的应用。

1. 首先在 Excel 上使用 Excel 扩展功能，加载成功后，可以在“工具”下拉菜单中看到“数据分析”选项（图 4-2）。

2. 在 Excel 工作表中输入案例 4-5 两组数据，选择“工具”→“数据分析”命令（图 4-3）。

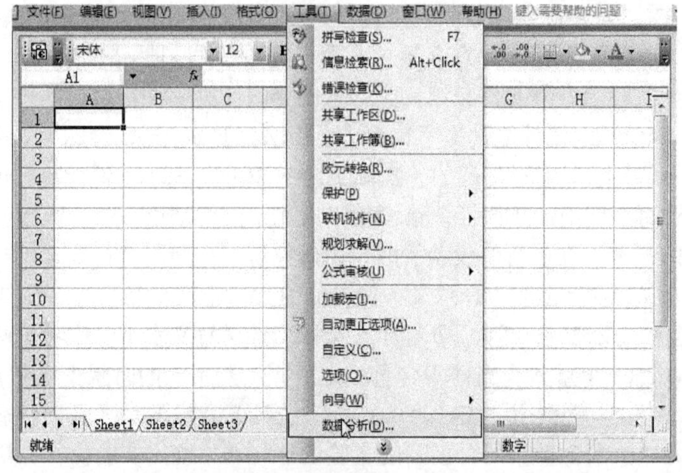

图 4-2 导入数据分析对话框

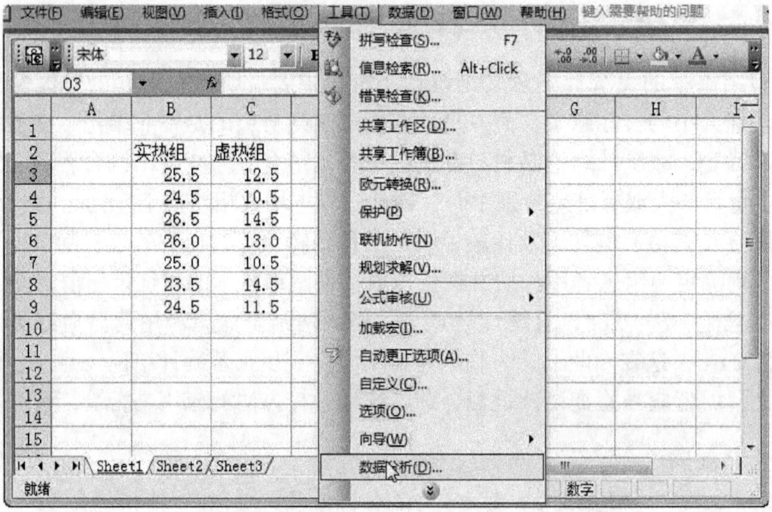

	A	B	C
1			
2		实热组	虚热组
3		25.5	12.5
4		24.5	10.5
5		26.5	14.5
6		26.0	13.0
7		25.0	10.5
8		23.5	14.5
9		24.5	11.5

图 4-3 输入数据及插入数据分析对话框

3. 选 t 检验，双样本等方差假设，然后单击“确定”按钮（图 4-4）。

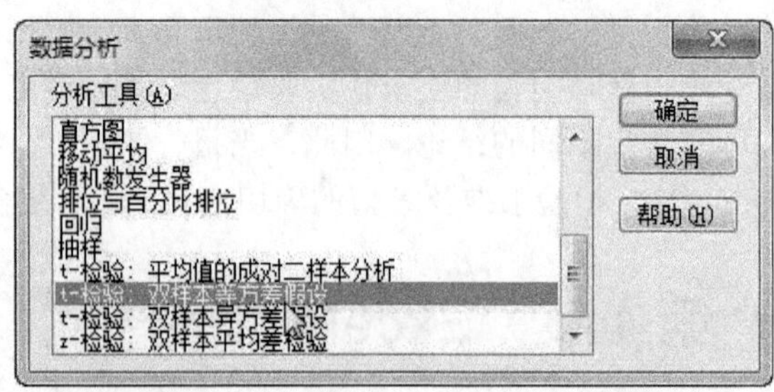

图 4-4 插入 t 检验双样本方差假对话框

4. 在“变量 1 的区域”与“变量 2 的区域”框内设定两组数据的区域（图 4-5）。

5. 在“假设平均差”框中输入 0，勾选“标志”复选框，“α”取 0.05（图 4-6）。

6. 设定输出区域，如安排在目前工作表的 D2 位置（图 4-7），单击“确定”按钮结束，即可获得 t 值、t 界值、P 值等结果（图 4-8），不需查表即可作出统计推断。

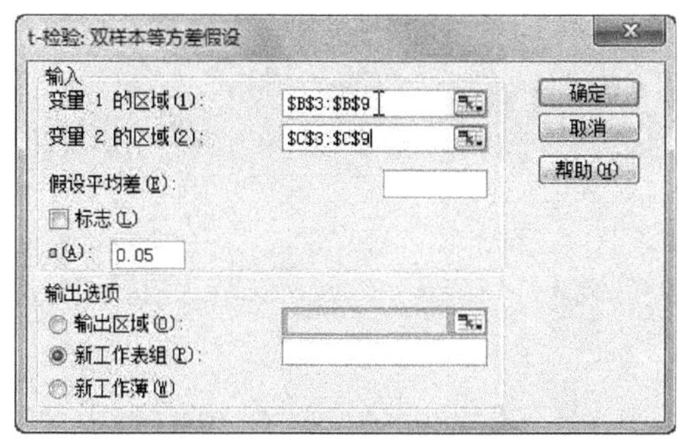

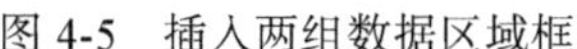
图 4-5　插入两组数据区域框

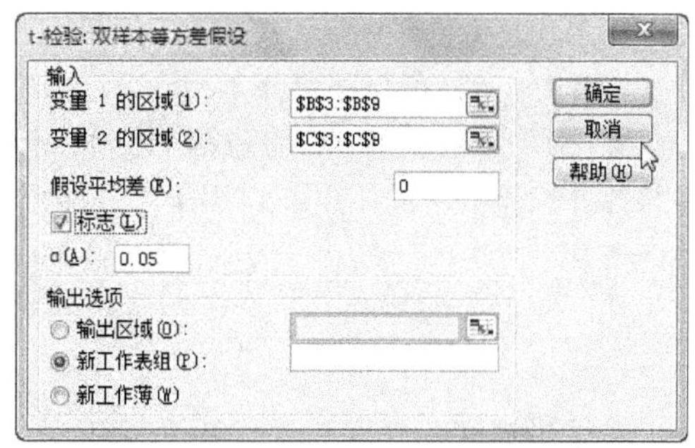

图 4-6　勾选标志、选取 α 为 0.05 对话框

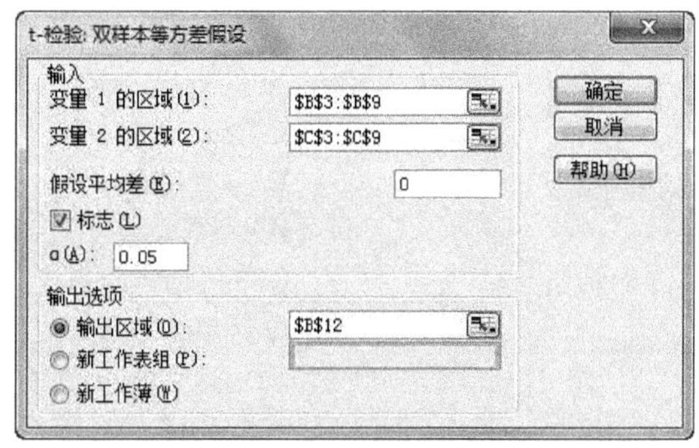

图 4-7　设定输出区域对话框

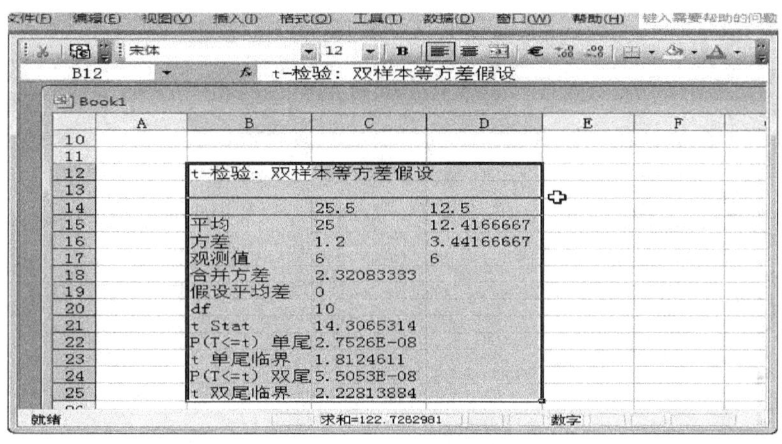

图 4-8　输出结果对话框

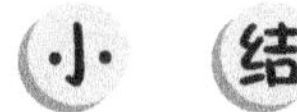

小　结

1. 统计推断包括两个方面：即参数估计和假设检验，两者各有利弊，在应用时应合理使用。

2. 标准差与标准误是统计中常用的两个变异指标。它们之间既有区别又有联系。标准差说明观察到的个体值之间的变异，用以描述观察值之间的波动大小；而标准误是描述样本统计量的抽样误差。

3. 统计量 t 值的分布称 t 分布，当自由度 υ 趋于∞时，t 分布趋向于均数为 0，标准差为1的正态分布（即标准正态分布）。在一般情况下，t 分布的形状较正态分布的低平，只有当 υ 为∞时，t 分布与正态分布相同，t 分布是区间估计和 t 检验的理论基础。

4. 两均数比较的 t 检验包括单样本 t 检验、双样本 t 检验和配对 t 检验，实际应用时应注意各种检验方法的用途、适用条件和注意事项。

目 标 检 测

一、名词解释

1. 点估计　　2. 区间估计
3. 标准误　　4. 无效假设
5. 备择假设

二、选择题

A1 型题

1. 要减小抽样误差，通常的做法是（　　）
   A. 适当增加样本例数
   B. 将个体变异控制在一个范围内
   C. 严格挑选观察对象
   D. 增加抽样次数
   E. 减小系统误差
2. 标准误越大，则表示此次抽样得到的样本均数（　　）
   A. 系统误差越大　　B. 可靠程度越大
   C. 抽样误差越大　　D. 可比性越差
   E. 代表性越好
3. 关于 t 分布，下列描述错误的是（　　）
   A. 当 $\upsilon=\infty$ 时，标准正常分布是 t 分布的特例
   B. 当 υ 逐渐增大时，逐渐逼近标准正态分布
   C. υ 越小，则 t 分布曲线的尾部越高
   D. t 分布曲线是一条以 υ 为中心左右对称的曲线
   E. t 分布是一簇曲线，故临界值随自由度的变化而不同
4. 资料为大样本时，总体均数的 99% 可信区间的 t 值为（　　）
   A. 1.96　　B. 2.326
   C. 2.58　　D. 3.84
   E. 6.36
5. 进行假设检验时，若两组资料间差异有高度统计学意义，其 P 值为（　　）
   A. $P>0.01$　　B. $P=0.05$
   C. $P<0.01$　　D. $P>0.05$
   E. $P<0.05$
6. 反映样本均数可靠性大小的指标是（　　）
   A. 标准差　　B. 标准误
   C. 变异系数　　D. 极差
   E. 方差
7. 总体均数的 95% 可信区间为（　　）
   A. $\bar{x}\pm t_{0.05(\upsilon)}s_{\bar{x}}$　　B. $\bar{x}\pm t_{0.01(\upsilon)}s_{\bar{x}}$
   C. $\mu\pm1.96\sigma$　　D. $\mu\pm1.96\sigma_{\bar{x}}$
   E. $\mu\pm1.96S$

A2 型题

25 例糖尿病患者随机分为甲、乙两组，甲组 12 例单纯用药物治疗，乙组 13 例采用药物治疗加饮食疗法，2 个月后测空腹血糖，甲组均值为 9.2mmol/L，标准差为 3.1mmol/L，乙组均值为 6.5mmol/L，标准差为 3.4mmol/L。问甲、乙两组患者血糖值是否相同？

8. 进行假设检验时应选择（　　）
   A. u 检验　　B. t 检验
   C. x^2 检验　　D. 秩和检验
   E. F 检验
9. 检验步骤包括（　　）
   A. 建立假设和确定检验水准
   B. 计算统计量
   C. 确定概率 P 值
   D. 作出统计推断结论
   E. 以上都是
10. 本例自由度为（　　）
    A. 25　　B. 11
    C. 12　　D. 24
    E. 23

三、简答题

1. 标准误和标准差有何异同？
2. 医学参考值范围和总体均数的可信区间有何不同？
3. 什么叫假设检验？其基本步骤是什么？
4. 作 t 检验的资料应具备什么条件？

（赵　宏）

第 5 章　计数资料的统计描述

学习目标

1. 了解应用相对数时的注意事项。
2. 掌握常用相对数指标的计算方法。
3. 了解率的标准化法的意义，掌握标准化率的计算方法。

第 1 节　相　对　数

相对数（relative number）是计数资料的统计描述指标。

计数资料整理后所得到的数据，称为绝对数（absolute number）。例如，某年某地流行性乙型脑炎发病 120 例、麻疹发病 205 例，这些病例数就是绝对数。绝对数说明在一定条件下该地该病实际发生的绝对水平，是制订疾病防治工作计划和统计分析的基础。但仅用绝对数不能对计数资料作进一步分析比较。例如，甲、乙两地麻疹流行，甲地发病 240 人，乙地发病 200 人，据此，我们只能认为甲地比乙地多发病 40 人，但不能就此认为甲地麻疹发病情况较乙地严重。因为要比较两地发病的严重程度，需要知道甲、乙两地易感儿童数，计算出麻疹发病率后再作比较。例如，上例中，若甲地易感儿童数为 2000 人，乙地为 1000 人，则：

$$\text{甲地麻疹发病率}=\frac{240}{2000}\times 100\%=12\%$$

$$\text{乙地麻疹发病率}=\frac{200}{1000}\times 100\%=20\%$$

结果显示，乙地麻疹发病率高于甲地，说明麻疹发病情况乙地比甲地严重。这种由发病数与易感儿童数计算出来的发病率就是一种相对数，故相对数是两个有联系的绝对数之比。

一、相对数的常用指标

医学领域常用的相对数有率、构成比和相对比等。

1. 率（rate）　又称频率指标或强度指标，它说明某现象发生的频率或强度，常以百分率（%）、千分率（‰）、万分率（1/ 万）、十万分率（1/10 万）等表示。计算公式为

$$\text{率}=\frac{\text{发生某现象的观察单位数}}{\text{可能发生某现象的观察单位数}}\times 100\%\ (\text{或 }1000‰\cdots) \qquad (5\text{-}1)$$

公式中的 100% 或 1000‰等主要依据习惯而定，算得的率至少保留两位整数。例如，感染率、治愈率用百分率；出生率、死亡率用千分率；肿瘤死亡率用十万分率等。总体率用 π 表示，样本率用 p 表示。

［例 5-1］ 某地各年龄组恶性肿瘤死亡情况如表 5-1 所示。

表 5-1　某地各年龄组恶性肿瘤死亡情况

年龄（岁）	人口数	恶性肿瘤死亡数	恶性肿瘤死亡率（1/10 万）
0～	162 574	8	4.92
20～	95 623	26	27.19
40～	60 812	90	148.00
60～	21 762	73	335.45
合计	340 771	197	57.81

按公式（5-1）计算得：

$$各年龄组恶性肿瘤死亡率=\frac{各年龄组恶性肿瘤死亡数}{各年龄组人口数}\times 1/10\text{ 万}$$

合计死亡率计算，不能直接将几个率相加求得，应以总恶性肿瘤死亡数除以总人口数。

2. 构成比（constituent ratio）又称构成指标或结构指标，它说明某一事物内部各组成部分的比重或分布，常以百分数表示。计算公式为：

$$构成比=\frac{某一组成部分的观察单位数}{同一事物各组成部分观察单位总数}\times 100\% \qquad (5\text{-}2)$$

［例 5-2］ 某正常人的白细胞分类计数如表 5-2 所示，试计算其构成比。

按公式（5-2）计算可得：

表 5-2　某正常人的白细胞计数构成比

白细胞分类	分类计数	构成比（%）
中性粒细胞	140	70.0
淋巴细胞	50	25.0
单核细胞	5	2.5
嗜酸粒细胞	4	2.0
嗜碱粒细胞	1	0.5
合计	200	100.0

中性粒细胞构成比＝140/200×100%＝70%

其余类推。

从表 5-2 中可看出，构成比有两个特点：①各构成部分的构成比总和为 100%。在实际计算时若尾数受取舍的影响，其和不等于 100%，应将尾数作适当调整，使其和等于 100%；②某一部分所占比重的增减，会相应地影响其他部分，故各构成比之间是相互制约的。

3. 相对比（relative ratio）表示两个有关指标之比，常以倍数或百分比表示。计算公式为：

$$相对比=\frac{A}{B}（或\times 100\%） \qquad (5\text{-}3)$$

A、B 两个指标性质可以相同（如男女性别之比），也可以不同（如住院患者数与医院床位数之比）；A、B 两个指标可以是绝对数或相对数。习惯上，计算相对比时，若 A 指标大于 B 指标，结果用倍数表示；A 指标小于 B 指标，结果用百分数表示。

［例 5-3］ 某地有男子 65 355 人，女子 61 228 人，则男女性别比为：

$$性别比=\frac{65\ 355}{61\ 228}=1.067$$

结果说明，男性人数为女性人数的 1.067 倍，也可写作男∶女为 106.7∶100。

［例 5-4］ 全国婴儿死亡率 1990 年为 32.9‰，2000 年为 28.4‰，1990 年与 2000 年的相对比为：

$$相对比=\frac{28.4}{32.9}=86.3\%$$

或

$$\text{相对比}=\frac{32.9}{28.4}=1.2\text{倍}$$

结果说明，全国婴儿死亡率 2000 年为 1990 年的 86.3%，或 1990 年为 2000 年的 1.2 倍。

相对比有以下几个特点。

（1）甲、乙两个指标可以是相对数、绝对数或平均数。

（2）性质相同的资料，相对比可说明两者之间的差别或比例关系。

（3）性质不同的资料，表示一个量 A 相对于另一个量 B 的对比数。例如，某地人口数（A）与当地医生数（B）之比，可得出每千人口的医生数。

（4）相对比的分子和分母不一定有相同的量纲，如：体重指数$=\frac{\text{体重}}{(\text{身高})^2}\text{kg/m}^2$。

（5）两个率之比在流行病学研究中常称为相对危险度 RR（relative risk）。

二、应用相对数应注意的问题

（一）计算相对数时分母不宜过小

计算相对数时，如果样本含量过小，则相对数不稳定，容易造成较大的抽样误差。例如，用某新药治疗高血压患者，3 例中有 2 例治疗效果明显，即认为该新药的有效率为 67%，显然是不可靠的，此时最好用绝对数表示。

（二）资料分析时不能以构成比代替率

率说明某现象发生的频率或强度，构成比则说明事物内部各组成部分的比重或分布。在资料分析中，不要以构成比代替率。

例如，表 5-3 中某地各年龄组妇女宫颈癌普查资料，从第（4）列患者构成比看，50～组患者的比重最高，但不能认为该组的患病最严重。若要了解究竟哪个年龄组的患病危险最大，则必须计算各年龄组患病率。从各年龄组的患病率可以看出，宫颈癌的患病率随年龄增长而增高，60～组患病率最高，因此该组患宫颈癌的危险最大。尽管该地 60 岁以上的妇女患病率最高，但由于该年龄组检查人数最少，致使该年龄段的患者人数较少，所占患者数的比重也较小。

表 5-3　某地各年龄组妇女宫颈癌患病情况统计

年龄（岁） （1）	检查人数 （2）	患者数 （3）	患者构成比（%） （4）	患病率（1/万） （5）
<30	126 987	4	1.4	0.3
30～	96 676	30	10.5	3.1
40～	63 458	89	31.2	14.0
50～	25 234	101	35.4	40.0
60～	5 927	61	21.5	102.9
合计	318 282	285	100.0	9.0

（三）资料的对比应注意其可比性

对多个率或构成比进行比较，要注意可比性，即除研究因素外，其他的重要影响因素应尽可能相同或相近。通常应注意下列两点：①观察对象同质、研究方法相同、观察时间相等，其他非研究因素尽可能一致。②资料的内部构成是否相同。若两组资料内部构成不同时，应分组计算频率指标进行比较或进行率的标准化后再作比较。例如，某医生用中、西医两种药物治疗某种疾病，治疗效果见表 5-4。中、西医两种药物的有效率均为 66.7%，因而作出中、西医两种药物治疗效果一样的结论。但如果分性别比较却发现西药的疗效要好于中药的疗效。之所以出现这种矛盾的现象，是由于男性和女性在中药和西药两组中的构成比不同造成的。因此，对这种资料中两个率的比较，可按男性和女性分别进行比较，也可计算标准化率进行比较。

表 5-4 中、西医两种药物对某疾病的治疗效果比较

性别	中药			西药		
	治疗人数	有效人数	有效率（%）	治疗人数	有效人数	有效率（%）
男性	50	25	50.0	100	60	60.0
女性	100	75	75.0	50	40	80.0
合计	150	100	66.7	150	100	66.7

（四）分组资料合成率或平均率的计算

分组资料计算合并率或平均率时，不能用各个率相加后的平均值，而应该用分子、分母的合计数进行计算。

（五）对样本率或构成比的比较应作假设检验

进行样本率或构成比的比较，与均数的抽样研究一样，应遵循随机化抽样原则。由于样本率或构成比也有抽样误差，因此不能凭数值表面大小作结论，应做差别的假设检验。

考点提示：应用相对数的注意事项

第 2 节 率的标准化法

一、率的标准化法的意义

率的标准化法（standardization），就是在一个指定的标准构成条件下进行率的对比的方法。

在医学研究和疾病防治工作中，对两个或多个率进行比较时，如果这两组或多组对象内部构成存在差异，且差异又影响分析结果，则应该用率的标准化法消除这种影响，再作对比。

当比较的两组资料，其内部各小组率明显不同，且各小组观察例数的构成比，如年龄、性别、工龄、病情轻重、病程长短等也明显不同时，直接比较两个合计率是不合理的。因为其内部构成不同，往往影响合计率的大小。

表 5-5 甲乙两医院对某病的治疗效果比较

病型	甲医院			乙医院		
	病例	治愈数	治愈率（%）	病例	治愈数	治愈率（%）
普通型	300	180	60.0	100	65	65.0
重型	100	35	35.0	300	125	41.7
合计	400	215	53.8	400	190	47.5

从表 5-5 中合计治愈率看，甲医院治愈率为 53.8%，乙医院治愈率为 47.5%，似乎甲医院较乙医院为优；但分组比较两病型治愈率甲医院均低于乙医院，结论刚好相反。因为这两家医院患者的病型构成有很大差别，甲医院普通型患者所占比例大，而乙医院重型患者所占比例大，并且两医院普通型的治愈率均高于重型的治愈率。甲医院中治愈率较高的普通型患者所占比重较大，而乙医院中治愈率较低的重型患者所占比重较大，所以造成了乙疗法的总治愈率低于甲疗法的表面现象。

所谓率的标准化，就是采用统一的标准，来计算各率的标准化率，以消除内部不同的影响，使各率具有可比性。当比较两个频率指标时，如果两组资料内部构成不同，则不能直接比较两组的总率。例如，比较年龄、性别构成不同的两个地区出生率、患病率及死亡率，如果直接比较两组的总率，往往会造成总率的升高或下降，可用率的标准化法进行校正，经校正过后的率称为标准化率，亦称调整率。

二、标准化率的计算

标准化率的计算方法有直接法和间接法，现仅介绍直接法。

直接标准化法（direct standardization）可用标准人口数计算，也可用标准人口构成比计算。

（一）按标准人口数计算

［例 5-5］ 根据表 5-5 资料，求甲、乙两院标准化治愈率（表 5-6）。

表 5-6 用标准人口数计算甲、乙两医院某传染病标准化治愈率（%）

病型	标准人口数 N_i (1)	甲医院		乙医院	
		原治愈率 p_i (2)	预期治愈人数 Np_i (3)	原治愈率 p_i (4)	预期治愈人数 Np_i (5)
普通型	400	60.0	240	65.0	260
重型	400	35.0	140	41.7	167
合计	800	53.8	380	47.5	427

进行计算时首先要选定标准。标准的选择方法：①选择具有代表性、较稳定的、数量较大的人群作为标准。可以取本地区、本省或全国的人口数作为共同标准。②选择其中一组人口数或构成比作为标准。③选择两组各部分人口数之和或构成比作为标准。

（1）选择标准：本例选择两组的合计人口作为标准人口数见表 5-6 第（1）栏。

（2）计算甲、乙两院各型传染病患者的预期治愈人数：第（1）栏分别与第（2）、（4）栏相乘，得预期治愈人数［第（3）、（5）栏］。

该医院预期治愈人数＝标准人口数（N_i）× 原各医院各型传染病治愈率（p_i）

（3）计算甲、乙两院传染病的标准化治愈率：将各型患者的预期治愈人数相加再除以标准人口数，即得甲、乙两院的某传染病标准化治愈率。

$$\text{标准化率计算公式：} P'=\sum\frac{N_ip_i}{N} \qquad (5\text{-}4)$$

式中：P' 为标准化率；N_i 为各医院标准人口数；P_i 为各医院该病各型原治愈率；N 为标准总人口数。

甲医院标准化率＝380/800×100%＝47.50%

乙医院标准化率＝427/800×100%＝53.38%

经标准化后，甲医院的传染病治愈率小于乙医院，与分病型比较治愈率结论一致。

（二）按标准人口构成比计算

（1）将标准人口换成标准构成比，见表 5-7 第（1）栏。

（2）计算甲、乙两院各型传染病的分配治愈率：将标准人口构成比分别乘以相应的原治愈率，即得各型传染病的分配治愈率，见表 5-7 第（3）、（5）栏。

该医院各型传染病的分配治愈率＝标准人口构成比（N_i/N）× 原各医院各型传染病治愈率（p_i）

表 5-7 用标准人口构成比计算甲乙两医院某传染病标准化治愈率（%）

病型	标准人口构成比 N_i/N	甲医院		乙医院	
		原治愈率 p_i	分配治愈率（N_i/N）p_i	原治愈率 p_i	分配治愈率（N_i/N）p_i
	（1）	（2）	（3）	（4）	（5）
普通型	0.50	60.0	30.00	65.0	32.50
重型	0.50	35.0	17.50	41.7	20.85
合计	1.00	53.8	47.5	47.5	53.35

（3）计算甲、乙两院传染病的标准化治愈率：将各型传染病的分配治愈率相加，即得甲、乙两院传染病的标准化治愈率。

$$\text{标准化率计算公式：}P'=\sum\left(\frac{N_i}{N}\right)\times p_i \quad (5\text{-}5)$$

甲医院标准化率＝30.00%＋17.5%＝47.50%

乙医院标准化率＝32.5%＋20.85%＝53.35%

经标准化后，甲医院的传染病治愈率小于乙医院，可见两种标准化方法计算结果是一致的。

三、应用标准化率应注意的问题

（1）标准化法只适用于某两组内部构成不同，并有可能影响两组总率比较的情况。对于其他条件不同而产生的不具可比性的问题，标准化法不能解决。

（2）选定的标准组不同，所得的标准化率也不同，但是得出的结论是一致的。因此，当比较几个标准化率时，应选择同一标准人口。

（3）标准化后的标准化率，已经不再反映当时当地的实际水平，它只是表示相互比较的资料间的相对水平。

（4）两样本标准化率是样本值，存在抽样误差。比较两样本的标准化率，当样本含量较小时，还应作假设检验。

（5）如果不计算标准化率，而分别比较各分组的率时，也可得出正确的结论，但不能直接比较总率的大小。

考点提示： 率的标准化的意义及其注意事项

小 结

临床研究中的计数资料可通过频率分布进行全面的统计描述，也可以通过一些表现为相对数的统计指标从某个侧面进行描述；这些描述性指标常涉及人口学特征、计划生育、疾病、死亡、残疾及一些综合指标，这些统计指标在反映疾病负担、医疗质量和人群健康水平方面具有重要作用，本章介绍了常用的相对数及其应用时需注意的问题，要注意各相对数指标的计算方法及其适宜范围；在进行总率比较时要注意是否要进行率的标准化，学会率的标准化方法，理解率的标准化的意义。

目 标 检 测

一、选择题

A1 型题

1. 标准化后的总死亡率（　　）

A. 仅仅作为比较的基础，它反映了一种相对水平

B. 它反映了实际水平

C. 它不随标准的选择变化而变化

D. 它反映了事物实际发生的强度

2. 两个县的结核病死亡率作比较时作率的标准化可以（　　）

A. 消除两组总人数不同的影响

B. 消除各年龄组死亡率不同的影响

C. 消除两组人口年龄构成不同的影响

D. 消除两组比较时的抽样误差

3. 某工厂在《职工健康状况报告》中写到："在 946 名工人中，患慢性病的有 274 人，其中女性 219 人，占 80%；男性 55 人，占 20%"，你认为下列说法正确的是（　　）

A. 女性更易患慢性病

B. 男性更易患慢性病

C. 可用患病率作比较

D. 需用性别患病率作比较

A3 型题

今有两个煤矿的工人肺尘埃沉着病患病率资料如下表，试比较甲、乙两矿肺尘埃沉着病总的患病率。

工龄（年）	甲矿			乙矿		
	检查人数	肺尘埃沉着病人数	患病率（%）	检查人数	肺尘埃沉着病人数	患病率（%）
<6	14 029	120	0.86	992	2	0.20
6～9	4 285	168	3.92	1 905	8	0.42
≥10	2 542	316	12.43	1 014	117	11.54
合计	20 856	604	2.90	3 911	127	3.25

4. 从该资料可以看出（　　）

A. 甲矿工人肺尘埃沉着病患病率低于乙矿

B. 甲矿工人肺尘埃沉着病患病率高于乙矿

C. 无法比较

D. 需消除工龄内部构成的差别再作比较

5. 你认为下面说法正确的是（　　）

A. 还需计算构成比指标

B. 需进行率的标准化后再作比较

C. 标准化后的率才能反映实际率的实际水平

D. 两个样本的标准化率可直接比较大小，不需要进行假设检验

二、简答题

1. 常用的相对数指标的计算方法是什么？各种相对数指标有何用途？

2. 应用相对数的注意事项有哪些？

3. 什么情况下需进行率的标准化？

（黄祚军）

第 6 章　计数资料的统计推断

📖 **学习目标**

1. 理解率的抽样误差、率的标准误的概念。
2. 掌握率的标准误的计算方法及用途。
3. 学会两种不同设计类型资料 u 检验的方法及应用条件。
4. 掌握计数资料 x^2 检验的方法及应用条件。
5. 应用 Excel 进行 x^2 检验。

第 1 节　率的抽样误差

计量资料的抽样研究中存在抽样误差。同样，计数资料的抽样研究中也存在抽样误差。在同一总体中按一定的样本含量 n 抽样，所得样本率和总体率或各样本率之间也存在着差异。

一、率的抽样误差

在抽样研究时，由于个体变量间存在着变异，必然存在着抽样误差。例如，某研究组欲研究经常在街头小餐点就餐（平均每天一次以上）的中学生是否乙肝病毒的感染率较高。在某地随机抽取了 300 名中学生，询问他们是否经常在街头小餐点就餐，并检查乙肝病毒感染情况。结果发现经常在小餐点就餐者 171 人，乙肝感染率为 6.9%。这一感染率只是一个样本率（p），当地所有中学生的乙肝感染率是总体率（π），而样本率往往不一定恰好等于总体率。这种由随机抽样引起的样本率和总体率及各样本率之间的差异，称为率的抽样误差。率的抽样误差的大小可用率的标准误来表示。计算公式如下：

$$\delta_p=\sqrt{\frac{\pi(1-\pi)}{n}} \tag{6-1}$$

式中，δ_p 为率的标准误，π 为总体率，n 为样本含量。

在实际工作中，由于总体 π 很难知道，常用样本率 p 来代替，公式（6-1）变为：

$$s_p=\sqrt{\frac{p(1-p)}{n}} \tag{6-2}$$

式中，s_p 为标准误的估计值，p 为样本率，n 为样本含量。

［例 6-1］ 某地随机抽取了 300 名中学生，发现经常在小餐点就餐者 171 人，乙肝感染率为 6.9%，不经常者 129 人，感染率为 4.6%，试计算两类中学生乙肝感染率的标准误。

本例中经常在小餐点就餐者 $n_1=171$，$p_1=6.9\%=0.069$。

不经常在小餐点就餐者 $n_2=129$，$p_2=4.6\%=0.046$，

$$s_{p_1}=\sqrt{\frac{0.069(1-0.069)}{171}}=0.01938=1.94\%$$

$$s_{p_2}=\sqrt{\frac{0.046(1-0.046)}{129}}=0.01844=1.84\%$$

率的标准误是描述率的抽样误差大小的指标。率的标准误越小，说明抽样误差越小，表示样本率与总体率越接近，用样本率估计总体率时可靠性越高，代表性越好；反之，率的标准误越大，说明抽样误差越大，表示样本率与总体率相距越远，用样本率估计总体率时可靠性越低，代表性越差。

考点提示：标准误的计算及用途

二、总体率的可信区间估计

由于样本率与总体率之间存在着抽样误差，所以根据样本率及标准误，可以估计总体率所在的范围，即总体率的可信区间。根据样本含量 n 和样本率 p 的大小不同，可分别采用下列两种方法。

（一）正态近似法

当样本含量 n 足够大（如 $n>50$），且样本率 p 或 $1-p$ 均不太小，如 np 或 $n(1-p)$ 均 ≥ 5 时，样本率的分布近似正态分布，则总体率的可信区间可按公式（6-3）和公式（6-4）分别计算总体率的 95% 可信区间和 99% 的可信区间。

总体率 π 的 95% 可信区间　$p\pm1.96s_p$　（6-3）

总体率 π 的 99% 可信区间　$p\pm2.58s_p$　（6-4）

例 6-1 中经常与不经常在小餐点就餐者总体乙肝感染率 95% 可信区间为

经常者：（6.9%－1.96×1.94%，6.9%＋1.96×1.94%）即 3.1%～10.7%

不经常者：（4.6%－1.96×1.84%，4.6%＋1.96×1.84%）即 1.0%～8.2%

（二）查表法

当样本含量 n 较小（如 $n<50$），特别是 p 接近于 0 或 1 时，按二项分布原理估计总体率的可信区间，因其计算相当复杂，此时可根据样本含量 n 和阳性数 x，查附录表 3“百分率的可信区间”表，求得总体率可信区间。

［例 6-2］ 某中医用秘方治疗某种恶性肿瘤患者 35 例，其中 8 例近期有效，求该秘方治疗恶性肿瘤的近期有效率的 95% 可信区间。

查附录表 3“百分率的可信区间”表，在横行 $n=35$ 和纵列 $x=8$ 交叉处，有两组数值，上行为 95% 可信区间，其数值为 10～40，即该秘方治疗恶性肿瘤的近期有效率的 95% 可信区间为 10%～40%。

在附录表 3 中只列出了 $x\leq\frac{n}{2}$ 的部分，当 $x>\frac{n}{2}$ 时，可用 $n-x$ 值查表，所得可信区间为总体阴性率可信区间，然后用 100 减去所查得的数值即为所求总体率的可信区间。

［例 6-3］ 某疗法治疗某病 20 人，18 人有效，求该疗法有效率的 95% 可信区间。

本例 $n=20$，$x=18$，有效数 $x>\frac{n}{2}$。先以 $n=20$ 和无效数 $x=2$ 查表，得总体无效率 95% 可信区间为 1%～32%，用 1 减去此区间的上、下限，即得总体有效率的 95% 可信区间为 68%～99%。

考点提示：总体率可信区间的含义及计算方法

第2节　率的 u 检验

与计量资料一样，由于抽样误差使得计数资料的样本指标与总体指标，样本指标与样本指标之间存在差别。所以，在进行率（构成比）的比较时，需用假设检验对差别作出统计学推断。当样本含量 n 足够大，样本率 p 和 $1-p$ 均不太小，如 np 与 $n(1-p)$ 均 ≥ 5 时，

样本率 p 也是以总体率 π 为中心呈正态分布或近似正态分布的，样本率与总体率之间、两个样本率之间差异来源的判断可用 u 检验（u test）。其假设检验的原理、步骤及方法与均数的 u 检验相同。

一、样本率与总体率的比较

样本率与总体率（一般为理论值、标准值或经大量观察所得的稳定值）比较的目的，是推断该样本率所代表的未知总体率 π 与已知的总体率 π_0 是否相等。其公式为：

$$u=\frac{|p-\pi_0|}{\delta_p}=\frac{|p-\pi_0|}{\sqrt{\pi_0(1-\pi_0)/n}} \tag{6-5}$$

式中，p 为样本率，π_0 为已知的总体率，n 为样本含量。

［例 6-4］ 根据以往的经验，一般胃溃疡患者有 20% 发生胃出血症状。现某医生观察 60 岁以上胃溃疡患者 304 例，其中 96 例发生胃出血，占 31.6%。问老年胃溃疡病患者是否较一般胃溃疡病患者易发生胃出血。

（1）建立假设：① H_0：老年胃溃疡出血率与一般胃溃疡出血率相同，即 $\pi=\pi_0=0.2$；② H_1：老年胃溃疡出血率高于一般胃溃疡出血率，即 $\pi>\pi_0$ 单侧 $\alpha=0.05$。

（2）计算 u 值：本例 $p=0.316$，$\pi_0=0.2$，$n=304$，代入公式（6-5）得

$$u=\frac{|p-\pi_0|}{\delta_p}=\frac{|0.316-0.20|}{\sqrt{0.20(1-0.20)/304}}=5.07$$

（3）确定 p 值：查 u 界值表（t 界值表，$v=\infty$ 时），$u_{0.05}=1.96$ 现 $u>u_{0.05}$，得 $p<0.05$。

（4）推断结论：在 $a=0.05$ 水准上，拒绝 H_0，接受 H_1，认为老年胃溃疡病患者较一般胃溃疡病患者容易发生胃出血。

二、两样本率比较的 u 检验

两样本率比较的目的，是推断两样本率分别代表的未知总体率 π_1 和 π_2 是否相同。其适用条件为两样本的 np 与 n（$1-p$）均大于 5。计算公式为：

$$u=\frac{|p_1-p_2|}{S_{p_1-p_2}}=\frac{|p_1-p_2|}{\sqrt{p_c(1-p_c)(1/n_1+1/n_2)}} \tag{6-6}$$

$$p_c=\frac{x_1+x_2}{n_1+n_2} \tag{6-7}$$

式中，p_1 和 p_2 为两样本率，$S_{p_1-p_2}$ 为两样本之差的标准误，p_c 为两组合并率，n_1 和 n_2 分别为两样本含量，x_1 和 x_2 分别为两样本的某类发生数。

［例 6-5］ 某单位调查了 45 岁以上吸烟者 120 人，其中患慢性支气管炎者 30 人，不吸烟者 100 人，患慢性支气管炎者 14 人。问吸烟者与不吸烟者慢性支气管炎的患病率有无差别？

（1）建立假设：① H_0：$\pi_1=\pi_2$，即吸烟者和不吸烟者慢性支气管炎的总体患病率相同。② H_1：$\pi_1\neq\pi_2$，即吸烟者和不吸烟者慢性支气管炎的总体患病率不同，$a=0.05$。

（2）计算 u 值：本例 $n_1=120$，$x_1=30$，$n_2=100$，$x_2=14$ 得

$$p_1=\frac{30}{120}\times 100\%=25\%$$

$p_c=\dfrac{30+14}{120+100}=0.2$ 代入公式（6-6）得

$$u=\frac{|p_1-p_2|}{s_{p_1-p_2}}=\frac{|0.25-0.14|}{\sqrt{0.2(1-0.2)\times(1/120+1/100)}}=2.031$$

（3）确定 p 值：查 u 界值表，$u_{0.05}=1.96$，现 $u>1.96$，得 $p<0.05$。

（4）推断结论：在 $\alpha=0.05$ 水准上，拒绝 H_0，接受 H_1，差异有统计学意义。可认为吸烟与不吸烟者的慢性支气管炎患病率不同，吸烟者高于不吸烟者。

第 3 节　χ^2 检　验

两个样本率的比较可用第 2 节介绍的 u 检验，但实际工作中往往更多地应用 χ^2 检验（chisquare test）或称卡方检验。χ^2 检验是一种用途较广的假设检验方法，可推断两个或多个样本率及构成比之间的差异，还用来检验配对计数资料及两种属性或特征之间是否有关联等。

χ^2 分布

（1）χ^2 分布是一种连续型分布：χ^2 分布只有一个参数，即自由度 v。按 χ^2 分布的密度函数 $f(\chi^2)$ 可给出自由度 $v=1, 2, 3\cdots\cdots$ 的一簇 χ^2 分布曲线，χ^2 分布的形状依赖于自由度 v 的大小，当自由度 $v\leqslant 2$ 时，曲线呈 L 形，随着 v 的增加，曲线趋势于对称，当自由度 $v\to\infty$ 时，χ^2 分布趋于正态分布。

（2）χ^2 分布的界值：当自由度 v 确定后，χ^2 分布曲线下右侧尾部的面积为 a 时，横轴上相应的值 χ^2 记作 $\chi^2_{a,v}$，即 χ^2 分布的界值。χ^2 与 p 值的对应关系是：χ^2 值越大，p 值越小；反之，χ^2 值越小，p 值越大。

链接

一、四格表资料的 χ^2 检验

四格表（fourfold table）资料的 χ^2 检验主要用于推断两个总体率（或构成比）之间有无差别。

［例 6-6］ 某医院欲比较异山梨醇口服液（试验组）和氢氯噻嗪＋地塞米松（对照组）降低颅内压的疗效。将 220 例颅内压增高症患者随机分为两组，结果见表 6-1。问两组降低颅内压的总体有效率有无差别？

表 6-1　两组降低颅内压有效率的比较

组别	有效	无效	合计	有效率（%）
试验组	86（80）	14（20）	100	86
对照组	90（96）	30（24）	120	75
合计	176	44	220	80

（一）χ^2 检验的基本思想

表 6-1 中四个格子的数据 $\begin{array}{|c|c|}\hline 86 & 14\\\hline 90 & 30\\\hline\end{array}$ 是基本数据，其余的数据都是从这四个基本数据推算得来的。因此，该资料称四格表（fourfold table）资料。

χ^2 检验需要计算检验统计量 χ^2 值，基本公式为：

$$\chi^2=\sum\frac{(A-T)^2}{T} \tag{6-8}$$

式中，A 为实际频数（actual frequency），即四格表中的四个基本数据；T 为理论频数（theoretical frequency），是根据无效检验假设推算出来的。如案例 6-6 中无效假设为试验组与对照组的总体有效率相等，都等于合计有效率 80%（176/220）。那么理论上，试验组的 100 例颅内压增高症患者中有效者应为 100×（176/220）=80，无效者为 100×（44/220）=20；同理，对照组的 120 例颅内压增高症患者中有效者应为 120×（176/220）=96，无效者为 120×（44/220）=24。由此可得出理论频数 T 的计算公式为：

$$T_{RC}=\frac{n_R n_C}{n} \tag{6-9}$$

式中，T_{RC} 为第 R 行第 C 列格子的理论频数，n_R 为相应行的合计数，n_C 为相应列的合计数，n 为总例数。表 6-1 的理论频数计算如下：

$$T_{11}=\frac{100\times176}{220}=80 \qquad T_{12}=\frac{100\times44}{220}=20$$

$$T_{21}=\frac{120\times176}{220}=96 \qquad T_{22}=\frac{120\times44}{220}=24$$

由于每行每列的合计都是固定的，四个理论频数中其中一个用公式（6-9）求出，其余三个可用行合计数和列合计数相减求出。本列中

$$T_{11}=80 \qquad T_{12}=100-80=20$$

$$T_{21}=176-80=96 \qquad T_{22}=44-20=24$$

将计算的理论频数填入表 6-1 中括号内。在行合计与列合计固定的情况下，一个格子的数值确定之后，其他 3 个格子的数值也就确定下来了。将实际频数与理论频数代入公式（6-8）即可计算出检验统计量 χ^2 值。

由公式（6-8）可以看出：χ^2 值反映了实际频数与理论频数的吻合程度。若检验假设 H_0 成立，实际频数与理论频数的差值一般不会很大，χ^2 值也不会很大；反之，若检验假设 H_0 不成立，实际频数与理论频数的差值会很大，则 χ^2 值也会很大。由公式（6-8）还可以看出：χ^2 值的大小还取决于格子数的多少，该影响常用自由度来控制。

$$\text{自由度 } v=（行-1）（列-1）=（R-1）（C-1） \tag{6-10}$$

故自由度 v 越大，χ^2 值也会越大；所以只有考虑了自由度 v 的影响，χ^2 值才能正确地反映实际频数 A 和理论频数 T 的吻合程度。χ^2 检验时，要根据自由度 v 查附录表 4 χ^2 界值表。设定检验水准为 α，当 $\chi^2\geqslant\chi^2_{a,v}$ 时，$p\leqslant a$ 拒绝 H_0，接受 H_1；当 $\chi^2<\chi^2_{a,v}$ 时，$p>a$，不拒绝 H_0。按表 6-2 作出结论。

表 6-2 χ^2 值、p 值和统计结论

χ^2 值	p 值	统计结论
$<\chi^2_{0.05(v)}$	>0.05	不拒绝 H_0，差异无统计学意义
$\geqslant\chi^2_{0.05(v)}$	$\leqslant0.05$	拒绝 H_0，接受 H_1，差异有统计学意义
$\geqslant\chi^2_{0.01(v)}$	$\leqslant0.01$	拒绝 H_0，接受 H_1，差异有高度统计学意义

（二）χ^2 检验的基本步骤

以例 6-6 为例。

（1）建立假设：① H_0：$\pi_1=\pi_2$，即试验组与对照组降低颅内压的总体有效率相等。

② H_1：$\pi_1 \neq \pi_2$，即试验组与对照组降低颅内压的总体有效率不等。$a=0.05$。

（2）计算理论数和 χ^2 统计量：理论数前面已经算出，代入公式（6-8），得

$$\chi^2=\frac{(86-80)^2}{80}+\frac{(14-20)^2}{20}+\frac{(90-96)^2}{96}+\frac{(30-24)^2}{24}=4.125$$

（3）确定 p 值：χ^2 值与 p 值的关系是，χ^2 值越大，p 值越小。本例 $v=(2-1)\times(2-1)=1$，查 χ^2 界值表，$\chi^2_{0.05(1)}=3.84$，现 $\chi^2>\chi^2_{0.05(1)}$ 得 $p<0.05$。

（4）推断结论：在 $a=0.05$ 水准上，拒绝 H_0，接受 H_1，可以认为两组降低颅内压总体有效率不等，即可认为异山梨醇口服液降低颅内压的有效率高于氢氯噻嗪＋地塞米松的有效率。

（三）四格表资料专用公式

对于四格表资料，也可用由基本公式推导出的下述四格表的专用公式（6-11）计算，它省却了求理论频数的麻烦，简化了计算。

$$\chi^2=\frac{(ad-bc)^2 n}{(a+b)(c+d)(a+c)(b+d)} \tag{6-11}$$

式中，a、b、c、d 分别为四格表中的四个实际频数，n 为总例数。仍以案例 6-6 的资料为例，符号标记见表 6-3。

表 6-3　两组降低颅内压有效率的比较

组别	有效	无效	合计	有效率（%）
试验组	86（a）	14（b）	100（$a+b$）	86
对照组	90（c）	30（d）	120（$c+d$）	75
合计	176（$a+c$）	44（$b+d$）	220（n）	80

将标有 a、b、c、d 的四个实际频数代入公式（6-11），则

$$\chi^2=\frac{(86\times30-14\times90)^2\times220}{(86+14)\times(90+30)\times(86+90)\times(14+30)}=4.125$$

计算结果与基本公式的计算结果相同。

（四）四格表资料 χ^2 检验的校正

附录表 4：χ^2 界值表是根据连续性的理论分布计算出来的，χ^2 检验的基本公式只是一种近似。在总例数较大（$n\geq40$），各个格子的理论频数 $T\geq5$ 时，这种近似较好。如果自由度为 1 的四格表资料理论频数较小，或总例数较小时，计算的 χ^2 值偏离 χ^2 界值较远，所得概率偏低，易出现假阳性错误，故当四格表资料的总合计数 $n\geq40$ 而理论频数 $1\leq T<5$ 时，计算 χ^2 值需用下述校正公式：

$$\chi^2=\sum\frac{(|A-T|-0.5)^2}{T} \tag{6-12}$$

$$\chi^2=\frac{\left(|ad-bc|-\frac{n}{2}\right)^2 n}{(a+b)(c+d)(a+c)(b+d)} \tag{6-13}$$

应注意的是：当四格表资料的 $n<40$，或有任一格的理论频数 $T<1$ 时，则用上述校正公式也不行，需用四格表的确切概率（Fisher’s exact test）法进行统计推断。

四格表的确切概率法

该法是一种直接计算概率的假设检验方法，其理论依据是超几何分布（hypergeometric distribution）。四格表的确切概率法不属于χ^2检验的范畴，但常作为四格表资料假设检验的补充。

确切概率计算法的基本思想：在四格表边缘合计固定不变的条件下，利用公式［$p_i=\dfrac{(a+b)!(c+d)!(a+c)!(b+d)!}{a!b!c!d!n!}$ 式中 a,b,c,d,n 为四格表中的四个实际频数和总例数，! 为阶乘符号］直接计算表内四个格子数据的各种组合的概率 p_i，然后计算单侧或双侧累计概率 p，并与检验水准 a 比较，作出是否拒绝 H_0 的结论。

链接

［例 6-7］ 某医师用甲、乙两种疗法治疗小儿单纯消化不良，结果如表 6-4 所示，试比较两种疗法的治愈率有无差异？

表 6-4 两种疗法对小儿单纯消化不良的治愈率比较

疗法	治愈数	未愈数	合计	治愈率（%）
甲疗法	25	6	31	80.65
乙疗法	29	3	32	90.63
合计	54	9	63	85.71

检验步骤如下：

（1）建立假设：① H_0：$\pi_1=\pi_2$，即两种疗法治愈率相等。② H_1：$\pi_1\neq\pi_2$，即两种疗法治愈率不等。$a=0.05$

（2）计算χ^2值：上表四个格子中，最小的理论数为 $T_{12}=(31\times9)/63=4.43$，且总例数 $n>40$，需用校正公式计算χ^2值

$$\chi^2=\frac{\left(|25\times3-6\times29|-\dfrac{63}{2}\right)^2\times63}{(25+6)\times(29+3)\times(25+29)\times(6+3)}=0.595$$

（3）确定 p 值：本例 $v=(2-1)\times(2-1)=1$，查 x^2 界值表，$\chi^2_{0.05(1)}=3.84$，$\chi^2<\chi^2_{0.05(1)}$，$p>0.05$。

（4）推断结论：在 $a=0.05$ 水准上，不拒绝 H_0，差异无统计学意义。尚不能认为甲、乙两疗法对小儿单纯性消化不良的治愈率不等。

二、配对计数资料的 χ^2 检验

与计量资料一样，计数资料有时也通过配对的方法进行试验，如对同一试验对象用两种不同的处理方法，或对每一对试验对象的不同个体分别接受不同的处理。所不同的是计量资料的配对其结果是数值变量，而计数资料的配对其结果是分类变量。配对计数资料差异性的假设检验，采用配对的 χ^2 检验。

表 6-5 两种方法检查结果

凝集法	培养法		合计
	+	−	
+	35（a）	42（b）	77
−	15（c）	32（d）	47
合计	50	74	124

［例 6-8］ 某研究者以凝集试验和细菌培养两种方法，同时对 124 例慢性菌痢患者的粪便进行检查，结果见表 6-5，问两种方法检出

阳性率是否有差别？

从表中可以看出，两种检查均为阳性有 35（a）例，均为阴性有 32（d）例，凝集试验阳性而培养法阴性为 42（b）例，培养法阳性而凝集试验阴性为 15（c）例。其中 a 与 d 为结果相同部分，在两法是否有差别的检验中可不予考虑，主要比较结果不同部分 b 与 c。如果两种方法检查效果相同，理论上应有总体 $b=c$，但由于误差的存在，两种方法检查的样本结果 b 与 c 不一定相等，但不会相差太大；如果两种方法检查效果不同，则会造成 b 与 c 相差过大，故可通过假设检验来判断 b、c 的差别大小即两法检查的阳性率有无差别。可按公式（6-14）或公式（6-15）计算统计量 χ^2 值。

当 $b+c \geqslant 40$ 时，计算 χ^2 值的专用公式为

$$\chi^2=\frac{(b-c)^2}{b+c},\ v=1 \tag{6-14}$$

当 $b+c<40$ 时，计算 χ^2 值需用校正公式

$$\chi^2=\frac{(|b-c|-1)^2}{b+c},\ v=1 \tag{6-15}$$

本例检验步骤如下：

（1）建立假设：① H_0：$b=c$，即两种方法检出阳性率相同；② H_1：$b \neq c$，即两种方法检出阳性率不同。$a=0.05$

（2）计算 χ^2 值：本例 $b=42$，$c=15$，$b+c=42+15=57>40$，故按公式（6-14）计算为

$$\chi^2=\frac{(42-15)^2}{42+15}=12.79$$

（3）确定概率 p：本例 $v=1$，查界值表，$\chi^2_{0.05(1)}=3.84$，现 $\chi^2>\chi^2_{0.05(1)}$ 得 $p<0.05$。

（4）推断结论：在 $a=0.05$ 水准上，拒绝 H_0，接受 H_1，差异有统计学意义。可认为两种方法检查结果不同，凝集法阳性率 62.1%（77/124）高于培养法阳性率 40.3%（50/124）。

三、行×列表资料的 χ^2 检验

四格表是行 × 列表中最简单的一种形式。当基本数据的行数或列数大于 2 时统称为行 × 列表或 $R \times C$ 表，行 × 列表 χ^2 检验主要用于解决多个样本率或多组构成比的比较。

（一）行 × 列表资料的 χ^2 检验方法

行 × 列表资料的 χ^2 检验步骤和 χ^2 值的计算公式与四格表资料的基本公式相同。但为了简便计算，通常用行 × 列表资料的 χ^2 检验的专用公式：

$$\chi^2=n\left(\sum\frac{A^2}{n_R n_C}-1\right) \tag{6-16}$$

式中，A 为每个格子的实际观察频数，n_R 和 n_C 为对应的行合计和列合计，n 为总例数。

1. 多个样本率比较

［例 6-9］ 某医师研究物理疗法、药物治疗和外用膏药三种疗法治疗周围性面神经麻痹的疗效，结果见表 6-6，试问三种疗法的有效率有无差别？

表 6-6　三种疗法有效率的比较

疗法	有效	无效	合计	有效率（%）
物理疗法组	35	5	40	87.50
药物治疗组	20	10	30	66.67

续表

疗法	有效	无效	合计	有效率（%）
外用膏药组	7	25	32	21.68
合计	62	40	102	60.88

（1）建立假设：① H_0：三种疗法治疗周围性面神经麻痹的有效率相等。即 $\pi_1=\pi_2=\pi_3$；② H_1：三种疗法治疗周围性面神经麻痹的有效率不全相等即 π_1、π_2 和 π_3 不等或不完全相等。$a=0.05$

（2）计算 χ^2 值：将表 6-6 中各相应的实际频数代入公式（6-16）得

$$\chi^2=102\times\left(\frac{35^2}{40\times62}+\frac{20^2}{30\times62}+\frac{7^2}{32\times62}+\frac{5^2}{40\times40}+\frac{10^2}{30\times40}+\frac{25^2}{32\times40}-1\right)=32.74$$

（3）确定 p 值：本例 $v=(3-1)\times(2-1)=2$，查 χ^2 界值表，$\chi^2_{0.05(2)}=5.99$ 现 $\chi^2>\chi^2_{0.05(2)}$ 得 $p<0.05$。

（4）推断结论：在 $a=0.05$ 水准上，拒绝 H_0，接受 H_1，可以认为三种疗法治疗周围性面神经麻痹的有效率有差别。

2. 构成比资料比较的 χ^2 检验

［例 6-10］ 某医院研究急性白血病患者与慢性白血病患者的血型构成情况，其资料见表 6-7，试问两组血型构成比是否相同？

表 6-7 急性与慢性白血病患者的血型构成

组别	血型				合计
	A 型	B 型	O 型	AB 型	
急性组	58	49	59	18	184
慢性组	43	27	33	8	111
合计	101	76	92	26	295

（1）建立假设：① H_0：急性与慢性白血病患者的血型构成比相同。② H_1：急性与慢性白血病患者的血型构成比不同。$a=0.05$

（2）计算 χ^2 值：按公式（6-16）得

$$\chi^2=295\times\left(\frac{58^2}{184\times101}+\frac{49^2}{184\times76}+\frac{59^2}{184\times92}+\frac{18^2}{184\times26}+\frac{43^2}{111\times101}+\frac{27^2}{111\times76}+\frac{33^2}{111\times92}+\frac{8^2}{111\times26}-1\right)=1.84$$

（3）确定 p 值：本例 $v=(2-1)\times(4-1)=3$，查 χ^2 界值表，$\chi^2_{0.05(3)}=7.81$，现 $\chi^2<\chi^2_{0.05(3)}$ 得 $p>0.05$。

（4）推断结论：在 $a=0.05$ 水准上，不拒绝 H_0，差异无统计学意义。还不能认为急性白血病患者与慢性白血病患者血型的构成比不相同。

3. 双向无序分类资料的关联性检验 对于两个分类变量皆为无序分类变量的行 × 列表资料，又称为双向无序 $R\times C$ 表资料，对于一个样本的双向无序 $R\times C$ 表资料，如表 6-8 所示，研究者常常分析两个分类变量之间有无关系？此时可用 $R\times C$ 表资料 χ^2 检验来推断两个分类变量之间有无关系（或关联）。

［例 6-11］ 测得某地 5801 人的 ABO 血型和 MN 血型，结果如表 6-8 所示，问两种血型系统之间是否有关联？

表 6-8　某地 5801 人的血型

ABO 血型	MN 血型			合计
	M	N	MN	
O	431	490	902	1823
A	388	410	800	1598
B	495	587	950	2032
AB	137	179	32	348
合计	1451	1666	2684	5801

（1）建立假设：① H_0：两种血型系统间无关联；② H_1：两种血型系统间有关联。a=0.05

（2）计算 χ^2 值：将表 6-8 中各相应的实际频数代入公式（6-16）得

$$\chi^2=5801\times\left(\frac{431^2}{1823\times1451}+\frac{490^2}{1823\times1666}+\ldots+\frac{32^2}{348\times2684}-1\right)=213.16$$

（3）确定 p 值：本例 v=（4－1）×（3－1）=6，查 χ^2 界值表，$\chi^2_{0.05(6)}=12.59$，现 $\chi^2>\chi^2_{0.05(6)}$ 得 $p<0.05$。

（4）推断结论：在 a=0.05 水准上，拒绝 H_0，接受 H_1，差异有统计学意义，可以认为两种血型系统间有关联。

考点提示：不同类型资料的 χ^2 检验方法及各公式的适用条件

（二）行 × 列表资料 χ^2 检验的注意事项

1. 作行 × 列表资料的 χ^2 检验应满足其应用条件　一般要求行 × 列表中各格子的理论频数不宜太小，否则将导致分析的偏性。一般认为行 × 列表中不宜有 1/5 以上格子的理论频数小于 5，或有一个理论频数小于 1。如果条件不能满足时，处理方法有三种：①增加样本含量以增大理论频数。②删去理论频数太小的行和列。③将太小的理论频数所在的行或列的实际数与性质相近的邻行或邻列中的实际频数合并。但是后两种处理方法可能会损失信息，也会损害样本的随机性，不同的合并方式也可能得到不同的推断结论，因此在合并时，应考虑专业及相关知识，注意合并的合理性，如在研究血型与疾病的关系时，就不能将不同血型组数据合并。

2. 应正确理解行 × 列表资料的 χ^2 检验的结果　如假设检验的结果是拒绝 H_0，接受 H_1，只能认为各总体率（或总体构成比）之间总的来说有差别，但不能说它们彼此之间都有差别，若要比较彼此之间的差别，需利用 χ^2 分割法进一步作两两比较。

考点提示：行 × 列表资料的 χ^2 检验的注意事项

第 4 节　Excel 统计分析

应用 Excel 中的统计函数“CHITEST”可以进行四格表资料的 χ^2 检验。下面以案例 6-6 为例介绍统计函数“CHITEST”的应用。

1. 新建一工作表，输入表头“两组降低颅内压有效率的比较”，先将四个实际频数即 86、14、90、30 输入到 B3：C4 单元格，再将括号中的四个理论频数即 80、20、96、24 分别输入到 B5：C6 单元格，如图 6-1 所示。

2. 单击“插入”→“函数”，选择“统计”→“CHITEST”，单击“确定”按钮。在出现的“函数参数”对话框中，单击“Actual_range”后的折叠按钮，选择 B3：C4 单元框区域，单击“Expected_range”后的折叠按钮，选择 B5：C6 单元框区域，如图 6-2 所示。计算结果为 p=0.042 254 026（或者按回车键返回数据工作表）。

Microsoft Excel - Book1

	A	B	C	D	E
1	两组降低颅内压有效率比较				
2	组别	有效	无效		
3	实验组	86	14		
4	对照组	90	30		
5	实验组	80	20		
6	对照组	96	24		
7					
8					
9					
10					

图 6-1 在 Excel 中的案例 6-6 的信息

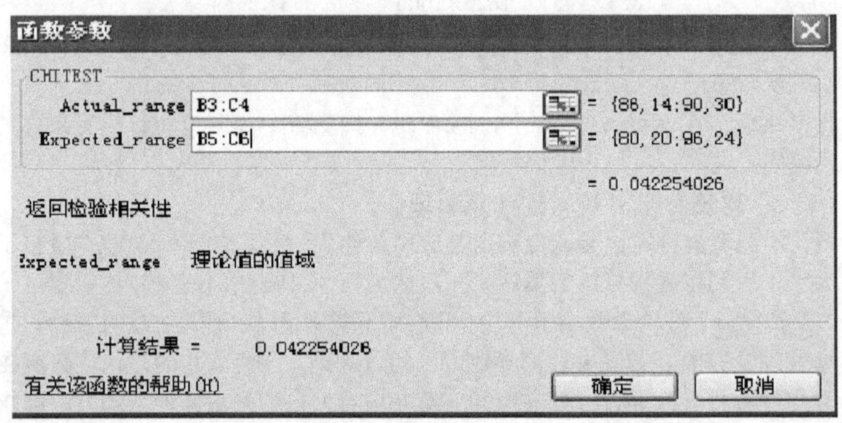

图 6-2 CHITEST 之“函数参数”对话框

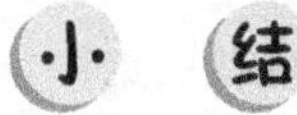

小结

1. 率的抽样误差的大小用率的标准误（常用其估计值 s_p）来表示。率的标准误还可用于总体率的可信区间估计，以及进行率的假设检验。

2. 当样本含量较大且样本率 p 和（$1-p$）均不太小时，可用率的 u 检验进行样本率和总体率的比较和两个样本率的比较。

3. 计数资料的频数表，从结构上看，有 R 行（≥2）、C 列（≥2），统称 $R\times C$ 表或行 × 列表，其中 2×2 表称四格表，单一样本按两变量分类交叉排列的称联列表。一般的 $R\times C$ 表资料，包括两样本率（或构成比）的比较和多个样本率（或构成比）的比较；联列表资料用于推断两变量间有无关联。

4. χ^2 检验要计算检验统计量 χ^2 值，计算公式有基本公式、专用公式和校正公式。χ^2 检验的应用条件是：$T>5$，容许 $T<5$ 的格子数少于总格子数的 1/5。但四格表资料有 $1\leqslant T<5$，且 $n\geqslant 40$ 时，可用校正公式求 χ^2 校正值；配对计数资料的 χ^2 检验时，若 $b+c<40$，计算 χ^2 值时需用校正公式。查 χ^2 界值表时要先求出自由度 $v=(R-1)(C-1)$。

目标检测

一、选择题

A1 型题

1. 在统计分析中，s_p 表示（ ）
   A. 总体率的标准误
   B. 样本率的标准误
   C. 总体均数的标准误
   D. 样本均数的标准误
   E. 率的标准差
2. 正态近似法估计总体率的可信区间适用于（ ）
   A. n 足够大
   B. p 或 $1-p$ 均不太小
   C. np 大于 5
   D. $n(1-p)$ 大于 5
   E. 以上均是
3. 正态分布法估计总体率的 95% 可信区间宜用公式（ ）
   A. $p\pm1.96s$　B. $p\pm1.96s_p$
   C. $p\pm t_{0.05}s_p$　D. $\pi\pm t_{0.05}s_p$
   E. $\pi\pm t_{0.05}s$
4. 两个样本率差别的假设检验，其目的是（ ）
   A. 推断两个样本率有无差别
   B. 推断两个总体率有无差别
   C. 推断两个样本率与两个总体率有无差别
   D. 推断两个样本率和两个总体率的差别有无统计学意义
   E. 推断两个总体分布是否相同
5. 样本率与总体率比较的 u 检验，若 $u>u_{0.05}$，则（ ）
   A. $p>0.05$　B. $p=0.05$
   C. $p<0.05$　D. $p>0.01$
   E. $p<0.01$
6. 四格表中四个格子基本数字是（ ）
   A. 两个样本率的分子和分母
   B. 两个构成比的分子和分母
   C. 两对实测阳性绝对数和阴性绝对数
   D. 两对实测数和理论数
   E. 以上都不对
7. 5 个样本率作比较，$\chi^2>\chi^2_{0.05(4)}$，则在 $a=0.05$ 检验水准下，可认为（ ）
   A. 各总体率不全等
   B. 各总体率均不等
   C. 各样本率均不等
   D. 各样本率不全等
   E. 至少有两个总体率相等
8. 行 × 列表资料 χ^2 检验时，以下正确的是（ ）
   A. 不宜有实际频数小于 5
   B. 不宜有理论频数小于 5
   C. 不宜有理论频数小于 5 或小于 1
   D. 不宜有 1/5 以上理论频数小于 5 或有一格理论频数小于 1
   E. 不宜有 1/5 以上实际频数小于 5 或有一格实际频数小于 1
9. 四格表资料 χ^2 检验的检验假设 H_0 为（ ）
   A. 两样本率无差别
   B. 两样本率有差别
   C. 两样本率来自同一总体
   D. 两总体率有差别
   E. 样本率与总体率有差别
10. 四格表资料 χ^2 检验中，若 $n\geqslant40$，则可用校正公式的是（ ）
    A. 有理论值小于 5 时
    B. 有实际值小于 5 时
    C. 有理论值小于 1 时
    D. 有实际值大于等于 1 而小于 5 时
    E. 有理论值大于等于 1 而小于 5 时
11. 总体率 95% 可信区间的意义是（ ）
    A. 95% 的正常值在此范围
    B. 95% 的样本率在此范围
    C. 95% 的总体率在此范围
    D. 总体率在此范围内的可能性为 95%
    E. 样本率在此范围内的可能性为 95%
12. χ^2 检验中自由度的计算公式是（ ）
    A. 行数 × 列数
    B. $n-1$
    C. $n-k$
    D. （行数－1）（列数－1）
    E. 1
13. 四格表中，当 $a=20$，$b=60$，$c=40$，$d=30$ 时，最小理论频数等于（ ）
    A. 60×90/150　B. 80×70/150

C. 70×90/150　　D. 70×60/150

E. 60×80/150

A2 型题

14. 某医生随机抽取100名儿童，检查粪便蛔虫卵阳性情况，得阳性率为20%，则此阳性率的标准误 s_p 为（　　）

A. 4%　　B. 0.4%

C. 0.04%　　D. 1.6%

E. 0.2%

15. 某疾控中心调查甲、乙两学校二年级学生蛔虫感染率均为32%，但甲校调查289人，乙校调查133人，两校蛔虫感染率95%可信区间（　　）

A. 甲校比乙校范围大

B. 乙校比甲校范围大

C. 甲校比乙校可信程度高

D. 乙校比甲校可信程度高

E. 以上都不正确

16. 某中心血站检查血清标本67例，检出乙肝核心抗体55例，若问不同血型的阳性率有无差别，应用下列哪种方法检验（　　）

A. 配对 u 检验　　B. 成组 u 检验

C. 配对 χ^2 检验　　D. 四格表 χ^2 检验

E. 行 × 列表 χ^2 检验

A3 型题

我国人群HBsAg阳性率为10%，某地随机抽查100人，其中HBsAg阳性20人，问该地HBsAg阳性率是否高于我国平均阳性率？

17. 该地阳性率为（　　）

A. 10%　　B. 15%

C. 20%　　D. 80%

E. 90%

18. 计算 s_p 为（　　）

A. 0.04　　B. 4.0

C. 0.4　　D. 0.06

E. 0.6

19. 问是否高于平均阳性率，应作何统计处理（　　）

A. 配对 χ^2 检验

B. 成组 χ^2 检验

C. 两样本率的 u 检验

D. 样本率的总体与总体率的 u 检验

E. 以上均不是

20. H_0 为（　　）

A. 两样本阳性率相等

B. 两总体阳性率相等

C. 样本率的总体与总体率相等

D. 样本率与总体率不等

E. 以上均不是

21. 若检验结果 $p>0.05$，结论是（　　）

A. 接受 H_0，两总体率相等

B. 接受 H_0，样本率与总体率相等

C. 拒绝 H_0，样本率与总体率不等

D. 接受 H_0，两样本率相等

E. 拒绝 H_0，两样本率不等

二、简答题

1. 什么是率的抽样误差、率的标准误？
2. 率的标准误有何用途？如何计算？
3. 对于四格表资料，如何正确选用检验方法？
4. 说明行 × 列表资料 χ^2 检验应注意的事项。
5. 行 × 列表资料 χ^2 检验时用哪些方法来解决理论频数过小的问题？

（刘卫云）

第 2 篇　人群健康研究方法

第 7 章　流行病学研究方法

学习目标

1. 掌握抽样调查方法，了解普查和筛检研究方法。
2. 理解病例对照研究和队列研究方法。
3. 了解试验性研究的设计与实施、临床随机对照试验、试验性研究的优缺点及应注意的问题。
4. 理解现场试验，理解样本含量的估计和随机化分组。

第 1 节　流行病学概述

流行病学（epidemiology）是人们在不断与危害人类健康的疾病作斗争的漫长历史过程中发展起来的一门实用科学和方法学，它是从宏观和群体水平上来研究如何预防、控制疾病和促进健康的科学。作为一门方法学，它不但是预防医学中的一门主导课程，同时也是构成现代医学课程体系中的一门十分重要的基础学科。目前，流行病学的原理和方法已广泛应用到医学各个学科领域，尤其是对新出现的传染病和各种慢性非传染性疾病如心脑血管疾病、肿瘤、糖尿病等疾病的防治研究方面发挥着重要作用。因此，作为一名即将从事医疗卫生工作的医学生，必须学习、掌握流行病学的基本原理和基本方法，并能够运用流行病学的方法去解决医疗卫生工作中的实际问题。

一、流行病学的定义

随着疾病谱和医学模式的转变，以及人们对健康的需求越来越高，流行病学的研究范围已经从传染病扩展到非传染病，从研究疾病扩展到研究健康。流行病学的定义也随着其研究对象、内容和范围的不同而不断发生着变化。目前，较为公认的流行病学定义是："流行病学是研究人群中的疾病与健康状况的分布及其影响因素，以及研究制订和评价预防、控制和消灭疾病及促进健康的策略与措施的科学"。

从上述定义我们可以看到，流行病学有三个方面的主要任务：①揭示群体现象（疾病或健康状况）的分布规律，即时间分布、地区分布和人群分布；②运用流行病学原理和方法，去探讨影响和决定三间分布的因素，找出疾病的危险因素或病因；③制订疾病防制对策和措施，控制疾病，促进健康。

二、流行病学的原理及方法

（一）流行病学的原理

疾病在人群中不是随机分布的，而是表现出一定的时间、地区和社会人口学分布特征，这种分布上的差异又与危险因素的暴露和（或）个体的易感性有关，对此进行测量并采取相应的控制措施是可以预防疾病的。基于这样的思路，现代流行病学的基本原理包括：①疾病与健康在人群中分布的原理，其中包括疾病的流行现象；②疾病的发病过程，其中涵盖了机体的感染过程和传染病的流行过程；③人与环境的关系，即疾病的生态学；④病因论，特别是多因论；⑤病因推断的原则；⑥疾病防治的原则和策略，其中包括疾病的三级预防；⑦疾病发展的数学模型，等等。这些原理将在以后的章节中进行阐述。

需要说明的是现代流行病学的原理已经超越了以传染病为主要研究内容的传统流行病学。例如，疾病的人群状态就不仅只考虑到传染病的流行，而更多考虑到各种疾病的分布和非流行状态。考虑病因时，涉及一切自然和社会的外环境和人体生理、心理和精神方面的内环境因素，即以多因论作为指导，它与当今的生物-心理-社会的医学模式是同步的。

（二）流行病学的研究方法

流行病学的研究方法大体上可分为三大类，即观察法、实验法和理论法（图 7-1）。

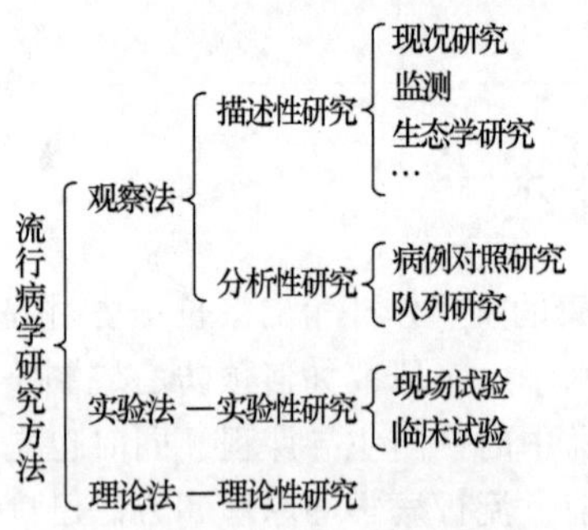

图 7-1 常用流行病学研究方法分类

1. 观察法 也称观察性研究，就是在自然状态下对研究对象进行观察，如实地记录研究对象的情况并描述出来。观察法分为描述性研究和分析性研究两种类型。

（1）描述性研究：又称描述流行病学。它是利用常规记录或通过特殊设计的调查收集资料，描述疾病在地区、时间和人群中的分布特征，是流行病学研究的起点。其目的可为病因研究提供线索，为疾病防制工作提供依据及评价防制策略和措施的效果。常用的描述性研究方法有现况研究、个案调查、暴发调查等。

（2）分析性研究：又称分析流行病学，它是对描述性研究提出的病因线索或假说在有选择的人群中做进一步观察和验证的方法。其目的是检验病因假设，估计危险因素的作用程度。常用的研究方法有病例对照研究和队列研究两种方法。

2. 实验法 也称实验性研究，是将来自同一总体的研究对象随机分为实验组和对照组，实验组给予实验因素，对照组不给予该因素，然后前瞻性地随访各组的结局并比较其差别的程度，从而判断实验因素的效果。它主要是研究并评价疾病防治和健康促进中的预防干预措施及其效果，用于证实或确证假设。实验流行病学按研究场所分为现场试验和临床试验两类。

3. 理论法 也称理论性研究，是在观察性研究和实验性研究的基础上，通过对疾病或健康状况的分布与影响因素之间内在关系的深入研究，根据所获得的资料建立相关的数学模型或计算机仿真模型，模拟健康或疾病在人群中的分布规律，定量表达各种危险因素与疾病和健康之间的关系，以此来分析和预测疾病流行规律和流行趋势、检验疾病防治效果、指导制订疾病预防和控制的措施。

三、流行病学的用途

（一）描述疾病与健康状况的分布

描述疾病与健康状况的分布是流行病学研究的起点，以此为基础可提供某些病因或流行因素的线索，为制订卫生决策提供依据。

（二）探讨病因和影响健康的因素

许多疾病的病因至今尚不完全明了，流行病学与基础医学、临床医学相结合可用来探讨疾病的病因和流行因素。

（三）研究疾病的自然史

疾病在人群中自然发生发展的规律称为疾病的自然史。认识疾病的自然史，就可以对疾病做到早期发现、早期诊断、早期制订预防措施等。

（四）疾病的预防控制及其效果评价

对疾病的病因、分布和流行因素进行深入调查是预防控制疾病的前提；在应用某项预防措施后，发病率是否下降或健康状况是否改善，可通过疾病监测以判断疾病的发展趋势，评价预防措施的效果。

（五）用于医疗、卫生、保健服务的决策和评价

卫生行政管理部门根据流行病学调查、分析和研究的结果，对疾病的预防和控制作出科学的决策和评价。

第 2 节　常用流行病学研究方法

一、描述性研究

描述性研究（descriptive study）是指利用已有的资料或特殊调查的资料，包括实验室检查结果，描述疾病或健康状况在不同时间、地点及人群中的分布特点，为进一步开展分析流行病学研究提供病因或流行因素的线索。

（一）现况研究

现况研究或现况调查又称横断面研究（cross-sectional study），是一种较为常用的描述性研究，是其他流行病学研究的基础和出发点，也是进行公共卫生决策的立足点之一，在流行病学方法体系中占有重要地位。

1. 概念　现况研究是指在某一人群中应用普查或抽样调查等方法收集特定时间内有关变量、疾病或健康状况的资料，以描述目前疾病或健康状况的分布及某因素与疾病的关联。

在一个特定的时间内，即在某一时点，这个时间点犹如一个断面，故又称之为横断面研究。它所收集的资料既不是历史的记录，又不是随访研究所得，而是调查当时所得到的资料，是当时现存状况，故又称为现况调查，正是由于调查时因与果是同时存在的，故只能为病因学研究提供线索，而很难得出因果的结论。

现况调查的目的通常是：①描述疾病或健康状况的分布；②研究病因，提供线索；③用于疾病的二级预防（通过普查、筛检等进行早发现、早诊断、早治疗）；④评价疾病防治效果（通过多次横断面研究对比分析）；⑤疾病监测；⑥其他如衡量一个地区的卫生水平或健康状况，用于卫生服务需求的研究，用于社区卫生规划的制订与评估等。

2. 研究方法

（1）面访：调查者当面向被调查者了解所需的信息，也称访谈法或访问调查法。该法应答率较高，但费时、费力。

（2）信访：给被调查者发信（寄去调查表），被调查者自行填写，然后再寄回来。该法比较节省，但应答率较低。

（3）自填式问卷调查：由调查者将被调查者组织起来，讲解并分发调查问卷（调查表），被调查者自己填写。该法集中、方便、节省，但若被调查者居住分散则不宜实施。

（4）电话访问：调查者通过电话访问被调查者获取信息。该法比较节省，但需要较高的电话普及率。

（5）体格检查或试验室检查：现况调查中有些变量值需要测量，如身高、体重、血压、血糖等，必须进行体格检查或试验室检查方能获得。该法常常与其他方法结合进行，而且花费较大。

（6）敏感问题的调查方法：当有些问题涉及个人隐私或利益，甚至是违法或犯罪行为，如婚外性行为、不洁性行为、吸毒、手淫、吸烟、早恋、精神疾病等，必须采用敏感问题调查法才能获得所需信息。

3. 研究种类 现况研究的种类包括普查和抽样调查。

（1）普查

1）概念：是指在特定时间范围内，对一定范围的人群中每一成员进行的调查或检查。普查的主要目的是为了普治，如乳腺癌的普查普治，早期乳腺癌行手术根除，可达临床治愈，效果很好。此外，普查可了解疾病的病情及分布；了解人群的健康水平；建立某些指标的标准值；了解疾病流行的全貌等。但是，除了普治以外，其他目的均可通过抽样调查实现，一般不首选普查。

2）普查的优缺点

A. 优点：普查能发现被调查人群的全部病例，使其能得到及时治疗；普查获得的资料能较全面地描述疾病的分布特征，有时还可揭示一定的规律，为病因分析提供线索；通过普查能普及医学知识，使社区人群对某病及其防治知识有所了解。

B. 缺点：普查由于工作量大难以做得细致，难免漏查；普查不适用于患病率很低的疾病，也不适用于无简易而准确的诊断方法的疾病；对于诊断后无法治疗的疾病及在人力、物力不足的情况下，不宜开展普查；并且普查时人力、物力消耗大，成本高，只能获得阳性率或现患率而得不到发病率资料。

（2）抽样调查

1）概念：是指从调查总体中随机抽取有代表性的一部分对象进行调查，用这部分人的调查结果，估计出总体的患病率，这就是抽样调查。在实际工作中，若不是为了早发现、早治疗患者，而是要揭示疾病的分布规律，就可以进行抽样调查。这是一种以小测大，以局部估计总体的调查方法。

2）抽样调查的原则：由于抽样调查是从整个研究人群中随机抽取一部分人，用这部分人的统计指标代表整个研究人群，要做到这一点，必须遵循两个原则即随机化和样本足够大。

3）抽样调查的步骤：①界定总体；②选择抽样方法；③确定抽样单位，编制抽样框；④确定样本的大小；⑤收集、整理和分析样本资料。

4）抽样调查的优缺点

A. 优点：①节省人力、物力和时间；②用样本代表总体，以小测大；③以样本推断总体的误差可以事先估计并加以控制；④调查的精确度高。

B. 缺点：①设计、实施与资料分析比较复杂，存在抽样误差和偏倚，不适用于变异过大的资料；②它毕竟是一种非全面的调查方法，不能查出所有患者，没法普治；③不适用于患病率过低的疾病，因样本需求过大，接近总体，不如直接普查，或者花费太大，无法进行。

5）抽样方法：常用的抽样方法有单纯随机抽样、系统抽样、分层抽样、整群抽样和多级抽样。

(二) 筛检

筛检是指通过快速的检验、检查或其他措施，对可能有病但表面上健康的人，同那些可能无病的人区分开来。筛检试验不是诊断试验，仅是一种初步检查，对筛检试验阳性或可疑阳性者，必须进一步进行确诊，以便对确诊患者采取必要的治疗措施。

筛检的目的是从表面健康的人群中查出某病的可疑患者或某病的高危人群。筛检最初应用的领域是疾病的二级预防，即早期发现那些处于临床前期或临床初期的患者，以提高治愈率。在这方面应用最广、效果较好的疾病，如儿童青少年期肺结核、成年期高血压、糖尿病及肿瘤，特别是乳腺癌、宫颈癌。近年来筛检越来越多地应用于疾病的一级预防，即及时发现某些疾病的高危个体，以减缓发病。例如，筛检高血压以预防脑卒中；筛检高胆固醇血症以预防冠心病；筛检肥胖儿以预防成人期心血管病等。

筛检与提高医疗保健服务质量相结合。以充分利用发展中国家的有限卫生资源，取得疾病控制的最大效果。例如，在孕妇中筛检高危产妇，根据其高危评分，将分娩危险性最高的产妇安排在条件较好的县市级医院分娩，将分娩危险性低的产妇安排在当地乡卫生院或村卫生室分娩。这种将孕产妇高危者筛检和转诊系统结合起来的管理办法，既合理地分配了卫生资源，又降低了产妇的死亡率。

筛检尽管已被广泛作为预防手段应用于各种疾病的控制方案之中，但近年来许多疾病筛检效果的评价，却令人失望，原因是多方面的。有效和经济效益显著是最终的评价指标。开展筛检工作时，必须严格掌握使用筛检的原则和条件。

二、分析性研究

分析性研究是在描述性研究的基础上进一步探索或检验病因假说的流行病学研究方法。其包括病例对照研究和队列研究，分别从不同时点开始纵向观察研究。

(一) 病例对照研究

1. 概念　以某病确诊的患者作为病例，以不患有该病但具有可比性的个体作为对照，回顾调查病例组与对照组中各因素的暴露情况，经统计学检验，若两组差别有意义，则可认为因素与疾病之间存在着统计学上的关联。进而推断某个或某些暴露因素是否为疾病的危险因素，以探索和检验病因假说。这种研究方法在时间顺序上是逆向的，是从现在是否患有某种疾病出发，追溯研究对象过去的暴露情况，即由果推因，通常又称为回顾性研究。它是分析流行病学中最基本的方法之一，常用于探索病因。其基本原理见图 7-2。

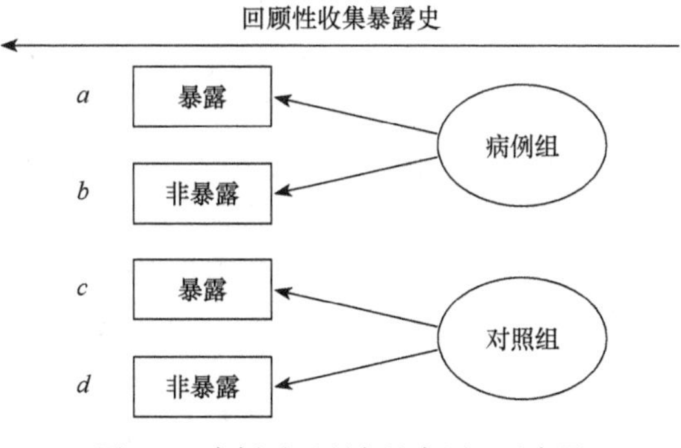

图 7-2　病例对照研究基本原理示意图

暴露是指研究对象曾经接触过某些因素，或具备某些特征，或处于某种状态。这些因素、特征或状态即为暴露因素也称研究变量。

2. 病例对照研究的类型

(1) 成组病例对照研究：在设计所规定的病例和对照人群中，分别抽取一定量的研究对象，组成病例组和对照组，一般对照人数应等于或多于病例人数，此外没有其它任何限制与规定。

(2) 配比病例对照研究：配比要求对照在某些因素或特征上与病例保持一致。配比分为：①频数配比：配比的因素所占的比例，在对照组与在病例组一致。例如，病例组中男女各半，则对照组中也应如此。②个体配比：指以病例和对照的个体为单位进行匹配。1∶1配比又称配对，1∶2、1∶3……1∶M匹配时，称为配比。配比的目的，主要是提高研究效率，控制混杂因素。所以配比的特征或变量必须是已知的混杂因子，或有充分的理由怀疑为混杂因子。

配比过度是指把不必要的项目列入配比，企图使病例与对照尽量一致，这样可能丢失信息，增加工作难度，降低研究效率。

3．病例对照研究的实施

（1）实施步骤：提出假设；制订研究计划；收集资料；对收集到的资料进行整理与分析；总结并提出研究报告。

（2）明确研究目的，选择适宜的研究类型：如果为广泛地探索疾病的危险因子，可以采用成组或频数配比；根据提供研究用的病例的数量，若研究的是罕见病，或能得到的符合规定的病例数很少时，选择个体配比方法；能否以较小的样本获得较高的检验效率，如1∶M的配比方法，M值不宜超过4。

（3）病例与对照的基本来源与选择：①以医院为基础的来源：医院的现患患者、门诊的病案及出院记录等；②以社区为基础的来源：社区、社区的监测资料或普查、抽查的人群资料等。

1）病例的选择：①疾病有明确统一、宽严适度的诊断标准。②对病例其他特征的规定：如性别、年龄、民族等。控制非研究因素增强可比性。在选择病例时若有新发病例、现患病例与死亡病例三种，尽量使用新发病例。③保证使病例达到有关规定的标准：如要求通过某一级医院或试验室的诊断，或患者必须经过某项检查等。

2）对照的选择：一般是参照病例的来源并与之一致。①同一或多个医疗机构中诊断的其他病例；②病例的邻居或所在同一居委会的健康人或非该病患者；③社会团体人群中的非该病病例或健康人；④社区人口中的非病例或健康人群；⑤病例的配偶、亲戚、同事等。对照应当来自于产生病例的人群，能代表产生病例的人群。在医院为基础的病例对照研究中，常常不能识别源人群。此时，总人群的随机样本不一定与源人群的随机样本一致。当使用医院病例时，改进对照系列的一个方法是将对照限制为那些与暴露没有联系迹象的患者。选择对照时必须考虑对照的代表性，对照与病例的可比性，以及可能出现的选择偏倚等。

（4）样本含量的估计：影响样本大小的因素有①研究因素在对照组中的暴露率P_0；②预期的该因素引起的相对危险度RR或暴露的比值比OR；③希望达到的检验显著性水平，即假设检验第Ⅰ类错误的概率α；④希望达到的检验把握度（$1-\beta$），β为统计学假设检验第Ⅱ类错误的概率。

$$N=\frac{(Z_{\alpha}+Z_{\beta})\times 2\bar{P}(1-\bar{P})}{(P_1-P_0)} \tag{7-1}$$

式中，N是样本含量，P_0是对照组暴露率，P_1是病例组的暴露率。

$$\bar{P}=(P_1+P_0)/2$$

注意：所估计的样本含量并非绝对精确的数值，因为样本含量的估计是有条件的，而这些条件并非是一成不变的；应当纠正样本量越大越好的错误看法，样本量过大，常会影响调查工作的质量，增加负担、费用；病例组和对照组样本含量相等时效率最高。

（5）获取研究因素的信息：研究因素的选定取决于研究的目的或具体的目标。与目的有关的变量不但绝不可少，而且应当尽量细致和深入，如研究吸烟与肺癌关系，有关调查对象吸烟或不吸烟的信息绝不可少，而且还应调查吸烟持续的时间、每天吸烟量、烟的种类等，以获得较多的信息。每项变量都尽可能地采取国际或国内统一的标准；定性的指标可通过询问而获得是与否，经常、偶尔等信息；通过询问、仪器或试验室检查可获得定量的资料。

（6）资料的收集：设计统一的病例对照研究调查表，通过询问调查对象填写问卷来收集信息。有时需辅以查阅档案，采样化验，实地查看或从有关方面咨询获得信息。

（7）数据资料的整理与分析：资料的整理包括原始资料的核查修正、验收、归档，原始资料的分组、归纳或编码输入计算机。数据的分析包括描述性统计和统计性推断。

（8）总结并提出研究报告，撰写论文，交流研究成果。

4. 病例对照研究资料分析方法

（1）描述性统计：描述研究对象的一般特征，如性别、年龄、职业分布等；均衡性检验，为检验病例组与对照组的可比性，比较病例组和对照组某些基本特征是否相似。

（2）统计性推断：常用指标比值比（odds ratio，OR），表示疾病与暴露之间联系的强度。所谓比值（odds）是指某事物发生的可能性与不发生的可能性之比。概率的分母中包括未发生事件数，而比值的分母中不包括未发生事件数。因此比值取值在 0～∞，而概率取值在 0～1。

比值比与相对危险度（relative risk，RR）不同，RR 的本质为率比（rate ratio）或危险比（risk ratio），即暴露组与非暴露组发病率之比，或发病的概率之比。由于病例对照研究不能计算发病率，所以病例对照研究中只能计算 OR 来估计 RR。OR 的含义与相对危险度相似，指暴露组的疾病危险性为非暴露组的多少倍。OR>1 说明疾病的危险度因暴露而增加，暴露与疾病之间为“正”关联；OR<1 说明疾病的危险度因暴露而减少，暴露与疾病之间为“负”关联。但是，在不同患病率和不同发病率的情况下，OR 与 RR 是有差别的。疾病率小于 5% 时，OR 是 RR 的极好近似值。无论以暴露比值和非暴露比值计算，或是以有病比值和无病比值计算，比值比的结果都是一样的，OR 恒等于 ad/bc。

$$\mathrm{OR}=\frac{ad}{bc} \tag{7-2}$$

1）成组资料分析。这是病例对照研究资料分析的基本形式。每个暴露因素可整理成表 7-1 的四格表形式。分析程序如下：

A. 列表，如表 7-1 所示。

B. 比较两组暴露比例：即 $a/(a+c)$ 和 $b/(b+d)$，若 $a/(a+c)$ 明显大于 $b/(b+d)$，可进行定性检验。

C. 定性检验：利用四格表成组 χ^2（卡方）检验，检验病例组与对照组两组的暴露率有无统计学的显著性。

表 7-1 病例对照研究资料整理表

暴露或特征	疾病		合计
	病例	对照	
有	a	b	$a+b=n_1$
无	c	d	$c+d=n_0$
合计	$a+c=m_1$	$b+d=m_0$	$a+b+c+d=t$

$$\chi^2=\frac{(ad-bc)^2 n}{(a+b)(c+d)(a+c)(b+d)} \tag{7-3}$$

$\chi^2_{0.05(1)}=3.84$，如果 $\chi^2\geqslant 3.84$，则 $P\leqslant 0.05$，结论为拒绝无效假设，即两组暴露率有显著的统计学联系。

$\chi^2_{0.01(1)}=6.63$，如果 $\chi^2\geqslant 6.63$，则 $P\leqslant 0.01$，结论为拒绝无效假设，即两组暴露率有非常显著的统计学联系。

D. 定量检验：计算暴露与疾病的联系强度 OR。OR<1 负相关，OR>1 无相关；OR>1 正相关，1.2～1.4 弱相关，1.5～2.9 中度相关，3.0～9.0 高度相关，>9.0 极高度相关。

E. OR 的可信区间（confidence interval，CI），前面计算的 OR 值是关联程度的一个点估计值，即用一次研究（样本人群）所计算出来的一次 OR 值。考虑到抽样误差，可按一定的概率（称为可信度）来估计总体 OR 的范围，即 OR 的可信区间，其上下限的值为可信限。OR95% 的可信区间：

$$OR_u, OR_L = OR^{(1\pm1.96/\sqrt{\chi^2})} \quad (7\text{-}4)$$

［例 7-1］ 某市普查得 80 例风湿性心脏病（风心病）患者，随机抽取 300 名正常人作为对照，进行既往链球菌感染史与风心病关系的病例对照研究，结果见表 7-2。

问题：

1. 链球菌感染史与风心病有无关联？

2. 估计一下联系的强度。

表 7-2 链球菌感染史与风心病关系的病例对照研究

暴露	疾病		合计
	病例	对照	
有链球菌感染史	48（a）	51（b）	99（$a+b$）
无链球菌感染史	32（c）	249（d）	281（$c+d$）
合计	80（$a+c$）	300（$b+c$）	380（$a+b+c+d$）

（1）列表。

（2）比较两组暴露比例：$a/(a+c)=48\div80=60\%$，$b/(b+d)=51\div300=17\%$，前者明显大于后者。

（3）定性检验：按公式（7-3）计算。

$$\chi^2=\frac{(ad-bc)^2n}{(a+b)(c+d)(a+c)(b+d)}=60.62$$

$\chi^2>6.63$，则 $P<0.01$，提示风心病的发生与既往链球菌感染史有非常显著的统计学联系。

（4）定量检验：计算暴露与疾病的联系强度 OR。

$$OR=\frac{ad}{bc}=\frac{48\times249}{51\times32}=7.32$$

OR 高达 7.32 说明既往链球菌感染史与风心病的发生高度相关，可视为该病的危险因素。

（5）OR95% 的可信限计算：

$$OR_u, OR_L=OR^{(1\pm1.96\sqrt{\chi^2})}=12.08, 4.43$$

本例 95% 的可信限表明 OR 波动在 4.43～12.08，其下限值远高于 1，提示既往链球菌感染史与风心病的发生高度相关。

2）配比资料的分析，主要介绍 1∶1 配对资料的分析。

A. 列表：将资料整理成四格表，见表 7-3。

B. 比较：比较既往暴露史在研究对子间有无差异。

C. 定性检验：χ^2（卡方）检验，用 McNemar 公式计算。

表 7-3 1∶1 配对病例对照研究资料整理表

对照	病例		对子数
	有暴露史	无暴露史	
有暴露史	a	b	$a+b$
无暴露史	c	d	$c+d$
对子数	$a+c$	$b+d$	N

$$\chi^2=(b-c)^2/(b+c) \quad (7\text{-}5)$$

此公式适用于较大样本，对子数较少时（b＋c＜40）用 McNemar 校正公式：

$$\chi^2=(|b-c|-1)^2/(b+c) \quad (7\text{-}6)$$

D. 定量检验：计算暴露与疾病的联系强度 OR。

$$OR=c/b \quad (7\text{-}7)$$

E. OR95% 的可信限计算：用成组资料计算公式 7-4。

［例 7-2］ 某市为检验冠心病与高血压病史的关系，进行 1∶1 配对病例对照研究，结果见表 7-4。

表 7-4　冠心病与高血压病史 1∶1 配对病例对照研究

对照	冠心病		对子数
	有高血压史	无高血压史	
有高血压史	15（a）	5（b）	20（$a+b$）
无高血压史	65（c）	83（d）	148（$c+d$）
对子数	80（$a+c$）	88（$b+d$）	168（N）

问题：

1. 高血压病史与冠心病有无关联？
2. 估计联系的强度。

（1）列表。

（2）比较：比较既往暴露史在研究对子间有无差异。主要看 c 是否大于 b。本例 65＞5。

（3）定性检验：χ^2（卡方）检验，用 McNemar 公式计算。

$$\chi^2=(b-c)^2/(b+c)=(5-65)^2\div(5+65)=51.43$$

自由度＝1，$\chi^2_{0.01(1)}=6.63$，$\chi^2>6.63$，则 $P<0.01$，提示冠心病与高血压病史有非常显著的统计学联系。

（4）定量检验：计算暴露与疾病的联系强度 OR。

OR＝c/b＝65÷5＝13 表示呈极高度相关，提示冠心病与高血压病史呈极高度相关。

（5）OR95% 的可信限计算：用成组资料计算公式 7-4。

$$\mathrm{OR}_u,\mathrm{OR}_L=\mathrm{OR}^{(1\pm1.96/\sqrt{\chi^2})}=26.52,6.37$$

本例 95% 的可信限表明 OR 波动在 6.37～26.52，其下限值远高于 1，提示冠心病与高血压病史呈极高度相关。

5. 病例对照研究中的偏倚与控制

（1）选择偏倚：由于选入的研究对象与未选入的研究对象在某些特征上存在差异而引起的误差。

1）入院率偏倚：也称 Berkson 偏倚。当利用医院患者作为病例和对照时，由于对照是医院的某一部分患者，而不是全体目标人群的一个随机样本，又由于病例只是该医院或某些医院的特定病例，因为患者对医院及医院对患者双方都有选择性，所以作为病例组的病例也不是全体患者的随机样本，所以难免产生偏倚，特别是因为各种疾病的入院率不同导致病例组与对照组某些特征上的系统差异。尽量采用随机选择研究对象，在多个医院选择对象等方法以减少偏倚程度。

2）现患病例－新发病例偏倚：又称奈曼偏倚。调查对象选自现患病例，可能得到很多信息只与存活有关，而未必与该病发病有关，从而高估某些暴露因素的病因作用。另一种情况，某病的幸存者改变了生活习惯，从而降低了某个危险因素的水平，明确规定纳入标准为新发病例，或有可能做队列研究，同时将暴露程度、暴露时间和暴露结局联系起来做结论可减少偏倚程度。

3）暴露偏倚：患者常因某些与致病无关的症状而就医，从而提高了早期病例的检出率，致使过高地估计了暴露程度，而产生的系统误差。如果延长收集病例的时间，使其超过由早期向中、晚期发生的时间，则检出病例中暴露者的比例会趋于正常。

4）时间效应偏倚：慢性疾病，从开始暴露于危险因素到出现病变往往经历一个较长的时间过程。那些暴露后即将发生病变的人，已发生早期病变而不能检出的人，或在调查中已有病变但因缺乏早期检测手段而被错误地认为是非病例的人，都可能被选入对照组，由此产生误差。在调查中尽量采用敏感的疾病早期检查技术，开展观察期充分长的纵向调查。

（2）信息偏倚：又称观察偏倚或测量偏倚，是在收集整理信息过程中由于测量暴露与结局的方法有缺陷造成的系统误差。

1）回忆偏倚：由于被调查者记忆失真或不完整造成结论的系统误差。选择不易为人们所忘记的重要指标做调查，并重视问卷的提问方式和调查技术，将有助于减少回忆偏倚。

2）调查偏倚：可能来自于调查对象及调查者双方。病例与对照的调查环境和条件不同，或者调查技术、调查质量不高或差错及仪器设备的问题等均可产生调查偏倚。采用客观指征、合适的人选参加调查、调查技术培训、复查等方法做好质量控制，检查条件尽量一致、检查仪器应精良、严格掌握试剂的要求等均可望减少偏倚。

（3）混杂偏倚：当研究某个因素与某种疾病关联时，由于某个既与疾病有制约关系，又与所研究的暴露因素有联系的外来因素的影响，掩盖或夸大了所研究的暴露因素与疾病的联系。这种现象及影响称混杂或混杂偏倚，该外来因素称混杂因素。防止办法：在设计时利用限制的方法，配比的方法；资料分析阶段采用分层分析或多因素分析处理。

6. 病例对照研究方法的优缺点

考点提示： 概念、对象的选择、样本含量的估计、资料的统计分析、优缺点

（1）优点：①省时、省力、省钱，并且较易于组织实施。②特别适用于罕见病的研究，有时往往是罕见病病因研究的唯一选择，因为病例对照研究不需要太多的研究对象，此时队列研究常常不实际。③该方法不仅应用于病因的探讨，而且广泛应用于许多方面，如疫苗免疫学效果的考核及爆发调查等。④可以同时研究多个因素与疾病的联系，适宜于探索性病因研究。

（2）缺点：①不适合研究人群中暴露比例很低的因素，因为需要很大的样本含量。②选择研究对象时，难以避免选择偏倚。③暴露与疾病的时间先后常难以判断。④获取既往信息时，难以避免回忆偏倚。

（二）队列研究

1. 概念 队列研究（cohort study）又称为定群研究，是将特定的人群按其是否暴露于某因素分为两组，追踪观察一定时间，比较两组的发病率或死亡率的差异，以检验该因素与某疾病有无因果联系及联系强度的一种观察性研究方法（图 7-3）。

队列研究是由因到果的前瞻性研究，被观察对象在疾病出现以前先分组，然后随访观察一段时间再比较其结局，故又称随访研究。

从上述定义可以看出，队列研究的基本思路是：如果某因素是某病的危险因素，那么暴露于该因素的人群经过一定时间后，其发病的比例一定高于未暴露人群，而且暴露于该因

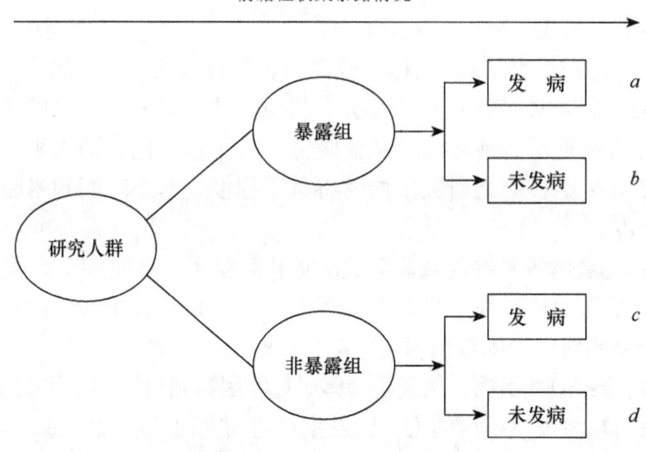

图 7-3 队列研究原理示意图

素的机会越多，其发病风险越高。反之，如果该因素不是危险因素，那么暴露与非暴露人群的发病率差异无统计学意义。

队列可以是固定的，即人群在相同时间进入队列并对其随访到观察期结束；也可以是动态的，即研究开始后不断有人加入或退出。所谓危险因素泛指能导致疾病发生率增加的研究因素。

2. 队列研究的类型　根据研究对象进入队列的时间及资料获取的方式不同，可将队列研究分为三类。

（1）前瞻性队列研究：研究对象的确定与分组是根据研究开始时是否暴露来确定，研究的结局需随访观察一段时间才能得到，这种设计称前瞻性队列研究。优点：可信度高、偏倚少。缺点：费时、费人力、费物力、费财力。

（2）历史性队列研究：研究工作是现在开始的，而研究对象是过去某个时间进入队列的。由于研究结局在研究开始时已经发生，然后追溯到过去某时期，其性质是回顾性的，故这种设计又称回顾性队列研究。优点：省时、省人力、物力。缺点：历史档案不一定符合设计要求，故适用范围较窄。

（3）双向性队列研究：根据历史档案确定暴露与否，根据将来的情况确定结局，故这种设计又称混合性队列研究。该方法不但具有历史性队列研究的优点，还弥补了其不足。

3. 队列研究的应用范围

（1）验证病因假设：确定某个暴露与疾病的因果联系及其联系强度，验证病因假设。由于它是从“因”到“果”的研究，符合因果逻辑顺序，故在病因学研究上的价值高于现况研究和病例对照研究，但非随机分组，故效力不及试验性研究。

（2）考核疾病的防治效果：如疫苗的预防效果，可以分接种组和未接种组，比较两组的发病率。

（3）观察暴露因素与多种疾病的关系：队列研究不但可以研究暴露因素与疾病发生与否的关系，还可以了解暴露因素对疾病的发展、转归、预后的影响。

（4）研究疾病的自然史及其长期变动：疾病在人群中的发生、发展到结局的全过程称为疾病的自然史。通过队列研究的随访可以观察到疾病的整个自然史，可以弥补临床观察的不足。

4. 队列研究的实施

（1）确定研究目的：主要目的是检验病因假设。

（2）确定研究因素：一般把导致疾病事件增加的暴露因素称为危险因素，把导致疾病事件降低的暴露因素称为保护因素。暴露既可以是致病因素或保护因素，还可是另一个暴露产生的后果，即另一种疾病。例如，高血压是冠心病的暴露因素，但它可能是其它暴露因素产生的结果，这要视研究目的和研究者对暴露因素的认识水平而定。

研究因素要有一个明确的执行概念，比如吸烟，事先必须明确规定何为吸烟？常用的吸烟定义为平均每天吸烟量达到 1 支或以上、时间持续 1 年以上者。

另外，要尽可能对暴露因素进行定量，并且要考虑到暴露的时间长短及暴露是否连续。

队列研究除了要确定主要暴露因素外，同时应收集其他次要暴露因素资料，以便更好地说明研究结果。但一次研究中暴露因素的数量不能太多，否则影响研究的精确程度。

（3）选择研究对象

1）暴露组的选择：可供选择的暴露人群有以下几种。

A. 特殊暴露人群：研究暴露与疾病的关联，首先选择特殊暴露人群。因为这部分人群暴露史明确，发病率也高，故易得出结果。特殊暴露人群是指对某因素有较高的暴露水平的人群。如果暴露与疾病有关，则特殊暴露人群中疾病的发病率就可能高于其他人群，这将有利于探索暴露与疾病之间的联系。例如，研究放射线辐射与白血病的关系时常选择遭受过原子弹爆炸危害的人群或接受过放射线治疗的人群。

某些职业人群也是特殊暴露人群。例如，石棉作业工人暴露于石棉，可用于石棉与肺癌关系的研究；染料厂工人接触联苯胺较多可用于膀胱癌病因假设的检验等。

B. 一般人群：这种人群的代表性最好，得到的结果外推性好，但这部分人群发病率低，所得的RR值较小，实施较困难。此时选择一般人群作研究对象时要考虑两点：①所研究的因素与疾病是人群中常见的；②研究需要观察一般人群的发病情况，特别是想要观察环境因素与疾病的关系时，无特殊暴露人群或不需要特殊暴露人群。

C. 有组织的人群：这部分人群易于联系，应答率较高，代表性较好，且易控制混杂。例如，由医生协会登记注册的执业医师。

2）非暴露组的选择：正确选择非暴露组人群直接影响着队列研究的真实性。选择非暴露组的目的是进行比较，因此要注意与暴露人群的可比性。即非暴露组人群除未暴露于所研究的因素外，其他因素如年龄、性别、职业等应尽可能与暴露人群相同。

A. 内对照：选定一群研究对象后，有暴露史的作为暴露组，余下的作为非暴露组，这就叫内对照。队列研究应尽量选用内对照，因为这是最理想的对照，除暴露因素外，它与暴露人群的可比性好。同时选用内对照较方便可行。特别是当暴露人群来自于一般人群或有组织的人群时常用内对照。

B. 外对照：暴露人群选定后，从其他人群中选择非暴露组人群，这叫外对照，一般当暴露人群为职业暴露或特殊暴露人群时常用外对照。例如，以放射科医生作为研究放射线致病的暴露人群，则可以不接触射线或接触射线极少的内科医生为外对照。

C. 不另设对照：也称一般人群对照，就是将结果与一般人群的发病率或死亡率进行比较，其优点是一般人群的发病率或死亡率容易得到且较稳定，但其资料比较粗糙、可能缺乏要比较的项目。

（4）确定样本含量：队列研究的样本含量由以下几个因素决定，包括对照组的估计发病率 p_0；暴露组的估计发病率 p_1；所要求的显著性水平 α，通常 α 取 0.05 或 0.01；把握度（power）即检验效力 $1-\beta$，通常 β 取 0.10。

计算样本含量的公式如下：

$$n=2\overline{pq}(U_\alpha+U_\beta)/(p_1-p_0)^2 \tag{7-8}$$

式中，p_0 为对照组估计发病率；p_1 为暴露组估计发病率；$\overline{p}=\dfrac{p_1+p_0}{2}, \overline{q}=1-\overline{p}$。上述公式计算的为暴露组样本含量，而非暴露组的样本含量应该大于或等于暴露组。此外由于队列研究的随访时间比较长，失访在所难免，故在确定样本量时要考虑到失访率。一般按10%估计失访率，故在原估计样本量的基础上加10%作为实际样本量。

（5）确定结局：结局变量指观察过程中预期要出现的结果事件，如研究吸烟与肺癌的关系，则肺癌为结局变量。结局变量应有明确而统一的标准，最好选用国际通用的诊断标准，以便不同地区的研究结果进行比较。

（6）随访：结局变量需通过随访获得。

5. 队列研究的资料分析 队列研究结束后，也应对所获得的资料进行整理，然后进行描述性分析，将研究对象的组成、随访的经过、结局的发生和失访率等情况作出描述。再按年龄、性别、时间分别计算各研究组在随访期的疾病发病率和死亡率，然后进行比较。

（1）率的计算：队列研究可以计算多种率，特别是能计算发病率，这是病例对照研究不可比拟的优点，因为病例对照研究无法得到病例所来自的人群的基准人口数，故无法计算发病率、患病率、死亡率等指标。

1）累积发病率（cumulative incidence，CI）：某一固定人群在一定时期内某病新发生例数与开始总人数之比，也就是一般所说的发病率。随访期越长，则病例发生越多，所以 CI 表示发病率的累积影响。CI 又是平均危险度的一个指标，也就是一个人在特定时期内发生该病的概率。

累积发病率的适用条件：样本量大，人口稳定，资料比较整齐。

计算公式，设观察期限为 n 年。

$$n\text{年的某病累计发病率}=\frac{n\text{年内的新发病例数}}{n\text{年内的平均暴露人口数}}\times\frac{1000}{1000}(100000/10\text{万}) \quad (7\text{-}9)$$

暴露组与非暴露组间率的差异要进行统计学检验。当发病率高时，可用 u 检验。如果发病率比较低，则改用二项分布或泊松分布检验。检验方法查阅有关统计学书籍。

2）发病密度（incidence density，ID）：是一定时期内的平均发病率。其分子仍是一个人群在期内新发生的例数，分母则是该人群的每一成员所提供的人时的总和。所谓人时（person-time，PT）是观察人数乘以随访单位时间的积。发病密度既说明了该人群发生的新病例数，又说明该人群的大小和发生这些例数所经历的时间。时间单位常用年，故又称人年数（person-years）。一定的人时（人年）数可来自不同的人数与不同的观察时间，如 100 人年可来自 100 人观察一年，或 50 人观察 2 年，或 200 人观察 0.5 年。

发病密度适用条件：没有限制，一般队列研究均可用，但因其计算比较复杂，故多在人口波动较大、样本量小，不能用累积发病率时应用。

计算公式：

$$\text{发病率}=\frac{\text{某人群在观察期内的发病数}}{\text{观察期内的观察对象人年数}}\times 100000/10\text{万} \quad (7\text{-}10)$$

人年数的计算请参见有关统计书籍。

3）标化比：适用于样本量小，发病率或死亡率低的情况。

标化比中最常用的指标为标化死亡比（standardized mortality ratio，SMR），它是以全人口死亡率作标准，算出观察人群的理论死亡数，再用实际死亡数与之比较而得出。其计算公式为：

$$\text{SMR}=\frac{\text{研究人群实际死亡数}}{\text{该人群理论死亡数}}=\frac{\text{研究人群实际死亡数}}{\text{暴露人口数}\times\text{全人口死亡率}} \quad (7\text{-}11)$$

如果 SMR＞1，则暴露人群的死亡率大于一般人群。

［例 7-3］ 某工厂有 28656 人，某年死于肺结核的为 17 人，而一般人群的肺结核死亡率为 9.8/10 万，则

$$\text{SMR}=17\div(28\,656\times 9.8\div 100\,000)=17\div 2.808=6.05$$

即该工厂结核病的死亡危险是一般人群的 6.05 倍。

（2）暴露与疾病的关联分析：首先将观察结果列表，如表 7-5 所示，然后进行分析。

1）相对危险度（relative risk，RR）或率比（rate ratio）：是指暴露组发病率与非暴露组的发病率之比，它反映了暴露与疾病的关联强度。计算公式：

$$\text{RR}=\frac{I_e}{I_0}=\frac{a/(a+b)}{c/(c+d)} \quad (7\text{-}12)$$

表 7-5　队列研究资料归纳表

组别	病例	非病例	合计	发病率
暴露组	a	b	$a+b=n_1$	$I_e=a/n_1$
非暴露组	c	d	$c+d=n_0$	$I_e=c/n_0$
合计	$a+c=m_1$	$b+d=m_0$	n	

RR 说明暴露使个体发病的危险比不暴露高多少倍，或者说暴露组的发病危险是非暴露

表 7-6 RR 值的关联强度参考表

RR 值	关联强度
0.9～1.1	无
0.7～0.8 或 1.2～1.4	弱
0.4～0.6 或 1.5～2.9	中等
0.1～0.3 或 3.0～9.0	强
<0.1 或>9.0	很强

（Monson RA，1980）

组的多少倍（RR 值的意义见表 7-6）。RR 的 95% 可信区间：

$$RR_u，RR_L = RR^{1\pm1.96\sqrt{\chi^2}} \tag{7-13}$$

$$\chi^2=\frac{(ad-bc)^2\cdot n}{m_1\cdot m_0\cdot n_1\cdot n_0} \tag{7-14}$$

相对危险度（RR）无单位，比值范围在 0～∞。RR＝1，表明暴露与疾病无联系；RR＜1，表明其间存在负联系（提示暴露是保护因子）；反之 RR＞1 时，表明两者存在正联系（提示暴露是危险因子）。比值越大，联系越强。

2）归因危险度（attributable risk，AR）：是指暴露组发病率与非暴露组发病率之差，它反映发病归因于暴露因素的程度。计算公式：

$$AR=I_e-I_0=\frac{a}{a+b}-\frac{c}{c+d}=I_0(RR-1) \tag{7-15}$$

$$AR的95\%CI=AR^{1\pm1.96\sqrt{\chi^2}} \tag{7-16}$$

AR 表示暴露可使人群比未暴露时增加的超额发病的数量，如果暴露去除，则可使发病率减少多少（AR 的值），因此 AR 在疾病预防中很有意义。

3）归因危险度百分比（AR%）：是指暴露人群中由暴露因素引起的发病在所有发病中所占的百分比。

$$AR\%=\frac{I_e-I_0}{I_e}\times100\%=\frac{RR-1}{RR}\times100\% \tag{7-17}$$

当 AR%＞75% 时，即可认为找到了主要病因。

6．队列研究的优缺点

（1）优点：①能直接估计因素与发病的联系强度，且先因后果，时间关系明确，符合因果关系的逻辑顺序，所得联系比较可靠；②可计算暴露组和非暴露组的发病率，能计算两组间的特异危险度和相对危险度；③一次可观察多种结果，如在调查吸烟与肺癌关系时，可同时调查吸烟与支气管炎、肺气肿、冠心病等的关系，并能了解疾病的自然史；④在疾病发生前按是否暴露于某因素分组，所获资料完整，无回忆偏倚；⑤暴露因素的测量可分等级，便于观察“剂量—反应关系”；⑥在有完整资料记录的条件下，可作回顾性定群研究，省时省力，出结果较快。

考点提示： 概念、用途、种类、对象的选择、样本含量的估计、资料分析

（2）缺点：①费时、费力、费钱，不能在较短时间内得到结果；②设计要求高，往往需要高年资流行病学专家主持，准备工作较繁重，实施难度较大；③暴露人年的计算比较繁琐；④研究罕见病时，需要大量研究对象，因而不易收集到完整可靠的资料，故不适用于罕见病；⑤每次只能研究一个或一组因素，因此不适用于多病因的疾病。

三、实验性研究

（一）概述

1．概念 实验性研究是按随机分配的原则，将研究对象分为两组，人为地给一组某种因素、措施或新药作为实验组，另一组不给这种因素、措施或给予安慰剂作为对照组，然后随访观察一定时间，比较两组的发病率或死亡率等指标，以判断这种因素、措施或新药的作用。

实验性研究以人作为研究对象时又称为试验。

2．基本特点

（1）它是前瞻性研究，需要随访观察。随访研究对象虽不一定从同一天开始，但必须从

一个确定的起点开始。

（2）实验性研究人为施加一种或多种干预措施，作为处理因素可以是预防或治疗某种疾病的疫苗、药物或方法等。

（3）随机分组是其突出特点，研究对象应该来自同一总体。

（4）必须有平行的实验组和对照组，要求在开始实验时，两组在有关各方面必须有很好的可比性，这样实验结果的组间差别才能归之于干预处理的效应。

3. 实验性研究的主要类型

（1）临床试验（clinical trial）：其研究对象是患者，以个体为单位进行随机化试验分组的试验方法，患者包括住院和未住院的患者。

（2）现场试验（field trial）：是以现场中尚未患病的人作为研究对象，并随机化分组，接受处理或某种预防措施的基本单位是个人。

（3）社区试验（community trial）：是以现场人群作为整体进行试验观察，常用于对某种预防措施或方法进行考核或评价。社区试验可以看作是现场试验的一种扩展，两者的主要区别在于，现场试验接受干预的基本单位是个人，而社区试验接受干预的基本单位是整个社区，或其某一人群的各个亚人群。

（二）实验性研究的设计与实施

1. 设计要点

（1）确定研究目的：研究目的是指此次研究要解决的问题，是验证病因假设还是评价某种措施或药物的效果等。要注意，一次实验最好只解决一个目的，如果目的过多，则力量分散，难以达到预期目的。

（2）确定研究对象：无论何种实验研究，原则上所选择的研究对象应该能够从实验研究中受益。如果是现场试验，应该在预期发病率较高的人群中进行。在临床试验中，选择病例要有统一的、公认的诊断标准，且代表性好。

（3）确定实验现场：进行现场实验时应确定合适的实验现场，以便于研究。例如，评价预防制剂或预防措施效果时，选择的实验现场应具备以下条件：①人口数量足够大，比较稳定且具有良好的代表性。②所预防的疾病具有较高而稳定的发病率，以期在实验结束后保证有足够的病例数，便于评价预防措施的流行病学效果。③当地近期未流行过所研究的疾病，也未进行过针对该病的其他预防措施，以保证效果是由研究因素所引起。④当地有较好的医疗卫生条件，便于疾病的诊断、治疗及保证登记报告资料的完整性等。⑤当地领导重视，群众乐于合作。

（4）确定样本大小：合适的样本含量是保证统计推断有效性的基础。合适的样本大小指的是在实验结束时实验组与对照组比较指标可能获得显著差异所需要的最少人数。

（5）设立对照组：通过设立对照组可以获得研究指标的数据差异，便于判定研究因素的效应。要求对照组在对疾病的易感程度、感染的机会及研究因素之外的其它影响因素等方面与实验组相同。对照的形式主要有以下几种：①标准疗法对照（有效对照）；②安慰剂对照；③自身对照；④交叉对照等。

（6）随机化分组：在实验研究中，随机化是一项极为重要的原则。只有进行随机化分组，才能使每个研究对象都有同等的机会被分配到各组去，以平衡实验组和对照组已知和未知的混杂因素，从而提高两组的可比性，避免造成偏倚。

（7）盲法：分为以下三种。①单盲：只有研究执行者（如医师）了解分组情况，研究对象（如患者）不知道自己是实验组还是对照组；②双盲：研究对象和研究执行者都不了解实验分组情况，研究设计者知道但不亲自执行；③三盲：不但研究执行者和研究对象不了解分组情况，而且负责资料收集和分析的研究人员也不了解分组情况，只有研究设计者知道，设计与实施完全分离，这样能较好地避免偏倚，从理论上讲三盲更合理，但实际实施起来很困难。

2. 实验效果的主要评价指标

（1）评价治疗措施效果的主要指标：

$$有效率=\frac{治疗有效例数}{治疗总例数}\times100\% \tag{7-18}$$

$$治愈率=\frac{治愈人数}{治疗人数}\times100\% \tag{7-19}$$

$$n年生存率=\frac{n年存活的病例数}{随访满n年的病例数}\times100\% \tag{7-20}$$

（2）评价预防措施效果的主要指标：

$$保护率=\frac{对照组发病率-实验组发病率}{对照组发病率}\times100\% \tag{7-21}$$

$$效果指数=\frac{对照组发病率}{实验组发病率} \tag{7-22}$$

此外，治疗措施效果的评价还可用病死率、病程长短、病情轻重及后遗症发生率、复发率等指标；预防措施效果考核可用抗体阳转率、抗体滴度几何平均数等指标；病因预防效果可用发病率、感染率等指标评价。

（三）临床随机对照试验

1. 概念 临床随机对照试验（randomized controlled trial，RCT）是临床试验的典范。它严格按照随机化的方法，将研究对象分为试验组和对照组，前瞻性地观察两组结果，然后进行分析比较、评价，从而得出研究的结论。

2. 随机对照试验的优缺点

（1）优点：①研究结果的对比性好：随机分配，可防止一些干扰因素的影响，并维持两组间情况的相对一致性，从而保证了研究结果的可比性；②随机分配，盲法治疗和分析，其结果与结论，将更为客观可信；③研究对象有一定诊断标准，标准化的防治研究措施和评价结果的客观标准，保证试验的可重复性；④用盲法试验可使干扰减到最小程度；⑤统计学分析在随机对照试验的基础上，具有更强的说服力。

（2）缺点：①该试验在时间、人力、财力上花费是比较大的；②代表性仅限于合格的被研究患者，所以亦具有一定局限性；③关于医德问题，如安慰剂用得不当，会出现医德问题；④随诊时间较长时，将增加患者流失。

（四）现场试验

现场试验的研究对象为尚未患病的个体，常需到“现场”（工作场所、家庭、部队、学校等）进行调查或建立研究中心。现场试验与临床试验相同之处在于，研究对象均按随机原则分为试验组和对照组。

（五）随机化分组

随机化分组是实验性研究有别于队列研究的关键之一，也是一项极为重要的原则，即将研究对象随机分配到实验组和对照组，使每个研究对象都有同等的机会被分配到各组去，以平衡实验组和对照组已知和未知的混杂因素，从而提高可比性，避免造成偏倚。

（六）实验性研究的优缺点及注意事项

1. 优点

（1）研究者根据研究目的，制订试验设计，能够对研究对象、干预因素和结果分析判断进行标准化。

（2）随机分组，使各组基本特征相似，提高了可比性，减少了偏倚。

（3）实验为前瞻性研究，通过随访获得每个研究对象的反应和结局，实验组和对照组同步进行比较，最终能作出肯定性的结论。

2. 缺点

（1）实验设计和实施条件要求高、控制严、难度大，有时难以做到。

（2）由于干预因素的限制，研究对象代表性不够，可能影响实验结果推论到总体。

（3）研究人群数量较大，试验设计要求严格，随访时间长，因此依从性可能受影响，降低实验效应。

（4）实验研究有时可能涉及医德问题。

3. 注意事项

（1）伦理道德问题：试验性研究的对象是人，工作要求十分严谨，为了确保研究对象的安全，防止发生不道德行为，必须遵循伦理道德，在开始人群试验前，应先做动物实验，初步验证此种实验方法合理、效果良好、无危害性。特别是对照组，前提是必须不损害受试者的身心健康，如安慰剂，这不是欺骗研究对象，而是真正负责任的做法，因为：①经研究证明，安慰剂虽然没有药理作用，但在心理上确有一定效果；②安慰剂对照一般是严格限制在不损害研究对象利益前提下进行的；③安慰剂对照和试验组处于同等道德处境。因为在人体试验前任何药物和方法的效果只是一种估计，既然要进行试验，就意味着某种药物和方法是否有效尚未定论，用随机安慰剂对照正是要科学地验证其有效性和安全性。这比把一种尚未肯定疗效的药物推广应用更符合道德。研究者应将试验目的、方法、预期效果及可能的危险性告知受试者及其家属，征得他们的同意。

（2）预实验：在进行正式大规模试验之前，应先在小范围作一次预试验，其目的是检验实验设计的科学性和可行性，以免由于设计问题造成人力、物力和财力的浪费。

小　结

流行病学研究方法包括描述性研究、分析性研究、实验性研究和理论性研究四种类型。本文重点介绍了前三种，其中抽样调查、病例对照研究是最常用的研究方法，是初学者必须掌握的方法，虽然队列研究和实验研究的科学性和检验效力更高，但设计复杂，实施条件要求较高，花费较大，主持人必须具备一定的流行病学修养和实际研究经验，因此对初学者不做过高的要求。

抽样调查以少窥多，用样本代表总体，经济、精确，关键是掌握好两大原则，即随机抽样和样本含量足够大，这也是该法的技术要点。

病例对照研究最大的优点是省时、省钱，容易搞，不怕失败。在病因研究中一次可筛查多个因素，经过反复多次病例对照研究之后，再行队列研究，进一步考察危险因素。

队列研究是前瞻性由因到果的研究，先因后果符合因果联系的逻辑顺序，设计得好甚至能够肯定因果关系。

实验性研究最常用的是临床随机对照实验，该法与队列研究的主要区别点在于随机分组和研究因素的人为干预，因此其科学性和检验效力比队列研究更高。随机分组确保两组均衡可比，更有力地控制混杂因素，人为干预更有利于研究因素的控制，通过严格的控制使研究结果更加科学、可靠。

考点提示： 有关概念、特征、分类和设计要点

目标检测

一、名词解释

1. 抽样调查　　2. 普查
3. 病例对照研究　　4. 实验性研究
5. 队列研究　　6. 筛检

二、填空题

1. 分析性研究包括 ＿＿＿＿＿ 和 ＿＿＿＿＿。
2. 实验性研究的主要类型是＿＿＿＿、＿＿＿＿、＿＿＿＿。

三、选择题

A1 型题

1. 队列研究属于哪一种流行病学研究方法（　　）
   A. 描述性研究　　B. 分析性研究
   C. 实验性研究　　D. 理论性研究
   E. 临床性研究
2. 现况调查的结果常用下列哪种指标（　　）
   A. 发病率　　B. 死亡率
   C. 患病率　　D. 病死率
   E. 罹患率
3. 欲调查某地 HBsAg 携带情况，首选（　　）
   A. 筛选　　B. 抽样调查
   C. 病例对照研究　　D. 队列研究
   E. 现场试验
4. 致病因子的流行病学研究方法有两类，即观察法与实验法，两者主要区别之一在于实验法中（　　）
   A. 设立对照，对照组与实验组均衡可比
   B. 实验组与对照组样本含量相等
   C. 研究是前瞻性的，由因到果，符合因果关系的逻辑顺序
   D. 研究组与对照组同时存在
   E. 研究组与对照组是随机分配的

A2 型题

5. 对孕妇进行访视、询问并记录她怀孕期间的吸烟情况，按吸烟与否分成暴露组和未暴露组，然后分析吸烟暴露与婴儿低出生体重的关系，这种研究属于（　　）
   A. 现况调查　　B. 临床试验
   C. 现场试验　　D. 队列研究
   E. 病例对照研究
6. 在一项 750 名病例和 750 名对照的冠心病危险因素研究中，分别在 500 名病例和 150 名对照中发现可疑病因因素，具有该因素者的冠心病发生率是（　　）
   A. 66.7%　　B. 36.7%
   C. 20%　　D. 10%
   E. 以上资料不能计算

A4 型题

（7～9 题共用以下资料）

某单位有职工 2000 人，其中男性 1600 人，女性 400 人，有职工食堂一个，平时职工都在该食堂用餐，2011 年 7 月 6 日 14：00 时开始，有腹泻患者陆陆续续到卫生室就诊，1 个小时内已有 50 个患者就诊，其中男性 40 人，女性 10 人。卫生室防保员怀疑食物中毒暴发，及时向单位分管领导报告，并用电话尽快向属地疾病控制部门报告，请求协助调查处理。

7. 根据上述资料，下面说法正确的是（　　）
   A. 男性患者是女性患者的 4 倍，这次食物中毒以男性多发，应给予特别关注
   B. 男女患病率相等，都是 2.5%，此次食物中毒与性别无关
   C. 男女发病率（罹患率）相等，都是 2.5%，此次食物中毒与性别无关
   D. 男性患者占 80%，女性患者占 20%，经统计学检验差别有显著性，所以男性是关键
   E. 男职工占职工总数的 80%，女职工占 20%，发病构成与职工总构成相等，说明发病与性别无关
8. 疾病控制医师赶到现场后，经过核实诊断，初步判断此次系食物中毒暴发，为了查明暴发的原因，应首先采取什么调查（　　）
   A. 病例对照调查　　B. 现场试验
   C. 队列调查　　D. 流行病学调查
   E. 普查
9. 通过调查，截止到 2011 年 7 月 6 日 24 时，共发生食物中毒患者 300 人，男 240 人，女 60 人。并查清了当天午餐就餐人数，午餐食谱。下一步如何进行调查（　　）
   A. 化验可疑食物有无致病菌，必要时进行动

物实验，观察致病情况

B. 化验患者的粪便，找到致病菌，选择有效药物治疗患者，并推断常见食物

C. 进行病例对照调查，调查可疑食物的暴露率，统计分析判断可疑食物

D. 进行临床随机对照试验，将患者随机分为两组，一组吃可疑食物，另一组作为空白对照，统计分析食物的致病性

E. 进行现场试验，将尚未患病的职工随机分为两组，到“现场”——食堂进行试验，试验组吃可疑食物，对照组不吃可疑食物，统计分析食物的致病性

四、简答题

列表比较病例对照研究与队列研究的优缺点。

（张东献）

第 8 章　病因和病因推断方法

学习目标

1. 了解疾病发生的基本条件。
2. 理解判断病因的推理方法。
3. 理解病因判断的标准。

案例 8-1

患者，男，62 岁，患冠心病心脏扩大 5 年，每天自服用地高辛 1 片，一周来低热、咳嗽、吐白痰，未治疗，近 3 天出现严重呼吸困难，稍活动即心慌气短，伴食欲不振，双下肢水肿入院，半卧位，口唇发绀，双肺底可闻及湿啰音，心率 110 次 / 分，节律不齐，双下肢凹陷性水肿。

问题：

1．此次心力衰竭发生的主要诱因是什么？

2．为了防止心力衰竭的再次发生，应对患者及其家属进行哪些健康教育？

疾病的发生必须具备一定的条件，即有因才会有果。探索疾病的病因是流行病学研究的一项重要内容，病因直接关系着疾病的预防、诊断和治疗。

由于研究的出发点和观察对象的角度不同，不同学科对病因的理解也不完全一致。例如，人们对传染病病因的认识往往是这样的，脑膜炎双球菌是引起流行性脑脊髓膜炎的病因，结核杆菌是导致结核病产生的病因等。从某种角度来说，这样的认识是正确的，但是从流行病学的角度，以预防和控制疾病、促进健康为出发点来看，这样的认识却是狭隘的。现代流行病学是从宏观和群体水平研究病因的，认为“那些能使人们发病概率增加的因子就是病因”。因此，某种疾病的病因应该是由众多因素共同构成的。

考点提示：病因的概念

第 1 节　疾病发生的基本条件

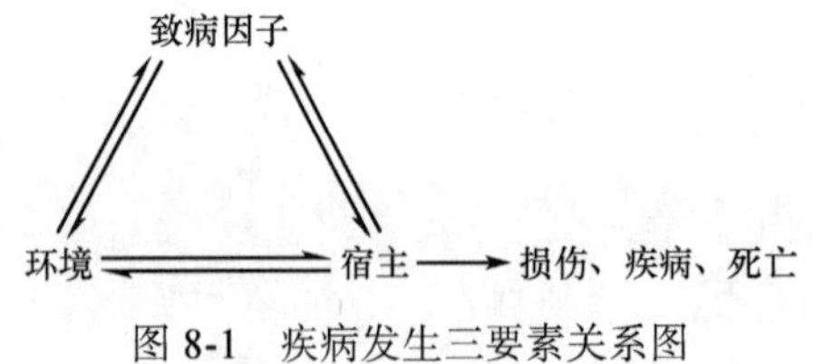

图 8-1　疾病发生三要素关系图

疾病的发生与流行，必须具备致病因子、宿主和环境三个基本条件，也可称之为疾病发生的三要素，在疾病防治工作中常习惯称之为危险因素。疾病在人群中的发生和发展就是这三个基本要素相互作用的结果，见图 8-1。

一、致病因子

致病因子（agent）即病原因子，它是疾病发生和流行的直接病因，用现代病因概念的理论来理解，可以认为致病因子主要是指疾病发生的必要条件，如果缺乏致病因子就不会引起相应的某一疾病。按性质，可以将致病因子分为三大类，即物理性、化学性和生物性致病因子。

1. 生物性致病因子　主要有病原微生物、寄生虫等病原体，还包括有害动植物和它们的毒素，是导致传染病、寄生虫病、某些食物中毒等疾病的特异性病因。例如，乙肝病毒引起乙型肝炎，蛔虫引起蛔虫病，误食有毒蘑菇导致毒蕈中毒等。某些生物性致病因子还有致癌、致突变、致畸胎作用，如黄曲霉毒素就有强致肝癌作用。

2. 化学性致病因子　约有数千种化学物质可以对人体致病。其中可引起机体各种急、慢性中毒反应的化学物质比较多，如汞、铅、有机磷等；有的可发生致癌作用，如石棉、苯、砷等；还有一些致突变、致畸胎的作用较突出，如药物反应停（塞利多米）致畸胎可产生“海豹肢畸形”等。

3. 物理性致病因子　环境中的物理性致病因子有多种，冷、热、光、声、电和辐射等，在一定条件下均可成为致病因子。例如，冷可产生冻伤，热过度会引起中暑，噪声能造成听力损害，X 射线有三致作用（致癌、致突变、致畸胎）等。

二、宿　　主

宿主（host）是致病因子侵袭的目标，是对致病因子有感受性的生物体，包括人和动物。人类宿主特征中有许多方面的因素与疾病有关，如遗传、免疫状况、生理心理状态、性别、年龄、种族、行为特征等，其中与遗传、免疫状况和行为特征的联系最为密切。

1. 遗传因素　与疾病有着极为密切的关系，表现为遗传性疾病能以染色体和基因缺陷作为遗传特征，由上一代传给下一代，如色盲、白化病、唇裂和腭裂等。随着现代医学的发展，有些严重危害人类健康的疾病也已被证明与遗传因素密切相关，如肿瘤、糖尿病、动脉粥样硬化、冠心病、高血压病、精神分裂症等疾病的发生，都有着一定的遗传基础。随着疾病发病机制的进一步阐明，人们将从环境和遗传两个方面提出防治对策，这是一个正在开拓的广阔领域。

2. 免疫状态　对疾病的发生和发展有着明显的影响。免疫生理反应起着保护机体、维持机体免疫功能稳定的作用，使机体能够抵抗致病因子的侵袭，并通过自身稳定和监视作用，消除衰老、损伤或突变的细胞。如果免疫功能低下、异常或免疫缺陷则会引起变态反应、自身免疫性疾病、肿瘤等疾病。

3. 行为特征　可以理解为由于一定的性格倾向所导致的行为模式。20 世纪 50 年代，Friedman 和 Rosenman 等提出 A 型性格模型，其典型特征是争强好胜、雄心勃勃、工作努力、有时间紧迫感，但性情急躁、缺乏耐心、有竞争敌意倾向。由 A 型性格所引起的行为模式即为“A 型行为”模式，与 A 型性格相对应的是 B 型性格，表现为不争强好胜、无时间紧迫感、做事不慌不忙。流行病学调查表明：A 型性格者冠心病的发病率、复发率、死亡率均高于 B 型性格的人，A 型性格已被确认为冠心病的一个主要危险因素。另外，还有一种 C 型性格模型（“C 型行为”模式）被提出来，其典型特征是压抑、过分忍让、回避矛盾、好生闷气。研究表明此型者宫颈癌的发病率是其他人的 3 倍，患肝癌、胃癌等消化系统肿瘤的危险性更高。

三、环　　境

致病因子和宿主都无法脱离一定的环境条件而生存，而且致病因子和宿主还都是环境的组成部分。因此，环境对疾病的发生和发展发挥着至关重要的作用。按性质可将环境分为自然环境和社会环境两类。

1. 自然环境　包括地理、气候和生物因素等。

地理因素包括地形、地貌、土壤、水文等。地方病的流行与特定的地理因素有一定的联系。例如，我国的地方性甲状腺肿集中分布于内地山区，与当地饮水及土壤中含碘量过低有关；克山病主要分布在环境缺硒的东北、西南两病区。

气候因素包括温度、湿度、雨量、风向、阳光、大气压等，这些因素可以作用于致病因子，也可以作用于宿主而对某些疾病的发生与分布有明显影响。例如，钩虫病的发病在雨后明显增多；呼吸道传染病冬季高发；我国的血吸虫病主要分布于长江两岸及其以南的13个省、市、自治区，就是由于作为血吸虫中间宿主的钉螺适于在这些气候温暖、雨量充足的地区生长；我国东南沿海地区原发性肝癌的发病率高于西北高原地区，这与沿海地区气候温暖、潮湿致使食物易于霉变有关。

生物因素是指自然界的一切动、植物，包括传播疾病的虫媒（如蚊、蝇等）、传染病的动物宿主（哺乳动物）及作为食物来源的动、植物等。生物因素可直接就是致病因子，也可是致病因子作用于宿主之前的中间环节。

2. 社会环境 包括社会制度、经济状况、医疗卫生服务、文化、社会活动等因素。

社会制度和经济状况对人民生活、劳动条件和医疗预防工作有直接影响。一般在自然灾害、社会动荡或战争条件下，由于环境和生活条件被破坏及人口的大量流动等，都能促使疾病的发生和流行。以我国为例，在贫穷落后、社会动荡、战争不断的旧中国，传染病、寄生虫病、地方病和职业病等严重地危害着人民的健康。新中国成立后，在党和国家的正确领导下，社会政治、经济状况发生了根本变化，为人民卫生保健事业提供了最为有利的条件。由于坚持“预防为主”的卫生工作方针、建立健全各级医疗预防机构、颁布一系列卫生法规及开展计划免疫和群众性的爱国卫生运动等，使部分严重危害人民健康的疾病得到了控制或基本消灭，人民健康水平显著提高。

社会的发展有时也会造成疾病发生、流行的有利条件。例如，工业发展带来了严重的工业污染，这是造成现在环境污染的重要原因；农业生产中大量使用的化肥和农药同样污染着环境，严重地危害着人类健康。因此，应该重视环境保护、改善劳动条件和减少有害因素，以创造有利于人民健康的生活和生产环境。

考点提示： 病因三角模式的涵义

总之，致病因子、宿主和环境这三要素在疾病的发生和发展上都起着重要的作用，现代病因观将这种把病因分成致病因子、宿主和环境三要素，并等同看之的观点称为病因的三角模式。它强调疾病发生的三要素各占等边三角形的一个顶角，三方面的因素可相互作用。在一定程度上处于平衡的状态时，机体能保持健康状态，一旦其中某要素发生了变化，使三者失去了平衡，就将导致疾病的发生。

病因的轮状模式

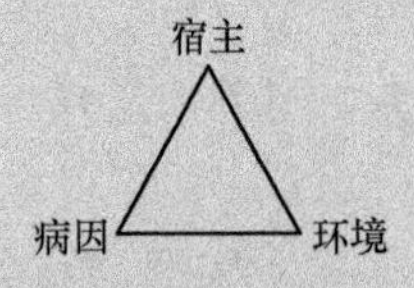

图 8-2 病因的三角模式

病因的三角模式（图 8-2）用来解释有特异的直接病因的疾病非常合适，如由生物学病原体引起的各种疾病（传染病、寄生虫病等）、职业病、各类中毒性疾病等。而近年来对人类危害较大的非传染性疾病，如恶性肿瘤、心脑血管疾病、糖尿病等，是没有特异病因的，为了能更确切地表示出这些疾病的病因，于是一个新的模式——轮状模式（图 8-3）又出现了。该模式将病因分为环境与机体两大部分，强调了环境与机体的密切关系。机体占据轮轴的位置，它包括年龄、性别、营养状况、对疾病的免疫力、遗传等内在因素，

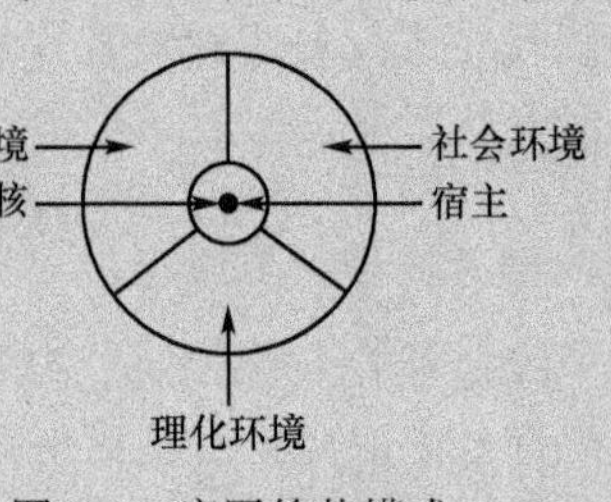

图 8-3 病因轮状模式

链接

并强调了其中遗传物质的重要性；外围的轮子表示环境，包括生物环境、物质环境（即物理、化学环境）和社会环境，机体生活在环境之中，而病因存在于机体和环境之中。各个部分所占面积的大小根据各因素在特定疾病的发生中所起作用的大小而定，由此阐明在疾病发生过程中机体与环境的作用和关系。可见，轮状模式也同时涵盖了三角模式的含义。

链接

第 2 节　病 因 推 断

案例 8-2

20 世纪 50 年代后期，德国推出一种治疗孕妇妊娠呕吐的新药——反应停（沙利度胺，酞胺哌啶酮，Thalidomide）。该药上市后迅速风靡欧洲，并被推广到亚洲、澳洲、北美、拉丁美洲等。1959～1962 年在欧洲、南美、澳大利亚、日本等地发现许多新生婴儿的上、下肢特别短，甚至没有上臂、没有大腿，而手和脚却直接连在身体上；有的儿童还有心脏和消化道畸形、多发性神经炎等，这就是海豹肢畸形（phocomelia）。海豹肢畸形儿会跟患儿的母亲在妊娠期服用反应停有关系吗?

对德国 1949～1961 年短肢畸形病例发生情况进行分析，发现 1959 年之前很少有记录，1960 年病例数量迅速增加，结合病例报告等提供的信息，人们开始怀疑反应停可能是罪魁祸首。1961 年 12 月，前西德市场停止出售反应停，从 1962 年中出生的儿童便很少发生这种畸形。对不同国家反应停销售量与短肢畸形数的关系进行调查，发现反应停销售量越多，畸形儿出生就越多。美国、法国、捷克斯洛伐克、瑞士和当时的前东德等少数国家没有进口反应停，也未发生此灾难。

Weick H 等在 1963 年报告了他们的回顾性研究。他们调查了 200 个病例的母亲和 300 个健康婴儿的母亲，显示出 24.0% 的畸形儿的母亲有服用过反应停的历史，对照仅 2.2%，OR＝10.91。Mebrige WG 在 1963 年报告了一次前瞻性队列研究结果。某妇产科曾在孕妇中应用反应停，当反应停被怀疑有致畸作用后，他们开始了该项研究。结果发现怀孕后 0～8 周用过反应停的孕妇发生儿童肢体缺陷的比例为 42%，早期未用过的比例则仅为 0.24%，RR＝175，AR＝41.76%。

一些学者还进行了动物的实验研究，发现反应停具有胚胎毒性，反应停可以透过胎盘，进入胎儿体内，抑制胎儿胃细胞的分裂，导致畸形儿的产生。

问题：

1. 在这次事件中人们是如何推断反应停与海豹肢畸形之间存在因果关系的?
2. 将你的推断过程经过总结上升到理论。

病因研究对于疾病的预防、诊断、治疗及预后有着重要的意义，因此医学研究非常重视对病因的研究。在探寻病因的过程中实验医学、临床医学和流行病学都建立了自己的研究方法。临床医学对病因的研究表现在诊治疾病的过程中，一般是通过对患者表现出的症状和体征及其他相关信息进行分析和判断，最后作出诊断并加以治疗，此过程可以掌握一些疾病的病因线索。实验医学主要是对各种生物性、化学性或物理性的病因通过实验加以证实。流行病学是从宏观的角度在复杂的自然、社会现象中找出疾病发生的原因。在工作实践中若能掌握与灵活地运用上述三种方法于病因研究中，则可加速病因研究的过程，对指导临床预防、诊断及治疗疾病有重要的意义。本教材主要是站在预防医学的角度介绍应用流行病学的方法研究病因的一般理论，流行病学研究病因的过程一般可以分为四个阶段：①通过大量收集临床资料及疾病三间分布上的特征，提出病因线索；②根据已掌握的信息，利用各种逻辑推理方法，建立病因假设；③通过分析性研究和实验性研究来检验病因假设，一般先进行病例对照研究，然后应用队列研究，再进一步进行实验研究；④结合临床研究、实验室资料及流行病学研究结果进行综合判断，完成病因推断。对病因研究过程中的第一和第三阶段的内容在其他章节已做过讲解，这里仅重点介绍判断病因的推理方法和病因推断过程中病因判断的标准。

一、判断病因的推理方法

在形成病因假设的思维、分析和推理中，常应用19世纪著名哲学家J. S. Mill的逻辑推理方式。Mill提出科学实验四法，即Mill准则（Mill's cannon），后人将同异并用法单列，使研究因素与疾病关联或关联强度的因果分析推理的原则加以系统化，即科学实验五法：求同法、求异法、同异并用法、共变法和剩余法。

1. 求同法 设研究的事件特征为A，B，C，D，E……研究的因素（暴露）为a，b，c，d，e……研究事件具有共同的特征A（特定疾病），而这些相同疾病A的病例均有相同的研究因素（暴露）a，因此因素a是疾病A的影响因素。

例如，在肝癌病例（A）中发现均有或相当部分有乙肝病毒感染标记（a），表明乙肝病毒是肝癌的影响因素。各病例可能还有其他特征（如B，C，D，E……），但肝癌（A）特征是共同的；各病例可能还有其他暴露（如b，c，d，e……），但乙肝病毒感染（a）是共同的。当然，观察亦可从乙肝病毒感染到肝癌：如发现乙肝病毒持续感染者相当部分发生肝癌，表明乙肝病毒是肝癌的影响因素。

又如在一次食物中毒的暴发调查中，发现所有的中毒表现者均吃过某种食物，则该食物就可能是导致该次暴发的污染食物。

2. 求异法 设研究的事件特征为A，B，C，D，E……研究的因素（暴露）为a，b，c，d,e……研究事件均无特征A（特定疾病）即为非病例，而这些对象也没有研究因素（暴露）a，因此因素a是疾病A的影响因素。

如在非肝癌病例（对照，非A）中发现均无或相当部分无乙肝病毒感染标记（a不出现），表明乙肝病毒是肝癌的影响因素。当然，观察亦可从非乙肝病毒感染到未发生肝癌：如发现非乙肝病毒感染者基本上不发生肝癌，表明乙肝病毒是肝癌的影响因素。

又如肺癌发病率高的人群与发病率低的人群的吸烟率不同，因而提出吸烟可能是肺癌的病因的假设。

3. 同异并用法 即求同法和求异法并用，相当于同一研究中设有比较组，可以控制干扰因素。

例如，在肝癌病例中发现均有或相当部分（显著地高于比较组）有乙肝病毒感染标记，而在非肝癌病例中发现均无或相当部分无乙肝病毒感染标记，表明乙肝病毒是肝癌的影响因素。同样的，此方法也适用于队列研究。同异并用法是分析流行病学和实验流行病学的主要逻辑基础。

4. 共变法 当有关（暴露）因素不是定性的，而是等级或定量的，并与事件（疾病）效应成量变关系，才可以应用共变法。设A_1, B_2, C_3……是事件（疾病）效应不同数量的状态，a_1，b_2，c_3……是研究因素（暴露）不同数量的状态，两者间有共同变动的关系，因此因素a是疾病A的影响因素。即某因素出现的频率或强度发生变化时，某疾病发生的频率与强度也随之变化，则该因素很可能是该病的病因。

例如，在吸烟与肺癌的研究中，随着吸烟剂量（等级）a_1，b_2，c_3的增加，肺癌的优势比

（OR）或相对危险度（RR）也增加，即呈共变或剂量反应关系，所以支持吸烟为肺癌的病因。

又如在温州散发性脑炎的调查表明，这种散发性脑炎的发生率与该地咪唑类驱虫药驱虫净（TMS）的销售情况一致。因而提出这种驱虫药可能与这种脑炎有关。

5. 剩余法 对某复合结局事件（A，B，C），已知它的有关（暴露）因素在特定的范围内（a，b，c）通过先前的归纳又知道b说明B，c说明C，那么剩余的a必定说明A。

考点提示：科学实验五法的逻辑推理方式

例如，在肝癌的病因研究中，肝癌的发病率除了乙肝病毒和黄曲霉毒素能解释的部分，还有未能解释部分，这部分就可以归因于暴露因素范围内“剩余”的因素。

在临床诊断及暴发原因的调查中，常用剩余法进行逻辑推理，帮助形成病因假设。

二、病因判断的标准

病因推断（causal inference）是确定所观察到的联系是否可能为因果联系的过程。在推断因果联系时，必须排除虚假关联和间接关联，然后根据因果联系的标准进行判断。

虚假关联和间接关联

当某危险因素与某疾病有统计学联系时，有三种可能：即虚假的联系、间接的联系和因果联系。只有在排除了虚假的联系和间接的联系之后，才能对两事件间是否有因果联系进行推断。虚假联系：是指事物之间实际上不存在联系，是在研究过程中有意或无意（如研究设计的缺陷、调查方法的错误等偏倚）造成的假象。例如，某药商宣传其药可以促进儿童的生长发育，服用方法是将其药溶在一杯牛奶中服用，并说明用他的方法会得到服用其药促进发育的结果，但这种结果不一定是其药的作用，因为每天加服若干次牛奶也会促进生长发育。虽然药物与生长发育之间有统计学意义，但这种联系是虚假联系。间接联系：如果两种疾病或事件（B、C）都与某一个因素（A）有联系，而导致两种疾病或事件之间也存在着统计学上的联系，这两种疾病之间的联系就是间接的联系。例如，白头发与高血压都与年龄有关，于是就出现白头发的人比非白头发的人的高血压患病率高，差异有统计学上的意义。但白头发与高血压之间的关系仅是间接联系，并非因果联系。也就是说，白头发不是高血压的病因。再如，冠心病与肺癌都与吸烟有关，于是冠心病与肺癌的发病率也出现了相关。同样道理，冠心病与肺癌并非因果联系，仅是间接联系。

随着流行病学对慢性病病因研究的深入及认识的加深，流行病学判断病因的标准亦在不断地发展完善之中。Doll和Hill在研究吸烟与肺癌的关联强度过程中，于1962年在世界外科总会的一个关于吸烟与健康的专家咨询委员会上提出了用流行病学方法判断病因的5条标准，并在1964年世界外科总会年报中发表了这5条标准。1965年，Hill在皇家医学会职业医学分会中，将上述的5条标准又扩展至9条。目前，这个标准已成为世界公认的判断病因的标准。

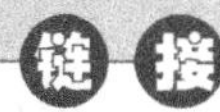

1. 关联的时间性 有因才有果。“因”一定先于“果”，这在病因判断中是必须的。在确定前因后果的时间顺序上，实验研究和队列研究最佳，而在病例对照研究或横断面研究中则常常难以判断。

例如，在一次肝癌的横断面研究中，发现肝癌患者的HBsAg阳性率明显高于非肝癌患者，但该结果不能提示是先有乙肝病毒感染而后有肝癌，还是先有肝癌而后有乙肝病毒感染。因此，无法明确其因果关联。

2. 关联的强度 评价关联强度的主要指标是相对危险度（RR），在病例对照研究中可用比值比（OR）表示。如果某因素与某疾病的关联强度越强，则间接关联和虚假关联的可能性越小，成为因果关联性可能就越大。

例如，吸烟与若干种疾病关联的研究中，发现吸烟与肺癌的RR达9～10，而吸烟与急性心肌梗死的RR约为2，因而提示吸烟与肺癌的因果关联成立的可能性较吸烟与急性心肌梗死的因果关联成立的可能性大。但在这里提示有两点注意：①并非弱的关联就一定不是病因，只是这时更需要考虑偏倚或混杂作用的可能性，作因果判断时更应慎重；②在作因果关联判断时，并没有公认、明确的关联强度的确定值。

3. 剂量反应关系 如果观察到随着某因素暴露剂量的增加，人群发生某病的危险性增加，因果关联的强度增大，则称该因素与该疾病之间存在剂量反应关系。此时该因果关系成立的可能性就越大。

例如，关于吸烟与肺癌的研究表明，随着吸烟量的增加，患肺癌的危险性也增加（RR增大），吸烟与肺癌呈现明显的剂量反应关系。广义的“关联的强度”也可以包括“剂量反应关系”的积差相关或等级相关。

但应注意的是，有些因素的生物学效应存在剂量反应关系，而有些则表现为“全有”或“全无”的形式。因此当不存在剂量反应关系时，不能否认因果关系的存在。

4. 关联的特异性 严格的特异性是指病因与疾病有严格的对应关系，即某因素只能引起某疾病，而某疾病只能由某因素引起。这种严格的特异性一般只适用于传染病，而对于大多数非传染病的病因而言，特异性并不明显。例如，吸烟与肺癌的关系，吸烟除引起肺癌外，还可以引起心肌梗死、口腔癌及胃溃疡等。另外，肺癌也可由其他因素引起，因而两者不存在特异性。但另一方面，在吸烟与各种疾病的关系中，与肺癌的关联强度最大，而且多数资料表明，两者的关系主要表现在吸纸烟与支气管鳞状上皮癌之间的关系。因此，又可认为两者存在一定的特异性。总之，当关联具有特异性时，即可加强病因推断的说服力，但当不存在特异性时，也不能因此而排除因果关联的可能。

5. 关联的可重复性 可重复性是指某因素与某疾病的关系在不同时间、不同地点、由不同学者用不同的研究方法进行研究均可获得相同的结果。重复出现的次数越多，因果推断越有说服力。

例如，关于吸烟与肺癌关系的流行病学研究，世界各国所有的研究均有相似的结果。多数研究的可重复性使因果关联的可能性增加，而少数或个别研究的不同甚至有相反的结果，并不能简单反驳因果假设，但需要仔细探究结果差异的缘由。

6. 关联的一致性 如果某因素是某病的病因，则该因素应能解释该病的所有人群现象。例如，吸烟是肺癌的一个病因，则应能解释香烟消耗量与肺癌死亡率的关系，肺癌发生率近年的上升趋势，肺癌在不同性别、不同年龄、不同职业及城乡之间发病率的差异等人群现象。但由于肺癌病因的多元性，在某些人群中出现的某些现象可能不能用吸烟来解释，此时，亦不能否定吸烟与肺癌两者之间的因果关联。

7. 关联的合理性 是指某因素作为某病的病因，在科学上应“言之有理”即要求能用现代医学理论进行解释。其包括两个方面：①对于关联的解释与现有的理论知识不矛盾，符合疾病的自然史和生物学，这相当于客观评价。例如，高脂血症与冠心病的因果关联，与冠状动脉粥样硬化的病理证据及动物实验结果吻合。②研究者或评价者从自身的知识背景出发，支持因果假设的把握度，这相当于主观评价。例如，吸烟与肺癌的因果关联，设想，香烟的烟或焦油等化学物质随烟雾吸入及沉积在呼吸系统的组织和细胞上，引起癌变不是没有道理的，但现有的知识理论总有其局限性，因此，看似不合理的因果关联也不一定不成立。对于一时尚找不到合理的解释时，不要贸然否定其因果联系，也可能是相关学科知识尚未发展到一定水平，当进一步发展后可能是合理的。例如，1854 年 Snow 提出霍乱是由活的致病微生物引起，并且这种活的致病因子是存在患者粪便中，经饮水传播。这种设想直到 30 年后分离到霍乱弧菌才有了合理的支持。

8. 相似性　如果已知某化学物有致癌作用，当发现另一种类似的化学物与某种肿瘤有关联时，则两者因果关系成立的可能性较大。

9. 实验证据　在因果关系的判断中，如果有相应的实验证据，则说服力大大提高。例如，在高胆固醇饮食与心血管疾病的实验性研究中发现低胆固醇饮食能使心血管疾病的发病率降低；在吸烟与肺癌的研究中，发现戒烟能使肺癌的死亡率下降，这些结果都可成为有力的因果关联的证据。

考点提示： 病因判断的标准

综上所述，因果关系的判断是复杂的，在上述标准中，联系的时间性是必须满足的。在因果关系的判断中，满足的条件越多，则其关系成立的可能性越大，误判的可能性就越小。由于多因素之间的复杂联系，一项研究中上述条件总不能完全满足，故不宜轻易否定因果关系的存在，宜作进一步的论证。另外，在因果关联的推论中，出现不同的研究结果，首先要认真地考察研究设计的科学性、合理性，以此来判断研究结果的可靠性。

小　结

疾病的发生与流行，必须具备致病因子、宿主和环境三个基本条件，也可称之为疾病发生的三要素。现代病因观将这种把病因分成致病因子、宿主和环境三要素，并等同看之的观点称为病因的三角模式。基础医学、临床医学和流行病学均将病因研究作为自己的主要任务，共同致力于病因探讨。流行病学研究中的病因和病因推断实际上是分析流行病学的指导框架和评价准则，对于形成正确的因果思想和准确的研究结果是至关重要的。在形成病因假设的思维、分析和推理方法中，“科学实验五法”功不可没。在病因推断过程中，应依据目前世界公认的判断病因的 9 条标准，即关联的时间性、关联的强度、剂量反应关系、关联的特异性、关联的可重复性、关联的一致性、关联的合理性、相似性、实验证据。因果关系的判断是复杂的，一项研究中总不能完全满足所有条件，不宜轻易否定因果关系的存在，应综合考虑，科学论证。

目标检测

一、选择题

1. 疾病的发生与流行必须具备的基本条件是（　　）
   A. 高危人群　　B. 自然环境
   C. 社会环境　　D. 病因
   E. 致病因子、宿主和环境
2. 从流行病学研究的角度看，病因是指（　　）
   A. 疾病发生的直接原因
   B. 疾病发生的次要原因
   C. 疾病发生的诱因
   D. 与疾病的发生和流行有关的因素
   E. 疾病发生的原因
3. 某地在春节期间发生数十名症状相同的不明原因疾病，经调查发现患者均有吃涮羊肉史，后证实所吃的羊肉里有旋毛虫寄生。这种逻辑法是（　　）
   A. 求同法　　B. 求异法
   C. 共变法　　D. 同异并用法
   E. 剩余法

二、简答题

1. 科学实验五法包括哪些内容？
2. 目前国际公认的病因判断标准有几项？

（张东献）

第9章　疾病的分布与分析

学习目标

1. 理解疾病分别在地区、时间、人群分布上的表现。
2. 了解疾病在地区、时间、人群分布的综合描述。
3. 了解描述疾病分布的常用指标。

疾病的分布（distribution of disease）是指疾病在不同的地区（地间）、时间和人群（人间）的分布现象（简称疾病“三间”分布）。疾病的分布受致病因子、环境因素及人群特征等因素的影响，是个动态过程。研究疾病的分布规律，是流行病学研究的起点，用以探索病因和影响疾病流行的因素，从而为制订防制策略与采取相应的措施及其效果的评价提供科学的依据。

案例9-1

1996年8月，某远洋客轮上发生一起军团病的暴发。船离开港口时载有350名乘客，50名船员。8月1日前一周内，在一次风暴中有1/7的乘客遇难。8月份第一周中，船上有20人发生军团病。其中一半很快死亡。随后的1周内又有20人发病，症状持续了1个月，但无死亡。

问题：

1．我们应该如何描述此次疫情？应该采取哪些描述疾病分布的指标？

2．此次疫情的发病率、死亡率、病死率等指标应该如何计算？

第1节　疾病的地区分布

疾病的发生往往受地区的自然环境和社会条件的影响。研究疾病在不同地区的分布特征，为探讨病因或流行因素提供线索，有助于制订防制对策。地区分布的划分方法一般有两种：一是按行政区域划分，在世界范围内可按国家、洲、半球为单位，在我国可按省、市、自治区、县、乡（镇）为单位；二是按自然环境来划分，以山区、平原、湖泊、河流、森林、草原等为单位，以显示自然因素的影响。按何种方法划分地区来描述疾病分布，可根据研究目的和病种不同来确定。

一、世界性分布

有些疾病遍布全世界，但其分布并不均衡。例如，乳腺癌在北美洲、北欧、西欧发病最多，东欧次之，亚洲和非洲各国较少。肝癌多见于亚洲、非洲。乳腺癌、肠癌多见于欧洲、北美洲。糖尿病在发达国家的患病率高于发展中国家；日本的胃癌及脑血管病的调整死亡率居世界首位。冠心病在近20年来已成为一些国家的重要死亡原因，在世界不同地区死亡率差别很大，欧美国家较高。而我国食管癌的死亡率位居世界第一，见图9-1。

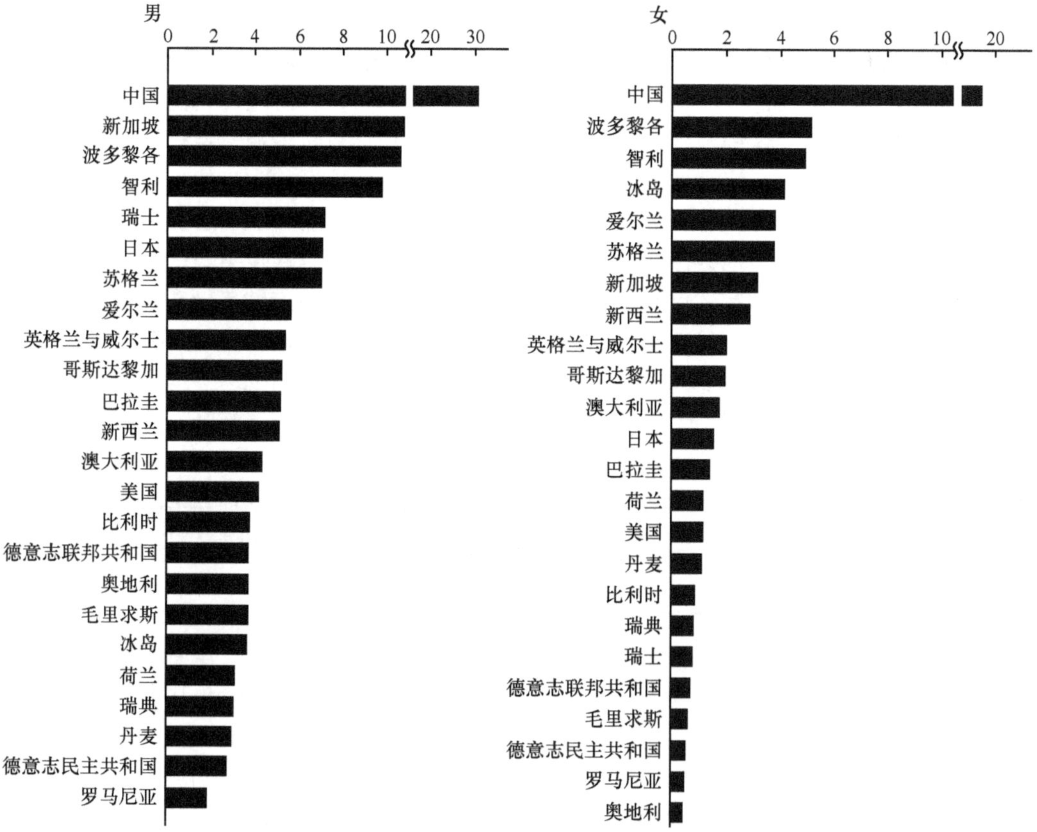

死亡率(每10万人口)
男
0 2 4 6 8 10 20 30
中国
新加坡
波多黎各
智利
瑞士
日本
苏格兰
爱尔兰
英格兰与威尔士
哥斯达黎加
巴拉圭
新西兰
澳大利亚
美国
比利时
德意志联邦共和国
奥地利
毛里求斯
冰岛
荷兰
瑞典
丹麦
德意志民主共和国
罗马尼亚
女
0 2 4 6 8 10 20
中国
波多黎各
智利
冰岛
爱尔兰
苏格兰
新加坡
新西兰
英格兰与威尔士
哥斯达黎加
澳大利亚
日本
巴拉圭
荷兰
美国
丹麦
比利时
瑞典
瑞士
德意志联邦共和国
毛里求斯
德意志民主共和国
罗马尼亚
奥地利

图 9-1　1978 年世界部分国家食管癌调整死亡率

二、地区性分布

疾病在一个国家内的分布也有差别。例如，血吸虫病在我国长江以南曾广泛流行，长江以北则未见此病。这是因为北方干燥、寒冷、缺乏钉螺孳生繁殖条件。食管癌在我国北方多于南方，而北方又以太行山脉地区的山西、河南、河北三省交界处为圆心，死亡率以同心圆向周围扩散，逐渐降低。图 9-2 显示出我国 HIV 感染者的分布在各省份之间也有很大不同。

HIV感染者数
1～50
51～100
101～500
501～1000
1001～5000
>5000

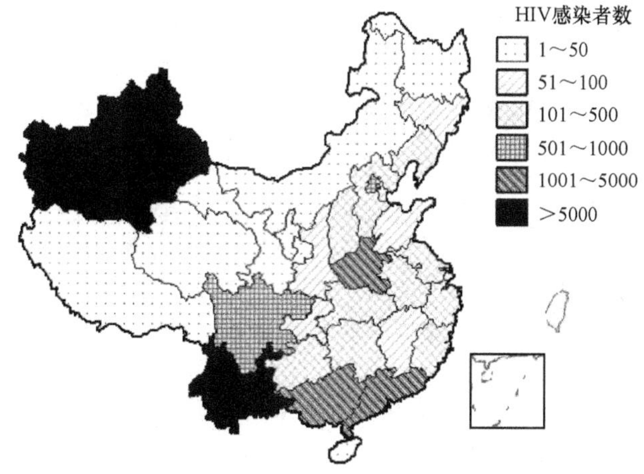

图 9-2　1985～2001 年中国累积报告的 HIV 感染者按省份分布

由于自然环境和社会因素的影响而使一些疾病，包括传染性和非传染疾病，常在某一地区呈现发病率增高或只在该地区存在，这种状况称为疾病的地方性。

疾病呈地方性主要有两种类型：①自然疫源性：某些传染性疾病的传染源为野生动物，其病原体不依赖人类而能长期在自然界生物群落中生存繁殖，在野生动物间传播，只在一定条件下才传染给人，这种情况称自然疫源性。这些疾病称自然疫源性疾病，如鼠疫、森林脑炎、钩端螺旋体病、流行性出血热等。这类疾病流行的地区称为自然疫源地。②自然地方性：如果一些疾病在某地区发病水平较高或仅在该地区发生并与当地的自然环境有关，则称为自然地方性。自然地方性疾病主要有两类，一是自然地方性传染病，某些传染病因传播媒介受自然环境的影响，仅发生某些特定地区，称为自然地方性传染病，如疟疾，血吸虫病等。二是化学性地方病，是由于该地区的自然地理环境中缺乏或过多存在一些微量元素造成的，如大骨节病、地方性甲状腺肿、地方性氟中毒等均属于此类。

判断地方性疾病的依据：①该病在当地居住的各人群组中发病率均高，并随年龄增长而上升；②在其他地区居住的相似人群，该病的发病率均低，甚至不发病；③外来的健康人，到达当地一定时间后发病，其发病率和当地居民相似；④迁出该地区的居民，该病的发病率下降，患者症状减轻或呈自愈趋向；⑤当地对该病易感的动物可能发生类似的疾病。

三、城乡分布

城市交通方便，人口稠密，居住拥挤，因此呼吸道传染病如流行性感冒、流行性脑脊髓膜炎、百日咳等经常有散发和流行。在偏僻农村交通不便，人口稀少，居住分散、呼吸道传染病往往不易发生流行。但一旦有患者或携带者传入，也可以引起大规模流行。有些传染力强的传染病，如新变异株的流行性感冒的亚型出现，则无论农村和城市都可迅速传播，酿成流行。癌症中肺癌发病率或死亡率，城市均高于农村，见表 9-1。

表 9-1　中国部分城市及近远郊县的男性肺癌标化死亡率（1/10 万）

城市	死亡率	近郊县死亡率	远郊县死亡率	城市	死亡率	近郊县死亡率	远郊县死亡率
上海	29.32	24.49	16.21	沈阳	18.85	10.36	9.51
延吉	26.15	12.67	9.46	无锡	18.64	11.42	9.70
宁波	26.12	15.04	9.11	广州	17.26	11.55	5.69
旅大	24.27	17.02	13.69	太原	17.05	14.09	9.08
长沙	23.09	7.14	3.09	南京	15.58	8.55	5.29
杭州	22.64	10.62	8.38	北京	14.85	10.67	8.30
烟台	20.14	8.50	7.25	南昌	12.48	4.12	3.88

摘自原卫生部肿瘤防治研究办公室主编．1979．中国恶性肿瘤死亡调查研究．北京：人民卫生出版社

近年来，农村则因乡镇企业快速发展，不少有毒有害物质排出，污染水源、土壤和空气，使部分农民受害，导致农民工慢性职业中毒现象日渐突出。

四、局部地区分布

考点提示： 疾病地区分布的描述

在局部地区或单位内有些传染病可呈集中或散在分布。例如，因水源污染而引起的细菌性痢疾流行时，病例多集中分布在该饮用水源供水范围内。

第 2 节　疾病的时间分布

描述疾病分布的时间单位因病种不同而不同，其变化的形式主要有短期波动、季节性、周期性和长期变异。

一、季　节　性

季节性(seasonal variation)是指疾病在每年一定季节内呈现发病率升高的现象，称为季节性。疾病呈现季节性变化的原因受气象条件、媒介昆虫、人群风俗习惯、生产条件等诸多因素的影响。疾病的季节性分布有两种表现形式：一是有严格的季节性，即一年四季只有某些季节有某些疾病发生；二是季节性升高，即一年四季均可发生疾病，但在一定季节其发病率明显升高。

疾病的季节性以传染病表现最为明显。例如，流行性感冒在冬春季节升高，流行性乙型脑炎在我国的华中、华东和华北均表现有严格的季节性，而在华南却表现季节性升高。呼吸道传染病季节性高峰一般多在冬春季节，如流行性脑脊髓膜炎发病高峰在 1～4 月。肠道传染病终年均可发生，季节性高峰为夏秋季。

二、周　期　性

疾病依规律性的时间间隔发生流行的现象称为周期性（periodicity）。呈现周期性流行的疾病主要是呼吸道传染性疾病。例如，流行性脑髓膜炎 7～9 年流行一次，见图 9-3。百日咳 3～4 年一次。流行性感冒每隔 10～15 年出现一次世界性的大流行（甲型流行性感冒 2～3 年一次；乙型流行性感冒 4～6 年一次）。麻疹疫苗普遍使用前，在城市中麻疹常常表现为 2 年一次流行高峰。自 1965 年广泛推广使用麻疹疫苗后，我国麻疹的发病率明显降低，已经不存在周期性流行的特点。

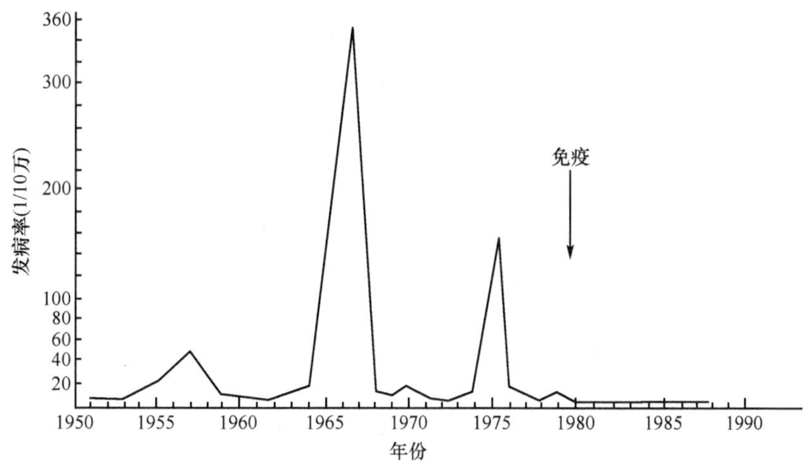

图 9-3　1950～1988 年我国某市流行性脑脊髓膜炎发病率

疾病呈现周期性的主要原因有：①该病的传染机制容易实现；②病后可形成较稳定的免疫；③新生儿的增加，使易感者的数量增加；④病原体的抗原发生变异，使原来的免疫人群失去免疫力。

三、短　期　波　动

短期波动（rapid fluctuation）亦称时点流行，指人群中某种疾病在较短时间内发病数突然增多的现象。其含义与暴发相近，区别在于暴发常用于小范围人群，而短期波动常用于较大范围的人群。

疾病的短期波动系由于人群中大多数人在短时间内接触或暴露于同一致病因素所致，如因食物或水源被污染而引起的食物中毒、伤寒、痢疾等。由于个体潜伏期不同，大多数病例往往发生在最短和最长潜伏期之间，即常见潜伏期。因此，可从发病高峰推算暴露日期，从而找出疾病暴发的原因。

四、长期变异

在一个相当长时间内（通常为几年或几十年），随着社会生活条件改变、医疗技术的进步和自然条件的变化，疾病的病原体、临床表现、发病率、死亡率等发生了显著变化，与原来有很大的不同，称之为长期变异（secular change）。无论是传染病还是非传染病都可观察到这种变化，见图 9-4。

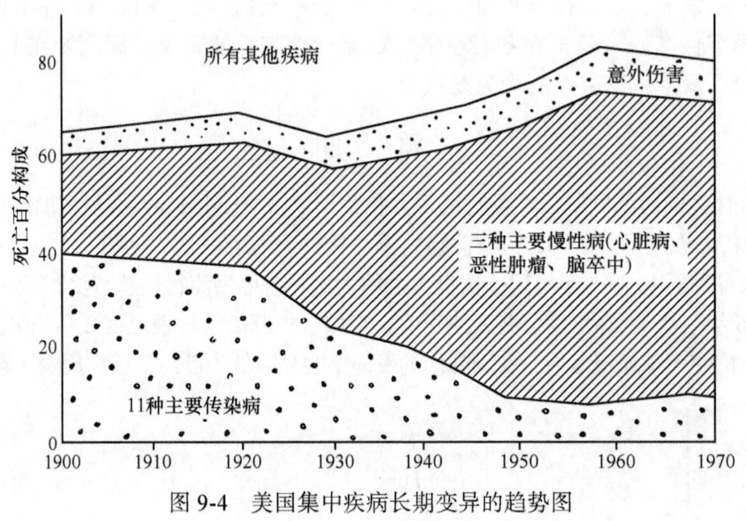

图 9-4 美国集中疾病长期变异的趋势图

考点提示：疾病时间分布的描述

引起疾病长期变异的原因很复杂，可能是由于社会生活条件的改变、医疗技术的进步、自然条件的变化、生产生活习惯的改变及环境污染等因素导致致病因子、宿主和环境发生变化的结果。研究疾病长期变异的趋势，可探索宿主、环境和病因三要素变化的情况和原因，并为制订中长期疾病预防战略提供理论依据。

第 3 节 疾病的人群分布

人群的性别、年龄、职业、种族、阶层、婚姻状况、家庭情况及行为生活方式等特征，常常影响着疾病的分布，有时也可成为疾病的危险因素。研究疾病的人群分布有助于探讨病因和流行因素，帮助人们确定高危人群。

一、年龄

在疾病人群分布的研究中，年龄是最重要的因素之一，几乎各种疾病的发病率或死亡率均与年龄有密切的关系。疾病表现出年龄分布上的不同可能是由于不同的年龄人群有不同的免疫水平、不同的生活方式和行为方式及对致病因子暴露的机会不同。

疾病的年龄分布主要有下列四种类型：①儿童多发：某些传染病如麻疹、白喉、流行性腮腺炎、甲型病毒性肝炎等，由于传染源广泛存在、传播途径容易实现、隐性感染者多、病后有巩固免疫力等因素的存在，发病率以儿童年龄组最高。②青壮年多发：由于青壮年接触致病因子的机会多，易患某些自然疫源性疾病和职业病等。例如，稻田型或洪水型钩端螺旋体病等。③老年多发：某些疾病如恶性肿瘤、心脑血管疾病等，其潜伏期很长，致病因子暴露需要积累到一定程度才能发病，这类疾病的发病率、患病率及死亡率，一般是随年龄增长而升高，多发于 60 岁以上的老年人。④各年龄组无明显差异：某些病后无免疫力或免疫力不巩固，病原体种型较多且易发生变异的传染病，各年龄组多无明显差异。例如，流行性感冒、细菌性痢疾等。另外，一个地区若新引入某种传染病，由于人群普遍易感，则流行时各年龄组发病无明显差异。

二、性　　别

有些疾病的发病率与死亡率表现出男女之间的差异，这与男女两性的解剖生理特点、行为方式、接触危险因素的机会及接触的时间长短等因素有关。

疾病的性别分布主要有下列三种类型：①男性多见：如血吸虫病、钩端螺旋体病等疾病表现出男性高于女性，原因是男性参加农田劳动时接触疫水机会较多，这是由于暴露机会不同所致；红绿色盲、血友病的发病率男性也高于女性，这主要与遗传因素有关；肝癌、胃癌、膀胱癌等恶性肿瘤的死亡率男性高于女性的原因主要在于男性接触致癌物质的机会较多。②女性多见：如乳腺癌、子宫肌瘤、更年期综合征等以女性多见，可能与男女之间不同的解剖生理特点、内分泌、代谢等因素有关；地方性甲状腺肿女性多于男性，其原因可能与女性需碘量较多，但供给量又不足有关。③男女间无明显差异：如经食物、饮水等共同媒介传播所致的疾病，因暴露机会均等而表现不出性别上的差异。

三、职　　业

许多疾病的发生与职业有关系，而且同一职业，若工种不同其发病率也会表现出不同，这是由于不同职业、不同工种的人群接触各种致病因素的机会不同所致。例如，煤矿工易患肺硅沉着病；脑力劳动者易患冠心病；炼焦工人易患肺癌；教师易患静脉曲张；同性恋及吸毒者亦患性病、艾滋病；伐木工人易患森林脑炎等。

四、民　　族

不同种族、民族的人群，其所处的地理环境、风俗习惯、生活方式、宗教信仰及遗传等因素均有所不同，而这些因素会影响疾病的发生。例如，马来西亚居住有三种民族，表现出马来人患淋巴瘤较多，印度人患口腔癌多，而中国人患鼻咽癌和肝癌较多。在我国，根据对汉、藏、傣、瑶、维吾尔、黎、苗族人群的乙型病毒性肝炎调查发现，藏、瑶、汉族 HBsAg 检出率较高，而黎、维吾尔族则较低。我国不同少数民族食管癌死亡率亦有不同，其中哈萨克族最高，而苗族最低，见表 9-2。

表 9-2　1973～1975 年中国部分少数民族食管癌死亡率

民族	死亡率（1/10 万）		合计
	男	女	
哈萨克	39.27	27.08	33.90
回	17.89	6.32	13.14
维吾尔	14.17	7.93	10.60
蒙	15.24	5.73	9.82
藏	8.00	5.34	6.45
鲜	6.30	1.62	3.37
彝	1.64	0.91	1.27
苗	1.63	0.63	1.09

考点提示： 疾病人群分布的描述

五、婚　　姻

研究证明，婚姻状况不同对两性的健康有显著影响。很多疾病如肿瘤、心脑血管疾病、自杀及精神病等，在离婚者中最高，丧偶和单身者次之，已婚者最低，可见离婚、丧偶等婚姻状况对精神、心理及生活有很大影响，是导致疾病发生或加重甚至死亡的主要原因。

第 4 节 疾病在地区、时间、人群分布的综合描述

前面分别介绍了疾病在人群、地区、时间的分布，但在实际工作中疾病的研究通常需要综合考虑疾病的三间分布。只有通过全面的观察和综合分析，才能获得病因线索、流行因素的各种信息，把握疾病发生、发展的规律。常见综合描述的形式如下。

表 9-3 1990～1997 年我国城乡伤害标化死亡率（%）

年份	城市	农村	城乡比值
1990	35.0	63.5	0.55
1991	34.1	70.8	0.48
1992	34.2	63.1	0.54
1993	32.2	67.1	0.48
1994	32.4	70.7	0.46
1995	32.8	66.3	0.49
1996	31.8	64.3	0.49
1997	29.1	66.4	0.44

一、地区和时间分布的综合分析

从 1990～1997 年间我国城市伤害死亡率呈下降趋势，农村则相反。农村人群死亡率是城市的 2 倍，且差距随时间呈现加大趋势。伤害已成为没有得到有效控制的危害城乡人群的主要死因之一，尤其在农村，见表 9-3。

二、时间和人群分布的综合分析

例如，观察不同性别的人在不同季节的某病发病率或死亡率，从而对比不同性别的人在不同季节对某病的易感性和致病因子的强度，见表 9-4。

三、地区和人群分布的综合分析

我国糖尿病的死亡率无论城市还是农村从年龄分布看，均主要危及老年人，50 岁以后随年龄增加而明显增加，至 80 岁年龄组达高峰，见表 9-5。

表 9-4 上海市卢湾区居民脑血管病死亡季节分布（1974～1989 年）

季节	男		女	
	死亡数	构成比（%）	死亡数	构成比（%）
春	1140	24.78	1223	23.60
夏	881	19.15	1078	20.80
秋	1106	24.04	1293	24.95
冬	1474	32.03	1589	30.65

表 9-5 我国 1983～1995 年城、乡不同年龄组糖尿病死亡率（1/10 万）

年龄组（岁）	城市	农村
0～	0.03	0.02
10～	0.12	0.10
20～	0.41	0.54
30～	1.07	0.99
40～	2.50	2.09
50～	9.89	5.97
60～	43.54	14.03
70～	92.35	27.15
80～	134.76	32.67

考点提示： 疾病三间分布的综合描述

移民流行病学

移民流行病学（migrant epidemiology）的研究是把疾病的三间分布进行综合描述的典型实例。移民流行病学就是通过比较移民人群、移居地当地人群和原居住地人群的某病发病率

链接

或死亡率的差异，并从其差异中探讨病因线索，分析该病的发生与遗传因素和环境因素的关系，以及区分遗传因素及环境因素作用的大小。移民流行病学的研究判断主要根据两点：

（1）若环境因素是影响某病流行的主要因素，则移民中该病的发病率或死亡率与原居住地人群的发病率或死亡率不同，而与移居地当地人群的发病率或死亡率接近。

（2）若遗传因素对某病的发病起主要作用，则移民中该病的发病率或死亡率不同于移居地当地人群，而与原居住地人群的发病水平相同。

近百年来，大量的日本人移居到美国，两国在文化、生活方式、风俗习惯、地理环境方面都有较大差异。通过对第一代及第二代日本移民中的胃癌、肠癌、宫颈癌、乳腺癌及心脑血管疾病等进行的移民流行病学研究，结果显示胃癌、宫颈癌和脑血管疾病在日本高发，在美国低发；而肠癌、乳腺癌和冠心病在日本低发，在美国高发，说明这些疾病均与环境因素关系密切。此外，在世界许多国家的鼻咽癌移民流行病学调查研究中发现，中国人鼻咽癌的发病率和死亡率均高于当地其他种族人群，说明鼻咽癌与遗传因素的关系密切。

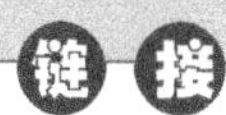

第 5 节　疾病的流行强度

疾病的流行强度是指某地区一定时间内人群中发病数量的多少，常用散发、暴发、流行和大流行等术语来表示疾病的流行强度。

一、散　　发

散发（sporadic）是指某种疾病在一定地区的发病率呈历年来的一般水平，病例间无明显传播关系。确定某病在某地区是否属于散发，常用的标准是参照当地前三年该病的发病率，如果当年发病率未显著超过既往一般发病率，则称为散发。散发一般多用于区、县以上范围，不适于小范围的人群。

二、暴　　发

某种疾病在一个集体或固定的较小人群中，短时间内发病人数突然增多，称为暴发（outbreak）。多数患者出现在该病的最长潜伏期内，有相同的传染源或传播途径。

三、流　　行

某种疾病在一个地区的发病率明显超过历年来的散发水平时，称为流行（epidemic）。流行与散发是相对的，各地应根据不同时期、不同病种等作出判断。

在实际工作中，经常使用暴发流行一词。它表示在一个地区某病病例突然大量增多，发病率常超过一般流行的发病率水平，来势较迅猛，流行持续时间往往超过该病的最长潜伏期。

有些传染病当它流行时，隐性感染占大多数，临床症状明显的病例可能不多，而实际感染率却很高，这种现象称为隐性流行，如流行性乙型脑炎和脊髓灰质炎常具有这种现象。

考点提示： 描述疾病流行强度四个术语的概念

四、大　流　行

有些疾病在流行时，蔓延迅速，涉及地域广，往往在比较短的期间内越过省界、国界、甚至洲界，而形成大流行（pandemic）。例如，流行性感冒、霍乱，历史上曾发生过多次世界性的大流行。当前的艾滋病也呈世界性大流行。

考点提示：描述疾病分布的常用测量指标

第 6 节 描述疾病分布的常用指标

常用于描述疾病分布（发生频率）的测量指标有发病指标（如发病率、患病率等）和死亡指标（如死亡率等）。

一、发 病 率

发病率（incidence rate）是指在一定时间内某人群某病发生新病例的频率。其中时间单位可根据研究的病种及研究问题特点来选择，一般多以年为时间单位。

$$发病率=\frac{一定时期某人群中某病新病例数}{同期暴露人口数}\times k \quad (9\text{-}1)$$

式中，k 为比例基数，一般 $k=100\%$，1000‰，10000/万或 100000/10 万。

分母中“暴露人口数”是指在观察期间内观察地区的人群中有可能发生所要观察的疾病的人数。对那些正在患病，或因患病，或接受预防接种而在观察期间肯定不会患该病的人则不能计算为暴露人口。由于实际工作中暴露人口数不易获得，一般使用观察期间平均人口数，即观察期间的期初人口数与期末人口数之和除以 2 所得的人口数。

分子中的“新病例数”是指观察期间某病新发生的病例数，一般发病时间明确的疾病，如脑卒中、心肌梗死等，容易判定是否为新病例。但是有些疾病其发病时间很难确定，如高血压、恶性肿瘤等，一般将初次诊断时间作为发病时间以确定新发病例。

发病率也可按疾病种类、年龄、性别、职业、地区及不同人群而分别统计计算，称为发病专率。因影响发病率的因素很多，在比较不同地区人群的发病率时，需要进行发病率的标准化。

二、罹 患 率

罹患率（attack rate）与发病率同样是测量新发病例的频率指标，计算方法与发病率相同。但是与发病率相比，罹患率多用于衡量较小范围人群在较短期间内新发病例的频率。观察时间以日、周、月为单位，也可以一个流行期为阶段。常用于疾病暴发或流行时的调查，如在食物中毒、职业中毒及传染病等疾病的暴发调查时会经常使用到罹患率。

三、患 病 率

患病率（prevalence rate）又称现患率，是指在某特定时间内某人群中某病现患病例所占的比例。

$$患病率=\frac{特定时间内某人群中某病新旧病例数}{同期观察人口数}\times k \quad (9\text{-}2)$$

式中，k 为比例基数，一般 $k=100\%$，1000‰，10000/万或 100000/10 万。

按照观察时间长短的不同，患病率又可分为时点患病率和期间患病率。按某一时刻（最长不超过 1 个月）计算的患病率称为“时点患病率”。按一段时间（通常超过 1 个月，但不超过 1 年）计算的患病率称为“期间患病率”。

患病率主要用来描述病程长的慢性疾病，如心血管病、血吸虫病及癌症等。患病率的高低与发病率和病程有关，如果某病的发病率和病程在相当长的期间内是稳定的，则患病率、发病率和病程三者之间存在如下关系：

$$\text{患病率}=\text{发病率}\times\text{病程} \tag{9-3}$$

该公式可以用来推算某些疾病的病程。

四、死　亡　率

死亡率（mortality rate）是指某人群在一定时间内的死亡人数与该人群同期平均人口数之比。

$$\text{死亡率}=\frac{\text{某时期内某人群中死亡人数}}{\text{该人群同期平均人口数}}\times k \tag{9-4}$$

式中，k 为比例基数，一般 k=100%，1000‰，10000/万或 100000/10 万。

死亡率是测量人群死亡危险最常用的指标。其分子若是指死于所有原因的死亡人数，则此时的死亡率也称为全死因死亡率或粗死亡率（crude death rate）。不同国家（或地区）、不同年代的粗死亡率之间不能直接比较，须进行年龄或性别等的调整，对死亡率进行标准化之后再比较。另外，死亡率也可按照年龄、性别、种族、病种等不同特征分别计算死亡专率，如年龄性别死亡率、某病死亡率等，计算时需注意分母必须是与分子相对应的人口。例如，计算 40 岁以上心肌梗死死亡率时，分母应为 40 岁以上的人口，分子应为 40 岁以上死于心肌梗死的人数。

五、病　死　率

病死率（fatality rate）是指表示一定时间内患某种疾病的人群中因该病而死亡的频率。

$$\text{病死率}=\frac{\text{某时期内因某病死亡人数}}{\text{同期患该病患者数}}\times 100\% \tag{9-5}$$

病死率可以反映疾病对生命威胁的程度，多用于描述急性病，它受疾病严重程度和医疗水平的影响，同时也与能否被早期诊断、诊断水平及病原体的毒力有关。因此，用病死率作为评价不同医院的医疗水平时，应注意不同医院入院患者的病情、病程等是否可比。

六、生　存　率

生存率（survival rate）又称存活率，是指患某种疾病的人（或接受某种治疗的某病患者）经一定时期（一般以年为单位）的随访后，到随访期结束时仍存活的病例数所占的比例。常用于评价某些慢性疾病如癌症、心血管病等疾病远期疗效的指标。

$$n\text{年生存率}=\frac{\text{随访满}\,n\,\text{年的存活某病病例数}}{\text{随访满}\,n\,\text{年的该病病例数}}\times 100\% \tag{9-6}$$

研究存活率必须有随访制度。应事先确定随访开始日期和截止日期。开始日期一般为确诊日期、住院日期或手术日期。截止日期可以是 1 年、3 年、5 年、10 年，即计算 1 年、3 年、5 年、10 年的生存率。

七、累积死亡率

累积死亡率（cumulative mortality rate ）是将各年龄组的死亡专率相加，用百分率表示，用以说明在某一年龄组以前死于某种慢性病的累积概率的大小。

$$\text{累计死亡率}=\sum(P_i\times I_i) \tag{9-7}$$

式中，I_i 为各年龄组的组距，一般为 5 岁。P_i 为各年龄组死亡专率，以小数表示。两者相乘然后各组乘积相加即得出累积死亡率。

此率是由各年龄组死亡专率构成，不受人口构成的影响，两个累积死亡率可直接比较。累计死亡率也可用来说明某人群在某观察期间内死于某种疾病的累积概率的大小。

小结

疾病的分布是个动态过程，包括疾病在什么地区、什么时间和什么人群中高发，有何规律和特点等。在实际工作中，疾病的研究通常需要综合考虑疾病的三间分布。常用散发、暴发、流行和大流行等术语来表示某地区一定时间内人群中发病数量的多少，即疾病的流行强度。用于描述疾病分布（发生频率）的测量指标常用的有发病指标（如发病率、患病率等）和死亡指标（如死亡率等）。描述疾病分布是描述流行病学的主要内容，是分析流行病学的基础。研究疾病分布，用以探讨导致某种分布的原因，提出病因假设。

目标检测

一、名词解释

1. 自然疫源性疾病　　2. 发病率
3. 疾病“三间”分布

二、选择题

1. 我国发生的严重急性呼吸综合征（SARS），很快波及许多省市，这种发病情况称为（　　）
   A. 暴发　　B. 大流行
   C. 季节性升高　　D. 周期性流行
   E. 长期变异
2. 某地区某种疾病的发病率明显超过历年的散发发病率水平，则认为该病（　　）
   A. 大流行　　B. 散发
   C. 有季节性　　D. 暴发
   E. 流行
3. 疾病分布是指（　　）
   A. 民族分布、性别分布、职业分布
   B. 时间分布、地区分布、人群分布
   C. 城乡分布、年龄分布、民族分布
   D. 民族分布、年龄分布、职业分布
   E. 年龄分布、季节分布、地区分布

（4、5 题共用备选答案）
   A. 生存率　　B. 婴儿死亡率
   C. 发病率　　D. 治愈率
   E. 患病率
4. 评价远期疗效常用的指标是（　　）
5. 某时点内受检人群中流行某种疾病的频率是（　　）

三、填空题

1. 疾病时间分布上的表现有______、______、______、______。
2. 疾病流行的强度分为______、______、______、______。

（张东献）

第10章　公共卫生监测

学习目标

1. 掌握公共卫生监测和疾病监测的概念。
2. 理解公共卫生监测的目的、种类、程序。
3. 了解我国公共卫生监测体系。

第1节　公共卫生监测概述

一、公共卫生监测的概念

公共卫生监测（public health surveillance）是连续地、系统地收集疾病或其他卫生事件的资料，经过分析、解释后及时将信息反馈给所有应该知道的人（如决策者、卫生部门工作者和公众等），并且利用监测信息的过程。公共卫生监测是制订、实施、评价疾病和公共卫生事件预防控制策略与措施的重要信息来源。

这个定义表明了公共卫生监测的三个基本含义，即：①只有长期、连续、系统地收集资料，才能发现疾病和健康状况的分布规律和发展趋势；②只有将原始资料整理、分析、解释后，才能转化为有价值的信息；③只有将信息及时反馈给有关部门和人员后，才能在预防和控制疾病时得以最有效利用。

二、公共卫生监测的目的

公共卫生监测的目的主要如下。

（1）确定主要的公共卫生问题，掌握其分布和趋势。

（2）查明原因，采取干预措施。

（3）评价干预措施效果。

（4）预测疾病流行。

（5）制订公共卫生策略和措施。

三、公共卫生监测的种类

（一）疾病监测

疾病监测包括传染病监测和非传染病监测。

1. 传染病监测　世界卫生组织规定的国际监测传染病为流行性感冒、脊髓灰质炎、疟疾、流行性斑疹伤寒和回归热5种。我国根据具体情况又增加了登革热，共规定6种国际监测传染病。根据2004年修订的《传染病防治法》，我国规定报告的传染病分甲、乙、丙三类，共37种，现增加甲型H1N1流感和手足口病，共39种。

2. 非传染病监测　随着疾病谱的改变，疾病监测的范围扩大到非传染病，病种有很多，如恶性肿瘤、心脑血管病、职业病、出生缺陷、伤害等。监测内容根据监测目的而异，包括以下几个方面：①监测群体中慢性病的发病和死亡水平的变化情况；②针对慢性病的主要危险因素，在群体中进行行为危险因素及其有关知识和态度的监测；③监测支持人们行为改变的政策、媒体导向和支持措施等社会环境因素的变化情况。由于很多非传染病特别是慢性病的发生都与个人行为有着密切关系，行为危险因素的监测已成为疾病监测的一个组成部分，包括中国在内的越来越多的国家意识到行为危险因素监测的重要性，均建立了本国的行为危险因素监测系统。

（二）与健康相关问题的监测

与健康相关问题的监测包括行为危险因素监测、出生缺陷监测、环境监测、药物不良反应监测、营养和食品安全监测、突发公共卫生事件监测和计划生育监测等。

四、公共卫生监测的程序

1. 建立监测组织和监测系统 世界卫生组织在总部设有负责全球公共卫生监测的部门，并在世界各地设置了专门机构，如虫媒病毒中心、流行性感冒中心等。对我国而言，中国疾病预防控制中心（Chinses Center for Disease Control and Prevention，CCDC）是负责管理全国公共卫生监测系统的机构。

2. 公共卫生监测的基本过程 包括资料收集、资料分析、信息反馈和信息利用四个基本过程。

（1）资料收集：监测资料的来源是多渠道的，可以根据监测的特定目标来收集。监测资料大致包括以下几个方面：人口学资料、疾病发病或死亡的资料、实验室检测资料（如血清抗体测定、水质检验等）、危险因素调查资料（如吸烟、职业暴露有毒有害因素等）、各种干预措施记录资料（如疫苗发放、食盐加碘等）、专题调查报告（如暴发调查、漏报调查等）、其他有关资料。

（2）资料分析：实际上就是把原始资料加工成有价值的信息的过程。首先将收集到的原始资料认真核对、整理，同时了解其来源和收集方法。其次利用统计学技术把各种数据转变为有关的指标，并进一步解释这些指标究竟说明了什么问题。

（3）反馈信息：使所有应该了解公共卫生监测信息的单位和个人都能及时获得，以便能对疫情迅速作出反应，明确工作重点和研究方向。信息的反馈分为纵向和横向两个方向。纵向包括向上反馈给卫生行政部门，向下反馈给下级监测机构；横向包括反馈给有关的医疗卫生机构、科研单位、社区及居民。

（4）利用信息：充分利用信息是疾病监测的最终目的。监测的最后一个环节是把与公共卫生计划、评价有关的监测资料用于预防和控制疾病。监测获得的信息可以用来了解疾病分布特征并预测流行、评价干预效果、确定主要卫生问题等，为制订预防控制疾病的策略和措施提供依据。

五、公共卫生监测系统的评价

可以通过以下七个方面的指标对公共卫生监测系统进行评价。

1. 敏感性 是指监测系统识别公共卫生问题的能力。它主要包括两个方面：①监测系统报告的病例占实际病例的比例；②监测系统判断疾病或其他卫生事件暴发或流行的能力。

2. 及时性 是指监测系统发现公共卫生问题到将信息反馈给有关部门的时间。它反映了监测系统的信息反馈速度。

3. 代表性 是指监测系统发现的公共卫生问题在多大程度上能够代表目标人群的实际情况。缺乏代表性的监测资料可能导致决策失误和卫生资源的浪费。

4. 阳性预测值 是指监测系统报告的病例中真正的病例所占的比例。

5. 简便性 是指监测系统的收集资料、监测方法和运作简便易行。

6. 灵活性 是指监测系统能针对新的公共卫生问题进行及时的改变或调整。

7. 可接受性 是指监测系统各个环节的工作人员对监测工作的参与意愿，反映在工作人员能否提供有效的信息。

第2节　疾病监测

一、疾病监测的概念

疾病监测是指连续地、系统地收集疾病的资料，经过分析、解释后及时将信息反馈给所有应该知道的人，并且利用监测信息的过程。

二、我国主要的疾病监测方法

1. 被动监测（passive surveillance） 下级监测单位按照常规上报监测资料，而上级监测单位被动接受，称为被动监测。我国法定传染病报告属于此类监测。

2. 主动监测（active surveillance） 上级监测单位专门组织调查或者要求下级监测单位严格按照规定收集资料，称为主动监测。传染病漏报调查及对性病门诊就诊者、暗娼、吸毒者等艾滋病高危行为人群的监测属于主动监测。

3. 常规报告 指国家和地方的常规报告系统。国家法定传染病报告系统，由法定报告人上报传染病病例，属于常规报告。

4. 哨点监测（sentinel surveillance） 对能够反映总人群中某种疾病流行状况的有代表性的特定人群（哨点人群）进行监测，了解疾病的流行趋势，属于哨点监测。它具有耗费低、效率高的特点。例如，我国的艾滋病哨点监测系统，是根据流行特点由设在全国各地的上百个监测哨点对高危人群进行定点、定时、定量的艾滋病抗体检测，由此可以大致了解我国艾滋病的感染状况和变化趋势。

三、我国疾病监测体系

吸取2003年“非典”疫情暴发初期疫情信息收集滞后的经验教训，自2004年1月1日起中国疾病预防控制信息系统正式运行，该系统基于互联网的虚拟专用网络应用集成系统，首次实现了计算机网络技术在公共卫生领域的应用集成创新。

在运用中国疾病预防控制信息系统过程中，由医疗卫生机构直接向中央报告疫情与突发公共卫生事件，改变了以前按月逐级报告的传统模式，极大地提高了对疫情与突发公共卫生事件的响应速度，为及时处理、控件疫情与突发公共卫生事件争取了宝贵时间。至此，在我国首次实现了疫情及突发公共卫生事件的“个案、实时、在线”报告，该系统覆盖了全国包括乡镇卫生院在内所有卫生医疗机构，是世界上最大的疾病监测系统。整个体系主要包括有疾病监测信息报告管理系统、突发公共卫生事件报告管理信息系统、专病监测系统（包括鼠疫防治管理信息系统、结核病管理信息系统、艾滋病综合防治信息系统、中国流感监测信息系统等）、健康危害因素监测信息系统（包括营养与食品安全监测和环境与健康监测等）、疾病预防控制基本信息系统、死因登记报告信息系统、症状监测直报系统、疫情日报系统、救灾防病信息报告系统等。目前仍存在需要进一步完善的地方，比方说需要建立与完善一些子系统，如实验室信息管理系统、生命登记系统；需要改善IT环境及数据分析与数据共享能力，为卫生部门快速决策提供信息；需要加强国内外研究机构之间的信息交流与合作等。

系统运行以后产生的疫情信息收集效果大大提升。尤其是针对传染病，提高了传染病报告的及时性（图10-1），提高了监测资料的完整性和准确性，提高了传染病暴发的早期察觉能力，提高了新发传染病早期识别的能力。

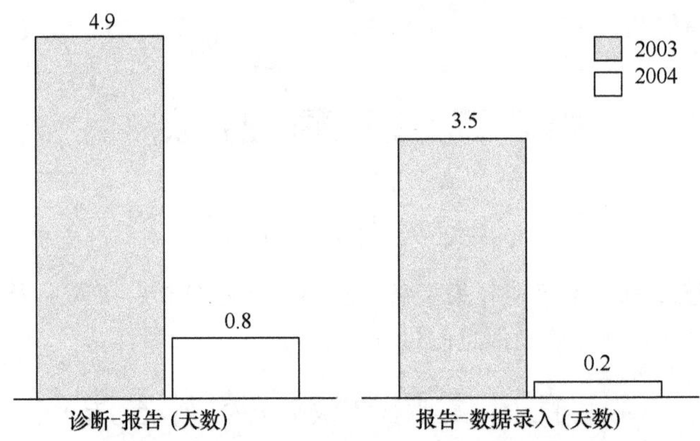

图 10-1　我国 2003 年与 2004 年传染病上报时间比较

鼠疫流行史

鼠疫又称“黑死病”，在世界范围内曾有三次大流行。第一次大流行在公元 6 世纪，起源于中东鼠疫自然疫源地，最后传到北非、中东和欧洲，持续时间 50～60 年，死亡 1 亿人。第二次大流行在 14 世纪，遍及欧洲、亚洲和非洲北海岸，尤以欧洲为甚。这次大流行欧洲死亡 2500 万人，占当时欧洲人口总数的 1/4，意大利和英国死者达人口的半数。第三次大流行在 19 世纪末，持续到 20 世纪中叶。这次流行起源于我国云南，鼠疫在云南经过长时间的反复流行，传至广州和香港，由香港波及亚洲、欧洲、美洲和非洲的 60 多个国家，死亡 1000 多万人。

经验教训与结论等，尽量用数字、表格、统计图来说明。报告既可供行政当局决策时参考，还可能有医疗和法律上的用途。

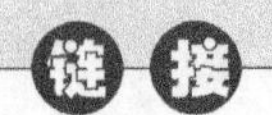

小结

本章主要阐述了公共卫生监测定义、目的、种类、程序及监测系统的评价。公共卫生监测是制订、实施、评价疾病和公共卫生事件预防控制策略与措施的重要信息来源，涵盖了疾病监测和健康相关问题的监测。疾病监测又包括传染病监测和非传染病监测两大类。我国主要的疾病监测方法有：被动监测、主动监测、常规报告和哨点监测。同时简要介绍了我国的疾病监测体系。

目标检测

一、名词解释

1. 公共卫生检测
2. 疾病检测

二、填空题

1. 公共卫生检测包括__________、__________两种。
2. 我国主要的疾病监测方法有__________、__________、__________、__________。

三、简答题

简述公共卫生监测的目的。

（张东献）

第 3 篇　社区卫生服务与健康

第 11 章　环境及环境污染对健康的影响

学习目标

1. 掌握环境的基本概念及组成。
2. 掌握环境污染的来源及对健康的危害。
3. 了解环境污染的“三致”作用。
4. 理解环境污染的防治措施。

第 1 节　概　　述

环境（environment）是指与人类和生物密切相关的各种自然和社会的外部条件。在环境科学中，一般认为环境是围绕着人群的空间及其直接、间接影响人类生活和发展的各种自然因素的总体，这主要指的是自然环境。此外，人类还有自己的社会环境，是人类在自然环境基础上，通过长期有意识的社会活动，加工、改造自然物质，创造出的新环境。在医学和生物学上，还有内环境和外环境之分，前者是指人或生物体的系统和功能总体，后者则指人或生物体外的环境。

一、环境的基本构成

（一）自然环境

自然环境是指在人类周围的自然界中物质和资源的总和，如空气、水、土壤、岩石、动物、植物、阳光等，它们综合起来成为人类的自然环境，是人类和其他一切生物赖以生存和发展的物质基础。根据人类活动对其影响程度可分为原生环境和次生环境。

1. 原生环境　是指天然形成的，未受或少受人类活动干扰的环境。严格地说，只有人迹罕见的原始森林、荒漠、冻土、海洋深处才是原生环境。原生环境存在对机体健康的有利因素，如清洁的空气、水、适度的阳光、适宜的微小气候，食物和绿化植被都是生命所必需的，能促进人类健康。但环境中也存在对机体健康的不利因素，如地球表面化学元素分布不均匀，有些地区的水和土壤中某些元素含量过多或过少，从而引发特异性的地方性疾病发生。

2. 次生环境　是指人为因素影响下形成的或人工改造了的自然环境，如厂矿、农场、风景区、城乡居民点等。次生环境往往与人类活动造成的环境污染相联系。例如，大量废水、废气、废物的排放，人工合成的化学产品进入环境，使环境的结构与状态发生了不利于人类生存发展的变化，加之城市化进程和人口激增带来的负面影响，环境质量日趋恶化，环境污染引起的公害事件屡见不鲜，因此目前环境污染与生态破坏已成为次生环境的核心问题。

（二）社会环境

社会环境是指人类在生活、生产和社会交往活动中所形成的关系与条件，由社会政治、经济、文化教育、人口、就业、家庭、卫生服务和行为生活方式等因素构成。

人类是生活在社会中的高等生物。社会因素对人类的健康与疾病具有重要的影响，同一自然环境的居民，由于社会政治、经济、文化、生活方式等因素的不同，人群的发病率、死亡率和生长发育水平等也有明显不同。其中社会政治经济制度对人群健康起着决定性作用，经济的发展状况与居民健康水平和卫生状况密切相关，因为卫生保健事业需要经济的支持。社会经济、文化等直接影响人的心理、行为、价值观、文化教育水平和卫生服务质量，同时也决定了对上述自然环境的保护、利用、改造的政策和措施。

二、生态系统与生态平衡

（一）生态系统的概念

生态系统是生物与环境通过物质循环、能量流动和信息联系共同构成的功能系统。从生态学观点来看，人类的生存环境是一个完整的生态系统或若干生态系统的组合，一个湖泊、一条河流、一片森林、一座城镇，都可以看作一个生态系统，各种各样、大大小小的生态系统相互关联，形成了地球这个巨大的生态系统。

（二）生态系统的结构和功能

生态系统由四部分组成。

1. 生产者 主要指绿色植物，凡能进行光合作用制造有机物的植物，包括单细胞和多细胞藻类均属生产者，还有某些能利用化学能把无机物转化为有机物的微生物，它们是人类和其他生物的食物和能量的供应者。

2. 消费者 主要指食草和肉食的人及动物。

3. 分解者 指各种具有分解能力的微生物，也包括一些微型动物，如鞭毛虫、土壤线虫等，它们将动植物尸体分解成简单的化合物，归还给环境，重新供植物利用，这种作用保证了生态系统的物质循环。

4. 无生命物质 指生态系统中各种无生命的无机物、有机物及各种自然因素，如空气、水、土壤和各种矿物质等，这些无生命物质为各种生物有机体提供了必要的生存条件。

在自然界，生态系统的类型是多种多样的。以一个池塘来说，其中有水、鱼类、植物和微生物等。其中的单细胞和多细胞藻类能进行光合作用制造有机物，它们是这个生态系统的生产者；其中的底栖动物和浮游动物，以藻类为食物，是这个系统的一级消费者；许多鱼类以一级消费者为食饵，是二级消费者；在池塘生活的一些食鱼的鸟类是三级消费者；在水中和底泥中的一些微生物是这个生态系统中的分解者，能把池塘中死后的动植物分解成简单的化合物和基本元素，这些又是浮游动物和植物的养料。池塘中的水、底泥及其中各种有机物和无机物、水面的大气和水中的溶解氧、阳光是无生命物质，这样就构成了一个完整的生态系统。

生态系统中的物质循环和能量流动是通过食物链进行的，食物链是通过食物关系把多种生物连接起来，一种生物以另一种生物为食，彼此形成一个以食物连接起来的链锁关系。物质和能量通过食物链从无机界向生物体，以及由一种生物体向另一种生物体转移和流动，实现了各种化学元素由无机界到有机界，又从有机界到无机界的反复循环。植物从土壤中摄取营养元素如氮、磷、钾及其他微量元素，动物则通过食草或食草兼食肉以维持生存。生物就是靠食物来获得能量得以繁衍生息，因而在生物与环境之间反复进行着能量流动、物质循环和信息传递。以生物为核心的能量交换、物质循环和信息传递，是生态系统最基本的功能和特征。人类是生态系统的主人，因此负有改造环境、保护生态系统的责任。

（三）生态平衡

生态系统内部自然的、动态的相对平衡状态，称为生态平衡。生态平衡是一种动态平衡。外界和内部因素的变化，尤其是人为的因素都可以对生态平衡发生影响，甚至使生态平衡遭到破坏。生态之所以能保持平衡，是生态系统内部具有自动调节的能力，但是，它有一定的限度，在一定的范围内，生态系统可以适当调节，直至建立新的平衡；超过限度，如过多的向环境排放污染物，超过了环境的自净能力，调节就不再起作用，生态系统就遭到破坏，环境就受到污染。例如，当含有氮、磷等营养物质的污水进入水体后，由于营养成分的增加，水中藻类会迅速繁殖，大量藻类的出现，又会使水中的溶解氧大量消耗，水中的鱼类等动物就会因缺氧而死亡，导致水质恶化，生态平衡遭到破坏。严重的环境污染能破坏生态系统甚至造成生态系统的危机，导致人类的灾难。因此，维持生态平衡，保护环境是人类健康的根本保障。

考点提示： 生态平衡的概念

三、人与环境的辩证关系

人类的生存和发展及其一切活动都与环境息息相关，环境既是人类赖以生存的物质基础，影响着人类的健康，同时环境又是人类改造和利用的对象，人与环境是相互依存、相互影响、共同演进的对立统一的整体，这种关系主要表现在以下三个方面。

（一）人与环境间物质和能量交换

人与环境之间最本质的联系就是物质的交换和能量的转移。新陈代谢是物质和能量交换的基本形式。除氧和水是直接从环境中摄取外，人体需要的各种营养素和热能都是从来自环境的食物中摄取，并通过食物链的形式与环境间保持物质与能量的平衡。英国科学家汉密尔顿（Hamilton）调查了 220 名英国人血液中 60 余种化学元素的含量，同时测定了当地地壳中各种化学元素的含量，对计算平均值进行了比较，发现除碳、氢、氧、氮和硅外，其余元素的含量两者是一致的。由此可见，人体和环境的物质构成方面有着密切的关系。这种相关性绝不是偶然的巧合，而是人类在地球上生存的 300 万年的漫长历程中，环境与人体直接与间接的物质交换及其在人类世代交替中传递的结果。

（二）人体对环境的适应性变化

人体的结构和功能是与环境长期相互作用和制约的结果，是人体对环境的适应性变化。在长期的物种进化过程中，人与环境相互作用和制约，人体的结构和功能得以完善。从环节动物到哺乳动物的肾脏发展过程就能说明这一点：生活在海水中的水蛭，由于海水类似细胞外液的含盐浓度，这种特定环境使它们排泄代谢产物的过程极为简单，即通过简单毛细导管将扩散排出的代谢产物排放到海水中；在淡水中生活的鱼，其周围的淡水比体液渗透压低得多，因此鱼的皮肤发展成一种透水性极低的皮肤，以防止吸收大量淡水造成体液的致死性稀释，其肾脏也较复杂，由毛细血管丛和毛细导管组成，可选择性地滤除废物和多余水分，又不使有价值的大分子物质损失，为防止盐类及其营养物质的丢失，近曲小管又具备了再吸收的能力；脊椎动物的肾脏进化到了不仅具有滤过功能，还有分泌功能，故可以更有效地排除含氮废物，保存水分及机体需要的各种盐类与其他营养物质；哺乳动物的肾脏更加完善，这个具有非常严密调节系统的排泄器官，同时还具有多方面的生理功能。

人类和其他生物对环境都有不同程度的适应能力和防御能力：当环境条件发生变化时，人体能改变生理功能，从内部调节自己，以适应改变了的环境。对于环境中的有害因素，人体又有较强的防御能力，包括特异性和非特异性免疫能力。这种适应能力和防御能力，都是生物在长期进化过程中，由低级到高级逐渐形成的，如无脊椎动物没有形成免疫球蛋白，鱼类有 IgM，两栖类出现了 IgM 和 IgG，家兔有 IgM、IgG 和 IgA，人类则已具有 IgM、IgG、IgA、IgD 和 IgE 五种免疫球蛋白。但人体对环境的适应能力和防御能力也是有限度的，一旦环境发生了异常变化，超过了这个限度，就会使人体某些结构和功能发生异常改变而引起疾病，甚至危及生命。

（三）人类改造环境的主观能动作用

人是一个有机整体，人体的一切组织、器官和活动都是受高级神经系统所支配的。因此，人类与其他生物不同的是：人类具有主观能动性、创造性，有着高度的智慧，不仅有适应环境，保护自己免受侵害的能力，而且具有能动地认识环境，有意识、有目的地改造环境的能力。因此，人和环境的关系中，人居于首要的和支配者的地位，起着主导的作用。

当然，人类在生存和发展的过程中，有意识地利用和改造环境并取得了巨大的成就，创造出了各种物质文明和精神文明。但是，人类和生物的活动也在逐渐改变环境的组成状态，特别是人类的生产、生活活动，大大地改变了许多物质的自然循环状态，造成了环境污染，降低了环境质量，如大量煤炭和石油燃料的燃烧使大气中二氧化碳的浓度逐年增高。应当看到，人类对环境的改造能力越强，自然环境对人类的反作用也越大。例如，人类将原子能释放出来为人类造福，但原子裂变产生的放射性损伤也非常严重。因此，人们在改造环境的同时，应充分估计环境对人类的反作用，尽可能地运用自然规律，充分利用生态系统的调节能力，避免或减轻其对人类的危害，使环境改造向着有利于人体健康和人类进步的方向发展。同时为了人类的生存，并保证国家建设的顺利进行和子孙后代的健康，我们必须做好环境保护工作，防止污染，为创造一个良好的环境而努力。

第2节　环境污染与健康

一、环境污染的概念

由于人类活动或某些自然灾害，使有害的物质或因素进入环境，造成环境结构和功能发生变化，引起环境质量下降，对人类和其他生物造成直接的、间接的或潜在的有害影响，称为环境污染。进入环境并引起环境污染或环境破坏的物质，称为环境污染物。当环境被污染后会造成原来的生态平衡破坏，影响人类健康，甚至有害于人类及其他生物的生存和发展。

二、环境污染物的来源

在自然环境中，由于人类生产和生活活动过程中排出的废弃物（废气、废水、废渣、噪声等）或火山爆发、水灾、森林大火等原因而造成环境污染，其中以人为污染为主要。因此，环境污染物的来源可分为三类。

（一）生产性污染

生产性污染可分为工业生产污染和农业生产污染两大类。前者如工业生产排放的“废气、废水、废渣”，有的废弃物还具有放射性，这些物质若未经过处理而大量排入环境，即可污染空气、土壤、水和食物。农业生产中长期、广泛使用农药（杀虫剂、杀菌剂、除草剂、植物生长调节剂）、化肥等，会在土壤、农作物、畜产品及野生生物中产生农药残留；空气、土壤、水及生物体也可能受到不同程度的污染。例如，20 世纪 80 年代虽已停止生产和使用六六六（六氯化苯），但由于它的残留期很长，所以至今在环境中还未消除。又如氮肥的使用促使土壤中氮负荷增高，使该土地生产的植物中硝酸盐的含量增高，并使水体，特别是井水受到氮污染。

考点提示：工业三废的组成

（二）生活性污染

日常生活产生的垃圾、粪便、污水，现代生活所使用的各种化学物质（如洗涤剂、杀虫剂、家庭装饰材料等），生活炉灶排出的烟尘废气，医疗垃圾和医院废水等生活性污染已成为城市污染的主要来源；生活垃圾、粪便、污水还是蚊蝇孳生之处。目前城市人口增长，生活废弃物数量上升，加上塑料、玻璃、碎砖瓦砾等成分增加，给垃圾无害化工作增加了困难。

（三）交通性污染

汽车、火车行驶过程中可排放大量碳氢化合物、氮氧化物和四乙基铅等，并产生噪声。交通性污染是城市环境污染的重要来源。船舶往来和海上事故，可造成江、河、海洋的石油污染。

（四）其他污染

此外，还有广播电台、电视台和其他电磁波通讯设备所产生的微波和其他非电离辐射；医用和军用的原子能和放射性核素机构所排出的放射性废弃物和飘尘；自然灾害如火山爆发、洪水泛滥、森林大火、地震等自然灾害及意外事故所释放的大量烟尘、废气等，都可使自然环境受到不同程度的污染，并造成不良后果。

三、环境污染物的种类

（一）按属性分类

1. 生物性污染物　如病原微生物、寄生虫、各种有毒有害动植物（鼠类及有害昆虫等）。

2. 化学性污染物　如有害气体（二氧化硫、氯气、氮氧化物、一氧化碳、硫化氢等）、重金属（铅、汞、镉等）、农药（有机磷农药、有机氯农药等）及其他无机、有机化合物。

3. 物理性污染物　如电离辐射、非电离辐射、噪声、振动及热污染等。

（二）按形成过程分类

1. 一次污染物　由污染源直接排入环境，其物理和化学性状未发生变化的污染物。

2. 二次污染物　排入到环境的一次污染物在物理、化学或生物因素的作用下发生变化，或与环境中其他物质发生反应而形成的理化性质不同于一次污染物的、新的、危害更大的污染物，称二次污染物。例如，二氧化硫（SO_2）在环境中氧化遇水形成的 H_2SO_4、碳氢化合物（C_xH_y）、氮氧化物（NO_x）在紫外线照射下，经过光化学反应生成的臭氧、醛类及过氧酰基硝酸酯等。

考点提示：二次污染物的概念

四、污染物在环境中的变迁

环境污染物变迁也称转归，是指污染物进入环境以后，在生物、物理和化学因素的作用下，发生分布或迁移、生物转化、生物富集和自净作用的全部过程。

（一）分布或迁移

由于环境因素的综合作用，污染物在环境中可发生分布或空间位置的移动。在非生物环境中，由于物理动力学作用，污染物可在大气、水、土壤中相互进行扩散分布，如大气、水体中的污染物，通过稀释、扩散、溶解、沉降等作用而由高浓度处向低浓度处转移；土壤中的污染物可通过降水冲刷进入河流；水中的某些污染物可蒸发或逸出而进入大气；大气中的污染物又可通过降水而进入土壤或河流。在生物环境中，污染物可通过食物链在各种生物体内进行转移，如甲基汞可通过水生生物食物链的作用而使其在鱼体中含量很高，长期摄入这种鱼类可导致慢性甲基汞中毒。

（二）生物转化

生物转化（biotransformation）是指环境污染物进入生物体内，在其酶系统的催化作用下进行代谢转化的过程。生物转化是机体对外源污染物处置的重要的环节，是机体维持稳态的主要机制。大多数污染物经生物转化作用其毒性降低或消失，某些污染物则可在生物体内转化成毒性更大的有害物质。

（三）生物富集

生物富集（biological concentration）是指某些生物从环境中不断摄取污染物，在体内逐渐蓄积和（或）通过食物链作用在各级生物之间传递、转移，使污染物在生物体内的浓度超过环境中浓度的现象。生物富集程度可用富集系数表示：

$$\text{富集系数}（K）=\frac{\text{某污染物在生物体内的浓度}（C_b）}{\text{某污染物在环境中的浓度}（C_e）} \qquad (11\text{-}1)$$

人类在改造自然的过程中，不可避免地会向生态系统排放有毒有害物质，这些污染物多为脂溶性稳定物质，易被吸收，但进入生物体内又难以代谢转化与排泄，因而随着生物个体的生长发育而不断蓄积。环境中的有机氯、重金属化合物（烷基汞等）即属此类物质。这些物质会在生态系统中不断循环，通过富集作用积累在食物链的最顶端（最顶端的生物往往是人）。有毒有害物质的生物富集曾引起包括水俣病、痛痛病在内的多起生态公害事件。生物富集对自然界的其他生物也有重要影响，如美国的国鸟白头海雕就曾受到DDT生物富集的影响，1952～1957年间，已经有鸟类爱好者观察到白头海雕的出生率在下降，随后的研究则表明，高浓度的DDT会导致白头海雕的卵壳变软以致无法承受自身的重量而碎裂。直到1972年11月31日美国环境保护署（Environmental Protection Agency，EPA）正式全面禁止使用DDT，白头海雕的数量才开始恢复。

（四）自净作用

自净作用（self purification）是指少量污染物一时性地进入环境中，在各种自然过程的作用下，使污染物逐渐减少或污染危害消失的过程。自净作用是生态系统的一种自我调节的机制。环境自净作用主要有三种方式，即生物净化作用、物理净化作用和化学净化作用。

1. 生物净化作用 通过生物的作用使污染物浓度降低，特别是水中的异养微生物对有机物质的氧化分解在其中起主要的作用。例如，许多水生、沼生植物，如芦苇和大米草，对水中悬浮物、氯化物、有机氮、硫酸盐均有一定的净化能力；水葱能净化水中酚类；凤眼莲（水葫芦）、绿萍、金鱼藻、菱角等有吸收水中重金属元素的作用。

2. 物理净化作用 污染物通过稀释、扩散、沉淀等物理作用使浓度和毒性降低或消除的过程。物理作用的强弱取决于环境的物理条件和污染物本身的物理性质。例如，温度升高有利于污染物的挥发，风速增大有利于污染物的扩散，水体中含有黏土矿物多有利于对污染物的吸附和沉淀。

3. 化学净化作用 通过污染物的氧化、还原、吸附、凝聚等作用使浓度降低或消除的过程。影响化学净化的环境因素有酸碱度、氧化还原电位和温度等。污染物本身的化学性质、组成和形态对化学净化也有很大的影响。例如，温度升高可加速化学反应，在温热环境中有利于有机污染物的分解；酸性环境中金属离子活性增强，有利于迁移，碱性环境中易形成氢氧化物沉淀而减少环境中的有害金属离子。例如，水中铅、镉、铝等重金属离子与硫离子结合成难溶的硫化物沉淀，或在碱性条件下形成氢氧化物沉淀而利于净化。

应当指出，污染物的扩散、沉降对于局部地带的净化是有利的，但在一定条件下却造成较大范围的区域污染。同时，环境的自净是有限的，当大量的污染物进入环境而超出环境自净容量时，就会造成环境污染。

五、环境污染对健康的影响

由于环境污染的长期性、多样性、广泛性，它对人类健康的损害表现极为复杂，归纳起来主要有特异性损害（急性危害、慢性危害和远期危害）、非特异性损害和间接效应等。

（一）环境污染对健康影响的特点

1. 广泛性　环境污染波及的地区范围广，不分地界或国界，可以影响到整个城镇、区域，甚至全球；另外，环境污染影响人口众多，涉及不同年龄、不同性别的人群，甚至可能影响到未出生的胎儿，因为有些污染物（如铅、氟等）可通过胎盘自母体进入胎儿。

2. 复杂性　多种环境因素、多种污染物可同时存在，污染物质通过大气、水、土壤、食物等多种环境因素，经呼吸道、胃肠道、皮肤等不同途径进入人体，既可单独产生作用，又可产生复杂的综合作用或联合作用，从而产生不同的危害作用。

3. 多样性　环境污染物的组成成分复杂，产生的生物学作用也多种多样。既可产生局部刺激作用，也可产生全身性危害；既可呈现特异作用，也可呈现非特异性作用。某些污染物甚至产生致突变、致癌和致畸等远期效应，遗传给下一代。

4. 长期性　有些环境污染物相当稳定，一旦污染环境则需要数年或数十年方能消除。环境污染物对人群健康影响时间长，一般是低剂量、长时间作用于人体，多为造成慢性或潜在性的健康损害，短期内难以察觉，年长日久可以酿成极为严重的后果。

考点提示： 环境污染的特点

（二）急性危害

化学污染物在短时间内大量进入机体，通常其损害表现快速、剧烈，呈明显中毒症状、疾病暴发甚至死亡，称为急性危害。急性危害的典型例子见于世界各国由于环境受到严重污染引起的急性中毒和死亡的公害事件。现仅就 20 世纪 50 年代以来最突出的几起介绍如下。

1. 英国伦敦烟雾事件（又称煤烟污染事件）　世界著名的工业城市伦敦，在未治理前每天最多要向大气排放 200 万吨煤烟尘。由于逆温等不利气象条件，燃煤排放的大量烟尘和二氧化硫浓度急剧增加、扩散不开，造成烟雾事件。伦敦 1873～1965 年共发生烟雾事件 12 次，其中发生在 1952 年 12 月 5 日至 8 日的一次震惊世界的烟雾事件，4 天之内非正常死亡人数达到 4000 人，美国、比利时等国家也发生过类似的烟雾事件。

2. 洛杉矶光化学烟雾事件　美国第三大城市洛杉矶，有 300 万～400 万辆汽车，每天用汽油近 2250m^3（500 万加仑），在内燃机中燃烧不完全产生的尾气，整天积聚于该市上空。每当夏秋季节，阳光充足，特别是中午时分又受海陆风的影响，出现逆温天气。此时，汽车排放出的大量碳氢化合物、氮氧化合物及一氧化碳等污染物，经太阳紫外线照射，碳氢化合物、氮氧化合物发生剧烈光化学反应，生成一系列有刺激性的化合物如甲醛、丙烯醛、过氧乙酰硝酸酯和过氧化氢等二次污染物，形成一种浅蓝色的烟雾。这种光化学烟雾对眼有强烈的刺激与催泪作用，污染严重时还可引起肺水肿，使老年人死亡率增加。该市在 1955 年的一次严重光化学烟雾事件中，65 岁以上的老人非正常死亡人数近 400 人。洛杉矶、纽约、东京及我国兰州市曾多次发生光化学烟雾事件。

3. 日本森永奶粉中毒事件　1955 年日本森永乳粉厂将有毒化合物当作乳质稳定剂添加到奶粉中，而这一添加物来自于提炼铝矿石后的工业废弃物，在脱色和再结晶后生成了含大量三氧化二砷的化合物（俗称砒霜）。森永把这些劣质的添加剂加入到奶粉中，使食用这种奶粉的小儿发热、咳嗽、顽固腹泻、皮肤色素沉着、脱屑、肝大、贫血等，此事件造成 2000 多名小儿受害，131 名死亡。许多受害者至今仍被毒奶粉的后遗症所折磨。

4. 印度博帕尔异氰酸甲酯事件　1984 年 12 月 3 日凌晨，印度中央安邦首府博帕尔市一家农药制造厂发生异氰酸甲酯毒气外泄事件，酿成了一场震撼世界的大悲剧。这种气体只要有极少量短时间停留在空气中，就会使人感到眼睛疼痛，若浓度稍大，就会使人窒息。这次事件使几天之内有 2500 多人毙命，至 1984 年底，该地区有 2 万多人死亡，20 万人受到波及，附近的 3000 头牲畜也未能幸免于难。这是世界历史上最为严重的一次工业事故环境污染灾难。

5. 乌克兰切尔诺贝利核电站核泄漏事件 1986年4月26日乌克兰切尔诺贝利核电站发生核泄漏事件，该电站第4机组爆炸，核反应堆全部炸毁，大量放射性物质泄漏，成为核电时代以来最大的事故。辐射污染严重，当地放射性污染水平达正常允许量的1500倍，导致事故后前3个月内有31人死亡，之后15年内有（6～8）万人死亡，13.4万人遭受各种程度的辐射疾病折磨，方圆30公里地区的11.5万多民众被迫疏散。

此外，环境的生物因素污染也可以引起传染病的暴发流行。例如，1955年印度德里自来水厂水源由于受到生活污水的污染，造成最大规模的一次戊型病毒性肝炎的暴发，170万人口中仅黄疸病例即有2.9万人。我国上海市1988年，因生食污染毛蚶，3个月有30万人患甲型病毒性肝炎，此实属世界上罕见的暴发流行。

考点提示： 各种急性危害的污染物

（三）慢性危害

环境中低剂量的环境污染物长时间、反复地作用于机体所产生的危害，称为慢性危害。慢性危害最为常见，且影响广泛，是较为潜匿的健康损害方式。例如，在磷肥厂、炼铝厂周围的大气受氟化氢污染，附近居民长期吸入可引起慢性氟中毒。某些金属矿冶炼与精炼过程中排放的含砷烟尘污染大气，可造成附近儿童的慢性砷中毒。由环境污染引起的区域性疾病（公害病），如发生在日本的四日市哮喘病、水俣病和痛痛病是慢性危害的经典例证。

1. 四日市哮喘病 四日市位于日本东部伊势湾海岸，由于交通方便，很快成为发展石油工业的窗口。从1959年开始，昔日洁净的城市空气变得污浊起来。全市平均每月每平方千米降尘量为14吨（最多达30吨），大气含二氧化硫浓度超过标准的五六倍，大气中烟雾厚达500米，其中漂浮着多种有毒有害气体和金属粉尘。很多人出现头疼、咽喉疼、眼睛疼、呕吐等症状，患哮喘病的人剧增。1964年，四日市烟雾不散，致使一些哮喘病患者在痛苦中死去。1967年，又有一些哮喘病患者因不堪忍受疾病的折磨而自杀。到1979年10月底，四日市确认患有大气污染性疾病的患者人数为775 491人。由于四日市的居民长年累月地吸入这种被二氧化硫及各种金属粉尘污染的空气，呼吸器官受到了损害，因此，很多人患有呼吸系统疾病，如支气管炎、哮喘、肺气肿、肺癌等。又因四日市的呼吸系统病症患者大多一离开大气污染环境，病症就会得到缓解，所以人们把这种病统称为“四日市哮喘病”。

2. 水俣病 是由于慢性甲基汞中毒引起的。水俣是日本九州南部熊本县的一个小镇，西面是水俣湾。位于该地的日本氮肥公司私营厂在生产氯乙烯的同时，把大量含汞的废水排入水俣湾，汞经过微生物作用转化为甲基汞，再通过食物链的作用，富集到鱼贝类体内，人长期食用这种鱼贝类后引起甲基汞中毒。这种病症以神经系统病变为特征，轻者口齿不清、步履蹒跚、面部痴呆、手足麻痹、感觉障碍、视觉丧失、震颤、手足变形，重者神经失常，或酣睡，或兴奋，身体弯弓高叫，直至死亡。1953～1960年，此病造成111人严重残疾，并使其中43人死亡，当地实际受害人数有1万人。美国、加拿大、瑞典均有类似中毒事件。我国松花江也发现过汞污染。

考点提示： 水俣病的临床症状

3. 痛痛病 是由于长期食用被工业废水中镉污染的稻米和饮水引起的，是以肾脏受损、骨质疏松及全身疼痛为临床特点的慢性中毒。该病首先发生在日本富山县神通川流域，因为患者患病后全身非常疼痛，整日喊痛不止而得名。痛痛病的污染源是开采和冶炼铅锌矿排放的含镉“三废”，污染河水和大片农田，致使水稻和大豆中含镉量增加，人吃了这些粮食中毒而发病。与此同时，日本还有多处地区发现镉中毒的痛痛病患者。到1972年3月，日本痛痛病患者已超过280人（官方数字为100人），死亡34人，尚有100多人出现可疑症状。我国广西某些地区，也曾有人患有痛痛病。痛痛病至今尚无特效的治疗方法，而且体内积蓄的镉也没有安全有效的排除方法。

此外，慢性危害还可以造成非特异性损害，主要表现为某些多发病、常见病的发病率与死亡率增高。环境有害因素只是此类疾病的诱因和加重因素，而非直接的致病因素。例如，许多环境污染物如铅、镉、汞、苯、CO、SO_2、O_3、三氯乙烯、多氯联苯等均有不同程度的免疫抑制作用，从而使机体对其他环境有害因素的敏感性增加，抗病力下降。实际上，环境污染物在更多的情况下产生的是亚临床的非特异性的健康效应，特别当剂量水平较低或暴露时间短时。揭示这种早期效应状态的存在和发展，包括某些意义尚不明了的潜在性危害，是预防医学应给予充分重视的问题，也是我国职业病防治工作的重点。

考点提示： 痛痛病对机体的损害部位

（四）远期危害

环境污染物的远期危害是能损伤人体遗传机制，诱导人类遗传物质的变化，引起人类基因库和遗传负荷改变，形成遗传性疾病，并可诱发肿瘤、畸胎和出生缺陷。这就是医学界和生物学界所称的"三致"作用：致突变、致癌和致畸作用。

1. 致突变作用　是指环境因素诱发细胞遗传物质改变而导致的机体可遗传的变异。突变可能是原因尚未阐明的自发突变，但大多数是指明确的环境因素引起的诱发突变。突变可表现在两个方面：①染色体畸变，即染色体数目和结构的异常；②基因突变，即 DNA（脱氧核糖核酸）分子上的损伤。突变结果可能对机体无害，但一般认为诱发突变是一种损害作用，突变对健康的影响与诱变物作用的靶细胞类型有关。突变如发生在体细胞，则常导致体细胞的异常增殖而形成肿瘤；突变如发生在生殖细胞，则可能导致不孕、早产、死胎、畸形和遗传性疾病。环境中常见的诱变因素有电离辐射（γ 射线、X 射线）、紫外线，苯并（a）芘等多环芳烃化合物、苯、甲醛、铬酸盐等工业毒物，食品中的亚硝胺类，某些有机磷杀虫剂，烷化剂，某些真菌毒素及病毒等。环境中这种诱发突变的因素统称为诱变原。最常见的诱变原如下。

（1）物理诱变原：X 射线，α、β、γ 射线，中子等电离辐射及紫外线等都有很强的诱发突变作用，可导致基因突变，也有较强的致染色体畸变的作用。人体内的淋巴细胞和生殖细胞对紫外线的诱变作用很敏感。

（2）化学诱变原：工业"三废"如烟尘中的苯并（a）芘等，工业毒物如苯、甲醛、铬等，食品添加剂如亚硝酸盐、某些人工甜味剂、着色剂等，农药如有机磷农药、有机氯农药、除草剂等，以及药物如烷化剂等抗癌药，都有诱变作用。化学诱变原在三大诱变原中占重要地位。目前已知的化学诱变原已有 2000 种以上，而人类疾病中约有 10% 表现受基因突变的影响。

（3）生物诱变原：主要是病毒（如肝炎、麻疹、风疹等病毒）感染，可直接影响 DNA 代谢，引起基因突变。真菌和细菌虽不能直接引起突变，但它们的毒素或代谢产物（如黄曲霉毒素等）可有诱变作用。

2. 致癌作用　环境因素引起正常细胞的恶性转化，异常增殖，并发展成肿瘤的过程称致癌作用（carcinogenesis）。大量调查表明，近年来恶性肿瘤死亡率持续上升主要应归咎于环境致癌因素及其相关的行为生活方式，如空气污染、吸烟、酗酒、饮食不当等。据估计，人类癌症 80%～90% 与环境因素有关，而其中化学因素又占 90%。致癌的机制至今尚未彻底阐明，但目前研究较多的化学致癌已形成几种盛行的学说。简单地讲，化学致癌物进入体内后往往需经生物转化形成具有生物活性的代谢物（终致癌物），后者与细胞大分子 DNA 发生共价结合反应，造成 DNA 损伤；并通过基因突变等方式使控制细胞增殖、分化与衰老、死亡的基因族失常，即癌基因激活或抑癌基因失活。其结果是细胞失去正常的生理性衰老、死亡（凋亡）功能，并异常增殖导致肿瘤的形成。实际上，在环境致癌过程中，可能同时存在其他某些物质或因素对肿瘤的发生起着促进作用，遗传易感性和免疫抑制等也起重要作用。总之，致癌是一个多基因、多因素、多步骤的复杂过程。

已报道，至少有 1000 多种化学物能够引发动物产生肿瘤，然而真正经过充分调查研究已证实对人致癌的不过数十种。WHO 所属的国际癌症研究机构（IARC）根据对人致癌证据的充分可靠程度对已知的化学物进行了再评价，将其分成下列 4 类 5 组：① 1 类，即确认致癌物，现有证据肯定与人类癌发生有因果关系的共 107 种，其中与环境污染有关的如砷、铬、镍、铍、镉及它们的某些化合物，石棉、联苯胺、苯、氯乙烯、氯甲醚类、黄曲霉毒素、己烯雌酚、氡及其衰变物，混合物有酒精饮料、煤焦油、煤烟及香烟烟雾等，以及某些工业过程或接触环境（其中具体的化学物质尚未确定），如地下赤铁矿开采、铝的生产过程、橡胶行业等；② 2 类 A 组，很可能致癌物，对人致癌证据还需补充；③ 2 类 B 组，有可能致癌物，对人致癌证据尚不够充分；④ 3 类，未定致癌物，现有证据不足以将其划入其他各类；⑤ 4 类，非人致癌物（仅己内酰胺一种），已有证据表明对人不致癌而仅对动物致癌。应当指出，上述分类并非最后的盖棺论定，随着科学的发展及研究资料的积累，某些目前可疑或潜在的致癌物最终可能被划入确定致癌物的黑名单内。历史上，在氯乙烯生产和使用过程中，经三四十年研究，直到 20 世纪 70 年代才确定为人类致癌物。此外，物理因素如电离辐射、紫外线照射，生物因素如单纯性疱疹Ⅱ型病毒、乙型与丙型肝炎病毒、EB 病毒，也被认为与人类某些肿瘤有确切关联。

3. 致畸作用(teratogenesis) 是指环境因素作用于子宫内胚胎，干扰胚胎的正常发育，使其发育缺陷形成畸形的过程。胎儿可能发生四肢、颜面外形异常或内脏器官结构缺损畸形等。人类先天性畸形发生的原因较为复杂，大多数原因不明或被认为是由环境因素和遗传因素相互作用的结果，而约 10% 的先天性畸形是由确定的环境因素引起的。致畸的敏感期为妊娠的第 3～8 周（即胚胎期），这时期胚胎各个器官组织正在分化形成。其后的胎儿期，除神经系统和外生殖器官外的各器官已形成，致畸物的作用充其量是造成胎儿死亡而不会再出现结构畸形。常见的环境致畸物有：

（1）化学性致畸物：有毒化学物质，如铅、甲基汞、磷、氯乙烯、2，4，5-T 落叶剂等。例如，日本的水俣病流行区，有些母亲并无水俣病的症状，其婴儿却出现了先天性麻痹痴呆、小头怪胎或其他畸形，这是由于甲基汞能通过胎盘影响到胎儿的结果。又如美国在越南战争期间曾使用了 2,4,5-T 落叶剂，在受撒布区内流产、死胎、死产和畸形儿的发生率增高。此外，也有报告氯乙烯污染地区畸形儿增加。另外，很多低分子药物尤其是抗生素类药物、抗癌药物及激素类药物均可通过胎盘进入胎儿体内。西欧、日本等国 20 世纪 60 年代初曾给孕妇服用反应停治疗妊娠呕吐，导致出生 8000 多个“海豹短肢”畸形胎儿的事件。

（2）物理性致畸物：主要有 X 射线、γ 射线、高频和超声波等。一般认为怀孕 3 个月内照射的危险性较大。例如，日本广岛、长崎市因受原子弹爆炸的影响，胎儿畸形率高达 18.9%，出现白内障、小头症、白血病等。

（3）生物性致畸物：主要有病毒感染，如风疹病毒、埃可病毒、柯萨奇病毒，其中以风疹病毒对胎儿的危害最大，怀孕头 3 个月内（尤以第 1 个月末），感染风疹最易引起畸形。

（五）非特异性损害

环境污染物对人类健康的损害除表现为上述特异性作用外，还可表现一系列非特异性损害。表现为一般多发病的发病率增高、人体抵抗力下降、劳动能力降低等。流行病学调查资料表明：受二氧化硫严重污染地区的居民呼吸道感染的患病率增高，接触含游离二氧化硅粉尘的工人肺结核患病率上升等。非特异性损害的机制尚未完全阐明，可能与免疫功能降低有关，但也不能解释一切非特异性损害现象。

（六）间接效应

全球变暖、臭氧层破坏和酸雨是全球性环境污染最突出的三个热点问题，其影响广泛，后果严重。特别是对人类健康也会产生某些间接影响。

1. 温室效应 大气中除了氮气和氧气外，还含有少量的二氧化碳、一氧化碳、甲烷、臭氧、氟利昂等气体。这些气体，尤其是二氧化碳，含量虽少，但由于它可以直接吸收地球向宇宙空间辐射的红外线，因此其浓度对地球的气温影响极大。二氧化碳等气体含量增加的直接后果，是使地球气温升高，这种因二氧化碳等气体浓度增加而引起气温上升的效应称为温室效应，引起温室效应的气体统称为温室气体。随着温室气体排放量的逐年增加，地球的平均气温也逐渐升高，从1950年至今，已上升0.6～2.4℃。专家估计，到2030年，地球平均气温将升高3℃，这将对环境及一切生物产生重大影响。此外，温室效应还将导致海平面上升、全球气候大变化等破坏性影响，极大地影响人类的生存环境和生活条件。

2. 臭氧层破坏 在离地面20～25km空气的同温层下部含有较多的臭氧，该层大气因此称为臭氧层。臭氧层能够有效地吸收太阳光线中的短波紫外线，从而使地球免受太阳光的过度辐射。科学家认为，由于人类大量生产用作制冷剂、气溶胶推进剂的含氯氟烃（又称氟里昂），后者进入大气光解产生游离氧，破坏臭氧分子，致使臭氧层形成空洞。据联合国环境保护署的报告，北美及北欧上空的臭氧层减少了18%，南极上空出现3000万平方公里的“破洞”。臭氧层被破坏产生的主要后果是辐射到地面的紫外线剧增，从而导致皮肤癌和白内障等发病率增加，并可引起生物体内基因发生突变，对生态产生不良影响。

3. 酸雨 是指pH小于5.6的降水（包括雨、雪、雹、雾等）。煤、石油等矿物性燃料燃烧时会释放出大量的二氧化硫及氮氧化物，这些酸性气态污染物溶于水气，经氧化凝结形成酸雨。酸雨可使湖泊水体酸化，影响水生生物正常生存，甚至使鱼类绝迹，目前，加拿大、北欧等国许多湖泊已经成了没有鱼类的“死湖”。另外，酸雨还破坏植被，腐蚀建筑物，促使土壤中重金属水溶性增加，加速向农作物、水产品中转移和污染。

除了上述问题外，人类还面临着热带雨林减少、沙漠化、物种减少、海洋污染及有害废料从工业化国家转移到发展中国家等直接威胁人类生存的环境问题。

考点提示： 酸雨的pH

第3节 环境污染的防制措施

保护和改善环境是关系到整个人类的生存和发展，关系到国家昌盛的全局性的重大决策问题。防止环境污染对人群健康的危害，有赖于环境保护事业，必须有全社会的广泛参与。我国政府鉴于其战略意义，已将环境保护列为一项基本国策。依据1992年在巴西召开的世界环境与发展大会提出的原则，我国在1994年制订了《中国21世纪议程》，阐明了中国可持续发展的战略和对策。可持续发展指的是满足当代人的需求，又不损害后代人满足其需要能力的发展。其实质就是环境保护与社会经济同步协调发展的观点。在开支、利用资源与发展生产的同时，应考虑生态平衡和环境的承载能力，尽可能地消除和减少污染，从而使资源和能源得到持续使用，社会和经济得到持续发展。

一、宣传教育

加强环境保护教育，增强环境保护意识，通过电视、广播、报纸和网络等媒体广泛宣传环境与健康相关法律法规和环境保护知识教育，促使社会团体、机构组织、企业及媒体等自觉履行环境保护的责任和义务，促进个人和整个社会良好行为的形成，营造全社会保护环境、维护健康的积极氛围。将环境保护列入各类学校课程教学中，不断增强人民群众保护环境意识，积极地参与保护环境的行动，自觉地执行环保法规、政策、方针、条例，合理利用自然环境，防止资源和生态破坏，创建清洁、适宜的生活和劳动环境，维护自身健康，促进经济发展。

二、环境立法与管理

法制管理是立法干预，即对环境保护的行为规范作出规定，通过国家监督来强制实施。我国于 1972 年开始试行，1983 年明确提出环境保护是我国的一项基本国策，并于 1989 年正式颁布了《中华人民共和国环境保护法》。20 年来相继制定了有关的一系列法律法规，《中华人民共和国环境保护法》《中华人民共和国水污染防治法》《中华人民共和国大气污染防治法》等 5 部环境保护法律、9 部与环境密切相关的资源法律及配套的法规和标准，形成了由环境保护专门法律和相关法律、国家法规、地方法规和环境保护标准相结合的比较完整的环境保护法律法规体系，使我国的环境保护事业进入了有法可依的时代。

国家更制订了相应的政策与制度，以更好地贯彻执行环境法规。例如，环境健康影响评价制度，即规定拟建的重大工程建设规划和开发项目，事先必须就其对环境及人群健康造成的影响进行预测和评价，以便优化选址、设计方案，将其不良影响减少到最低程度。又如我国独创的“三同时”制度，要求一切新建、改建和扩建项目的防治污染设施，必须与主体工程同时设计、同时施工、同时投产。形成环境与健康监测网络，开展实时、系统的环境污染及其健康危害监测，及时有效地分析环境因素导致的健康影响和危害结果，掌握环境污染与健康影响发展趋势，为国家制定有效的干预对策和措施提供科学依据。

三、环境规划措施

环境规划是克服人类经济社会活动和环境保护活动的盲目主观随意性的科学决策活动，环境规划是一个开放型的动态系统，涉及的领域广泛、影响因素复杂，必须强调掌握充分的信息，运用科学方法，以保证环境规划的科学性和合理性。要把环境保护的内容和要求纳入国民经济和社会发展的总体规划之中。在城镇、乡村建设要有长远规划，主要是对工农业生产、交通运输、城市生活等人类活动对环境造成的污染而规定的防治目标和措施。例如，在城市和区域规划中则要注意实行功能分区、合理布局。对可能排放三废的企业应安排在城镇主导风向的上风侧和水源的下游，工业区原则上应远离居民区。种植树木草地，加强绿化。规划中不应忽视众多的小型工业企业，如乡镇企业、街道工业的污染控制。

四、技 术 措 施

采用工程技术措施来消除和减少污染物排出，净化利用和治理污染物是环境保护的一项基本建设，也是落实可持续发展战略的根本性措施。

（一）清洁生产

清洁生产（clean production）首先是使用低杂质的无毒或低毒的原材料，改革生产工艺或更新设备，研究和开发无公害、少污染的生产技术，发展绿色产品，减少单位产出的废弃物排出量。宏观调控产业结构，对消耗高、效益低、污染重的工业企业采取关、停、并、转、迁等调整措施。研制和使用能耗低或采用清洁能源的交通运输工具，逐步淘汰和限制使用落后的交通运输工具。

（二）合理利用能源与资源

1. 加强工业生产管理，把环境保护纳入企业生产经营管理轨道。节能降耗，减少物料流失，回收利用可燃气体、余热、余压，工业三废要回收再生、交叉利用，建立闭合生产流程，实现生产过程的机械化、自动化、密闭化，提高设备运行完好率，防止跑、冒、滴、漏和事故排放。

2. 改进燃煤技术，提高燃烧效率，低硫优质煤优先供给民用，积极开发采用无污染、少污染的能源，改革燃料构成逐步实现燃气化和电气化，扩大联片或集中供热。

（三）废弃物处理

对暂无综合利用价值的工业“三废”要进行净化处理，如采用废气净化和除尘技术来控制烟尘、废气，达到国家排放标准，才能排放。城市生活垃圾、人畜粪便、污水等应集中进行无害化处理，医院污水可能含多种病原微生物、放射性废物，必须经专门的消毒处理方可排放。

（四）发展生态农业

1. 合理调整农业生产的结构和布局，实行农、林、牧、渔全面发展多种经营，促进农业生态体系中资源的多层次利用，形成良性循环。

2. 防止农业污染，要适量施用有机肥、农家肥，实行秸秆还田，研制高产抗逆的作物新品种，生物防治病虫害，研制高效、低毒、低残留的农药，限制使用毒性大、易残留的农药，大力开发无污染的绿色食品，选择抗霉品种，作物收获及时晾晒，保持干燥，储藏时注意通风、控温，以防止食品被霉菌毒素污染。

（五）控制噪声污染

防止噪声最根本的措施是减少和减弱噪声声源。工矿企业可用无声或低噪声的工艺和设备代替高噪声的工艺设备。例如，用无声的焊接代替高噪声的铆接；用无声的液压代替高噪声的锤击等。交通噪声的控制关键在于控制汽车、摩托车、拖拉机等机动车的噪声，除加强交通管理控制噪声外，我国还规定生产各种机动车辆的噪声标准。

防止噪声的传播也是控制噪声的重要措施。例如，在产生声源的设备周围采取某些隔声措施，以控制噪声的传播。此外，在交通干道两旁、工厂、施工现场周围建立隔声屏障，如利用植树造林合理配置绿化带来隔声，也是减轻噪声干扰的经济而有效的措施。

小　结

环境保护是我国一项基本国策，要合理开发利用自然资源，控制环境污染，防止生态破坏，维护公众健康，保障经济社会持续发展。但是相对于经济社会发展需要，我国环境与健康工作仍显薄弱，环境污染带来的环境质量下降、生态平衡破坏及公众健康危害，成为制约经济持续增长和影响社会和谐发展的关键因素。我国正处于经济社会发展的重要时期，建设资源节约型、环境友好型社会，不断加强环境与健康管理和研究，着力解决危害人民群众健康的突出环境问题，确保环境和公众健康得到有效保护，促进我国经济社会可持续发展，为维护经济建设和社会发展做出积极贡献。

目标检测

一、选择题

A1 型题

1. 环境卫生学的研究对象是（　　）
   A. 自然环境与人群健康的关系
   B. 生活居住环境与人群健康的关系
   C. 自然环境和生活居住环境与人群健康的关系
   D. 社会环境与人群健康的关系
   E. 地理环境与人群健康的关系
2. 地球上的大气圈、水圈、土壤圈和生物圈被称为（　　）
   A. 自然环境
   B. 以人类为中心的环境以动植物为中心的环境
   C. 城乡居住环境
   D. 次生环境
   E. 以人类和生物为中心的环境
3. 次生环境是指（　　）
   A. 天然形成的环境
   B. 某些元素形成不均所造成的环境

C. 由于人类活动（生产和生活）所造成的环境
D. 无生活物所形成的环境
E. 以上都不是

4. 原生环境是指（　　）
A. 天然形成的环境条件，没有人为作用影响
B. 天然形成的环境条件，受到人为作用影响
C. 天然形成的环境条件，受到动物作用影响
D. 人为作用所形成的优美环境
E. 天然形成的环境，但受到工业“三废”的污染

5. 一次污染物是指（　　）
A. 由污染源直接排入环境中的化学性污染物，其理化性状保持不变
B. 由污染源直接排入环境中的化学性污染物，发生了一些物理性变化
C. 由污染源直接排入环境中的化学性污染物，进入环境后与其他物质发生了反应
D. 这种污染物不是直接由从污染源直接排入环境中的，而是原来就存在在环境中的化学物变
E. 以上都不对

6. 环境中的电离辐射主要来自（　　）
A. 自然环境
B. 建筑材料
C. 装饰材料
D. 人类生产活动排出的放射性废弃物
E. 工厂排出的废弃物

7. 环境污染对遗传影响的典型事例是（　　）
A. 痛痛病事件
B. 黑脚病事件
C. 光化学烟雾事件
D. 水俣病事件
E. 煤烟型烟雾事件

8. 产生温室效应的主要气体（　　）
A. CO_2　　B. NO_x
C. SO_2　　D. O_3
E. CO

9. SO_2是大气中主要污染物，其主要来源(　　)
A. 石油　　B. 煤
C. 汽油　　D. 天然气
E. 菜油

10. 光化学烟雾是一种混合物，其主要成分是（　　）
A. 醛类、NO_x、SO_2
B. 硫酸盐、醛类、O_3
C. 过氧酰基硝酸酯、醛类、O_3
D. 氧酰基硝酸酯、硝酸盐、硫酸盐
E. 硫酸盐、H_2O、O_3

11. 测定大气中有害气体的采样高度为（　　）
A. 呼吸带高度　　B. 0.5m 的高度
C. 1.0m 的高度　　D. 3m 的高度
E. 5m 以上高度

B 型题

（12～14 题共用备选答案）
根据颗粒物的形态来源，大致可分为 3 种：
A. 指由各种机器作用粉碎而成的颗粒，其化学性质与母体材料不同
B. 指由各种机器作用粉碎而成的颗粒，其化学性质与母体材料相同
C. 指碳颗、水汽、灰分等燃烧产物的混合物
D. 指碳颗、水汽、灰分等燃烧产物的化合物
E. 指空气中的细小液体颗粒

12. 尘（　　）
13. 烟（　　）
14. 雾（　　）

（15、16 题共用备选答案）
A. 随着高度的上升，气温不变
B. 随着高度的上升，气温下降
C. 随着高度的上升，气温增加
D. 随着高度的下降，气温增加
E. 随着高度的下降，气温亦下降

15. 气温逆增（　　）
16. 气温递减（　　）

（17～19 题共用备选答案）
A. 2～4℃　　B. 2～5℃
C. 3℃　　D. 5℃
E. 6℃

17. 垂直温差不应大于（　　）
18. 水平温差不应超过（　　）
19. 外墙内表温度不低于室中央气温（　　）

（任　森）

第 12 章　生活环境与健康

📖 **学习目标**

1. 了解大气的理化性状与健康的关系。
2. 理解大气污染对健康的危害及其防治措施。
3. 掌握饮用水的基本卫生要求。
4. 掌握饮用水净化与消毒的目的、原理、方法和影响因素。
5. 了解住宅的卫生学意义和基本卫生要求。
6. 理解室内空气污染的来源及控制室内污染的措施。

环境与人类的健康息息相关，由于各种因素的影响，引起生活环境发生的变化，是导致人类健康状况和疾病谱发生改变的重要原因之一。本章主要阐述大气、饮用水、住宅等生活环境因素对健康的影响及提高生活环境质量的措施。

第 1 节　大气环境与健康

大气，是人类赖以生存的重要外界环境因素之一，大气的理化性状对人类健康有着密切的影响。

一、大气的理化性状与健康

（一）大气的物理性状与健康

大气的物理性状包括太阳辐射、气象因素及空气离子化等。

1. 太阳辐射　按其光谱组成可分为紫外线（波长 290～400nm）、可见光（波长 400～760nm）和红外线（波长 760nm～1mm）。

（1）紫外线：适量的紫外线对健康有益，它具有色素沉着作用、抗佝偻病作用和杀菌作用。但过多、过强的紫外线则有害健康，如能引起眼炎，长期暴露在紫外线中，会加速皮肤的老化，严重者发生皮肤癌等。

（2）可见光：是视觉器官可以感受到的光线，分别呈紫、蓝、绿、黄、橙、红等色，具有预防眼睛疲劳、引起兴奋、调节情绪与提高工作效率的作用。

（3）红外线：作用于皮肤，可使局部组织温度升高，血管扩张，新陈代谢加快，起消炎镇痛作用，因此，红外线可用于慢性皮肤病、神经痛、冻伤等疾病的康复治疗。但过量的红外线照射可导致健康损害，引起皮肤、角膜灼伤，热射病、日射病和白内障等。

2. 气象因素　指的是气温、大气湿度、气压、气流等。气象因素的变化对机体的体温调节、心血管功能等有重要影响。气象因素还与环境污染物的扩散有关，许多由大气污染引起的急性中毒事件多与不良的气象因素有关。

3. 空气离子化　空气中的各种气体分子或原子在射线、雷电、水体冲击、摩擦等的作用下，形成正离子和负离子，这些正离子和负离子统称为轻离子，空气中产生轻离子的过程称空气离子化（ionization of the atmosphere）。

轻离子可与空气中的悬浮颗粒、水滴等结合而形成直径更大的重离子，清洁空气中轻离子的比值高。通常认为，负离子对机体的健康有益：能调节中枢神经系统，改善自主神经功能，降低高血压，改善呼吸功能，镇静、镇痛，改善睡眠，消除疲劳等。海滨、瀑布、喷泉、森林、风景区、雨天等自然环境中的负离子含量较多，有利于机体健康。

（二）大气的化学组成与健康的关系

清洁的大气是无色、无味、无臭的混合气体。其主要成分有：氮气（标准状况下其容积百分比为78.09%）、氧气（20.95%）、二氧化碳（0.027%）和微量惰性气体。清洁的空气有益于健康，但当空气污染，引起空气质量下降时，会危害人体健康。

案例 12-1

美国多诺拉烟雾事件

多诺拉是美国宾夕法尼亚州的一个小镇，位于匹兹堡市南边30km处，有居民1.4万多人。多诺拉镇坐落在一个马蹄形河湾内侧，两边高约120米的山丘把小镇夹在山谷中。多诺拉镇是硫酸厂、钢铁厂、炼锌厂的集中地，多年来，这些工厂的烟囱昼夜不停地向空中喷烟吐雾。

1948年10月26日至31日，多诺拉镇上空乌云密布，气候潮湿寒冷，一丝风都没有，而工厂的烟囱却没有停止排放，就像要冲破凝住了的大气层一样，不停地喷吐着烟雾。两天过去了，天气没有变化，只是大气中的烟雾越来越厚重，工厂排出的大量烟雾被封闭在山谷中，空气能见度极低，除了烟囱之外，其余都消失在烟雾中。随之而来的是小镇中6000人突然发病，症状为眼睛疼痛、流泪、咽喉痛、流鼻涕、咳嗽、头痛、四肢乏倦、胸闷、呕吐、腹泻等，其中有20人很快死亡。死者年龄多在65岁以上，大多数原来患有心脏病或呼吸系统疾病。

问题：

1．该烟雾属何种类型的烟雾?

2．简述导致烟雾的主要污染物种类和形成机制、烟雾的主要成分及危害。

二、大气污染对健康的危害及其防治措施

由于自然的或人为的因素，使空气中混入了各种污染物并达到一定浓度，导致大气的质量发生恶化，超过了空气的自净能力，对人体健康和生活卫生条件造成直接或间接危害时，称为大气污染。大气污染可来源于自然过程（如火山喷发的灰粉、沙尘暴等）和人类活动两个方面，人类活动是大气污染的主要原因。

（一）大气污染对健康的直接危害

1．急性危害 当大气污染物在短期内大剂量进入机体时可致急性危害。常见的有燃料燃烧排放的烟雾和生产事故排放的有毒有害气体。

（1）烟雾事件：根据烟雾形成的原因可将烟雾事件分为煤烟型烟雾事件和光化学型烟雾事件两类。

1）煤烟型烟雾（coal smog）事件：多发生在寒冷的冬季，常常伴随逆温、无风、大雾的天气，污染物主要是二氧化硫和烟尘，来自煤炭的燃烧和工业生产过程。由于不良的气象条件，污染物不易扩散和稀释，在短时间内浓度急剧升高，引起急性中毒。历史上曾发生过多起烟雾事件。例如，1930年12月3日至5日发生在比利时马斯河谷的烟雾事件；

1948 年 10 月 26 至 31 日发生在美国多诺拉市的烟雾事件；1952 年 12 月 5 日至 8 日发生在英国伦敦的烟雾事件等。

2）光化学型烟雾（photochemical smog）事件：多发生在气温高、天气晴朗、紫外线强的夏秋季节，污染物主要来自于汽车尾气和工厂废气。汽车尾气中的氮氧化物和碳氢化物在强烈的紫外线照射下，发生光化学反应，形成具有很强刺激性的浅蓝色烟雾，称为光化学烟雾。光化学烟雾对眼睛、鼻、咽、气管、肺等呼吸系统均有较强的刺激作用。1943 年，美国洛杉矶市首次发生了光化学烟雾事件，城市上空弥漫着浅蓝色的烟雾，这种烟雾使人眼睛发红，咽喉疼痛，呼吸困难、头昏头痛。20 世纪 50 年代以来，世界上很多城市如日本的东京及大阪、澳大利亚的悉尼等都发生过光化学烟雾事件。随着我国汽车数量的大量增加，部分大、中城市已具有发生光化学烟雾的潜在危险。

（2）生产事故：这类事故一旦发生，危害严重。多由于企业管理不善导致有毒有害气体“跑、冒、滴、漏”，进入大气，引起急性中毒。近年来国际上发生的代表性事件有博帕尔毒气泄漏事件和切尔诺贝利核电站爆炸事件。

1）博帕尔毒气泄漏事件：1984 年 12 月 3 日，印度中央邦博帕尔市一家美属农药厂发生了甲基异氰酸甲酯毒气泄漏事件，使该市 2500 人死亡，20 多万人受伤，5 万多人双目失明，食物和水源被污染，4000 头牲畜和其他动物死亡，生态环境遭到严重破坏。

2）切尔诺贝利核电站爆炸事件：1986 年 4 月 26 日，位于乌克兰基辅市郊的切尔诺贝利核电站，由于管理不善和操作失误，4 号反应堆爆炸起火，致使大量放射性物质泄漏，使环境中核放射剂量达 2Gy/h，为人体允许剂量的 2 万倍。西欧各国及世界大部分地区都测到了核电站泄漏出的放射性物质。本次事故造成 31 人死亡，237 人受到严重放射性伤害。3 年后发现，距核电站 80km 的地区患皮肤癌、舌癌、口腔癌及其他癌症者增多，儿童患甲状腺癌者剧增，农畜畸形者也增多。而且在 20 年内，还将有 3 万人可能因此患上癌症。基辅市和基辅州的中小学生全被疏散到海滨，核电站周围的庄稼全被掩埋，少收了 2000 万吨粮食，距电站 7km 内的树木全部死亡，此后半个世纪内，10km 内不能耕作放牧，100km 内不能生产牛奶……这次核污染飘尘给邻国也带来严重灾难。这是世界上最严重的一次核污染。

日本福岛核电站灾难事故

2011 年 3 月 11 日日本东北部近海发生里氏 9.0 级地震，福岛第一核电站 1～3 号机组自动暂停运作（4～6 号机组处在关闭状态），3 月 14 日 3 号机组发生氢气爆炸，3 月 15 日 2 号和 4 号机组发生氢气爆炸。福岛核能电厂发生的核灾事故，泄漏出的放射量规模，是遭到原子弹轰炸时广岛的 168 倍，放射性 ^{131}I 是 2.5 倍，放射性 ^{90}Sr 是 2.4 倍。日本政府测算报告称，受福岛核泄漏污染地区中，年辐射量在二百微西弗的地区，通过自然消失方式，至少需要 20 年才可以住人。

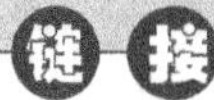

因地震、海啸引发日本福岛核电站灾难事故正反映下列问题，颇值得世人深思：其一，现代环保意识高涨，举凡地球生态、空气等污染，可能殃及邻国乃至全世界，国际社会必须挺身共谋对策。其二，“共同安全”概念的普遍性原则已日渐被绝大多数国家接受，如何携手合作保护地球生态，已成为各国共同的职责。其三，“水能载舟，亦能覆舟”，核能固然对人类有诸多好处，但使用不当也会给人类带来难以估计的灾祸。

2. 慢性危害　大气中有毒污染物长期低浓度作用于机体时能引起慢性危害。例如，大气污染引起的慢性阻塞性肺部疾病（chronic obstructive pulmonary diseases，COPD）、心血管疾病、机体免疫功能下降、变态反应及慢性中毒等。

3. 致癌作用 近年来大量资料表明，大气污染程度与肺癌发病率和死亡率成正比。流行病学调查及动物实验证明，具有致癌作用的大气污染物有30多种，如多环芳烃及其衍生物、砷、镍、铬等无机物及某些放射性物质等。据调查，城市肺癌的发病率高于农村，也与城市空气污染严重有密切关系。

（二）大气污染对人体健康的间接影响

1. 影响太阳辐射 大气中的烟尘能吸收太阳的直射光和散射光，影响太阳辐射强度（城市太阳辐射强度一般要比农村减弱10%～30%，紫外线减弱10%～25%），具有抗佝偻病作用及杀菌作用的紫外线尤其容易被吸收。所以，在大气污染严重的地区，儿童佝偻病的发病率较高，容易发生某些呼吸道疾病。大量的颗粒物漂浮在空气中能吸收太阳辐射的能量，导致局部地区气温下降，产生“冷室效应”。

2. 温室效应 由于人类大量砍伐树木，森林面积大大减少，燃烧煤炭、石油等燃料，从而使大气中二氧化碳浓度逐年上升。二氧化碳可以吸收红外线，使地区气温转暖，产生“温室效应”（greenhouse effect）。温室效应可使各种病原体大量繁殖，造成传染病和常见病的发病率增高；温室效应还可引起降水量的变化，最终导致干旱、洪水及森林火灾等自然灾害的发生次数增多；温室效应还能引起南、北极的冰川融化增加，大量水流入大海，使海平面逐年升高，吞噬陆地，沙滩后移等。因此，为保护环境，世界各国对“低碳”的呼声也越来越高。

3. 酸雨 SO_2等污染物在大气中逐渐被氧化成酸性氧化物后，再与大气中的水汽结合，使降水pH小于5.6时，称为酸雨（acid rain）。它是大气严重污染的标志。酸雨可使土壤酸化，增加土壤中有害重金属的溶解度，而易向农作物中迁移；酸雨可以腐蚀建筑物，缩短建筑物的使用年限；酸雨能影响植物的生长（如毁坏森林）并危害人体健康。近几十年来，由于世界各国排入大气中的废气越来越多，酸雨已成为一个世界性的环境污染问题。

4. 臭氧洞 在大气平流层中有厚约20km的臭氧层，能阻挡宇宙射线对地球上生物的危害。近年来，由于人们大量使用含氟氯烃（冰箱、冰柜、空调的制冷剂）等化合物，使臭氧层受到严重破坏，越来越稀薄，甚至出现臭氧层缺失而形成的空洞，阻挡宇宙射线的作用减弱，增加了人类发生皮肤癌、白内障的危险性。

（三）防治大气污染的措施

由于大气污染受自然、社会等多种因素的影响，因此防治大气污染需采取综合性措施。

1. 合理规划 为减轻大气污染对居民健康的影响，城乡建设应进行科学合理规划，将工业区与生活区分开。把能产生大量有毒有害气体的工业区设置在城镇的边缘或郊区，设在当地主导风向的下风侧，并在生活区和工业区之间设置一定的卫生防护距离和绿化隔离带。交通主干道不应穿越城市生活区。加强工矿企业的生产管理，防止“跑、冒、滴、漏”和杜绝事故性排放。

2. 工艺改革 改革生产工艺过程，尽量采用无毒或低毒原料代替有毒原料进行生产；开展技术革新，进行综合利用；改革燃料结构，减少大气中颗粒物和二氧化硫等的污染；改革锅炉，提高燃烧率，生产过程密闭化，避免和减少污染物的排放；对于必须排入大气的有害气体和烟尘，应采用各种除尘和净化设备进行净化处理，使排放物达到废气排放标准后再行排放。

3. 植树造林 绿色植物不仅能美化环境，调节微小气候，还能吸收有害气体，阻挡沙尘，吸附大气颗粒物，进而具有净化空气的作用。因此植树造林扩大绿化面积是防治大气污染的行之有效的措施之一。

4. 加强卫生监测监督 环境保护部门应加强卫生监测监督工作，加大环保执法力度，采取有力措施，确保大气卫生。

第 2 节　生活饮用水与健康

水在自然界分布广泛，地球表面约有 70% 的面积是水，但是淡水占地球的总储水量不足 1%，我国人均水量仅为世界人均水量的 1/4。水质不良或受到污染，不仅降低其使用价值，还会引起疾病和损害健康，因此防止水污染，搞好饮用水卫生具有重要的意义。

一、生活饮用水的卫生学意义

水是人类生存所必需的重要环境因素之一。成人体内含水量占体重的 65% 左右，儿童可达 80% 左右，是人体重要的组成部分。成年人一昼夜的生理需水量为 2～3L。人的一切生理活动和生化过程，都离不开水。例如，体温调节、营养运输、废物排泄等，都要靠体液来完成，而体液绝大部分是水。如长期摄水不足或大量失水，会导致机体的物质代谢紊乱，水及电解质平衡失调，严重时引起死亡。

水不仅供人体生理需要，而且在保证个人卫生、改善居民生活卫生条件等方面也起到重要作用。居民的用水量正随着生活水平和卫生条件的提高而增加。

若水质不良或水体受到工业“三废”和生活“三废”（尤其是粪便、污水）的污染，会引发介水传染病、急慢性中毒及远期危害等。因此，搞好饮用水卫生，对提高人们的卫生水平，促进健康、预防疾病有重大意义。

案例 12-2

2004 年 2 月，四川省境内沱江正处枯水期，此时的流量只有往年同期的 1/2，并且江水流速缓慢，为了提高水位发电，建在沱江中游的水电站进行了蓄水。而在电站上游的一家化工企业把严重超标的污水排向江中，使水体的氨氮化合物浓度不断加大，导致沱江流域严重污染，有些河段氨氮指标超标达 40～50 倍。随着滚滚下泄的江水，江里出现了大量的鱼群死亡，两岸以江为源的自来水厂流向居民家中的水呈黑色且带有浓重异味。由于饮用水质呈严重污染，致使沱江下游约 62km 的污染带上的两岸城市也停止在沱江取水和供水，百万市民遭遇了一场突如其来的水危机。

问题：

1．污染水体的污染物有哪几类？其中较大一类污染物是什么？

2．谈谈你对环境中存在的水污染与人类健康之间的关系的看法。

水体污染的主要来源

水体污染的主要来源有：①未经处理而排放的工业废水；②未经处理而排放的生活污水；③大量使用化肥、农药、除草剂的农田污水；④堆放在水源附近的工业废渣、生活垃圾等污染物；⑤医院污水。

据环境部门监测：全国城镇每天至少有 1 亿吨污水未经处理直接排入水体。全国七大水系中一半以上河段水质受到污染，全国 1/3 的水体不适于鱼类生存，1/4 的水体不适于灌溉，90% 的城市水域污染严重，50% 的城镇水源不符合饮用水标准，40% 的水源因污染已不能饮用。

链接

二、生活饮用水的基本卫生要求

为保证饮水者的健康，我国《生活饮用水卫生标准》（GB5749-2006）规定，生活饮用水应满足下列基本卫生要求。

1. 流行病学上安全。饮用水应不含有病原微生物和寄生虫卵，以防止介水传染病、寄生虫病的发生和流行。

2. 化学组成对人体无害。饮用水所含化学物质应对人体有益无害，不能引起急慢性中毒和远期危害（致癌、致畸、致突变）。

3. 生活饮用水中应无危害人体健康的放射性物质。

4. 感官性状良好。饮用水应无色、透明、无臭、无异味、无肉眼可见悬浮物，水量充足，方便饮用。

5. 生活饮用水应经消毒处理。

6. 生活饮用水水质应符合《水质常规指标及限值》和《水质非常规指标及限值》的卫生要求。

7. 当发生影响水质的突发性公共事件时，经市级以上人民政府批准，感官性状和一般化学指标可适当放宽。

三、生活饮用水的水质卫生标准

生活饮用水卫生标准是从保护人群身体健康和保证人类生活质量出发，对饮用水中与人群健康的各种因素（物理、化学和生物），以法律形式作的量值规定，以及为实现量值所作的有关行为规范的规定，经国家有关部门批准，以一定形式发布的法定卫生标准。

随着经济的发展，人口的增加，不少地区水源短缺，有的城市饮用水水源污染严重，居民生活饮用水安全受到威胁。1985 年我国卫生部发布的《生活饮用水卫生标准》（GB5749-85）已不能满足保障人民群众健康的需要。为此，原卫生部和国家标准化管理委员会对原有标准进行了修订，联合发布新的强制性国家《生活饮用水卫生标准》（GB5749-2006），并于 2007 年 7 月 1 日实施（部分摘录于表 12-1、表 12-2）。

表 12-1 水质常规指标及限值

指标	限值	指标	限值
1. 微生物指标[①]		铅（mg/L）	0.01
总大肠菌（MPN/100ml 或 CFU/100ml）	不得检出	汞（mg/L）	0.001
		硒（mg/L）	0.01
耐热大肠菌群（MPN/100ml 或 CFU/100ml）	不得检出	氰化物（mg/L）	0.05
		氟化物（mg/L）	1.0
		硝酸盐(以 N 计,mg/L）	地下水源限制时为 20
大肠埃希菌（MPN/100ml 或 CFU/ 100ml）	不得检出	三氯甲烷（mg/L）	0.06
		四氯化碳（mg/L）	0.002
菌落总数（CFU/ml）	100	溴酸盐（使用臭氧时，mg/L）	0.01
2. 毒理指标			
砷（mg/L）	0.01	甲醛（使用臭氧时，mg/L）	0.9
镉（mg/L）	0.005		
铬（六价，mg/L）	0.05	亚氯酸盐（使用二氧	0.7

续表

指标	限值	指标	限值
化氯消毒时，mg/L）		氯化物（mg/L）	250
3. 感官性状和一般化学指标		硫酸盐（mg/L）	250
		溶解性总固体（mg/L）	1000
色度（铂钴色度单位）	15	总硬度（以 $CaCO_3$ 计，mg/L）	450
浑浊度（NTU，散射浊度单位）	1（水源与净水技术条件限制时为 3）	耗氧量（COD_{Mn} 法，以 O_2 计，mg/L）	3（水源限制，原水耗氧量＞6mg/L 时为 5）
臭味度	无异臭、异味		
肉眼可见物	无	挥发酚类（以苯酚计，mg/L）	0.002
pH（pH 单位）	不小于 6.5 且不大于 8.5		
铝（mg/L）	0.2	阴离子合成洗涤剂（mg/L）	0.3
铁（mg/L）	0.3		
锰（mg/L）	0.1	4. 放射性指标②	指导值
铜（mg/L）	1.0	总 α 放射性（Bq/L）	0.5
锌（mg/L）	1.0	总 β 放射性（Bq/L）	1

① MPN 表示最可能数；CFU 表示菌落形成单位。当水样检出总大肠菌群时，应进一步检验大肠埃希菌或耐热大肠菌群；水样未检出总大肠菌群，不必检验大肠埃希菌或耐热大肠菌群。

② 放射性指标超过指导值，应进行核素分析和评价，判定能否饮用。

表 12-2　水质非常规指标及限值

指标	限值	指标	限值
1. 微生物指标		三卤甲烷（三氯甲烷、一氯二溴甲烷、二氯一溴甲烷、三溴甲烷的总和）	该类化合物中各种化合物的实测浓度与其各自限值的比值之和不超过 1
贾第鞭毛虫（个 /10L）	<1		
隐孢子虫（个 /10L）	<1		
2. 毒理指标			
锑（mg/L）	0.005	1,1,1- 三氯乙烷（mg/L）	2
钡（mg/L）	0.7	三氯乙酸（mg/L）	0.1
铍（mg/L）	0.002	三氯乙醛（mg/L）	0.01
硼（mg/L）	0.5	2,4,6- 三氯酚（mg/L）	0.2
钼（mg/L）	0.07	三溴甲烷（mg/L）	0.1
镍（mg/L）	0.02	七氯（mg/L）	0.000 4
银（mg/L）	0.05	马拉硫磷（mg/L）	0.25
铊（mg/L）	0.000 1	五氯酚（mg/L）	0.009
氯化氰（以 CN^- 计，mg/L）	0.07	六六六（总量，mg/L）	0.005
一氯二溴甲烷（mg/L）	0.1	六氯苯（mg/L）	0.001
二氯一溴甲烷（mg/L）	0.06	乐果（mg/L）	0.08
二氯乙酸（mg/L）	0.05	对硫磷（mg/L）	0.003
1,2- 二氯乙烷（mg/L）	0.03	灭草松（mg/L）	0.3
二氯甲烷（mg/L）	0.02	甲基对硫磷（mg/L）	0.02

续表

指标	限值	指标	限值
百菌清（mg/L）	0.01	六氯丁二烯（mg/L）	0.000 6
呋喃丹（mg/L）	0.007	丙烯酰胺（mg/L）	0.000 5
林丹（mg/L）	0.002	四氯乙烯（mg/L）	0.04
毒死蜱（mg/L）	0.03	甲苯（mg/L）	0.7
草甘膦（mg/L）	0.7	邻苯二甲酸二（2-乙基	0.008
敌敌畏（mg/L）	0.001	己基）酯（mg/L）	
莠去津（mg/L）	0.002	环氧氯丙烷（mg/L）	0.000 4
溴氰菊酯（mg/L）	0.02	苯（mg/L）	0.01
2,4-滴（mg/L）	0.03	苯乙烯（mg/L）	0.02
滴滴涕（mg/L）	0.001	苯并（a）芘（mg/L）	0.000 01
乙苯（mg/L）	0.3	氯乙烯（mg/L）	0.005
二甲苯（mg/L）	0.5	氯苯（mg/L）	0.3
1,1-二氯乙烯（mg/L）	0.03	微囊藻毒素-LR（mg/L）	0.001
1,2-二氯乙烯（mg/L）	0.05	3. 感官性状和一般化学	
1,2-二氯苯（mg/L）	1	指标	
1,4-二氯苯（mg/L）	0.3	氨氮（以N计，mg/L）	0.5
三氯乙烯（mg/L）	0.07	硫化物（mg/L）	0.02
三氯苯（总量，mg/L）	0.02	钠（mg/L）	200

四、生活饮用水的净化与消毒

水源水一般难以达到生活饮用水水质标准的要求，为了保证饮水安全，应对水质采取适当的处理（净化和消毒）来改善水源水质，以达到生活饮用水水质标准的要求。

（一）水的净化处理

水净化处理的目的是：除去水中的悬浮物质和部分微生物，改善水质的感官性状。常用的净化处理方法有混凝沉淀和过滤。

1. 混凝沉淀 天然水中体积较小的胶体粒子如硅酸、极细的黏土和腐殖质等可长期悬浮在水中而不会自然下沉，需加入适当的混凝剂才能使其沉降，故称为混凝沉淀。

混凝沉淀的原理主要有两种。①电荷中和作用：将混凝剂投入水中以后，混凝剂水解产生带有正电荷的胶体粒子，正电胶粒与天然水中带有负电荷的胶体粒子（硅酸、极细的黏土和腐殖质等）相互吸引，使彼此的电荷中和而凝聚，形成绒体或矾花。绒体具有较强的吸附能力，能吸附水中的悬浮物质、溶解性物质和部分细菌。通过吸附凝集作用，绒体的体积不断增大，重量不断增加，最终因重力而下沉，从而改善水的感官性状，并减少水中病原微生物的含量。②吸附架桥作用：一些高分子混凝剂和金属盐类混凝剂可在水中水解缩聚成线型高聚物，这些线型高聚物具有强大的吸附作用。随着吸附微粒的增多，线型高聚物弯曲变形，成为网状结构，从而起到架桥作用，使微粒间的距离缩短，相互黏结，逐渐形成粗大的絮凝体，絮凝体仍能吸附部分细菌和溶解性物质，最终因重力而下沉。

目前常用的混凝剂主要有两类：金属盐类（铝盐、铁盐）和高分子混凝剂。铝盐有硫酸铝钾（明矾）[$Al_2(SO_4)_3 \cdot K_2SO_4 \cdot 24H_2O$]、硫酸铝 [$Al_2(SO_4)_3 \cdot 18H_2O$]（用量：50～100mg/L），铁盐有硫酸亚铁（$FeSO_4$、$FeSO_4 \cdot 7H_2O$）和三氯化铁（$FeCl_3$），高分子混凝剂有碱式氯化铝（用量：30～100mg/L）、聚合氯化铝。

影响混凝沉淀效果的主要因素有水的 pH、水温、水中重碳酸盐含量及水的浑浊度等。

水厂的混凝沉淀是在反应池、沉淀池中进行的。农村分散式给水可在水缸中进行。方法是将混凝剂按照用量加入水中，顺着同一个方向搅拌，当水中出现矾花时，静置 30 分钟后即可澄清，取用上清液即可。

2. 过滤　是使水通过滤料而得到净化。常用的滤料是砂，所以也称做砂滤。水经过滤后，可大大改善水质的感官性状，同时使残留的细菌、病毒失去悬浮物质的保护作用，呈裸露状，为滤后消毒创造了条件。

过滤的原理：①隔滤作用：水中大于滤料孔隙的悬浮颗粒因不能通过滤层而被阻留；②沉淀吸附作用：水中的胶体粒子、细菌等，当通过过滤层时大多能沉淀在滤层表层上，进而形成胶质的生物膜，生物膜具有吸附能力，使净水作用加强。

过滤的效果决定于滤料层的厚度、滤料粒径和滤池的类型等。滤层过薄会影响出水水质，过厚则延长过滤时间；滤料粒径大，出水快，但净水效果差，反之则净水效果好。滤料使用一段时间之后，滤料孔隙不断减小，滤速逐渐减慢，终因出水量大减而需停止过滤，须清洗滤料。

水厂可通过各种形式的砂滤池进行水的过滤。农村分散式给水可在岸边建砂滤井（图 12-1），也可在家中建简易的砂滤桶（图 12-2），即可净水。

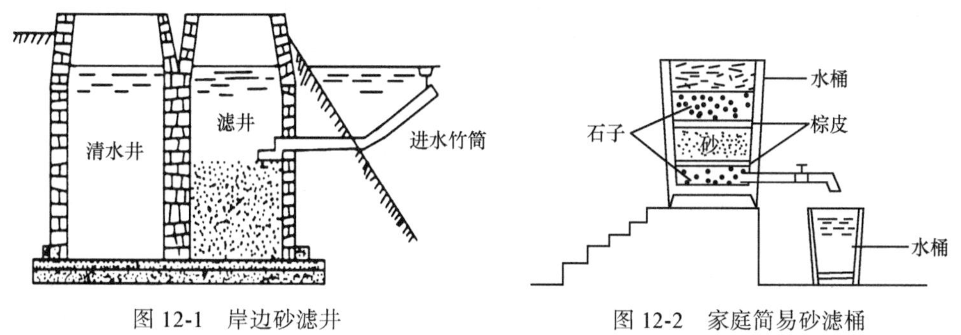

图 12-1　岸边砂滤井

图 12-2　家庭简易砂滤桶

（二）水的消毒

水经净化处理后能除去大部分微生物，但是仍不能保证达到生活饮用水对细菌学指标的要求，为确保饮用水的安全，水经净化后还必须进行消毒。饮用水消毒的目的是：杀灭病原微生物，防止肠道传染病的发生和流行。对某些感官性状良好的地下水（井水、泉水）可不必经过净化处理，直接进行消毒。

饮用水的消毒方法主要有两大类：一是物理消毒，如煮沸、紫外线照射等；二是化学消毒，用氯、臭氧、碘、溴和某些金属离子等进行消毒。目前我国广泛采用的是氯化消毒法。

1. 氯化消毒法

（1）氯化消毒剂：常用的有液态氯、漂白粉、漂白粉精 [$Ca(ClO)_2$] 等几种。氯化消毒剂中，具有杀菌作用的、化合价大于−1 的氯称为有效氯。有效氯性质不稳定，受到光、热、潮湿和空气的影响易损失。新制的漂白粉含有效氯35%～36%，当有效氯含量减低到15%时，即不适于作饮水消毒用。故平时应将漂白粉密封、避光，于干燥、凉爽、阴暗和通风良好的地方保存。

（2）氯化消毒法的原理：各种氯化消毒剂在水中都能水解生成次氯酸（HClO）。次氯酸体积小，不带电荷，具有较强的穿过细菌细胞壁的能力；同时次氯酸又是强氧化剂，能损害细菌细胞壁，使菌体内容物漏出，并使细菌体内的多种酶系特别是磷酸葡萄糖脱氢酶被氧化，使细菌的糖代谢障碍，最终导致细菌死亡。常用的氯化消毒剂在水中产生次氯酸的反应如下：

$$Cl_2 + H_2O \rightarrow HClO + H^+ + Cl^-$$

$$2Ca(ClO)Cl + 2H_2O \rightarrow Ca(OH)_2 + 2HClO + CaCl_2$$

（3）影响氯化消毒效果的因素：①水的pH：次氯酸是弱电解质，在水中可电离成氢离子和次氯酸根离子。其电离程度和水的pH有关。pH低时主要以次氯酸形式存在，随着pH的增高，次氯酸逐渐减少而次氯酸根逐渐增多。实验表明，次氯酸根离子的杀菌效率是次氯酸的1/80左右，所以消毒时，水的pH不宜太高。②加氯量和接触时间：加氯量即加入水中的总氯量。为保证消毒效果，加氯量除了须满足需氯量（杀死病原体、氧化有机物和还原性无机物所消耗的氯量）外，尚应有一定的剩余（称为余氯），即加氯量＝需氯量＋余氯量。游离性余氯是指氯化消毒剂与水接触30分钟后，剩余在水中的具有杀菌能力的有效氯，规定值为0.3～0.5mg/L。③水温：水温高、杀菌作用快。故冬季消毒时，氯化消毒剂与水的接触时间要长一些（大于1小时），以保证消毒效果。④水的浑浊度：用氯化消毒剂消毒时，必须使HClO直接与水中细菌接触，才能达到杀菌效果。若水的浑浊度高，附着在悬浮物内的细菌不易受到氯的作用，会降低消毒效果，因此浑浊度高的水应先进行净化后再行消毒。

（4）常用的氯化消毒法：①普通氯化消毒法：对于一般的水源，加少量氯化消毒剂即可达到消毒目的。通常加氯量为1～2mg/L，用本法消毒时产生的余氯主要是游离性余氯。②超量氯消毒法：当水污染严重，或在野外、发生意外事故或战时紧急用水情况下，为在短时间内达到消毒效果，可按普通加氯量的10倍进行水的超量氯消毒，为除去水中很浓的氯臭味，消毒后可用硫代硫酸钠、亚硫酸钠或活性炭脱氯。

2. 臭氧消毒 臭氧是极强的氧化剂，加入水后即放出新生态的氧［O］，［O］具有很强的氧化能力，可氧化细菌的细胞壁，使细胞内容物漏出，细菌死亡，也可影响病毒的衣壳蛋白，导致病毒死亡。

臭氧消毒用量少，效果好。不产生三卤甲烷，不影响水的感官性状，同时还有除臭，除色，除铁、锰、酚等多种作用。但是，臭氧消毒投资大，费用高，水中臭氧极不稳定，需要在临用时制备，而且消毒后对管道有腐蚀作用。

3. 紫外线消毒 紫外线具有杀菌作用，可透入微生物体内，作用于核酸、原浆蛋白与酶，使其发生化学反应而致微生物死亡。

紫外线消毒接触时间短，杀菌效率高；但是消毒后无持续杀菌作用，而且穿透力弱，需消毒的水，水深不能超过12cm。

井水的消毒

分散式给水的消毒可在水井中进行，井水消毒有直接加氯法和持续加氯法两种。

链接

直接加氯法的步骤是：第一，按照长方体或圆柱体的体积公式计算出井水水量（m^3）[如长方形的井水量（m^3）= 井长（m）× 井宽（m）× 水深（m）]。第二，计算井水需要的消毒剂的量，消毒剂的量（g）= 水量（m^3）× $\frac{\text{净水加氯量（mg/L）}}{\text{消毒剂有效氯含量（\%）}}$，其中加氯量一般按 1～2mg/L 计，有效氯的含量可随时测定，以调整氯化消毒剂的用量。第三，将计算出的消毒剂放入井水中，混匀，半小时后即可饮用。一般每天消毒两次。

为了减少每天消毒的次数，并使井水持续保持一定的余氯，常采用持续加氯法，采用的工具有竹筒、无毒塑料袋、小口瓶等。方法是在容器上钻 6～8 个直径为 0.2～0.5cm 的小孔，根据水量、水质情况加入氯化消毒剂（漂白粉或漂粉精）；一般竹筒装 250～300g 漂白粉；将容器悬在水中，借助取水时的震荡，使容器中的氯慢慢从小孔中释放出来，从而起到持续消毒的作用；一次加药后，一般可持续消毒 1～2 周。

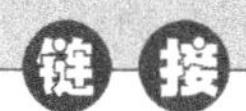

第 3 节 住宅与健康

一、住宅的卫生学意义

住宅是生活环境的重要组成部分，是人们生活居住的主要场所。良好的住宅内环境因素（微小气候适宜、光线充足、空气清洁、安静整洁等）对机体是一种良性的刺激，可使中枢神经系统处于正常状态，提高机体各系统的生理功能，增强抵抗疾病的能力，防止疾病的传播，从而降低患病率和死亡率。反之，不良的住宅内环境（寒冷、炎热、潮湿、阴暗、空气污浊并含有毒物质和病原微生物、噪声及过分拥挤等）使居民健康水平下降，患病率和死亡率增高。

人的一生中有 2/3 以上的时间是在住宅内度过的，因此住宅卫生状况不仅影响当代人还可影响子孙后代的健康。

二、住宅的基本卫生要求

为了有良好的居住环境，住宅建筑应采取各种措施以满足下列各项基本卫生要求。

1. 住宅组成和平面配置适当，有必要的主室和辅室，保证家庭生活的方便。
2. 室内应冬暖夏凉，避免潮湿。
3. 阳光充足，采光和照明良好。
4. 保持空气清洁卫生，避免室内外污染源对室内空气的污染。
5. 环境安静，保证人们的休息和睡眠。
6. 卫生设施齐全，应有上下水道和卫生设备，便于保持室内清洁。
7. 室外有足够的绿化园地，尽量接近自然。
8. 能防止病媒虫害、动物等的侵袭和疾病传播。

三、住宅设计的卫生要求

（一）住宅的平面配置

住宅的平面配置包括住宅的朝向、住宅群中相邻住宅之间的距离、住宅内部各户之间的关系及住宅中各个房间的相互配置。住宅设计中要贯彻住宅的卫生标准和要求。

1．住宅的朝向 系指住宅建筑物主室窗户所面对的方向，它对室内的日照、通风、自然采光等影响很大。选择的原则是：使居室在冬季能得到尽量多的日照，夏季能避免过多的日照并有利于自然通风的要求。

我国的绝大部分领土在北纬45°以南，从日照角度考虑，住宅楼的长轴应采用东西走向，使建筑物主要房间朝南，而将辅助房间放在北面，即所谓的"坐北朝南"。

2．住宅的日照 住宅日照是指通过门窗进入室内的直接阳光照射。为使居室有良好的日照，在选择住宅用地时，应选择有南向坡度的地区修建住宅；主室应配置在较好朝向的一侧；庭院中的高大树木应与住宅保持适当的距离；窗户玻璃应经常保持清洁，以保证直射阳光射入室内。

3．住宅的间距 相邻两排建筑物之间应有足够的间距，以保证后排建筑物有充足的日照、良好的采光和适当的通风。

根据日照的卫生要求确定的间距是随纬度、住宅朝向、建筑物的高度及建筑用地的地形等而有所不同。一般可根据使室内在冬季中午前后能有2小时左右的日照时间这一要求来进行计算。卫生学要求，行列式建筑的住宅正面间距最少应为前排住宅高度的1.5～2倍，侧面间距应不小于较高住宅高度的1.0～1.5倍。

4．住宅内房间的配置 一般包括主室和辅室。主室包括一个起居室和适当数目的卧室。辅室是主室以外的其他房间，包括厨房、卫生间、户内过道（前厅）、储藏室和阳台等设施。主室应与其他房间充分隔离，以免受其不良影响。每户内各个房间的相互配置应以方便住户生活为主，并使主室有充足的日照、良好的采光和通风、清洁的空气及安静舒适的环境，具体配置方案可因地制宜。

（二）住宅居室的卫生规模

居室卫生规模是指根据卫生要求确定的居室容积、净高、面积和进深等应有的规模。

1．居室容积 人均居室容积是指每个居住者所占有居室的空间容积。居室容积的大小不仅影响居住者的生活方便程度，还关系到室内的小气候和室内的空气质量。根据我国当前实际情况，《住宅居室容积卫生标准（GB11727-89）》规定全国城镇住宅居室容积的卫生标准暂定为$20m^3$/人。

2．居室净高 是指室内地板到天花板之间的高度。我国《住宅设计规范》（GB50096-1999）规定居室净高为2.4～2.8m。

3．居室面积 又称居住面积，是衡量一个家庭居住条件的重要指标之一。根据每人所占有的居室容积和居室净高，可计算出每人应有的居住面积。例如，当每人居住容积按$20m^3$计，居室净高为2.8m时，每人居住面积应为$7.14m^2$。随着我国经济发展和人民生活水平的提高，人均居住面积将不断增加。

4．居室进深 是指开设窗户的外墙内表面至对面墙壁内表面的距离，它与室内日照、采光和换气有关。进深大、单侧采光的居室，采光不良，换气较为困难。

（三）住宅的采光和照明

采光是指利用窗户来采取日光。人工光源的直射光或散射光称为照明。合理的采光和照明，对机体的生理状况有良好的促进作用，使视力功能和神经系统处于舒适状态，可提高工作效率。如果采光和照明不良，可使视力功能过度紧张，易致全身疲劳。长期在光线不良的条件下进行紧张的视力工作，可促成近视的发生。

四、室内空气污染与健康

自20世纪中期以来，人们已认识到室内空气污染带来的健康问题比室外更严重，因为人类在室内的时间比室外长、室内容量小加上冬天室内通风不良因素等导致污染物浓度相对较高。室内空气污染可引起中毒性疾病、传染病、变态反应性疾病、诱发癌症等。近 20 多年来，室内空气质量的卫生问题已日益受到国内外学者的关注。

案例 12-3

据中国室内环境监测中心提供的数据，我国每年由室内空气污染引起的超额死亡数可达 11.1 万人次，超额门诊数可达 22 万人次，超额急诊数可达 430 万人次。严重的室内环境污染不仅给人们健康造成损失，而且造成了巨大的经济损失，仅 1995 年我国因室内环境污染危害健康所导致的经济损失就高达 107 亿美元。

有关统计显示，目前我国每年因上呼吸道感染而致死亡的儿童约有 210 万，其中 100 多万儿童的死因直接或间接与室内空气污染有关，特别是一些新建和新装修的幼儿园和家庭室内环境污染十分严重。北京、广州、深圳、哈尔滨等大城市近几年白血病患儿都有增加趋势，而住在过度装修过的房间里是其中重要原因之一。据北京市疾病预防控制中心的调查发现，室内污染包括化学、物理、生物、放射性物质四大类的 50 余种，其中，甲醛、苯和有机性挥发物超标 20～30 倍，最高竟达到了 40 倍。2004 年，中国室内环境监测中心公布了室内环境污染的 12 种症状，分别为：每天清晨起床时感到恶心憋闷，头晕目眩；家人经常感冒；家人长期精神、食欲不振；不吸烟却经常感到嗓子不适，呼吸不畅；家里孩子经常咳嗽，免疫力下降；家人有群发性的皮肤过敏现象；家人有相同的不适应症状，且离家后症状明显好转；新婚夫妇长期不孕，又查不出原因；孕妇正常怀孕发现婴儿畸形；新搬或新装修的房子内植物不易成活；家养宠物莫名其妙死掉；新装修的房间内有刺鼻、刺眼等刺激性气味，且长期不散。

问题：

1．上述多种健康问题与什么因素有关?

2．我们从中应吸取哪些教训?

（一）室内空气污染的来源

1．燃料燃烧或加热 人们在烹调及采暖过程中产生的燃烧产物是室内空气污染的重要来源之一。燃料燃烧时，不同程度地产生有害物质，如二氧化硫、氮氧化物、一氧化碳、二氧化碳、烃类及悬浮颗粒物。烹调油烟也是室内污染的来源之一。

2．人的活动 人的一系列活动对室内空气常可产生重大影响。吸烟是室内空气污染的一项重要来源，现知烟草烟气中至少含有 3800 种成分，通过动物致癌实验证明，烟气中确定的致癌物不少于 44 种；此外，人通过呼吸不断排出二氧化碳、水蒸气；呼吸道传染病患者和带菌者还可将流感病毒、结核杆菌、链球菌等病原体通过飞沫污染室内空气；在炎热季节人体皮肤出汗也蒸发出多种气味，在拥挤的室内这种污染尤为严重；电脑、电视、空调、微波炉等家用电器的广泛使用，给室内带来了噪声、非电离辐射、空气质量下降等卫生问题，已严重干扰了人们的健康。

3．建筑材料和装修材料 由于现代化建筑材料和装修材料的应用，使室内空气中的污染物发生了很大变化。其中特别值得注意的是甲醛和氡。甲醛主要用于生产黏合剂、泡沫塑料与壁纸，这些材料近年来广泛用于房屋的防热、御寒、隔声与装饰，在此种材料中往往存在少量未完全化合的甲醛，可逐渐释放出来污染居室空气并达到相当高的浓度。氡主要来自瓷砖、混凝土、石块、大理石、土壤及粉煤灰预制构件中，有的地区居室内氡浓度相当高，值得引起重视。

4．来自室外 室外工业、交通运输所排放出的污染物，如二氧化硫、氮氧化物、一氧化碳、铅、颗粒物等可进入室内。另外，来自植物花粉、孢子、昆虫鳞片等变应原亦可污染室内空气。

室内装修污染物的主要来源及危害

装修污染，有害化学物质较多，主要有以下几种。

（1）甲醛：为室内污染的元凶，多种合成板材、胶黏剂、墙纸、涂料等都含有甲醛，它对人体黏膜和皮肤有强烈的刺激作用，急性中毒可导致流眼泪与咳嗽等症状，并发生呼吸道疾病，慢性吸入可导致持续头疼、无力、失眠，严重的可直接导致白血病。

（2）苯：主要来源于胶、漆、涂料和黏合剂中，也是强烈的致癌物；大量吸入苯可发生急性苯中毒，出现兴奋或酒醉感，并伴有黏膜刺激症状，轻则头晕、头疼、恶心、呕吐、步态不稳，重则昏迷、抽搐及循环衰竭直至死亡。

（3）氨气：室内空气中氨超标，则会削弱人体对疾病的抵抗能力。房屋在冬季施工时，由于混凝土中掺入含有尿素成分的防冻剂，因此房屋落成后，室内空气中氨气含量会超标。氨气被吸入肺部后容易通过肺泡进入血液，与血红蛋白结合，破坏运氧功能。短期内吸入大量氨气后会出现流泪、咽疼、声音嘶哑、咳嗽、痰带血丝、胸闷、呼吸困难，并伴有头晕、头疼、恶心等，严重者可发生肺水肿，成人呼吸窘迫综合征，同时可能发生呼吸道刺激症状。

（4）氡：导致患肺癌的概率等于甚至超过矿工。我国每年因氡致肺癌约在 5 万人以上。氡作为 19 种主要的环境致癌物质之一，是最危险的杀手。在肺癌的各种诱因中，氡只逊色于吸烟。在美国，每天约有 60 人被氡夺去生命，超过了艾滋病每天夺命的人数。而氡主要存在于建筑材料和室内装饰材料，矿渣砖、炉渣，花岗岩、瓷砖、洁具中等。

（5）醚酯类及三氯乙烯：在油漆、干洗剂、黏贴剂中均含此类物质。

（6）铅：一般新居用的墙纸及油漆等含有铅的材料均可引起中毒。

以上这些物质是看不见摸不着的，它们混合在空气中，对人体产生各种不良影响。氡、苯、甲醛、氨、三氯乙烯、对二氯苯这些室内空气污染物包围全球近一半的人，导致人体 35.7% 的呼吸道疾病、22% 的慢性肺病和 15% 的气管炎、支气管炎和肺癌。它导致的是多系统、多器官、多组织、多细胞、多基因的损害。

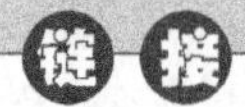

（二）居室空气质量的评价指标

评价居室空气质量的指标很多，由国家质量监督检验检疫局、国家环保总局、原卫生部制定的《室内空气质量标准》（GB/T 18883-2002）于 2003 年 3 月 1 日正式实施（表 12-3）。

表 12-3 《室内空气质量标准》的主要控制指标

参数	单位	标准	备注
温度	℃	22～28	夏季空调
		16～24	冬季采暖
相对湿度	%	40～80	夏季空调
		30～60	冬季采暖
空气流速	m/s	0.3	夏季空调
		0.2	冬季采暖
新风量	$m^3/h\cdot$人	30①	

续表

参数	单位	标准	备注
二氧化硫	mg/m^3	0.50	1小时均值
二氧化氮	mg/m^3	0.24	1小时均值
一氧化碳	mg/m^3	10	1小时均值
二氧化碳	%	0.10	日平均值
氨	mg/m^3	0.20	1小时均值
臭氧	mg/m^3	0.16	1小时均值
甲醛	mg/m^3	0.10	1小时均值
苯	mg/m^3	0.11	1小时均值
甲苯	mg/m^3	0.20	1小时均值
二甲苯	mg/m^3	0.20	1小时均值
苯并（a）芘	mg/m^3	1.0	日平均值
可吸入颗粒	mg/m^3	0.15	日平均值
总挥发性有机物	mg/m^3	0.60	8小时均值
细菌总数	cfu/m^3	2500	依据仪器定
氡	Bq/m^3	400	年平均值（行动水平②）

注：① 新风量要求不小于标准值，除温度、相对湿度外的其他参数要求不大于标准值。
② 行动水平即达到此水平建议采取干预行动以降低室内氡浓度。

（三）保证居室空气清洁的措施

居室空气污染的来源较多，保证居室空气清洁的措施应是多方面的，政府、企业、立法机构等部门均须共同努力。本教材重点讨论以下方面。

1. 住宅的用地 应选择在大气清洁的地区，与工业区、交通运输主干道应保持一定的卫生防护距离。住宅用地应设置在当地主导风向的上风侧。

2. 住宅各室的平面配置 配置应合理，防止厨房产生的煤烟和烹调油烟吹入居室；防止厕所的不良气味进入居室。

3. 改变烹调习惯 油炸、油煎、烹调时降低油温，减少油烟逸散；厨房须安装抽油烟机，将燃烧产物与烹调油烟排出室外。

4. 改善室内空气质量 禁止室内吸烟；坚持合理的清扫制度，养成良好的卫生习惯；无论是寒冷的冬季，还是在使用空调的夏季，应保证适当的开窗换气。

5. 居室容积、净高、面积应足够。

6. 合理地选择和使用建筑材料和装修材料，在室内尽可能避免使用毛质的地毯和挂毯等装饰品，以减少室内积尘和尘螨。

“健康住宅”的标准

WHO“健康住宅”的15条标准：

（1）会引起过敏症的化学物质的浓度很低。

链接

（2）为满足第一点的要求，尽可能不使用易散发化学物质的胶合板、墙体装修材料等。

（3）设有换气性能良好的换气设备，能将室内污染物质排至室外，特别是对高气密性、高隔热性来说，必须采用具有风管的中央换气系统，进行定时换气。

（4）在厨房灶具或吸烟处要设局部排气设备。

（5）起居室、卧室、厨房、厕所、走廊、浴室等要全年保持在17～27℃。

（6）室内的湿度全年保持在40%～70%。

（7）二氧化碳要低于1000ppm。

（8）悬浮粉尘浓度要低于0.15mg/m^2。

（9）噪声要小于50分贝。

（10）一天的日照确保在3小时以上。

（11）设足够亮度的照明设备。

（12）住宅具有足够的抗自然灾害的能力。

（13）具有足够的人均建筑面积，并确保私密性。

（14）住宅要便于护理老龄者和残疾人。

（15）因建筑材料中含有有害挥发性有机物质，所有住宅竣工后要隔一段时间才能入住，在此期间要进行换气。

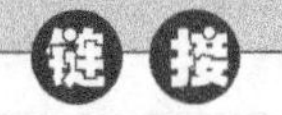

小 结

本章主要阐述了空气、饮用水、住宅等环境因素与健康的关系。清洁的空气及适宜的太阳辐射、气象条件等物理因素对健康是有益的，大气污染对人体健康可造成直接的和间接的危害。为保证饮用水的安全，水源水必须经过净化、消毒以达到饮用水水质标准的要求。住宅卫生条件的好坏，可影响几代人的健康，因此搞好住宅的卫生设计，防止室内空气污染具有重要的意义。如何防止大气污染，如何进行饮用水的净化与消毒，如何控制室内空气污染，本章作了详细的描述。

目 标 检 测

一、选择题

1. 决定大气污染程度最基本的因素是（　　）
   A. 风　　B. 污染物排出量
   C. 污染物排出高度　　D. 距污染源的距离
   E. 大气稳定度
2. 一年中夏秋季是发生光化学烟雾的季节是因为（　　）
   A. 此时O_3含量最高
   B. 该季节能源消耗量最大，易形成光化学烟雾
   C. 日光辐射强度是形成光化学烟雾的重要条件
   D. 该季节易出现气温过高现象
   E. 主要与地形有关
3. 伦敦烟雾事件危害居民健康的主要污染物是（　　）
   A. 烟尘和二氧化硫
   B. 一氧化碳和氮氧化物
   C. 二氧化硫和碳氢化合物
   D. 光化学烟雾
   E. 有毒化工气体
4. 关于光化学烟雾对人体健康的损害，不正确的是（　　）
   A. 刺激眼睛，引起结膜炎

B. 可与二氧化碳协同促癌
C. 对肺泡有刺激作用
D. 引起咽炎
E. 可致变态反应性疾病

5. 在下列常见的污染物中，不属于室内空气污染物的是（ ）
A. 致癌物 B. 甲醛
C. 亚硝胺 D. 病原微生物
E. 一氧化碳

6. 大气卫生防护措施中利用植物净化是因为它能（ ）
A. 阻挡、滤除和吸附灰尘，吸收大气中有害气体
B. 增加大气的自净作用
C. 防止气温逆增的形成
D. 减弱太阳辐射，避免光化学烟雾产生
E. 美化环境，使人们有舒适感

7. 二氧化硫污染环境后可引起多种危害，不包括（ ）
A. 损害周围的农作物
B. 形成酸雨，使水质酸化
C. 危害森林，破坏植被
D. 破坏建筑物
E. 致敏、致癌作用

8. “温室效应”是因大气中下列哪项含量增高引起的（ ）
A. 二氧化硫 B. 氮氧化物
C. 二氧化碳 D. 一氧化碳
E. 光化学烟雾

9. “酸雨”是因大气中下列哪项含量增高引起的（ ）
A. 二氧化硫 B. 氮氧化物
C. 二氧化碳 D. 一氧化碳
E. 光化学烟雾

10. “臭氧洞”是因大气中下列哪项含量减少引起的（ ）
A. 二氧化硫 B. 氮氧化物
C. 二氧化碳 D. 一氧化碳
E. 臭氧

11. “光化学烟雾事件”是因大气中下列哪项含量增高引起的（ ）
A. 二氧化硫
B. 氮氧化物和碳氢化物
C. 二氧化碳
D. 一氧化碳
E. 臭氧

12. 光化学烟雾引起人体的反应最主要的是（ ）
A. 支气管哮喘
B. 鼻咽部肿瘤
C. 呼吸困难
D. 眼鼻咽及呼吸道黏膜刺激
E. 刺激性干咳

13. 关于空气负离子的生物学作用，下列叙述哪项不正确（ ）
A. 调节中枢神经的兴奋性和抑制功能
B. 降低血压和改善肺的换气功能
C. 改善工作和学习效率
D. 抑制气管纤毛运动
E. 促进组织细胞生物氧化过程

14. 关于二氧化硫对健康的危害，不正确的是（ ）
A. 上呼吸道刺激作用
B. 黏膜刺激作用
C. 引起局部炎症
D. 引起慢性呼吸道阻塞性疾病
E. 有致癌作用

15. 构成大气污染的主要来源是（ ）
A. 居民炉灶的废气 B. 工业废气
C. 交通运输废气 D. 森林火灾
E. 农药弥散

16. 我国《生活饮用水卫生标准》中规定，水中氟含量不应超过（ ）
A. 0.3mg/L B. 1.0mg/L
C. 0.5mg/L D. 0.05mg/L
E. 1.5mg/L

17. 我国《生活饮用水卫生标准》中规定，水中总硬度不应超过（ ）
A. 450mg/L B. 500mg/L
C. 550mg/L D. 600mg/L
E. 650mg/L

18. 评价氯化消毒效果最简便的指标是（ ）
A. 加氯量 B. 有效氯
C. 余氯量 D. 细菌总数
E. 大肠菌群

19. 水体富营养化的原因是（ ）
A. 含大量 K^+、Na^+、SO_2 的废水进入地面水
B. 含大量重金属的废水污染地面水
C. 含大量 Ca^{2+}、Mg^{2+}的废水进入地面水
D. 含大量氮、磷的废水进入地面水
E. 以上都不是

20. 反映水体受粪便污染的常用指标是（　　）
A. 细菌总数　　B. 大肠菌群数
C. 链球菌　　D. 痢疾杆菌
E. 肉毒杆菌

21. 我国饮水消毒常用的化学药剂是（　　）
A. 氧气　　B. 高锰酸钾
C. 溴化物　　D. 碘
E. 氯化物

22. 水体污染的危害不包括（　　）
A. 人群急慢性中毒　　B. 引起肉毒中毒
C. 引起介水传染病
D. 水质感官性状恶化
E. 影响水体的天然自净能力

23. 饮水氯化消毒时，接触 30 分钟后，游离性余氯不得低于（　　）
A. 1.0mg/L　　B. 0.5mg/L
C. 0.3mg/L　　D. 0.05mg/L
E. 1.5mg/L

24. 饮水消毒的主要目的是（　　）
A. 去除水中有机物
B. 保证感官性状良好
C. 去除部分悬浮粒子
D. 杀灭病原体
E. 以上都不是

25. 城市污水可以按下列哪项要求加以利用(　　)
A. 可以作为肥料灌溉农田
B. 处理后才能灌溉
C. 经处理达到灌溉标准后才能灌溉使用
D. 不能用于灌溉
E. 消毒处理后才能灌溉

26. 饮用水要求在流行病学上安全，主要是为了确保（　　）
A. 不发生消化道疾病
B. 不发生介水传染病
C. 不发生食物中毒
D. 不发生急、慢性中毒
E. 不发生水型地方病

27. 饮用水氯化消毒的目的是（　　）
A. 改善水的感官性状　　B. 杀灭致病微生物
C. 消灭寄生虫虫卵　　D. 保持水中余氯
E. 杀灭大肠埃希菌

28. 我国《生活饮用水卫生标准》中规定的细菌总数，不超过（　　）
A. 3 个 /L　　B. 100 个 /L
C. 100 个 /ml　　D. 1000 个 /ml
E. 3 个 /ml

29. 氯化消毒时，水中微生物，有机物和还原性无机物所消耗的氯量称为（　　）
A. 加氯量　　B. 需氯量
C. 有效氯量　　D. 游离性余氯量
E. 结合性余氯

30. 我国《生活饮用水卫生标准》中规定大肠菌群不超过（　　）
A. 3 个 /L　　B. 3 个 /ml
C. 100 个 /L　　D. 1000 个 /ml
E. 10 个 /L

31. 关于光化学烟雾发生的条件，下列叙述错误的是（　　）
A. 晴朗天气　　B. 大雾天气
C. 无风天气　　D. 盆地
E. 谷地

32. 能够加强氯化消毒效果的是（　　）
A. 降低水 pH　　B. 降低水温
C. 水浑浊度增高　　D. 减少消毒剂
E. 减少消毒剂和水的接触时间

33. 卫生学要求，行列式住宅建筑的正面间距最小应为前排建筑物高度的（　　）
A. 1.0～1.5 倍　　B. 1.5～2.0 倍
C. 2.0～2.5 倍　　D. 2.5～3.0 倍
E. 3.0～3.5 倍

34. 总硬度常以 1L 水中何种物质的毫克数表示（　　）
A. 碳酸钙　　B. 碳酸镁
C. 硫酸钙　　D. 硫酸镁
E. 氯化钙

二、名词解释

1. 空气离子化　2. 负离子　3. 空气污染
4. 细菌总数　5. 有效氯　6. 游离性余氯

三、简答题

1. 大气污染的危害有哪些？如何预防？
2. 生活饮用水的基本卫生要求是什么？
3. 水净化与消毒的目的、方法是什么？
4. 影响氯化消毒的因素有哪些？
5. 住宅基本卫生要求有哪些？
6. 室内空气污染的原因有哪些？如何控制室内污染？

（张东献）

第13章 食品安全与健康

学习目标

1. 掌握食品污染的概念。
2. 了解常见的食品污染物及其危害。
3. 掌握食物中毒的概念和特点。
4. 掌握常见食物中毒的病因、临床表现和预防措施。
5. 了解食物中毒的调查处理步骤。

第1节 食品安全

一、食品安全

“民以食为天”。食品安全（food safety）关系着人民群众的身体健康和生命安全，关系着社会经济发展和社会的和谐稳定。《中华人民共和国食品安全法》对食品安全的定义为：“指食品无毒、无害，符合应当有的营养要求，对人体不造成任何急性、亚急性或者慢性危害。”由于食品来源广泛，涉及种植、养殖、加工、储藏、运输、销售、消费等诸多环节，因此食品安全涉及食品卫生、食品营养、食品质量等多方面内容，不仅有现实安全问题，也有未来安全问题。

随着我国工业化、城镇化进程的不断发展，环境污染和食品污染问题日趋突出，出现了不规范使用农药（兽药）导致的食品农药（兽药）残留、滥用食品添加剂、食品掺杂造假等现象，造成涉及食品的不安全因素不断增加。近些年我国发生的三聚氰胺奶粉、食品中加入致癌物苏丹红、猪肉中检出瘦肉精、餐饮业使用地沟油等事件，不仅对人民健康造成极大的损害，而且影响了中国食品行业的形象，造成老百姓对国产食品失去信心，影响整个食品行业的健康发展。食品安全问题已成为关系到国计民生的重要的公共卫生问题。

为保障食品安全，我国制定并颁布了《农产品质量安全法》《食品安全法》等法律，完善了配套的相关法规、规章和规范性文件，逐步形成了有效的食品安全法律法规体系。2010年以来，国务院及各级政府均成立了食品安全委员会，专门负责食品安全的风险评估、监督管理和相关事件处理工作。2011年我国《刑法修正案》加大了对食品安全违法犯罪的处罚力度。2012年国务院出台了《关于加强食品安全工作的决定》，提出用5年左右的时间，使我国食品安全监管机制、食品安全法规和标准体系、检测检验和风险监测体系更加科学和完善，生产经营者的食品安全管理水平和诚信意识普遍提高，社会各方广泛参与的食品安全工作格局基本形成，食品安全总体水平得到较大幅度提高。

当然，现阶段要求做到保证食品绝对安全也不现实，食品安全的目标应该定为在正常摄入的情况下对人类不造成任何近期和远期的损害，并能保障机体的营养需求，促进身心健康。

二、食源性疾病

食源性疾病（foodborne diseases）是指通过摄食方式进入人体内的各种致病因子引起的通常具有感染或中毒性质的一类疾病。食源性疾病一般可分为感染性和中毒性，包括常见的食物中毒、肠道传染病、人畜共患传染病、寄生虫病及化学性有毒有害物质所引起的疾病。食源性疾患的发病率居各类疾病总发病率的前列，是当前世界上最突出的卫生问题。

食源性疾病有三个基本特征：①经口摄入：食源性疾病由食物和水为致病因子的载体，经口摄入而引起。②致病因子多样：导致食源性疾病的原因可以是食物被生物性、化学性、物理性的致病因子污染，也可以是食物本身具有的有毒因素。③临床表现各异：食源性疾病的表现可以是感染性的，也可以是中毒性的。

食源性疾病的发病率高，发达国家每年约有 1/3 的人口发生食源性疾病，发展中国家则更为严重。食源性和水源性腹泻在不发达国家仍是发病和死亡的主要原因。WHO 估计，每年约有 200 万人因此丧生，其中绝大多数为儿童。随着人们对食源性疾病认识的深入，某些营养不平衡引起的慢性非传染性疾病如心脑血管病、代谢性疾病等也归于食源性疾病，食源性疾病越来越被人们重视。

食源性疾患可以有不同的致病因子，也可有不同的病理和临床表现。但是，这类疾患有一个共同的特征，就是通过进食行为而发病，这就为预防这类疾病提供了一个有效的途径：加强食品卫生监督管理，倡导合理营养，控制食品污染，提高食品卫生质量，可有效地预防食源性疾患的发生。

食品安全五要点

世界卫生组织为改善公众健康水平，预防食源性疾病的发生，提出具体而实用的健康指导——“食品安全五要点”。

1. 保持清洁　餐前便后要洗手，做饭的过程中也要注意洗手，尤其是生熟食品交替处理的过程中。厨房用具要保持清洁，尤其是碗筷、刀、案板、抹布，不要让它们成了污染源。

2. 生熟分开　在储存、加工食品时，使用两套刀具、器皿、案板等分别处理生、熟食品，不能混用。在冰箱内熟食放在上层，生食放在下层。

3. 烧熟煮透　适当烹调可杀死几乎所有危险的微生物。食物要彻底做熟，尤其是肉、禽、蛋和海产制品。冰箱里存放的剩余饭菜、熟食再次食用前应当彻底加热才安全。

4. 保持食物的安全温度　大多数致病微生物喜欢室温环境。熟食在室温下不得存放 2 小时以上；所有熟食和易腐烂的食物应及时冷藏（最好在 5℃以下）；冷冻食物不要在室温下化冻。

5. 使用安全的水和原材料　食材要新鲜，不吃超过保存期的食物。用清洁的自来水冲洗果蔬，尤其是生食更要注意。

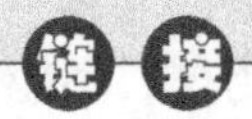

第2节　食品污染

一、食品污染的定义

食品污染（food contamination）是指食品在种植或饲养、生长、收割或宰杀、加工、储存、运输、销售到食用前的各个环节中，由于环境或人为因素的作用，可能使食品受到有毒有害物质的侵袭而造成污染，使食品的营养价值和卫生质量降低的过程。

食品污染有三个特点：第一，食品污染日趋严重及普遍，其中化学性物质的污染占主要地位；第二，易发生生物富积作用，即污染物从一种生物转移到另一种生物时，浓度不断积聚增高；第三，多为慢性危害。由于长期的少量的摄入，在较长的半衰期内，食品污染物在体内对 DNA 等发生作用，出现致畸、致癌、致突变现象。

二、食品污染的种类

食品污染根据污染物的性质主要分为三类。

（一）生物性污染

生物性污染是指有害的病毒、细菌、真菌及寄生虫污染食品。污染物主要包括微生物、寄生虫、昆虫及病毒等，主要指在食品加工、储存、运输等环节对食品造成的污染。

（二）化学性污染

由有毒有害化学物质引起的食品质量安全问题为食品的化学性污染，主要包括农药污染和工业有害物质污染，如化学农药、有害金属、多环芳烃类等化学污染物及滥用食品加工工具、食品容器、植物生长促进剂、食品添加剂等。

（三）物理性污染

通常指食品生产加工过程中的杂质超过规定的含量，或食品吸附、吸收外来的放射性核素所引起的食品质量安全问题。其主要有三种途径：一是核试验的降沉物的污染；二是核电站和核工业废物排放的污染；三是意外事故泄漏造成的局部性污染。

三、食品污染的来源

食品污染主要来自四个方面：一是工业废弃物污染农田、水源和大气，导致有害物质在农产品中聚积；二是随着农用化学品如农药、化肥使用量的增加，一些有害的化学物质残留在农产品中；三是食品生产、加工过程中，食品添加剂的不适当使用，使食品中有害物质增加；四是储存、加工不当导致的微生物污染。

四、常见的食品污染物及其危害

1983 年，联合国粮农组织（FAO）和国际食品添加剂法规委员会（CCFA）第十六次会议规定：凡不是有意加入食品中，而是在生产、制造、处理、加工、填充、包装、运输和储藏等过程中带入食品的任何物质都称为污染物，但不包括昆虫碎体、动物毛发和其他不寻常的物质。残留农药也应算是污染物。

（一）黄曲霉毒素

黄曲霉毒素是真菌产生的毒素，黄曲霉和寄生曲霉是产生黄曲霉毒素的主要菌种，黄曲霉毒素最常见于花生及花生制品，玉米、棉籽、一些坚果类食品和饲料中，主要有黄曲霉毒素 B_1、黄曲霉毒素 B_2、黄曲霉毒素 G_1 及黄曲霉毒素 G_2 等 10 多种，其中以黄曲霉毒素 B_1 存在量最大，毒性最强。黄曲霉毒素 M_1 为黄曲霉毒素 B_1 的代谢物，毒性仅次于黄曲霉毒素 B_1，常存在于牛奶和奶制品中。

污染食品的主要是黄曲霉毒素 B_1，黄曲霉素 B_1 是一种剧毒物质，毒性比氰化钾大 10 倍，比砒霜大 68 倍，仅次肉毒毒素，是目前已知真菌中毒性最强的。黄曲霉毒素中毒可有三种临床类型：急性中毒、慢性中毒和致癌性。

短时间大量摄入黄曲霉毒素可引起急性中毒。其毒害作用，主要影响肝脏，导致急性肝炎、肝脏出血性坏死、肝细胞脂肪变性和胆管增生等。此外，对脾脏和胰脏也有危害。

长期摄入小剂量的黄曲霉毒素则造成慢性中毒。其主要变化特征为肝脏出现慢性损伤，如肝实质细胞变性、肝硬化等。出现动物生长发育迟缓，体重减轻，还可引起不孕或胎儿畸形。

黄曲霉毒素还具有致癌性。黄曲霉毒素 B_1 是目前所知致癌性最强的化学物质。其致癌特点一是致癌范围广，能诱发鱼类、禽类，各种实验动物、家畜及灵长类等多种动物的实验肿瘤；二是致癌强度大，其致癌能力比六六六大 1 万倍；三是可诱发多种癌，主要诱发肝癌，还可引起胃癌、肾癌、泪腺癌、直肠癌、乳腺癌、卵巢及小肠等部位的肿瘤。

黄曲霉毒素危害的预防主要措施是防霉去毒。防霉的主要措施是控制水分，粮食充分晒干或烘干，储存过程中注意防潮。碱性条件下黄曲霉毒素容易破坏，所以可用碱炼法加工食用油。对食品中的黄曲霉毒素应制定严格的国家标准并加强监管。我国规定婴儿食品不得检出黄曲霉毒素。

（二）农药

给农作物直接施用农药制剂后，渗透性农药可黏附在蔬菜、水果等作物表面，因此作物外表的农药浓度高于内部，如果清洗不彻底可造成食品农药残留。内吸性农药则可进入作物体内，使作物内部农药残留量高于作物体外，施药后间隔时间不够即采摘也可导致食品农药残留。熏蒸剂的使用也可导致粮食、水果、蔬菜中农药残留。给动物使用杀虫农药时，可在动物体内产生药物残留。粮食、水果、蔬菜等食品储存期间为防止病虫害、抑制成长而施用农药，也可造成食品农药残留。农作物施用农药时，农药可残留在土壤中，有些性质稳定的农药，在土壤中可残留数十年。农药的微粒还可随空气飘移至很远的地方，污染食品和水源。这些环境中残存的农药又会被作物吸收、富集，而造成食品间接污染。

农药残留被一些生物摄取或通过其他的方式吸入后累积于体内，造成农药的高浓度储存，再通过食物链转移至另一生物，经过食物链的逐级富集后，若食用该类生物性食品，可使进入人体的农药残留量成千倍甚至上万倍的增加，从而严重影响人体健康。一般在肉、乳品中含有的残留农药主要是由于禽畜摄入被农药污染的饲料，造成体内蓄积，尤其在动物的脂肪、肝、肾等组织中残留量较高。动物体内的农药有些可随乳汁进入人体，有些则可转移至蛋中，产生富集作用。鱼、虾、藻类等水生动植物摄入被污染的水中的农药后，通过生物富集和食物链可使体内农药的残留浓集至数百至数万倍。

意外事故污染：运输及储存中由于和农药混放，可造成食品污染。尤其是运输过程中包装不严或农药容器破损，会导致运输工具污染，这些被农药污染的运输工具，往往未经彻底清洗，又被用于装运粮食或其他食品，从而造成食品污染。另外，这些逸出的农药也会对环境造成严重污染，从而间接污染食品。

农药污染食品的预防：一是开发研制高效、低毒、低残留的农药；二是完善相应的法律法规体系，加强农产品监管，提高农药残留的检测水平。

（三）*N*-亚硝基化合物

食品加工过程及内源性的自行合成均可产生 *N*-亚硝基类化合物。硝酸盐和亚硝酸盐是最常见的一类亚硝化剂。亚硝酸盐和硝酸盐广泛存在于自然环境中，亚硝酸盐和硝酸盐也可通过人为的添加而进入食品，如作为防腐剂和护色剂被用于保藏肉类、鱼和干酪。放置时间过长的蔬菜和隔夜菜都可产生内源性的亚硝酸盐。

N-亚硝基化合物具有致癌作用。*N*-亚硝胺需要在体内代谢成为活性物质才具备致癌性，也被称为前致癌物。*N*-亚硝酰胺类不稳定，能够在作用部位直接降解成重氮化合物，并与 DNA 结合发挥直接致癌、致突变性作用，因此，也将 *N*-亚硝酰胺称为终末致癌物。在动物试验方面，*N*-亚硝基化合物的致癌作用证据充分。在人类流行病学方面，某些国家和地区

流行病学资料表明，人类某些痛症可能与之有关，如智利胃癌高发可能与硝酸盐肥料大量使用，从而造成土壤中硝酸盐与亚硝酸盐含量过高有关；日本人爱吃咸鱼和咸菜，故其胃癌高发。

N- 亚硝基化合物具有致畸与致突变性。在遗传毒性研究中发现，许多 *N*- 亚硝基化合物可以通过机体代谢或直接作用诱发基因突变、染色体异常和 DNA 修复障碍。

预防 *N*- 亚硝基化合物对人体健康的危害，可以从多方面着手。一是从源头上对食品中的亚硝酸盐和硝酸盐进行控制；二是采用阻断的方式减少或降低食品加工过程中产生的 *N*- 亚硝基化合物；三是制订食品中 *N*- 亚硝基类化合物的限量标准规范，严格控制工业排放、科学施肥等措施也是有效控制食品中 *N*- 亚硝基化合物产生的合理途径。

减少 *N*- 亚硝基化合物摄入的措施

食品中硝酸盐、亚硝酸盐目前看来无法根本消除，为了降低亚硝酸盐对人体的伤害，培养科学的食品消费和饮食习惯是必要的方法。

1. 不吃霉变、隔夜蔬菜　尽量购买新鲜蔬菜。

2. 不吃未发酵好的酸菜　腌渍酸菜 6 天时亚硝酸盐含量升至最高，随后逐渐下降，20 天后，基本彻底分解，所以，酸菜最好腌制 1 个月后再食用。

3. 加工泡菜时用人工发酵代替自然发酵　人工接种发酵泡菜与自然发酵比，可以加快发酵速率，缩短发酵时间。乳酸的大量产生可抑制杂菌感染，使泡菜成品率提高，并且可以改善泡菜的风味，提高泡菜菌种品质。

4. 酸菜烹调前多浸泡　亚硝酸盐溶于水，酸菜在烹调前多清洗，多浸泡。随着换水次数增加、浸泡时间延长，酸菜中亚硝酸盐含量明显降低。

5. 不饮用含有大量亚硝酸盐的 5 种水　在炉灶上烧了一整夜或放置了 1～2 天不冷不热的温水，自动热水器中隔夜重煮的开水或经过反复煮沸的残留开水，盛在保温瓶中已非当天的水，蒸过馒头、饭、肉等食物的蒸锅水，有苦味的井水。以上 5 种水中亚硝酸盐的含量比较高，不宜饮用。

链接

（四）多环芳烃

多环芳烃（PAHs）是煤、石油、木材、烟草、有机高分子化合物等有机物不完全燃烧时产生的挥发性碳氢化合物，是重要的环境和食品污染物。迄今已发现有 200 多种 PAHs，其中有相当部分具有致癌性，如苯并（a）芘，苯并（a）蒽等。

流行病学研究表明，PAHs 通过皮肤、呼吸道、消化道等均可被人体吸收，有诱发皮肤癌、肺癌、直肠癌、膀胱癌等作用，而长期呼吸含 PAHs 的空气，饮用或食用含有 PAHs 的水和食物，则会造成慢性中毒。

食品中 PAHs 的来源主要有：①环境污染。在工业生产和其他人类活动中，由于有机物不完全燃烧，产生大量 PAHs 并排放到环境中，再通过空气、接触等途径污染食品。②加工过程中形成。食品成分在加热加工时，受高温的影响发生裂解与热聚等反应，形成多环芳烃化合物，如油炸食品，油脂在高温下发生裂解与热聚可产生苯并（a）芘。③加工过程受污染。食品机械所用的润滑油含有 PAHs，食品加工过程中若受到润滑油的污染，可造成食品的 PAHs 污染；石油产品如沥青含有 PAHs，若在沥青铺成的柏油马路上晾晒粮食，可造成粮食的 PAHs 污染。④水产品的污染。水体受 PAHs 污染后，水产品可以通过生物放大作用富集 PAHs。⑤植物及微生物合成。某些植物及微生物可合成微量的 PAHs。

食物多环芳烃污染的防治主要从两个方面入手：一是完善食品中多环芳烃的标准和加强检测监管；二是减少各环节多环芳烃的污染，减少多环芳烃的摄入。

五、人畜共患传染病

（一）人畜共患疾病的概念和种类

1. 人畜共患传染病 是指人和动物由共同病原体引起的，又在流行病学上有关联的疾病。可通过人与患病动物的直接接触，或经由动物媒介、被污染的空气、水和食物传播。简单地说，就是人和动物都可得的病。目前世界上存在的人畜共患疾病大约有200多种，中国大约有130多种。例如，布氏杆菌病、沙门菌病等的病原体，都可借粪便污染人的食品、饮水和用物而传播。

2. 分类 按病原体种类进行分类，人畜共患疾病可分为以下几种。

（1）由细菌引起的人畜共患病：如鼠疫、布氏杆菌病、鼻疽、炭疽、猪丹毒、结核病等。

（2）由病毒引起的人畜共用病：如流行性乙型脑炎、狂犬病、口蹄疫等。

（3）由衣原体引起的人畜共患病：如鹦鹉热等。

（4）由立克次体引起的人畜共患病：如恙虫病、Q热等。

（5）由真菌引起的人畜共患病：如念珠菌病等。

（6）由寄生虫引起的人畜共患病：如弓形体病、旋毛虫病、绦虫病等。

（二）人畜共患病的传播途径

1. 通过唾液传播 如患狂犬病的猫、狗，它们的唾液中含有大量的狂犬病病毒，当猫狗咬伤人时，病毒就随唾液进入体内，引发狂犬病。

2. 通过粪便传播 粪便中含有各种病菌这是众所周知的。结核病、布氏杆菌病、沙门氏菌病等的病原体，都可借粪便污染人的食品、饮水和用物而传播。大多数的寄生虫虫卵就存在粪内。钩端螺旋体病的病原是经由尿液传播的。

3. 通过空气传播 有病的畜禽在流鼻涕、打喷嚏和咳嗽时，常会带出病毒或病菌，并在空气中形成有传染性的飞沫，散播疾病。

4. 通过被毛和皮屑 畜禽的全身被毛和皮肤垢屑里，往往含有各种病毒、病菌、疥螨、虱子等，它们有的就是某种疾病的病原体，有的则是疾病的传播媒介。某些宠物爱好者如果不注意个人防范，任意与动物拥抱、亲吻，食同桌，寝同床，是有可能从它们身上染上共患病的。

（三）人畜共患病的防制

1. 做好监测工作 动物的人畜共患病监测工作主要由兽医部门来完成。实践证明，做好动物的人畜共患病监测工作，有利于及早采取措施，有效地控制人畜共患病的发生与流行。

2. 控制和消灭感染动物 对检出的感染动物及其产品，必须按国家规定进行无害化处理。

3. 检查和治疗高危人群 牧民、饲养员、兽医、动物性食品加工人员、卫生防疫人员、地质工作者和军队有关人员及从事实验室的医学工作者，是人畜共患病的高危人群，他们应该作为卫生监测的主要对象，一旦受到感染应及时予以治疗。

4. 切断由动物传染至人群的途径 消灭媒介动物，加强人畜粪便及动物废弃物的管理，做好日常消毒工作，搞好饮水、食品的卫生监督是切断由动物传染至人群的重要措施。

5. 提高免疫力 给人群和动物群进行免疫接种，提高抗病能力。

（四）常见的人畜共患疾病

1. 炭疽 是炭疽杆菌引起的人畜共患的急性传染病。炭疽主要为食草动物（牛、羊、马等）的传染病。人常常是吸入带有芽胞的尘埃、进食病畜肉类、使用含有芽胞之皮革、毛刷等发生感染，各种年龄都有易感性。其主要表现为皮肤炭疽，其次为肺炭疽和肠炭疽，可以继发炭疽杆菌菌血症及炭疽杆菌脑膜炎，病死率较高。

（1）临床表现：潜伏期为 2～3 天，也有短至 12 小时，长至 2 周。由于感染部位不同，临床至少可分为 4 型：①皮肤炭疽：约占 98%，多见于上肢及面部皮肤，因病损部位形成黑而硬的焦痂故称炭疽，重者可造成转移性病灶及发生败血症，常引起死亡。本型 80% 可痊愈。②肺炭疽：多为原发性，可急性起病，一般先有呼吸道卡他症状，轻者感胸闷、胸痛、全身不适、发热、干咳、咳黏液痰带血。本病常并发败血症或感染性休克。可发生心血管功能迅速减弱出现虚脱，或肺内毛细血管被芽胞栓塞导致呼吸衰竭而死亡。此型目前已少见。③肠炭疽：潜伏期 12～18 小时，同食者摄入含炭疽芽胞的饮食相继发病，类似食物中毒。轻重不一，起病时全身不适、发热、恶心、呕吐，吐出物带血丝及胆汁、水样腹泻或便血、腹痛明显、腹胀等，有时似急腹症。严重者可出现败血症或感染性休克（25%～50%）而死亡。④脑膜炭疽：占 3%～5%，极少为原发性，多继发于各种炭疽而有败血症者。病情发展快。起病时表现严重的全身中毒症状，常继发循环衰竭。患者有呕吐、惊厥、昏迷和脑膜刺激征。有时有大脑皮质出血及脑脊髓膜炎，病情多较危重，大都死于病后第 2～4 日。除上述 4 种型外，近年还有肾炭疽的报道。

（2）防治措施：本病无有效的治疗方法，重点是预防。对可疑患者要隔离，尤其是肺炭疽患者要及时、就地隔离并报告。分泌物、排泄物及患者用过的敷料、剩余的食物、病室内垃圾，均应烧毁。尸体火化，对可疑病畜、死畜必须同样处理。来自疫区或从疫区运出的牲畜均要隔离 5 天。从事畜牧业和畜产品加工厂的工人及诊治病畜的卫生人员工作时要有保护工作服、帽、口罩等，严禁吸烟及进食，下班时要清洗、消毒更衣。进行预防接种，我国使用的是“人用皮上划痕炭疽减毒活疫苗”，接种后 2 天可产生免疫力，可维持 1 年，在发生疫情时应进行应急接种。最好的预防措施是在流行区接种动物。

2. 口蹄疫 是一种由口蹄疫病毒感染偶蹄类动物（如猪、牛、羊、鹿等）所产生的疾病，其特征为受感染的偶蹄类动物的口、足等部位皮肤会出现水疱，而造成部分动物死亡，口蹄疫可人畜共患。人因接触口蹄疫病畜及其污染的毛皮，或误饮病畜的奶，或误食病畜的肉品等途径感染。人一旦受到口蹄疫病毒传染，经 2～18 天潜伏期突然发病，表现为发热、口腔干热、唇、齿、舌边颊部、咽部潮红、出现水疱（皮肤水疱见于手指尖、手掌、脚趾），同时伴有头痛、恶心、呕吐或腹泻，患者数天痊愈，有时可并发心肌炎，患者对人基本无传染性，但可把病毒传染给牲畜动物，再度引起畜间口蹄疫流行。

3. 禽流感 是由 A 型禽流行性感冒病毒引起的禽类的一种急性、烈性传染病。临床特征表现为较严重的全身性、出血性、败血性症状。

高致病性禽流感病毒与普通流感病毒相似，四季均可流行，但在冬季和春季发病率较高。人群普遍易感。

禽流感病毒存在于病禽消化道、呼吸道和脏器组织中，病毒可随眼、鼻、口腔分泌物及粪便排出体外，通过密切接触受禽流感病毒感染的家禽或其粪便，以及直接接触禽流感病毒而传染。加热可杀死病毒，故食用煮熟的禽肉患本病的可能性很小。禽流感病毒在低温条件下抵抗力较强，各种品种和不同日龄的禽类均可感染高致病性禽流感，发病急、传播快，其致死率可达 100%。

我国已经成功研制出预防 H5N1 高致病性禽流感的疫苗。非疫区的养殖场应该及时接种疫苗从而达到防止禽流感发生的目的。按照国家规定，凡是确诊为高致病性禽流感后，应该立即对 3km 以内的全部禽只扑杀、深埋，其污染物做好无害化处理。同时场舍环境采用甲醛等消毒剂进行消毒。

4．疯牛病 全称为“牛海绵状脑病”，是一种发生在牛身上的进行性中枢神经系统病变，症状表现与羊瘙痒病类似，俗称“疯牛病”。该病的发生可能是因为给牛喂养了含有患瘙痒病的羊的各种组织制成的肉骨粉而引起，而该病在世界各国的更大范围的传播，则是由于肉骨粉的大范围出口造成的。

引起疯牛病和羊瘙痒病的真正原因目前尚不清楚，人若食用了被污染了的牛肉、牛脊髓等，也有可能染上致命的新型克雅症。患者脑部会出现海绵状空洞，先是表现为焦躁不安，后导致记忆丧失，身体功能失调，最终精神错乱甚至死亡。新型克雅症患者以年轻人为主，发病时间平均为14个月。截至2003年底累计已有至少137人死于新型克雅症，其中多数在英国。

目前尚无特异及有效治疗药物。预防措施包括不能从有疯牛病和羊瘙痒病的国家进口牛羊及与牛羊有关的加工制品，包括牛血清、血清蛋白、动物饲料、内脏、脂肪、骨及激素类等；严格禁止使用有可疑病的动物作为原料；建立全国性的监测系统，与世界卫生组织和有关国家建立情报交换网；在从事研究和诊断工作时，要注意安全防护。

第3节 食 物 中 毒

一、食物中毒概述

（一）食物中毒的定义

食物中毒（food poisoning）是指摄入了含有生物性、化学性有毒有害物质的食品或者把有毒有害物质当作食品摄入后出现的非传染性（不属于传染病）的急性、亚急性疾病。其属于食源性疾病的范畴。食物中毒不包括暴饮暴食导致的胃肠不适、经食物传播的传染病和寄生虫病及食品污染物引起的慢性危害。

（二）食物中毒的分类

按致病因子分类，食物中毒可分为以下几种。

1．细菌性食物中毒 分感染型、细菌毒素中毒型和混合型三种类型。感染型细菌性食物中毒，主要临床表现除胃肠道综合征外，多伴有发热症状，如沙门菌感染。毒素型细菌性食物中毒，主要临床表现通常以上消化道综合征为主，一般不发热，如金黄色葡萄球菌毒素中毒、蜡样芽胞杆菌毒素中毒等。混合型细菌性食物中毒，即兼有感染和毒素中毒的一类细菌性食物中毒，如大肠埃希菌。

2．化学性中毒 通常是由于某些化学毒物污染食品或在食品加工制作过程中误用某些化学毒物所致。

3．真菌毒素中毒 某些真菌天然存在的毒素和食品中某些产毒真菌在生长繁殖过程中产生的代谢物质引起的中毒。

4．动植物性毒素中毒 某些动物性食品本身所含有的有毒成分引起的中毒性疾病，如有毒河豚引起的河豚中毒、有毒贝类引起的贝类中毒等。某些植物性食品本身所含有的有毒成分引起的中毒性疾病，如菜豆所含的皂苷引起的中毒和鲜黄花菜所含的秋水仙碱中毒等。

（三）食物中毒的特点

1．发病呈暴发性 本病潜伏期短而集中，一般在24～48小时内，短时间内可能有多人发病。

2．中毒患者一般具有相似的临床症状 以恶心、呕吐、腹痛、腹泻等急性胃肠炎症状最多见。

3. 发病与食物有关　患者在近期内都食用过同样的食物，发病范围局限在食用该类有毒食物的人群，停止食用该食物后发病很快停止。

考点提示：食物中毒的概念、特点和分类

4. 人与人不传染　食物中毒患者对健康人不具有传染性。

（四）食物产生中毒的原因

1. 某些致病性微生物污染食品并急剧繁殖，以致食品中存有大量活菌，如沙门菌或产生大量毒素，如金黄色葡萄球菌产生的肠毒素等。

2. 有毒化学物质混入食品并达到能引起急性中毒的剂量，如农药的污染。

3. 食品本身含有毒成分，如河豚含有河豚毒素，而加工、烹调方法不当，未能将其除去。

4. 食品在储存过程中由于储藏条件不当而产生了有毒物质，如马铃薯发芽产生龙葵素。

5. 因摄入有毒成分的某些动植物，如食入毒藻的海水鱼、贝；采用有毒蜜源植物酿的蜂蜜等。这些动植物起着毒素的转移与富集作用。

6. 某些外形与食物相似而实际含有毒成分的植物被作为食物误食而引起中毒，如毒蕈等。

二、细菌性食物中毒

细菌性食物中毒是指摄入含有细菌或细菌毒素的食品而引起的中毒。

（一）流行病学特点

通常有明显的季节性。四季都可发生，多发生于气候炎热的夏秋季节，一般 5～10 月份最多。各类食物均可发生。

（二）临床表现

临床症状以消化道症状为主。主要表现为腹痛、腹泻、恶心、呕吐、发热等急性胃肠炎症状。食物中毒患者可不发热。本病发病率高、病死率较低、预后一般较好。

（三）治疗

1. 迅速排除毒物　及时对中毒患者催吐，洗胃促使毒素排出，减少毒素的吸收。

2. 对症治疗　治疗腹痛、腹泻，补液，纠正酸中毒，抢救循环和呼吸衰竭。

3. 特殊治疗　根据病情及时足量使用抗生素，抗毒血清，肉毒中毒用盐酸胍。

（四）预防措施

细菌性食物中毒预防控制措施如下。

1. 防止食品被污染　注意个人卫生，避免交叉污染，保持环境整洁，预防鼠、蟑螂等有害昆虫传播。

2. 控制细菌繁殖及毒素的产生　食物低温保藏，盐腌、风干等措施，控制细菌繁殖的条件。

3. 彻底加热煮透食物　加热可杀死绝大部分的致病菌，还可分解细菌产生的毒素。

4. 加强卫生宣传教育　向人民群众传授预防食物中毒的知识，一旦发生及时报告，及时调查和采取控制措施。

（五）食物中毒事件现场调查和处理的要求

1. 尽快查明食物中毒事件发生经过：①确定食物中毒的病例；②查明导致中毒的食品；③确定食物中毒致病因素；④查明造成食物中毒的原因。

2. 提出并采取控制食物中毒的措施。

3. 协助医疗单位对中毒患者进行救治。

4. 收集对违法者事实处罚的证据。

5. 提出预防类似事件再次发生的措施和建议。

6. 积累食物中毒资料，为改善食品卫生管理提供依据。

三、常见的细菌性食物中毒

（一）沙门菌属食物中毒

1. 病原特点 沙门菌为革兰阴性杆菌，生长的最佳温度为20～30℃，最佳pH为6.5～7.5。本属细菌抵抗力不强，60℃30分钟、100℃数分钟、5%苯酚溶液及70%乙醇5分钟均可将其杀死。在水中能生存2～3周，在粪便中可生存1～2个月，在冰中能生存3个月。该菌不分解蛋白质，污染后不改变食物的感官性状，容易导致食物中毒。

2. 流行病学特点 本病全年皆可发病，多见于夏秋季。中毒食品主要为动物性食品，特别是畜肉及其制品，其次为禽肉、蛋类、奶类及其制品，植物性食品引起的少见。食物可通过动物生前感染或宰后污染而携带沙门菌，也可通过从业人员或加工用品生熟交叉污染而带菌。

3. 临床表现

（1）胃肠炎型：是最常见的临床类型，约占75%，多由鼠伤寒、猪霍乱及肠炎沙门菌引起，多数起病急骤，畏寒发热，体温一般38～39℃，伴有恶心、呕吐、腹痛、腹泻，大便每天3至数十次不等，大便常为水样，量多，很少或没有粪质，可有少量黏液，有恶臭，偶可呈黏液脓血便，本型病程一般2～4天，偶有长达1～2周。

（2）类伤寒型：多由猪霍乱及鼠伤寒沙门菌所引起，潜伏期平均3～10天，临床症状与伤寒相似，但病情和经过均较伤寒轻，热型呈弛张热或稽留热，亦可有相对缓脉，但皮疹少见，腹泻较多，由于肠道病变较轻，形成溃疡较少，故很少发生肠出血和肠穿孔。

（3）败血症型：常见的致病菌为猪霍乱或鼠伤寒沙门菌，多见于婴幼儿、儿童及兼有慢性疾病的成人，起病多急骤，有畏寒、发热、出汗及轻重不等的胃肠道症状。

（4）局部化脓感染型：多见于C组沙门菌感染，一般多见于发热阶段或热退后出现一处或几处局部化脓病灶。

4. 治疗与预防 一般治疗卧床休息，床边隔离。早期给予易消化的流质或半流质饮食，等病情好转后才逐渐恢复正常饮食。对症治疗呕吐、腹痛明显者可给予阿托品0.5mg皮下注射或口服普鲁本辛15～30mg。剧烈呕吐不能进食或腹泻频繁者，应静脉滴注生理盐水或5%葡萄糖生理盐水。病原治疗单纯胃肠炎型一般不需应用抗生素治疗。因为应用抗菌药物不能改变病程，反而易促使肠道耐药菌株产生，使排菌时间延长。

本病的预防以注意饮食卫生及加强肉类等食物管理为主要措施。

（二）副溶血弧菌食物中毒

1. 病原特点 副溶血性弧菌系弧菌科弧菌属，革兰染色阴性的荚膜杆菌，菌体一端有单根鞭毛，运动活泼。嗜盐生长，最适宜的培养基为含盐2%～4%。最适宜的温度为37℃，最适宜的pH为7.4～8.5。该菌“神奈川现象”阳性。对高温抵抗力小，65℃时5～10分钟即可死亡；室温下自来水中，1天内死亡；河水、塘水、井水中不超过2天死亡；但在海水中47天后仍可存活。该菌不耐酸，普通食醋即可杀死。

2. 流行病学特点 本病多见于沿海地区，6～9月为高发季节，中毒食品主要是海产品，以带鱼、墨鱼、虾、蟹、贝和海蜇较为多见，其次为盐渍或腌制食品。

3. 临床表现 潜伏期一般为6～20小时，最短1～3小时，最长可达96小时。起病急骤，先以畏寒、发热、全身不适、腹部不适开始，随之出现上腹部、脐周阵发性绞痛，并伴有恶心、呕吐和腹泻。大便每天数次至20余次不等，大便以黄色水样便较多，少数为血水样便，极少数呈现脓血便，但很少有里急后重感。

4. 治疗与预防

（1）一般治疗及对症疗法：饮食以清淡为宜，视病情输入适量生理盐水或葡萄糖盐水。

对轻度和中度脱水者亦可采用口服补盐液（ORS），轻度脱水者 ORS 按 50ml/kg 体重，中度脱水者 ORS 100ml/kg 体重，4 小时内服完。重度脱水者最好先静脉快速补液，待病情好转后再改为口服补液。腹痛时给解痉止痛剂，如阿托品、山莨菪碱。血压下降时，除补充血容量，纠正酸中毒外，尚可加用多巴胺、间羟胺等升压药。大量便血可酌情输血。

（2）抗菌药物治疗：本病一般有自限性，应用抗菌药物治疗可以明显缩短病程和排菌时间。对病情较重而伴有高热或黏液血便，可选用氟喹诺酮类、头孢菌素类、氨基糖苷类、氯霉素类抗生素。也可根据药物敏感试验，选用抗菌药物，至症状消失 3～4 天后停药。

（3）预防护理：关键在于加强卫生宣传，提高人们的卫生素质。①加强海产品卫生处理。②防止生熟食物交叉污染，不生吃海产品。③控制食品中细菌生长。

（三）葡萄球菌肠毒素食物中毒

1. 病原特点 该菌为革兰阳性球菌，不耐热，但能耐受干燥和低温。在 28～38℃生长良好，繁殖的最适温度为 37℃，最适 pH7.4，在含 20%～30%CO_2 条件下有利于产生大量肠毒素。肠毒素（外毒素）是一种蛋白质，已知有 A～E 五种抗原型，A 型的毒力最强，食物中毒多由此型所致。该肠毒素耐热性强，在食品中一般烹调方法不能破坏，须经 100℃ 2 小时方可破坏。

2. 流行病学特点 流行病学夏秋季发病较高，各年龄组均可患病，病后不产生明显免疫力，本病无传染性。

3. 临床表现 潜伏期短，一般为 2～5 小时，极少超过 6 小时。起病急骤，有恶心、呕吐、中上腹痛和腹泻，以呕吐最为显著。呕吐物可呈胆汁性，或含血及黏液。剧烈吐泻可导致虚脱、肌痉挛及严重失水等现象。体温大多正常或略高。一般在数小时至 1～2 日内迅速恢复。

4. 治疗和预防 治疗同沙门菌属感染的胃肠炎型，以保暖、输液、饮食调节等为主，一般不需用抗菌药物。预防方面加强饮食管理，隔离患乳腺炎的病牛，有皮肤化脓灶的炊事员或从事饮食业者应暂调离其工作。

（四）肉毒毒素食物中毒

1. 病原特点 肉毒杆菌属革兰阳性厌氧梭状芽胞杆菌，次极端有大型芽胞，有周鞭毛，能运动。本菌芽胞体外抵抗力极强，干热 180℃ 15 分钟，湿热 100℃ 5 小时，高压灭菌 120℃ 20 分钟则可消灭。5% 苯酚、20% 甲醛 24 小时才能将其杀灭。

本菌按抗原性不同，可分 a、b、c、d、e、f、g7 种血清型，各型均能产生外毒素，是一种嗜神经毒素，剧毒，对人的致死量为 0.01mg 左右，毒素对胃酸有抵抗力，但不耐热。a 型毒素 80℃、5 分钟即可破坏，b 型毒素 88℃、15 分钟可破坏。毒素在干燥、密封和阴暗的条件下，可保存多年。由于此毒素的毒性强，且无色、无臭、无味、不易察觉，必须注意防范。

2. 流行病学特点 人群普遍易感，不引起人与人之间传染，主要通过食物传播，多见于腌肉、腊肉、猪肉及制作不良的罐头食品，部分地区曾因食用豆豉、豆瓣酱、臭豆腐、米送乎乎及不新鲜的鱼、猪肉、猪肝而发病。

3. 临床表现 潜伏期 12～36 小时，最短为 2～6 小时，长者可达 8～10 天。中毒剂量越大则潜伏期越短，病情亦越重。起病突然，病初可有头痛、头昏、眩晕、乏力、恶心、呕吐；稍后，眼内外肌瘫痪，出现眼部症状，如视物模糊、复视、眼睑下垂、瞳孔散大，对光反射消失。口腔及咽部潮红，伴有咽痛，如咽肌瘫痪，则致呼吸困难。肌力低下主要见于颈部及肢体近端。由于颈肌无力，头向前倾或倾向一侧。腱反射可呈对称性减弱。自主神经末梢先兴奋后抑制，故泪腺、汗腺及涎腺等先分泌增多而后减少。血压先正常而后升高。脉搏先慢后快。常有顽固性便秘、腹胀、尿潴留。病程中神志清楚，感觉正常，不发热。血、尿与脑脊液常规检查无异常改变。轻者5～9日内逐渐恢复，但全身乏力及眼肌瘫痪持续较久。重症患者抢救不及时多数死亡，病死率30%～60%，死亡原因多为延髓麻痹所致呼吸衰竭，心功能不全及误吸肺炎所致继发性感染。

4. 治疗与预防

（1）抗毒血清治疗：多价肉毒抗毒血清（a、b、e型）对本病有特效，必须及早应用，在起病后24小时内或瘫痪发生前注射最为有效，剂量每次（5～10）万单位，静脉或肌内注射（先做血清敏感试验，过敏者先行脱敏处理），必要时6小时后重复给予同量1次。

（2）对症治疗：患者应严格卧床休息，并予适当镇静剂，以避免瘫痪加重。患者于食后4小时内可用5%碳酸氢钠或1 ：4000高锰酸钾溶液洗胃及灌肠，以破坏胃肠内尚未吸收的毒素。咽肌麻痹宜用鼻饲及输液。呼吸困难者吸氧，及早气管切开，呼吸麻痹者用人工呼吸器。为消灭肠道内的肉毒杆菌，以防其继续产生肠素，可给予大剂量青霉素。还应根据病情给予强心剂及防治继发性细菌感染等措施。出院后10～15日内应避免体力劳动。

（3）化学疗法：用盐酸胍35～50mg/（kg · d），分4～6次口服，有促进末梢神经纤维释放乙酰胆碱的作用，因而能改善神经肌肉传递功能，增加肌张力，缓解中毒症状。

（4）预防措施：对可能导致肉毒杆菌食物中毒的食品应严格管理与检查，尤应注意罐头食品、火腿、腌腊食品的制作和保存。食品罐头的两端若有膨隆现象，或内容物色香味改变者，应禁止出售和食用，即使煮沸也不宜食用。谷类及豆类亦有被肉毒杆菌污染的可能，因此禁止食用发酵或腐烂的食物。

四、真菌毒素和霉变食品中毒

（一）赤霉病麦中毒

1. 流行病学特点 麦类赤霉病在我国流行很广，除新疆外，全国各地均有流行，几乎每年都有发生，一般每3～4年有一次大流行，每流行一次，就发生一批人畜食物中毒。中毒多发生于麦收季节因吃了受病害的新麦而中毒，也有因误食库存病麦或霉麦引起中毒的。目前已知引起中毒的主要物质是镰刀菌的菌种，如禾谷镰刀菌产生的代谢产物——脱氧雪腐镰刀菌烯醇（又称呕吐毒素）。

2. 临床表现和预后 本病发病急，潜伏期一般在0.5～1小时，快的十几分钟内即可出现症状，长的可延至2～4小时。主要症状有恶心、呕吐、腹痛、腹泻、头晕、头痛、嗜睡、流涎、乏力，少数患者有发热、畏寒等。患者一般1天左右，慢的1周症状可自行消失，预后良好，未见死亡病例报告。

3. 治疗和预防 本病主要是对症治疗。预防措施有小麦赤霉病麦必须在4%以下方可收购。可用打麦机、鼓风机或振动筛去除霉粒，或用碾米机及轧辊机碾皮1～2次，可减少赤霉病麦中的部分毒素。及时晾晒收获后的小麦，防止霉变。制订小麦中脱氧雪腐镰刀菌烯醇的限量标准并加强监测。

（二）霉变甘蔗中毒

霉变甘蔗中毒是指食用了保存不当而霉变的甘蔗引起的急性食物中毒。

1. 流行病学特点 常发于我国北方地区的初春季节。霉变甘蔗质软，瓤部比正常甘蔗色深，呈浅棕色，闻之有轻度霉味。从霉变甘蔗中可分离出真菌，称为甘蔗节菱孢霉。其毒素为3-硝基丙酸，是一种神经毒，主要损害中枢神经系统。

2. 临床表现和预后 本病潜伏期短，最短仅十几分钟，中毒症状最初为一时性消化道功能紊乱，恶心、呕吐、腹痛、腹泻、黑便，随后出现神经系统症状，如头昏、头疼、眼黑和复视。重者可出现阵发性抽搐；抽搐时四肢强直，屈曲内旋，手呈鸡爪状，眼球向上偏向凝视，瞳孔散大，继而进入昏迷。患者可死于呼吸衰竭，幸存者则留下严重的神经系统后遗症，导致终生残废。

3. 治疗及预防措施　目前尚无特殊治疗，在发生中毒后尽快洗胃、灌肠以排除毒物，并对症治疗。预防措施包括：①甘蔗必须成熟后收割，因不成熟的甘蔗容易霉变；②甘蔗应随割随卖，不要存放；③甘蔗在储存过程中应防止霉变，存放时间不要过长，并定期对甘蔗进行感官检查，已霉变的甘蔗禁止出售；④加强预防甘蔗霉变中毒的教育工作，教育群众不买不吃霉变甘蔗。

五、有毒动植物食物中毒

（一）河豚中毒

河豚鱼在我国产于沿海及长江下游，有很多品种，每种含毒多少及部位不完全一样。一般地说，河豚鱼的卵巢、睾丸、皮、肝及鱼子均有剧毒，以冬春之交生殖繁育时期毒性最强。少数品种肌肉也含强毒，鱼体大小与毒力并无关系。河豚鱼的有毒成分主要是河豚毒素和河豚酸，毒素对胃肠道有局部刺激作用，被吸收后迅速作用于神经，使神经末梢和神经中枢传导发生障碍，最后使脑干的呼吸循环中枢麻痹。

1. 临床表现和预后　一般在食后半小时至 3 小时发病，首先出现胃部不适、恶心、呕吐、腹痛及腹泻、便血，并伴全身不适，口唇、舌尖及指端发麻，以后全身麻木，四肢无力，眼睑下垂，行走困难，肌肉软瘫，痛觉及腱反射减低或消失，呼吸浅而不规则，随后呼吸困难，面色发绀，血压下降，瞳孔先缩小后散大，最后呼吸麻痹，症状发展迅速，往往在数小时内死亡。

2. 治疗和预防　河豚中毒无特效治疗方法，主要是积极采用中毒的一般处理及对症处理，如尽快催吐、洗胃、洗肠及输液，对呼吸困难者吸氧，进行人工呼吸，注射呼吸兴奋剂，对发生肌肉麻痹者可酌用 1% 盐酸士的宁 1～3mg（成人量），皮下注射，每天 2～3 次。最近报道，动物试验应用半胱氨酸注射可以迅速解毒，而且应用半胱氨酸处理过的河豚鱼卵喂动物也不发生中毒。半胱氨酸的成人用量为 0.1～0.2g，注射前用磷酸氢二钠缓冲液溶化，肌内注射，每天 1～2 次。儿童酌减。应用中须注意对肝脏的毒性。

本病的预防重在加强卫生宣教工作，向群众说明河豚鱼有毒，不要食用。渔业单位、各菜市场均应在出售海杂鱼前，严格检查，将河豚鱼挑出，并送交有关部门集中处理。

（二）毒菌中毒

毒蕈中毒属于植物性食物中毒。蕈俗称蘑菇，属大型真菌类，种类繁多。我国食用蕈有 300 余种、毒蕈 80 余种，其中有剧毒可致死的有近 10 种。毒蕈中毒常因个人或家庭采集野生鲜蕈食用引起。

1. 临床表现　毒蘑菇中毒的临床表现复杂多样，一般分为五种类型。

（1）胃肠炎型：多数在食后 2 小时左右发病，快者 10 多分钟，主要症状是剧烈恶心、呕吐、阵发性腹痛、水样便腹泻，不发热。这种类型病程短，恢复较快，一般不引起死亡。

（2）神经精神型：表现复杂多样，潜伏期一般为 0.5～4 小时，患者产生幻觉、狂笑、手舞足蹈、走路不稳，出现幻视症，还有可能类似精神分裂症。重症患者出现抽风、昏迷等。也有患者出现流口水、流泪、大量出汗、血压下降等，甚至相反症状。中毒病程为 1～2 天，很少死亡。

（3）溶血型：潜伏期 6～12 小时，最长可达 2 天。最初为恶心、呕吐、腹泻等胃肠症状，发病 3～4 天后皮肤变黄，肝脾大，肝区疼痛。严重者心律不齐、抽风、昏迷。本型可能引起急性肾衰竭，导致死亡。

（4）肝肾损害型：最为严重，病情凶险，抢救若不及时，死亡率极高。患者的潜伏期一般为10～24个小时，表现为恶心、呕吐、腹痛、腹泻，继而出现休克、昏迷、抽风，全身出血、呼吸衰竭，在短时间内死亡。患者在病程中有的会出现假愈期，导致误诊误治，如经过积极治疗，可痊愈。

（5）日光皮炎型：潜伏期24小时左右，在手指、脚趾、上肢和面部出现皮疹，甚至疼痛、肿胀。

2. 毒菌中毒患者的急救

（1）加快毒物排出：目前对毒蘑菇中毒尚无特效疗法，尽早排除毒素对治疗效果非常重要，治疗越早，效果越好。及时催吐、洗胃、导泻、灌肠非常重要，早期可大量输液，使患者排尿，排除毒素。

（2）应用解毒剂对症治疗：如神经精神型用阿托品，溶血型及其他重症中毒用肾上腺皮质激素，肝肾损害型用巯基解毒药等。

（3）支持治疗：纠酸、防脱水和电解质紊乱、保肝治疗、镇静或抗惊厥治疗等。

3. 预防措施 主要有加强宣传教育工作，提高对毒蕈的识别力，防止误食。

六、化学性食物中毒

（一）亚硝酸盐中毒

亚硝酸盐多存在于腌制的咸菜、肉类、不洁井水和变质腐败蔬菜中，部分新鲜蔬菜如小白菜、青菜、韭菜、菠菜、甜菜、小萝卜叶等，还有人们食用的灰菜、野荠菜等野生植物也含有较多的硝酸盐和亚硝酸盐类物质。特别是腐烂的菜叶或煮熟的剩菜或新腌泡的蔬菜及咸菜，在腌后1周左右亚硝酸盐含量最高。有的地方用亚硝酸盐含量高的苦井水腌制食品或误将工业用亚硝酸盐当作食用盐腌制食品，则食品中的亚硝酸盐含量更高。硝酸盐在血液中使Fe^{2+}氧化为Fe^{3+}导致形成高铁血红蛋白，引起组织缺氧，中枢神经受累，大脑皮质抑制。

1. 临床表现 亚硝酸盐中毒潜伏期短，误食纯亚硝酸盐，10分钟即可发病，而大量食用不新鲜蔬菜，1～3小时可发病。一般为数十分钟或1～3小时，症状以发绀为主。皮肤黏膜、口唇、指甲下最明显，除发绀外，并有头痛、头晕、心率加快、恶心、呕吐、腹痛、腹泻、烦躁不安。严重者有心律不齐、昏迷或惊厥，常死于呼吸衰竭。

2. 治疗 轻症病例无需特殊处理，嘱其休息、大量饮水后一般可自行恢复。对中毒程度重者，应及时送医院，对中毒时间不长的，首先用1∶5000高锰酸钾液洗胃，导泻并灌肠，并予以1%亚甲蓝和维生素C静脉滴注，同时给予生命支持治疗和对症治疗。

3. 预防 防止误食工业用盐，不吃腐烂的和存放时间长食剩的熟菜蔬菜。勿食大量刚腌的菜，至少腌至15天以上再食用。肉制品中硝酸盐和亚硝酸盐用量要严格按国家卫生标准规定，不可多加，不饮用苦井水。

（二）有机磷农药中毒

有机磷农药是我国使用广泛、用量最大的杀虫剂。其主要包括敌敌畏、对硫磷（1605）、甲拌磷（3911）、内吸磷（1059）、乐果、敌百虫、马拉硫磷（4049）等。急性有机磷农药中毒（AOPP）是指有机磷农药短时大量进入人体后造成的以神经系统损害为主的一系列伤害，临床上主要包括急性中毒患者表现的胆碱能兴奋或危象，其后的中间综合征（IMS）及迟发性周围神经病（OPIDPN）。每年全世界有数百万人发生AOPP，其中约有30万人口死亡，且大多数发生在发展中国家。

有机磷农药进入人体的主要途径有三：①经口进入：误服或主动口服（见于轻生者）；

②经皮肤及黏膜进入：多见于热天喷洒农药时有机磷落到皮肤上，由于皮肤出汗及毛孔扩张，加之有机磷农药多为脂溶性，故容易通过皮肤及黏膜吸收进入体内；③经呼吸道进入：空气中的有机磷随呼吸进入体内。

1. 中毒表现

（1）毒蕈碱样症状：这组症状出现最早，主要是副交感神经末梢兴奋所致，类似毒蕈碱作用，表现为平滑肌痉挛和腺体分泌增加。

（2）烟碱样症状：乙酰胆碱在横纹肌神经肌肉接头处过度蓄积和刺激，使面、眼睑、舌、四肢和全身横纹肌发生肌纤维颤动，甚至全身肌肉强直性痉挛。患者常有全身紧束和压迫感，而后发生肌力减退和瘫痪。呼吸肌麻痹引起周围性呼吸衰竭。交感神经节受乙酰胆碱刺激，其节后交感神经纤维末梢释放儿茶酚胺使血管收缩，引起血压增高、心跳加快和心律失常。

（3）中枢神经系统症状：中枢神经系统受乙酰胆碱刺激后有头晕、头痛、疲乏、共济失调、烦躁不安、谵妄、抽搐和昏迷症状。

急性中毒可分为三级：①轻度中毒：有头晕、头痛、恶心、呕吐、多汗、胸闷、视物模糊、无力、瞳孔缩小；②中度中毒：除上述症状外，还有肌纤维颤动、瞳孔明显缩小、轻度呼吸困难、流涎、腹痛、腹泻、步态蹒跚，意识清楚；③重度中毒：除上述症状外，并出现昏迷、肺水肿、呼吸麻痹、脑水肿。

急性中毒一般无后遗症。个别患者在急性中毒症状消失后2～3周可发生迟发性神经病，主要累及肢体末端，且可发生下肢瘫痪、四肢肌肉萎缩等神经系统症状。

2. 治疗措施

（1）迅速清除毒物：立刻离开现场，脱去污染的衣服，用肥皂水清洗污染的皮肤、毛发和指甲。口服中毒者用清水、2%碳酸氢钠溶液（敌百虫忌用）或1 ∶ 5000高锰酸钾溶液（对硫磷忌用）洗胃。

（2）解毒药的使用：①胆碱酯酶复活药：常用的药物有解磷定和氯解磷定，此外还有双复磷和双解磷。胆碱酯酶复活药对解除烟碱样毒作用较为明显，但对各种有机磷杀虫药中毒的疗效并不完全相同。②抗胆碱药阿托品：阿托品有阻断乙酰胆碱对副交感神经和中枢神经系统毒蕈碱受体的作用，对缓解毒蕈碱样症状和对抗呼吸中枢抑制有效，但对烟碱样症状和恢复胆碱酯酶活力没有作用。

有机磷杀虫药中毒的治疗最理想是胆碱酯酶复活药与阿托品二药合用。轻度中毒亦可单独使用胆碱酯酶复活药。两种解毒药合用时，阿托品的剂量应减少，以免发生阿托品化。

考点提示：有机磷农药中毒的主要表现和特效解毒剂

（3）对症治疗：应以维持正常呼吸功能为重点，保持呼吸道通畅，给氧或应用人工呼吸器。肺水肿用阿托品。休克用升压药，脑水肿应用脱水剂和肾上腺糖皮质激素，以及按情况及时应用抗心律失常药物等。危重患者可用输血疗法。为了防止病情复发，重度中毒患者，中毒症状缓解后应逐步减少解毒药用量，直至症状消失后停药，一般至少观察3～7天。

3. 预防　健全有机磷农药管理制度，普及有机磷农药正确使用知识；喷洒过有机磷农药的瓜果须经过规定时间后方可采食；禁食被有机磷农药毒死的禽畜、水产品；要向群众说明有机磷农药的早期中毒症状，以便及时发现患者，及时治疗。

小　结

本章讲述了食品安全的定义；食源性疾病的定义和特征；人畜共患疾病的概念、种类和常见疾病；食品中常见的污染物及其来源和危害；食物中毒的定义、分类和特点；细菌性食物中毒的流行病学特点、临床表现、预防和急救措施；常见的细菌性食物中毒、真菌性食物中毒、有毒动植物中毒和化学性食物中毒；食物中毒的调查和处理等内容。重点内容是食品污染的定义、种类和来源；食物中毒的概念、特点及分类；黄曲霉素污染的预防、细菌性食物中毒的预防和治疗措施、有机磷农药中毒的表现及急救措施。

目标检测

一、名词解释

1. 食品污染　2. 食物中毒
3. 人畜共患疾病　4. 禽流感

二、选择题

1. 下列细菌性食物中毒是典型的毒素型食物中毒的为（　　）
   A. 沙门菌食物中毒
   B. 葡萄球菌食物中毒
   C. 副溶血弧菌食物中毒
   D. 致病性大肠埃希菌食物中毒
   E. 变形杆菌食物中毒
2. 下列属于食物中毒的疾病是（　　）
   A. 痢疾
   B. 消化不良
   C. 长期摄入低剂量化学物质引起的中毒
   D. 有毒蜂蜜中毒
   E. 黄疸型肝炎
3. 食物中毒与流行性传染病的根本区别在于（　　）
   A. 人与人之间有无传染性
   B. 较短时间内有大量的患者出现
   C. 有一定潜伏期
   D. 有相似的临床表现
   E. 有无体温升高
4. 细菌性食物中毒多见于夏秋季，主要是由于（　　）
   A. 夏季食物易受污染
   B. 进食熟肉类食品多
   C. 人口流动性大
   D. 气温较高，微生物易于生长繁殖
   E. 生熟交叉污染
5. 下列属于食物中毒范畴的是（　　）
   A. 暴饮暴食引起的急性胃肠炎
   B. 肠道传染病和寄生虫病
   C. 特异体质引起的过敏性变态反应
   D. 食入正常数量可食状态的食品引起的急性胃肠炎
   E. 长期少量摄入有毒食物引起的慢性中毒
6. 沿海地区比内陆地区高发的细菌性食物中毒是（　　）
   A. 沙门菌食物中毒
   B. 肉毒杆菌食物中毒
   C. 致病性大肠埃希菌食物中毒
   D. 副溶血性弧菌食物中毒
   E. 葡萄球菌食物中毒
7. 引起沙门菌食物中毒的主要食物是（　　）
   A. 蔬菜、水果
   B. 豆类及其制品
   C. 谷类
   D. 肉类、奶类及其制品
   E. 植物油类
8. 在我国，引起肉毒梭菌中毒最常见的食品是（　　）
   A. 肉制品　B. 豆制品
   C. 罐头食品　D. 自制发酵食品
   E. 鱼制品
9. 肉毒梭菌毒素主要侵犯（　　）
   A. 肝脏　B. 感觉神经
   C. 肾脏　D. 运动神经
   E. 循环系统
10. 引起葡萄球菌食物中毒的污染源常为（　　）
    A. 海产品　B. 野生动物
    C. 鼠类　D. 苍蝇
    E. 带有化脓性病灶的厨师
11. 引起副溶血性弧菌食物中毒的主要食物是（　　）
    A. 罐头食品
    B. 海产品及盐渍食品
    C. 奶及奶制品
    D. 家庭自制豆制品
    E. 剩米饭、凉糕
12. 对醋较为敏感的细菌是（　　）
    A. 副溶血性弧菌
    B. 沙门菌
    C. 葡萄球菌　D. 变形杆菌

E. 蜡样芽胞杆菌

13. 对细菌性食物中毒预防措施的描述，以下哪项是错误的（　　）
   A. 定期对食品从业人员体检
   B. 食用前彻底加热
   C. 屠宰过程中严格遵守卫生要求
   D. 应用抗氧化剂
   E. 低温保存食物

14. 在含盐培养基上可以生长的细菌是（　　）
   A. 副溶血性弧菌
   B. 葡萄球菌
   C. 变形杆菌
   D. 大肠埃希菌
   E. 沙门菌属

15. 对肉毒毒素中毒的患者（　　）
   A. 应尽早使用多价抗毒血清
   B. 应尽早使用抗生素
   C. 积极治疗腹痛、腹泻
   D. 纠正电解质平衡的紊乱
   E. 催吐洗胃

16. 关于河豚毒素，正确的是（　　）
   A. 鱼肉无毒
   B. 以卵巢毒性最大，肝脏次之
   C. 对热不稳定，加热可分解
   D. 盐腌或日晒能破坏
   E. pH<7 时可被破坏

17. 河豚毒素在下列哪种条件下可被破坏（　　）
   A. 日晒　　B. 盐腌
   C. 煮沸　　D. 加碱处理
   E. 加酸处理

18. 治疗亚硝酸盐食物中毒的特效药物是（　　）
   A. 亚甲蓝　　B. 二巯基丙醇
   C. 亚硝酸异戊酯　　D. 硫代硫酸钠
   E. 亚硝酸钠

19. 亚硝酸盐食物中毒的机制是（　）
   A. 与胺作用形成亚硝胺
   B. 亚铁血红蛋白氧化为高铁血红蛋白
   C. 转化为硝酸盐
   D. 抑制乙酸胆碱酯酶
   E. 溶血

20. “肠源性青紫症”发生于（　　）
   A. 含氰植物中毒
   B. 毒蕈中毒
   C. 有机磷中毒
   D. 亚硝酸盐食物中毒
   E. 鲜黄花菜中毒

21. 除哪项外，其余都是食品中的天然有毒有害成分（　　）
   A. 河豚鱼中的河豚毒素
   B. 禽肉中的沙门菌
   C. 毒蕈中的毒肽
   D. 四季豆中的皂苷
   E. 动物甲状腺的甲状腺素

22. 某日，某单位聚餐后有 80% 聚餐者先后因腹痛、腹泻就诊。大部分患者有上腹和脐周阵发性绞痛，继而腹泻一天 5～20 次，粪便呈洗肉水样血水便。调查发现聚餐的主要食物为盐水虾及近海贝类等。引起该食物中毒的病原菌可能是（　　）
   A. 沙门菌属　　B. 副溶血性弧菌
   C. 变形杆菌属　　D. 葡萄球菌
   E. 大肠埃希菌

23. 某地食堂某日午餐后 1 小时发生多人口唇、指尖和全身皮肤青紫等症状，部分患者自述头晕、无力，或有恶心呕吐、腹痛腹泻等症状。急救措施是（　　）
   A. 洗胃、导泻和注射维生素 C
   B. 洗胃、灌肠和注射亚甲蓝
   C. 洗胃、灌肠、导泻、静脉注射亚甲蓝和维生素 C
   D. 静脉注射亚甲蓝和维生素 C
   E. 治疗腹痛腹泻

三、简答题

1. 简述食物中毒的特点和分类。
2. 简述细菌性食物中毒的预防措施。

（田淑军）

第 14 章　职业环境与健康

学习目标

1. 掌握职业性有害因素的概念、种类和来源。
2. 了解职业性损害的概念、种类。
3. 理解职业病的立法意义及诊断依据。
4. 理解毒物对健康的影响和几种常见毒物的临床表现。
5. 掌握矽肺的定义，了解尘肺病 X 线诊断分期。
6. 理解物理因素对健康的危害。

人类在生产劳动过程中，多种因素可影响人体的作业能力和身体健康。不良的劳动条件，如生产环境存在有害因素、劳动负荷过大、生产环境条件过差等，都可对劳动者健康产生损害，使劳动能力下降，导致职业病、职业性多发病等的发生。因此，研究职业环境与劳动者健康的关系，有效地控制和消除职业病，对于保护劳动者的健康，促进国民经济发展具有重要意义。

我国职业病防治形势严峻

据原卫生部通报 2013 年全国共报告职业病 26 393 例，比 2012 年减少了 1027 例。尘肺病是我国最严重的职业病，2013 年报告 23 152 例，占总报告病例数 87.72%。急性中毒 637 例，仍以一氧化碳中毒最为严重。其他类职业病 1700 例。

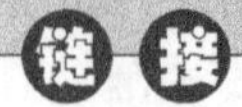

第 1 节　职业性有害因素

职业性有害因素（occupational hazards）又称职业病危害因素，是指在职业活动中产生和（或）存在的、可能对职业人群健康、安全和作业能力造成不良影响的因素或条件。其包括化学、物理、生物等因素。

一、职业性有害因素及其来源

职业性有害因素按照来源主要分为生产过程、劳动过程和生产环境中的有害因素。

（一）生产过程中的有害因素

生产过程是指产品由原材料加工到成品的全部工艺过程。在此过程中产生的有害因素可分为三类。

1. 化学因素　①生产性毒物：如铅、苯、汞、镉、砷、二氧化硫、一氧化碳、农药及一些高分子化合物如丙烯腈等；②生产性粉尘：如石英粉尘、硅尘、石棉尘、煤尘、金属尘、棉麻尘等。

2. 物理因素　①异常气象条件：如高温、高湿、低温、高气压、低气压等；②噪声、振动；

③电离辐射：如 X 线、γ 射线等；④非电离辐射：如紫外线、红外线、微波、激光、可见光等。

3. 生物因素　①病原微生物：如从事畜牧、皮革、毛纺业，可感染炭疽杆菌引起职业性炭疽；森林作业可感染森林脑炎病毒引起职业性森林脑炎；牧民、兽医可因接触病畜而引起布氏杆菌病；②致病寄生虫：农民劳动时若接触钩虫感染的土壤可引起寄生虫病等。

（二）劳动过程中的有害因素

劳动过程是指生产中劳动者为完成某项生产任务的各项操作总和，涉及劳动强度、劳动组织、操作体位和方式等。其有害因素如下。

1. 劳动组织和制度的不合理　如劳动时间过长，作息制度不合理易导致过度疲劳等。

2. 劳动中精神过度紧张　如超负荷、快节奏工作，操作单调重复、过分强调竞争、人际关系不和谐、工作职责不明等都可导致心理过度紧张而引起焦虑抑郁症、精疲力竭和其他心身疾病。

3. 劳动强度过大或安排不当　如安排的作业与劳动者生理状况不相适应等。

4. 过度躯体紧张　如肌群过度紧张可导致腱鞘炎、滑囊炎、肌痉挛等；视力紧张可造成视力下降等。

5. 不良劳动体位　长时间处于某种强迫体位可导致下肢曲张、脊柱变形、下背痛等。

（三）生产环境中的有害因素

生产环境是指劳动者进行生产劳动时所处的外界环境。其有害因素主要如下。

1. 厂房建筑或布置不合理　如有毒工段与无毒工段安排在一个车间。

2. 生产场所设计不符合卫生要求　如厂房狭小、阴暗潮湿，操作场所过于拥挤等。

3. 缺少必要的卫生技术设施　如缺少通风照明设备，污水净化设备，防尘、防毒、防暑降温和防噪声设施等，造成生产环境的污染。

4. 作业工人作业场所狭小　如设备在检维修时，作业工人在狭小空间的作业，因缺氧而出现窒息，特别是设备排空不彻底，造成毒物中毒。

5. 缺少安全防护设备或个人防护用品等。

在实际的生产劳动中，职业性有害因素不是单一存在的，往往是多种有害因素并存，对劳动者的健康产生联合危害作用。

二、生产性毒物

生产性毒物(industrial toxicant)是指生产过程中产生或存在于工作场所空气中的各种毒物。

（一）生产性毒物的来源及存在形态

生产性毒物可来自原料、辅助材料、中间产品、半成品、成品、副产品及“三废”。存在于生产环境中毒物的形态主要有气体、蒸气、雾、烟尘、粉尘。

1. 气体　常温常压下呈气态物质，如氯气、二氧化硫等。

2. 蒸气　液态物质气化或固态物质升华而形成的气态物质，如苯蒸气等。

3. 雾　分散在空气中的液体微滴，多由蒸气冷凝或液体喷散形成，如喷洒农药时形成的农药雾等。

4. 烟尘　分散在空气中直径小于 0.1μm 的固体微粒，如熔铅时的铅烟等。

5. 粉尘　能够较长时间悬浮于空气中的固体微粒，如矽尘等。

6. 气溶胶　以液体或固体为分散相，分散在气体介质中的溶胶物质，如粉尘、雾或烟。

（二）生产性毒物进入人体途径

1. 呼吸道　是最常见且最重要的途径。凡呈气体、蒸气和气溶胶形态的生产性毒物都可经呼吸道进入人体，是最常见且最重要的途径。呼吸道吸入毒物的量与空气中毒物的浓度、接触时间、溶解度、分散度及肺通气量、心排血量的大小等因素有关。肺泡间丰富的毛细血管，使肺泡对毒物的吸收极为迅速，且吸收后不经肝脏解毒即可进入血液循环，更增加了这条途径的重要性和引起职业中毒的危险性。

2. 皮肤 毒物可通过无损伤的皮肤由皮脂腺和汗腺进入人体，进入的毒物也不经肝脏解毒直接进入血循环。经皮肤吸收的剂量和速度与皮肤的完整性、毒物的溶解性、皮肤的污染面积和程度、生产环境的气温和气湿等因素有关。

3. 消化道 生产性毒物经消化道进入机体的机会较少，进入的毒物主要在胃和小肠吸收，大部分经肝脏解毒后进入大循环。经消化道进入机体多因不遵守操作规程和不良卫生习惯所致，如在车间进食、喝水、吸烟等。

（三）生产性毒物在体内过程

1. 分布 毒物被吸收后，随血流分布到全身。由于毒物的理化特性和对机体各组织器官的亲和力（选择性）不同，表现出分布上的不均匀性。例如，苯、二硫化碳等多分布在骨髓等富含脂肪、类脂质的组织中，并通过血脑屏障作用于中枢神经系统。铅首先分布在肝、肾等组织中，后多集中在骨组织中。

2. 转化 毒物吸收后受体内生化过程的作用，其化学结构发生改变，称为毒物的生物转化。转化的结果有解毒与活化两种，转化过程包括氧化、还原、水解及结合。

3. 蓄积 毒物在某些器官或组织中逐渐积聚的现象称为蓄积，蓄积是发生慢性中毒的基础。蓄积达到一定量后，可对机体造成损害。具有蓄积现象的毒物有铅、汞、锰、砷等。

4. 排泄 进入体内的毒物可在转化前或后经呼吸道、肾脏和肠道排出。例如，一氧化碳和某些有机溶剂可随呼吸排出；铅、汞、锰等毒物可经肾脏和肠道排出；此外，铅、汞、砷等毒物还可随汗液、唾液、乳汁、月经排出。

（四）影响毒物作用的因素

毒物的毒性、剂量（浓度）、接触时间、联合作用及个体间差异均可影响毒物对机体的作用。

1. 毒性 是指毒物引起生物体损害的能力。毒性与毒物本身的化学性质和物理性质有关，直接决定毒物对机体所产生的损害性质和程度。最常用的毒性参数为半数致死量（LD_{50}）或半数致死浓度（LC_{50}），常根据化合物 LD_{50} 对急性毒性进行分级。

2. 剂量、浓度、接触时间 毒物进入人体需达到一定剂量后才能引起中毒。毒物浓度越高，接触时间越长，进入人体的毒物剂量就越大。因此，降低空气中毒物浓度，缩短接触时间，可减少毒物进入剂量。

3. 联合作用 生产环境中常同时存在两种以上的毒物，可出现毒物的联合作用，表现为相加作用、相乘作用和拮抗作用，从而改变毒物的作用性质和程度。

4. 个体差异 人体的健康状况、性别、年龄、营养、遗传及免疫状态等因素的差异，对中毒的发生、发展也都有重要影响。

三、生产性粉尘

生产性粉尘是指在生产过程中形成的能较长时间飘浮在空气中的固体微粒。

（一）粉尘的来源与分类

生产性粉尘来源甚广，几乎所有工厂和矿山在生产过程中均可产生粉尘，如矿山开采、凿岩、爆破；矿石粉碎、磨粉及包装；机械工业的铸造、翻砂及清砂等；耐火材料、玻璃、水泥、陶瓷业的原料加工等均可产生粉尘，污染生产环境。生产性粉尘根据其性质可分为三类。

1. 无机粉尘 主要有金属性粉尘（如铁、铅、锰）、矿物性粉尘（如石英、石棉、滑石）、人工无机性粉尘（如水泥、玻璃、金刚砂）等。

2. 有机粉尘　主要有植物性粉尘（如棉、麻、面粉）、动物性粉尘（如兽毛、骨质、毛皮）、人工有机性粉尘（如染料、炸药、人造纤维）等。

3. 混合性粉尘　指上述几类粉尘两种或几种混合存在的粉尘，如矽尘和煤尘，金属粉尘和矽尘混合存在的粉尘。在生产过程中最为多见。

（二）粉尘的理化性质及卫生学意义

1. 粉尘的化学组成　粉尘的化学成分决定了粉尘对机体毒害作用的性质和程度。例如，吸入含游离二氧化硅的粉尘可引起矽肺，含铅、锰等有毒物质的粉尘可引起相应的中毒，含棉、麻等有机粉尘可引起呼吸道炎症和变态反应。

2. 粉尘的浓度　生产环境空气中的粉尘浓度越高，人体吸收量越多，对人体的危害越大。粉尘浓度常以每立方米空气中所含粉尘量（mg）来表示。

3. 粉尘的分散度　分散度是指物质被粉碎的程度。粉尘的粒径大小用微米表示。粒径越小，分散度越高，沉降速度越慢，飘浮在空气的时间越长，吸入体内的机会也越多。

分散度与尘粒在呼吸道的阻留有关。一般 15μm 以上的尘粒，可很快降落地面，即使吸入，大部分可阻留鼻腔；15μm 以下的粉尘可较长时间悬浮在空气中，吸入后大部分在呼吸道内沉着；10～15μm 的粉尘主要沉积于上呼吸道，因此把直径小于 15μm 的尘粒称为可吸入性粉尘，5μm 以下的尘粒可达呼吸道深部和肺泡，称为可呼吸性粉尘，其中又以 1～2μm 的尘粒在肺中阻留率最高。

4. 其他　如坚硬的尘粒能引起呼吸道机械性损伤；粉尘的比重越大，越接近球形，沉降速度越快，进入机体的机会就相对越小；某些有毒粉尘（如铅、砷等），随溶解度增加，对人体的危害增强；带同性电荷的粉尘相斥，增强了空气中粒子的稳定程度，带异性电荷的粉尘相吸，尘粒在撞击中凝集而沉降；可氧化的粉尘（如煤、面粉、糖、硫黄、铅、锌等），在达到一定的浓度时，一旦遇到明火、电火花和放电性，即会发生爆炸等。

（三）粉尘对健康的危害

由于生产性粉尘的理化性质不同，对机体的危害也不同，一般有以下几种。

1. 尘肺　长期吸入生产性粉尘而引起的以肺组织纤维化为主的全身性疾病称为尘肺，是接触矽尘作业中对劳动者危害最严重的一类职业病。

2. 局部作用　经常接触粉尘，可引起皮肤、眼的疾病，如皮肤感染、毛囊炎、脓皮病等，金属粉尘还可引起角膜损伤等。接触有机粉尘，对呼吸道黏膜产生刺激作用，易引起继发感染，成为鼻炎、咽炎、慢性支气管炎的发病原因。

3. 全身中毒作用　吸入各种毒物的粉尘可引起全身中毒，如吸入铅尘和砷尘可分别引起铅中毒和砷中毒等。

4. 变态反应　吸入某些含有变应原的粉尘，如棉尘、大麻尘等可引起支气管哮喘、职业性过敏性肺炎等。

5. 其他作用　某些粉尘具有致癌作用，如接触放射性粉尘可致肺癌，接触石棉粉尘可致间皮瘤。而有些粉尘可携带病原菌，吸入后可引起生物性感染。

四、物理性有害因素

（一）生产环境中物理因素的特点

在生产和工作环境中，与劳动者健康密切相关的物理因素包括气象条件、噪声和振动、电离辐射和非电离辐射等。与化学因素相比，物理因素具有以下特点。

1. 自然界中多数存在　作业场所常见的物理因素中，除了激光是由人工产生外，其他因素在自然界中均存在。正常情况下，有些因素不但对人体无害，反而是人体生理活动或从事生产劳动所必需的，如气温、可见光等。

2. 物理参数与损害程度密切相关 物理参数如表示气温的温度，振动的频率和速度，电磁辐射的能量或强度等。物理因素对人体造成危害及危害程度的大小，与这些参数密切相关，当物理因素的强度、剂量或作用于人体的时间超出一定范围时，就会对机体产生危害。有些物理因素，如噪声、微波等，可有连续波和脉冲两种传播形式，不同的传播形式使得这些因素对人体危害程度有较大差异，如脉冲噪声比稳态噪声危害大。

3. 有明确的来源 当产生物理因素的装置处于工作状态时，在作业环境中可能造成健康危害。一旦装置停止工作或作业者脱离接触后，则相应的物理因素便消失，在体内不会残留。

4. 损害参数有范围 在许多情况下，物理因素对人体的损害效应与物理参数不呈直线的相关关系，而是常表现为在某一强度范围内对人体无害，高于或低于这一范围，才对人体产生不良影响，并且影响的部位和表现形式可能完全不同。例如，正常气温对人体生理功能是必需的，而高温可引起中暑，低温可引起冻伤；高气压可引起减压病，低气压可引起高原病等。

5. 损害多以局部为主 物理性有害因素侵犯人体的途径主要是皮肤、眼、耳等感觉器官，呼吸道次之。局部作用多明显，对机体施加作用快，潜伏期短或无，其影响一般情况下多为功能性改变，严重时则能引起持久性损害。例如，接触噪声后，可引起听力损伤，逐渐发展导致持久性损害出现噪声聋。

6. 损害的强度随距离呈指数衰减 有些物理因素如噪声、振动、电磁辐射，在作业场所空间的强度一般是不均匀的，多以发生装置为中心，向四周传播。如果没有阻挡，则随着距离的增加呈指数关系衰减，在预防其危害时要注意这一特点，并在采取保护措施时加以充分利用。

（二）高温作业与中暑

1. 高温作业 在生产劳动过程中，工作地点平均 WBGT（湿球黑球温度）指数≥25℃的作业。因此，高温作业是指工作地点有高气温、或有强烈的热辐射、或伴有高气湿相结合的异常气象条件的作业。常见的高温作业有炼焦、炼铁、轧钢、铸造、锻造、砖瓦、玻璃、造纸、纺织印染和夏季露天作业等。

2. 中暑 是高温环境下由于热平衡失调和（或）水盐代谢紊乱而引起的一种以中枢神经系统和（或）心血管系统障碍为主要表现的急性热致疾病。通常将中暑按发病机制分为热射病、热痉挛和热衰竭三种类型，其中以热射病最为严重。

（三）噪声与噪声聋

1. 基本概念

（1）噪声：是指影响人们工作、学习和休息，使人感到厌烦或不需要的声音。

（2）生产性噪声：在生产过程中产生的噪声。按噪声的时间分布分为连续声和间断声；声级波动＜3dB（A）的噪声为稳态噪声，声级波动≥3dB（A）的噪声为非稳态噪声；持续时间≤0.5s，间隔时间＞1s，声压有效值变化≥40dB（A）的噪声为脉冲噪声。长期接触一定强度的噪声，除听觉系统的损害外，还对人体全身系统造成影响。

（3）噪声作业：存在有损听力、有害健康或有其他危害的声音，且 8h/d 或 40h/w，噪声暴露等效声级≥80dB（A）的作业。

2. 生产性噪声对机体的影响 生产性噪声不但对人体听觉器官造成损害，还对非听觉器官产生影响，其主要表现如下。

（1）对听觉系统的损害：噪声对听觉器官损伤一般经历由生理变化到病理改变的过程，先出现暂时性听阈位移，继续接触噪声一段时间逐渐发展成为永久性听阈位移。①暂时性听阈位移：指人接触噪声后引起听阈变化，脱离噪声环境后经过一段时间听力训练可以恢复到原来水平。②永久性听阈位移：是指噪声引起暂时性听阈位移的基础上，继续接触噪声，听力不能完全恢复。根据损伤的程度分为听力损伤和噪声聋。

（2）全身影响：表现为头痛、头晕、乏力、记忆力减退、睡眠障碍等神经系统症状；心率加快或减慢、血压不稳定或持续性升高等心血管系统的影响；食欲不振、胃液分泌减少、胃肠功能紊乱等消化系统的影响；肾上腺皮质功能增强、机体免疫力降低等内分泌及免疫系统的影响。

（四）手臂振动病

根据振动作用于人体的部位和传导方式，可将生产性振动分为全身振动和局部振动。

1. 全身振动　是指人体足部或臀部接触并通过下肢或躯干传导到全身的振动。接触机会常见于交通工具（拖拉机、船舶、飞机等）或作业台（振动筛操作台、钻井平台等）上的作业。人体持续接触全身振动，首先引起作业能力的下降，继而出现疲劳、头晕、焦虑、嗜睡、心率加快和血压升高等，称晕动病，也称晕车病。脱离振动环境后经适当休息可以缓解。

2. 局部振动　又称手臂振动或手传振动，是指生产中使用振动工具或接触受振动工件时，直接作用或传递到人手臂的机械振动或冲击。接触机会常见于使用风动工具（风钻、风铲、气锤、铆钉机、捣固机等）、电动工具（电钻、电刨等）、高速旋转工具（砂轮机、抛光机等）的作业。人体长期接触局部振动，可引起手臂振动病。

3. 手臂振动病　是长期使用振动工具而引起的以末梢循环障碍为主的疾病，也可累及肢体神经及运动功能。发病部位多在上肢末端，其典型表现为振动性白指，表现为以寒冷为诱因的间歇性手指发白或发绀，出现手胀、手麻、手痛，患者手指由灰白变苍白，由手指末节向中节、近节发展，界线分明，发作可持续数十分钟，再逐渐恢复至常色，具有一过性特点。神经衰弱综合征多表现为头痛、头晕、失眠、心悸及记忆力不集中等。严重者还会出现骨骼、肌肉和关节的改变。

第 2 节　职业性损害

职业性有害因素在一定条件下对劳动者的健康和劳动能力产生不同程度的损害，称为职业性损害。职业性损害可分为职业病（occupational diseases）、工作有关疾病（work-related diseases）、职业性外伤（occupational injury）三大类。

一、职　业　病

（一）职业病的概念

劳动者接触职业性有害因素的强度、时间和剂量超出人体的耐受限度，导致功能性或器质性病变，出现相应的临床表现而影响劳动能力，这类疾病统称为职业病。2001 年 10 月 27 日第九届全国人民代表大会常务委员会第二十四次会议通过的《中华人民共和国职业病防治法》（2002 年 5 月 1 日起施行）规定，职业病是指企业、事业单位和个体经济组织的劳动者在职业活动中，因接触粉尘、放射性物质和其他有毒、有害物质等因素而引起的疾病。

（二）职业病范围

医学上所指的职业病泛指职业性有害因素引起的疾病，在立法意义上，职业病具有一定的范围，是指政府法定的职业病。由于职业病涉及劳动保险待遇或经济赔偿问题，世界各国依据本国的经济技术及科学水平的实际发展水平，以法令形式规定了职业病的范围，不在规定范围内的，不能享受职业病待遇。

2013 年 12 月 23 日国家卫生与计划生育委员会、人力资源社会保障部、国家安全监管总局、全国总工会联合发出“关于印发《职业病分类和目录》的通知（国卫疾控发〔2013〕48 号）”，将职业病名单确定为 10 类 132 种（含 4 项开放性条款）：尘肺 13 种、其他呼吸系统疾病 6 种、职业性皮肤病 9 种、职业性眼病 3 种、职业性耳鼻喉口腔疾病 4 种、职业性化学中毒 60 种、物理因素所致职业病 7 种、职业性放射性疾病 11 种、职业性传染病 5 种、职业性肿瘤 11 种、其他职业病 3 种。

根据《中华人民共和国职业病防治法》有关规定，《职业病分类和目录》中确定的职业病称为法定职业病，不仅具有医学意义，而且还具有立法意义，凡属法定职业病患者，依法享受国家规定的职业病待遇、享有工伤社会保险，依照有关民事法律，尚有获得赔偿权利的，有权向用人单位提出赔偿要求（见附录 1）。

（三）职业病的特点

1．病因明确 病因即职业性有害因素，这些因素可直接或间接、个别或共同地发生作用。

2．存在剂量 - 反应关系 其病因是可定量检测的，有害因素的接触水平、时间与发病率或机体受损程度有明显的关系。

3．发病群发性与个案性 接触同一种职业性有害因素的人群中有一定数量的职业病病例发生，很少出现单一患者的现象。但也不可忽视个案发病的特异性，如慢性中毒的患者常以个案出现。

4．临床疗效多不满意 多无特效治疗方法和治疗药物，如能早期发现，处理得当，预后良好。

5．发病可以预防 由于病因明确，控制和消除病因，职业病可以预防。

（四）职业病的诊断

职业病的诊断是一项政策性和科学性很强的工作，既关系到劳动法令的执行、现场劳动条件的评价，还涉及国家、企业和患者的利益。国家卫生和计划生育委员会于 2013 年 2 月 19 日发布的《职业病诊断与鉴定管理办法》（卫生部令第 91 号）（自 2013 年 4 月 10 日起施行）对职业病诊断做出明确规定。2014 年国家配套发布了《职业病诊断通则》（GBZT 265-2014）明确了职业病诊断的基本原则和通用要求，用于指导职业病诊断，适用于指导国家公布的《职业病分类和目录》中职业病（包括开放性条款）的诊断和职业病诊断标准的制定，尤其适用于《职业病分类和目录》中新增加的尚无诊断标准的职业病的诊断。

按照《职业病诊断与鉴定管理办法》规定，职业病诊断机构必须由取得省级以上人民政府卫生行政部门批准的医疗卫生机构依照确定的职业病范围进行职业病诊断。职业病诊断机构不得超出确定的诊断范围进行职业病诊断。承担职业病诊断的医疗卫生机构在进行职业病诊断时，应当组织 3 名以上单数职业病诊断医师进行集体诊断。职业病诊断机构作出职业病诊断后，应当向当事人出具职业病诊断证明书，由参加诊断的医师共同签署，并经职业病诊断机构审核盖章。当事人对职业病诊断有异议的，可向上级卫生行政部门申请鉴定。

（五）职业病的报告和处理

1．职业病的报告 用人单位和医疗卫生机构发现职业病患者或者疑似职业病患者时，应当及时向所在地卫生行政部门报告。确诊为职业病的，用人单位还应当向所在地劳动保障行政部门报告。县级以上地方人民政府卫生行政部门负责本行政区域内的职业病统计报告的管理工作，并按照规定上报。

2．职业病的处理 包括两方面工作，一是对职业病患者的治疗及脱离职业病危害因素的作业场所；二是落实职业病患者所享有的各种待遇。

职业病防治中用人单位义务和劳动者权利

根据职业病防治法的规定，在职业病防治过程中，用人单位应当履行的职责包括：健康保障义务，为劳动者提供符合国家职业卫生标准和卫生要求的工作场所、环境和条件；职业卫生管理义务；依法参加工伤社会保险义务；及时如实向卫生行政部门申报职业病危害项目，报告职业病危害事故和职业病危害检测、评价结果报告义务；卫生防护义务；职业病危害检测义务；职业病危害告知义务；及时控制职业病危害事故义务；培训教育义务；健康监护义务；落实职业病患者待遇义务；特殊劳动者保护义务。

用人单位不得安排未成年人从事接触职业病危害因素的作业；不得安排孕妇、哺乳期的女工从事对本人和胎儿、婴儿有危害的作业；劳动者申请职业病诊断或鉴定时，用人单位应当如实提供所需的有关职业卫生和健康监护等资料。

劳动者享有的权利包括：接受职业卫生教育、培训权；获得职业健康检查、职业病诊疗、康复等职业病防治服务权；对工作场所状况及职业病相关防护措施的知情权；要求健康工作条件权；检举控告权；拒绝违章作业权；职工卫生工作的民主管理权；要求赔偿权。

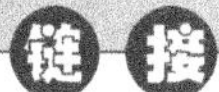

二、工作有关疾病

工作有关疾病是指在职业活动中由于职业性有害因素等多种因素的作用，导致劳动者罹患某种疾病或潜在疾病显露或原有疾病加重。工作有关疾病的发生，与劳动组织、生产场所条件、工作本身和工作时接触的有害因素有关，也称职业性多发病。例如，高温作业工人发生消化道疾病、井下作业环境使关节炎发病率增加、粉尘作业工人的上呼吸道炎症、建筑工人的肌肉骨骼疾病（如腰背痛）等。其病因所致临床表现为非特异性的，如生产环境中的毒物、物理因素对心血管病也可有一定影响。

工作有关疾病的病因是多因素的，是社会经济、文化、心理、生物、生理、行为和生活方式与职业性有害因素等综合作用的结果。其特点如下。

1. 职业因素是该病发生的诸多因素之一，但不是惟一的直接致病因素。
2. 职业因素是诱因，其作用在于促使疾病暴露或病情加剧。
3. 控制和改善劳动条件和生产环境可降低该病的发病率或减轻病情。

在我国，工作有关疾病不属于职业病范围，但该病日益增多及对劳动者健康产生的影响不容忽视。

三、职业性外伤

职业性外伤属于工伤范畴，是指劳动者在从事生产劳动过程中，由于各种原因引起机体组织的突发性意外损伤。职业性外伤可分为机械伤、烧伤、化学伤及电伤等。产生的原因一般为：生产设备质量差或维修不善、缺乏安全教育和安全防护装置、生产组织制度不全或管理不力、职工的健康状况或心理素质不良等。此外，还有个人因素，如患病或精神因素；操作环境因素，如生产环境布局不合理、照明不良或不合理等。

工伤又称为职业伤害，是指劳动者在从事职业活动或者与职业活动有关的活动时所遭受的不良因素的伤害和职业病伤害，因此工伤的含义包括两个方面的内容，即由工作引起并在工作过程中发生的事故伤害和职业病伤害。

根据 2010 年 12 月 20 日中华人民共和国国务院令第 586 号《国务院关于修改〈工伤保险条例〉的决定》公布的《工伤保险条例》中的第 3 章第 14、15 条，对工伤做了明确的界定。

1．职工有下列情形之一的，应当认定为工伤：

（1）在工作时间和工作场所内，因工作原因受到事故伤害的。

（2）工作时间前后在工作场所内，从事与工作有关的预备性或者收尾性工作受到事故伤害的。

（3）在工作时间和工作场所内，因履行工作职责受到暴力等意外伤害的。

（4）患职业病的。

（5）因工外出期间，由于工作原因受到伤害或者发生事故下落不明的。

（6）在上下班途中，受到非本人主要责任的交通事故或者城市轨道交通、客运轮渡、火车事故伤害的。

（7）法律、行政法规规定应当认定为工伤的其他情形。

2．职工有下列情形之一的，视同工伤：

（1）在工作时间和工作岗位，突发疾病死亡或者在48小时之内经抢救无效死亡的。

（2）在抢险救灾等维护国家利益、公共利益活动中受到伤害的。

（3）职工原在军队服役，因战、因公负伤致残，已取得革命伤残军人证，到用人单位后旧伤复发的。

产生工伤，轻则误工误时，重则致伤、致残或致死，影响劳动者健康。

第3节　职业性损害的预防措施

一、基本原则

1．三级预防的原则

（1）一级预防：又称病因预防，采用有利于职业病防治的工艺、技术和材料，合理利用职业病防护设施及个人职业病防护用品，减少劳动者职业接触的机会和程度，预防和控制职业危害的发生。

（2）二级预防：又称发病预防，通过对劳动者进行职业健康监护，结合环境中职业性有关因素监测，以早期发现劳动者所遭受的职业危害。

（3）三级预防：对患有职业病和遭受职业伤害的劳动者进行合理的治疗和康复。

2．安全第一，预防为主的原则

二、预防措施

为防止职业有害因素对接触者的危害，应重点加强第一级和第二级预防，以便及早发现损害，及时采取控制措施。

（一）认真执行职业卫生法规和标准，加强卫生监督

《中华人民共和国职业病防治法》及其配套法规是以预防、控制和消除职业危害为目的，为保护劳动者权益所做出的明确立法规定。各种职业卫生标准如《工作场所有害因素职业接触限值化学有害因素》（GBZ2.1-2007）是执行法规的技术规范，是对劳动条件中化学性有害因素卫生要求的统一规定。认真贯彻执行职业卫生法规和标准，是预防和控制职业危害的最主要措施。

卫生监督是加强卫生管理的重要手段，通过监测、检查等手段来实施。卫生监督按照性质可以分为预防性卫生监督和经常性卫生监督。预防性卫生监督是指对新建、改建、扩建的建设项目中的职业性有害因素防护设施，是否与主体工程同时设计、同时施工、同时

投产所进行的职业卫生监督。经常性卫生监督包括对作业场所有害因素和作业者接触水平的监测、监督，对安全操作规程、个人防护用品、企业执行卫生法规和标准情况等进行的常规监督。

（二）工程技术措施

该措施为防治职业性有害因素的第一道防线，可通过预防职业性有害因素的发生（如用无毒、低毒物质代替高毒物质）、限制职业性有害因素的扩散（如加强通风、产生有害物质的生产过程在密闭条件下进行并辅以局部吸风排毒等）、防止直接接触（如采取机械化、自动化、远距离操作）等措施来消除或减少职业有害因素对劳动者的危害。

（三）个人防护与卫生保健措施

个人防护用具包括呼吸防护器、防护服、手套、眼镜、耳塞、胶鞋等，应根据职业性有害因素的接触情况有针对性地选用。

加强职业防护健康教育，使劳动者正确认识接触职业性有害因素的危害性，提高自我保护意识，自觉参与预防，培养良好的卫生习惯，纠正不良生活方式和行为倾向。为增强机体抵抗力，应根据接触有害因素作用性质和特点，适当补充某些特殊需要的营养成分。对接触某些职业性有害因素的作业，应提供保健膳食。

（四）健康监护与职业环境监测

1. 健康监护（health surveillance） 指通过各种检查与分析，评价职业性有害因素对接触者健康影响及程度，掌握职工健康状况，及时发现健康损害征象，以便采取相应预防措施，防止职业性损害的发生和发展。其属于第二级预防范畴，基本内容包括健康检查、健康监护档案建立、健康状况分析和劳动能力鉴定等。

（1）健康检查：包括上岗前、在岗期间、离岗时、离岗后的医学随访和发生职业病危害事故时的应急健康检查。

（2）建立健康档案：每个作业人员应有一份健康监护卡并编号保管。主要内容包括职业史、既往史、职业病危害接触史、相应工作场所职业有害因素监测结果、职业健康检查结果及处理情况、职业病诊疗等有关资料。

（3）健康状况分析和劳动能力鉴定：根据健康检查结果，计算有关指标，综合评价作业人员健康状况和劳动能力。

2. 职业环境监测 是指通过对生产环境中有害因素进行定期、定点的检测分析，评价职业环境污染的原因、程度、动态变化及作业工人的接触水平。

通过将健康监护与职业环境监测所获得的资料进行分析及汇总评价，可及早识别职业性危害，合理评价危害因素，及时提出防护措施，消除有害因素或降低其强度，使其符合国家标准规定的允许限值，从而达到控制职业病危害的目的。

第 4 节　常见职业病

一、职业中毒

由生产性毒物引起的中毒称为职业中毒（occupational poisoning）。职业中毒是法定职业病中的一大类，也是严重危害劳动者健康的一大类疾病。

（一）职业中毒的诊断

职业中毒是职业病的一种，其诊断原则与职业病的诊断原则相同。但在诊断中尚需注意以下几点。

1. 注意群发性和个案的关系 职业中毒具有群发性，即同工种工人中有多人出现类似中毒症状，但因个体差异和个人防护的不同，发病的快慢和病情轻重也不同。诊断时要注意个案病例和首例患者的早期诊断。

2. 注意不典型病例的诊断 职业中毒中有的有典型的临床表现，如汞中毒出现的口腔炎、震颤和精神改变三大症状，容易被诊断。但也有患者表现为不典型的中毒反应，在诊断时应全面、系统地检查，必要时做动态观察。

3. 注意“迟发性”反应和“间隙性”中毒 有些毒物在体内需经过一段时间才表现出症状，称为“迟发性”反应，如慢性苯中毒可在脱离接触数年后发病。有些毒物的毒作用表现为“间隙性”反应，如有机磷农药中毒患者常在症状好转后数天内可因呼吸心跳突然停止而死亡。在诊断中应注意这些反应特点，密切观察症状和病情的变化。

4. 多系统损害 职业中毒常是多系统的损害，如慢性铅中毒，可表现为消化系统、血液系统和神经系统的损害，临床诊断时既要全面系统的检查，又有所侧重。

（二）职业中毒的治疗

职业中毒的治疗可分为病因治疗、对症治疗及支持疗法。病因治疗的目的是解除中毒的病因，阻止毒物进入体内，促使毒物排泄、拮抗或解除毒作用；对症治疗是为解除毒物引起的主要症状，保护重要器官，促进受损器官功能的恢复；支持疗法能提高患者的抗病能力，促使早日康复。

对于急性职业中毒应现场抢救，立即使患者脱离现场，移至空气新鲜处，并保持呼吸道通畅。经皮肤污染毒物的应立即脱去被污染的衣服，用清水反复冲洗接触部位；经口中毒者，应立即采用催吐、洗胃或导泻等急救措施。同时，尽快使用解毒剂，减轻毒物对机体的损害。常用的解毒剂有：①金属络合剂，用于某些金属中毒，如二巯丁二钠、依地酸钙钠等。②特效解毒或拮抗剂，如中毒性高铁血红蛋白症可用亚甲蓝治疗；氰化物解毒剂，如亚硝酸钠和硫代硫酸钠；有机磷农药解毒剂如解磷定、氯解磷定等。

（三）常见的几种职业中毒

1. 铅中毒 铅是一种灰色的重金属。金属铅及其化合物在工业上用途广泛，使用量大，接触作业广，是主要的环境和职业性毒物之一。在生产过程中，当熔铅温度达到400～500℃时，可产生大量的铅蒸气，并在空气中迅速氧化凝结成铅烟和铅尘，污染生产环境。

（1）接触方式：接触铅作业主要有铅的开采与冶炼、蓄电池、含铅涂料、含铅金属熔割及印刷业浇板、铸字等。目前，生活中铅接触也日益增多，如含铅汽油尾气的排放、油漆家具、塑料制品、化妆品，某些食品中含铅量也高，如皮蛋、某些蔬菜等。此外，某些药品也含有铅，如樟丹、黑锡丹治疗癫痫和支气管哮喘，如达到中毒剂量，可引起中毒。

（2）毒作用机制：铅主要以铅烟、铅尘或蒸气形式经呼吸道进入人体，其次是消化道。被吸收的铅大部分与红细胞结合，其余在血浆中与血浆蛋白结合或形成磷酸氢铅。血液中的铅早期主要分布在肝、肾、脑等组织，数周后约95%的铅经血液转移至骨骼以难溶性磷酸铅的形式储存，一般呈稳定状态，不产生临床症状。当机体缺钙或感染、创伤、酗酒、服用酸性药物等原因使血液pH改变时，骨骼内的铅重新溶入血液而产生中毒症状。铅主要从尿中排出，少部分随粪便、毛发、乳汁、唾液排出。血铅可经过胎盘屏障作用于胎儿。

进入体内的铅作用于全身各系统和器官，主要累及血液、造血系统、神经系统、消化系统、血管及肾脏。目前认为卟啉代谢障碍是铅中毒的早期重要变化之一，使血红蛋白合成障碍，可导致低血素性正常细胞型贫血，骨骼内幼红细胞代偿性增生，血液中点彩红细胞等增多。铅可使大脑皮质兴奋与抑制的正常功能发生紊乱，也可直接损伤周围神经。此外，铅可致血管痉挛，使肾脏受损。

（3）临床表现：急性中毒较少见，多为胃肠道症状，如腹绞痛；职业性铅中毒多是慢性中毒，主要表现有以下三方面。

1）神经系统：①神经衰弱综合征：中毒早期多见，表现为头晕、头痛、乏力、肌肉关节酸痛、失眠、健忘等；②周围神经病：感觉型为四肢末梢呈手套、袜套样感觉减退。运动型以伸肌无力为特点，出现腕下垂、足下垂。

2）消化系统：一般症状有口内金属味、纳差、腹胀、腹隐痛、腹泻或便秘。腹绞痛是铅中毒的典型症状之一，主要表现为腹部阵发性绞割样疼痛，检查时腹软、喜按，无固定压痛点，多伴有呕吐、面色苍白、烦躁冷汗、体位蜷曲等。

考点提示：慢性铅中毒的临床表现

3）血液系统：主要为铅容和贫血。患者面部呈灰白色，贫血呈低血红蛋白性，周围血中可见点彩红细胞、网织红细胞和碱粒红细胞增多。

（4）诊断及治疗原则：依据职业史、临床检查和生产现场情况作出诊断。轻度铅中毒，一般不必调离原工作，可作驱铅治疗，常用依地酸钙钠、二巯丁二钠，中度中毒驱铅治疗后原则上调离原工作环境，重度中毒必须调离铅作业环境，依病情积极治疗和休息。

案例 14-1

患者，男，32 岁，印刷厂工人。主诉：1996 年以来常感头痛、头晕、失眠、记忆力减退，伴全身乏力、关节酸痛、食欲不振，近一年多来上述症状加重，并出现经常性脐周及下腹部无固定的绞痛，用手压腹部疼痛可缓解，于 2002 年入院。体检：神志清楚，一般情况尚可，体温 37.2℃，脉搏 72 次 / 分，呼吸 20 次 / 分，血压 120/70mmHg，心肺（－），肝脾未见肿大，腹软，脐周有轻微压痛，无反跳痛，四肢痛触觉未见异常，未引出病理反射，血、尿常规正常，肝功能及心电图检查正常，胸部 X 线摄片未见异常。

进一步追问病史，该患者自 1996 年起从事印刷厂浇板工作，当浇板时有大量的铅蒸气逸散在空气中。每天工作时间 8 小时，有防护服及手套等。

问题：

1．根据患者临床表现，可诊断何病?

2．根据病史，还需了解和补充何内容?

3．引起腹绞痛最常见的毒物是什么？怎样与其他疾病鉴别?

4．为了进一步明确诊断，还需做何临床检查?

2. 汞中毒

（1）理化特性：汞为银白色液态金属，相对原子质量 200.7，相对密度 13.59，熔点为－38.9℃，沸点为 356.6℃，蒸气相对密度为 6.9，在常温下即能蒸发，随温度增高，蒸发量也增高。汞不溶于水和有机溶剂，能溶于脂肪。汞的表面张力大，洒落在地面或工作台上，立即散成许多小汞珠，增加蒸发的表面积，易被墙壁、衣服、毛发及皮肤吸附，成为二次污染源。汞蒸气易沉于车间空气的下部。

（2）接触机会

1）金属汞：如汞矿开采冶炼，尤其火法矿石煅烧时形成汞蒸气，“汞齐法”提取金、银，化工用作电极、催化剂，仪表、仪器、灯具制造与检修，牙医用银汞补牙。

2）汞化合物：如雷汞用于雷管、军火，升汞用来消毒，汞化合物还用于防火、防腐材料、有机合成催化剂等。

（3）毒理：在生产条件下，金属汞蒸气或汞粉尘主要经呼吸道进入体内。汞蒸气易透过肺泡壁吸收，可达吸入量的 70% 以上；金属汞经消化道吸收极少，汞盐及有机汞易通过消化道吸收。汞及其化合物进入血液后，无机汞50%与血浆蛋白结合，有机汞90%与红细胞结合，最初分布在肝脏，随后转移到肾脏，其次是脑。汞在肾脏中以近曲小管上皮细胞内含量最高，脑中以小脑和脑干中最多。无机汞主要随尿排出，而有机汞主要从肠道随粪便排出，汞蒸气可由呼气排出，少量汞随唾液、乳汁、汗液排出。毛发中也含有汞，汞在体内的生物半衰期约为60天。

汞中毒的机制尚不完全清楚。一般认为，汞－巯基反应是汞毒作用的基础。金属汞在体内氧化成二价汞离子后，易于和蛋白质上巯基结合，因而使体内许多含巯基活性中心的酶失去活性。汞与细胞膜上的巯基、磷酰基结合，改变膜的结构与功能，进而损害整个细胞。

（4）临床表现：汞中毒一般以慢性中毒为主，急性中毒较少见。

1）急性中毒：多见于意外事故，系短时间内吸入高浓度蒸气所致。主要表现为呼吸道刺激、明显的口腔炎、消化道症状、皮炎，严重者发生化学性间质性肺炎。口服汞盐，可引起腐蚀性胃肠炎、中毒性肾炎，严重者致肾衰竭。

2）慢性中毒：初期表现为神经衰弱，进一步发展出现特异症状和体征，主要为易兴奋性、震颤和口腔炎三大典型症状。易兴奋性为性格改变乃至精神症状，如易激动、烦躁、易怒、爱哭、易笑，或呈抑郁状态、胆小、怕羞、沉默；震颤早期为手指、舌、眼睑非对称性的无节律细小震颤，渐发展为粗大的意向性震颤；口腔炎为黏膜糜烂、牙龈肿胀、牙齿松动，有时可见“汞线”。

考点提示：慢性汞中毒的临床表现

（5）诊断及治疗原则：根据职业史、临床表现，参考尿汞含量，在排除其他疾患后可作出诊断。

根据职业史和临床表现，怀疑有慢性汞中毒但尿汞不高者可进行驱汞试验以辅助诊断。其方法是：给患者一次肌内注射驱汞药物，如5%二巯基丙磺酸钠3ml，或静脉注射二巯丁二钠1g，注射后收集24小时尿样进行汞含量测定，如高于正常值上限即有诊断价值。

确诊患者应脱离汞接触，尽快进行驱汞治疗和对症治疗。误服汞盐患者不应洗胃，立即灌服鸡蛋清、牛奶或豆浆等，有助于延缓汞的吸收和保护被腐蚀的胃壁，也可用0.2%～0.5%的活性炭洗胃，同时，给予50%的硫酸镁40ml导泻。汞中毒驱汞治疗的药物为：二巯基丙磺酸钠、二巯丁二钠；对症治疗原则同内科疾病相似。口腔患者可局部用药。

案例14-2

患者，男，40岁，某仪表厂工人，接触水银作业15年。主诉：头晕、乏力、睡眠差、多梦、记忆力减退，近1年来出现口腔炎，眼睑、舌及手指震颤，有时步态不稳，易跌倒。体检：呼吸、脉搏及血压均正常，心肺（－），肝脾未见肿大，口腔有溃烂，三震试验阳性，尿汞增高。

问题：

1．根据患者临床表现可诊断为何病？

2．该患者可定为几度中毒？

3．请为患者作出防治方案。

3．苯中毒

（1）理化特性：苯属于芳香烃类化合物，具有特殊芳香气味。相对分子质量为78，常温下为油状液体、无色、透明，沸点80.1℃，蒸气相对密度为2.8，极易挥发，微溶于水，易溶于乙醇、乙酸、脂肪等有机溶剂。苯主要从煤焦油提炼或石油高温裂解获得。

（2）接触机会：苯广泛用于工农业生产中的有机溶剂和化工原料。其主要接触机会有：

①煤焦油分馏或石油裂解生产苯及其同系物；②用作化工原料，生产酚、硝基苯、香料、染料、农药、合成纤维、塑料等；③用作稀释剂及溶剂，在有机合成、制药、橡胶加工及印刷等工业中用作溶剂；④在制鞋、喷漆行业中用作稀释剂。

（3）中毒机制：苯在生产环境中主要以蒸气形态从呼吸道吸入，皮肤仅能吸收少量。吸收的苯约 50% 以原形由呼吸道重新排出，40% 左右在体内氧化成环氧化苯，再转化为酚类物质，与硫酸和葡糖醛酸结合，随尿排出体外，或进一步氧化成二氧化碳从肺部排出。仅有少量（约 10%）苯可留在含脂肪多的体脂、骨髓或脑组织及神经系统中，缓慢代谢转化，尤以骨髓中含量最多，约为血液中的 20 倍。故测定尿酚可反映近期苯接触的程度。

苯属于中等毒类物质，大量吸入苯主要引起中枢神经系统抑制作用，慢性接触可损害造血功能，出现血象及骨髓象异常，如白细胞、血小板减少等，严重时可发生再生障碍性贫血或白血病。苯中毒的发病机制迄今尚未阐明，目前的观点主要如下。

1）对骨髓造血系统的影响：苯的代谢产物，如苯醌、醌酸，特别是对苯二酚或邻苯二酚对白细胞中 DNA 的合成产生影响。

2）苯影响免疫系统：苯的代谢产物与蛋白质结合后极易形成自身抗原性质的变性蛋白，诱发机体产生变态反应，造成血液细胞的损害。

3）酚类为原浆毒，可直接抑制造血细胞的核分裂，对骨髓中增生活跃的幼稚细胞有明显的毒作用。

（4）临床表现：苯中毒主要表现为急性中毒和慢性中毒。

1）急性中毒：短时间内吸入大量苯蒸气而引起，主要表现为中枢神经系统麻醉。轻者有黏膜刺激症状、皮肤潮红、酒醉状态、眩晕、恶心、呕吐，严重时发生昏迷、抽搐、血压下降、呼吸和循环衰竭。尿酚、血苯测定升高。

2）慢性中毒：以造血系统损害为主要特征，早期常有神经衰弱表现，血象异常时，先以白细胞和中性粒细胞减少为主，中期出现血小板减少，伴皮肤、黏膜的出血倾向；严重者出现再生障碍性贫血或白血病。

考点提示： 急、慢性苯中毒的临床表现

苯是确认的致癌物，苯作业者急性白血病发病率较一般人群高 20 倍。我国已将苯致白血病，列入职业病肿瘤名单。

（5）诊断及治疗原则：根据职业接触史，结合临床表现，参考车间空气中苯浓度的测定资料，进行综合分析诊断。急性苯中毒者应立即移至空气新鲜处，脱去污染衣服，清除体表污染物，注意安静和保温。若呼吸抑制，应给予氧气和辅以人工呼吸，忌用肾上腺素。静脉注射大量维生素 C 和葡糖醛酸，可辅助解毒。慢性苯中毒治疗的关键是设法恢复骨髓造血功能，增升白细胞，改善中枢神经系统功能。可采用中西医结合疗法，给以多种维生素、核苷酸类药物、皮质激素、丙酸睾酮等。对再生障碍性贫血、白血病的治疗跟内科相同。苯中毒一经确诊，应调离苯作业，并根据病情安排休息。

二、尘　肺

（一）尘肺的种类

尘肺（pneumoconiosis）是指由于在职业活动中长期吸入生产性粉尘并在肺内潴留而引起的以肺组织弥漫性纤维化为主的全身性疾病，又称肺尘埃沉着病。尘肺是我国最主要的职业病，不仅患病人数多，而且危害大，是严重致劳动能力降低、致残和影响寿命的疾病，也是国家和企业赔偿的主要职业病。

在《关于印发〈职业病目录〉的通知》（卫法监发〔2002〕108 号）中规定法定职业性尘肺有 13 种，即矽肺、煤工尘肺、石墨尘肺、炭黑尘肺、石棉肺、滑石尘肺、水泥尘肺、

云母尘肺、陶工尘肺、铝尘肺、电焊工尘肺、铸工尘肺、根据《尘肺病诊断标准》和《尘肺病理诊断标准》可以诊断的其他尘肺。

案例 14-3

患者，男性，45 岁，因体检发现 X 胸片上见到圆形阴影而就诊。

患者为某厂石英车间粉碎工，连续接尘工龄 15 年。工作时通常佩戴纱布口罩，有局部抽风装置，但效果不佳。

患者自诉身体一向健康，未患过肺结核等感染性肺部疾患，3 年前体检未发现异常。

患者仅有咳嗽、咳痰表现，但因其有 20 年的烟龄，一直有咳嗽、咳痰，近来也未明显加重，所以并没在意。体检：体温 36.5℃，心、肺听诊未见异常。

高仟伏 X 线胸片可见：两肺的肺纹理增多增粗，肺门角变钝，密度增高，两侧中肺区和左下肺区可见有一定量的点状小阴影，右下肺区也可见到少量阴影，圆形阴影背景上可见少量呈网状的阴影。

经抗结核治疗数月，X 线胸片表现未见任何好转。

问题：

1．对该患者，你将做何诊断？

2．该病的病因是什么？哪些行业及工种易患该病？

3．该病应如何预防？

（二）矽肺

考点提示：矽肺的定义

矽肺（silicosis）是由于长期吸入游离二氧化硅（SiO_2）粉尘引起的以肺组织纤维化为主的全身性疾病。矽肺是尘肺中最常见、危害最大、进展最快的一种。

1．接触作业 硅在自然界中广泛存在，常以二氧化硅或硅酸盐的形式存在，是地壳的主要成分。约 95% 的矿石中含有游离二氧化硅，其中石英含 99%，故通常以石英代表游离二氧化硅。接触含有 10% 以上游离二氧化硅粉尘的作业称为矽尘作业，常见的有矿山开采、开山筑路及采石、机械铸造、煤矿掘进、石英的研磨、耐火材料及玻璃、陶瓷的原料准备等。

2．影响矽肺发病因素

（1）矽尘的含量和浓度：粉尘中游离二氧化硅的含量越高，发病时间越短，病情越严重。肺内矽尘沉着量还取决于矽尘的浓度，矽尘浓度越高，吸入机体的量越多，发生矽肺的可能性越大。

（2）接触时间：矽肺的发病比较缓慢，多在 5～10 年甚至更长时间后发病。但持续吸入高浓度、高游离二氧化硅含量的矽尘，可在 1～2 年内发病，称为速发性矽肺。也有部分病例在接触矽尘期间未发病，脱离矽尘作业若干年后才发病，称为晚发性矽肺。

（3）机体因素：劳动者的健康状态、遗传因素也是影响矽肺发病的因素。例如，患有呼吸系统疾病能促使矽肺病程的迅速进展。此外，年龄、营养状况、个人不注意防护等因素也是影响矽肺发生的因素。

3．矽肺的发病机制 矽肺的发病机制十分复杂，对于矽尘引起肺纤维化机制有许多学说，如机械刺激学说、化学中毒学说、表面活性学说、免疫学说，近年来有学者试图用自由基反应来解释，但都无满意的全面解释。一般认为，矽尘被肺巨噬细胞吞噬后，在游离二氧化硅的毒性作用下，巨噬细胞大量死亡崩解或发生功能和生物学行为改变，释放出一些致纤维化因子，促进成纤维细胞增生和胶原形成，导致纤维化；含尘细胞崩解后，还可能释放出一种抗原物质，引起免疫反应。抗原抗体的复合物沉积于胶原纤维上发生透明性变。

4. 病理变化　矽肺的病理改变是矽结节形成和弥漫性间质纤维增生。肉眼观：肺呈灰褐色，触之硬如橡皮，并有砂粒感。切面可见大小不等的散在的硅结节或融合团块。镜下观：典型的硅结节为圆形或卵圆形，纤维组织呈同心圆层状排列，横切面似葱头状。矽结节增多、增大，相互融合，其间纤维组织弥漫增生可形成团块状。

5. 临床表现

（1）症状和体征：由于肺组织代偿功能强，患者早期无明显症状，随病情进展和并发症的出现，可出现胸闷、气短、胸痛、咳嗽、咳痰等。症状的多少和轻重与肺内病变程度并不一致。患者早期无明显体征，有合并症时出现相应的体征，如合并感染时，两肺可有湿啰音；合并肺气肿可出现发绀、桶状胸等。

（2）X 线表现：X 线胸片是矽肺病理改变的重要表现。表现为肺纹理增多、增粗，出现圆形或不规则形小阴影或融合成块状大阴影。

（3）并发症：主要有肺结核、肺部感染、自发性气胸、肺心病等，最常见的是肺结核，可加速矽肺病情的进展和恶化，成为矽肺患者死亡的主要原因之一。

"开胸验肺"事件给我们带来的警示

河南省新密市（属郑州市管辖）刘寨镇某村村民 ×××，自 2004 年 6 月起到新密曲梁乡的郑州某公司上班，先后从事过杂工、破碎、开压力机等有害工种。2007 年下半年，他感到身体不适，主要表现为胸闷、咳嗽，一直当做感冒来治，但效果不好。后来怀疑自己得了"尘肺病"，奔波于郑州、北京多家医院反复求证，被诊断为"尘肺病"并建议到职业病医院进一步诊治，但企业拒绝为其提供相关资料。在向上级主管部门多次投诉后他得以被鉴定，某市职业病法定机构职业病防治所下的诊断却属于"无尘肺 0+期（医学观察）合并肺结核"，建议进行肺结核诊治，引起他的强烈质疑。在多方求助无门后，为寻求真相，这位 28 岁的年轻人于 2009 年 6 月 22 日到郑州大学第一附属医院，不顾医生劝阻铁心"开胸验肺"。2009 年 7 月 27 日，河南省某市"××× 事件"协调处理工作领导小组通报，专家确诊 ××× 为三期尘肺病，2009 年 9 月 16 日，××× 证实其已获得郑州某公司相应的赔偿。

链接

6. 矽肺的诊断　根据可靠的生产性粉尘接触史，以 X 线后前位胸片表现为主要依据，结合现场职业卫生学、尘肺流行病学调查资料和健康监护资料，参考临床表现和实验室检查，对照尘肺病诊断标准片小阴影总体密集度至少达到 1 级，分布至少达到 2 个肺区，方可作出尘肺病的诊断。

我国《尘肺病诊断标准》（GBZ70-2009，代替 GBZ70-2002，自 2009 年 11 月 1 日实施，GBZ70-2002 同时废止）规定如下。

（1）观察对象：粉尘作业人员健康检查发现 X 线胸片有不能确定的尘肺样影像学改变，其性质和程度需要在一定期限内进行动态观察者。

（2）X 线胸片表现分期

一期尘肺：有总体密集度 1 级的小阴影，分布范围至少达到 2 个肺区。

二期尘肺：有总体密集度 2 级的小阴影，分布范围超过 4 个肺区；或有总体密集度 3 级的小阴影，分布范围达到 4 个肺区。

三期尘肺：有下列三种表现之一者为三级尘肺。①有大阴影出现，其长径不小于 20mm，短径不小于 10mm；②有总体密集度 3 级的小阴影，分布范围超过 4 个肺区并有小

考点提示： 尘肺病X线诊断分期

阴影聚集；③有总体密集度3级的小阴影，分布范围超过4个肺区并有大阴影。

7. 处理原则

（1）治疗原则：尘肺病患者应及时脱离粉尘作业，并根据病情需要进行综合治疗，积极预防和治疗肺结核及其他并发症，减轻临床症状、延缓病情进展、延长患者寿命、提高生活质量。

（2）其他处理：需要进行劳动能力鉴定的依照GB/T 16180处理。

小结

职业性有害因素是指在职业活动中产生和（或）存在的、可能对职业人群健康、安全和作业能力造成不良影响的因素或条件。职业性有害因素在一定条件下对劳动者的健康和劳动能力产生不同程度的损害，称为职业性损害。职业性损害可分为职业病、工作有关疾病、职业性外伤三大类。我国法定职业病共10类132种。职业性损害的预防措施采取三级预防原则，包括一级预防（病因预防）、二级预防（发病预防）、三级预防（治疗和康复）。常见职业病主要介绍职业中毒中的铅、汞、苯和尘肺中的矽肺等相关内容。通过学习与了解，应认识到人类劳动和生产环境对机体健康造成的种种影响，并通过这种认识提高人们消除和控制职业性有害因素的能力，对预防和控制职业病危害因素，防治职业病，延长寿命，提高劳动能力，对生产效益和健康效益协调、持续、稳定发展具有重要的意义。

目标检测

一、名词解释

1. 职业性有害因素　2. 气溶胶
3. 职业性损害　4. 职业病
5. 尘肺

二、选择题

1. 改善劳动条件的根本措施是（　　）
   A. 经常性卫生监督
   B. 个人防护
   C. 制订安全操作规程
   D. 技术革新和工艺改革
   E. 加强通风排毒、排尘
2. 毒物在体内的代谢转化主要是在下列哪个脏器内进行（　　）
   A. 肝脏　B. 脾
   C. 心脏　D. 肾脏
   E. 肺
3. 经呼吸道吸入毒物，引起急性中毒后急救的首要措施是（　　）
   A. 人工呼吸　B. 吸氧
   C. 投入急救药物　D. 保持患者仰卧位
   E. 立即将患者移出现场
4. 发生慢性中毒的基本条件是（　　）
   A. 毒物的剂量　B. 毒物的选择作用
   C. 毒物的作用时间　D. 个体差异
   E. 毒物的蓄积作用
5. 急性苯中毒时，主要损害的系统是（　　）
   A. 神经系统　B. 呼吸系统
   C. 造血系统　D. 内分泌系统
   E. 消化系统
6. 在生产环境下，具有重要卫生学意义的粉尘的粒径在（　　）
   A. 30μm以下　B. 25μm以下
   C. 20μm以下　D. 15μm以下
   E. 10μm以下
7. 蓄积在骨骼内的铅是（　　）
   A. 四乙基铅　B. 难溶性磷酸铅
   C. 可溶性磷酸氢铅　D. 硫化铅
   E. 金属铅
8. 生产性毒物进入人体内最主要的途径是(　　)
   A. 呼吸道　B. 消化道
   C. 皮肤　D. 黏膜
   E. 消化道和皮肤
9. 下列不属于职业病特点的是（　　）

A. 病因明确　　　　B. 有剂量-反应关系
C. 疗效不佳　　　　D. 疗效显著
E. 发病可以预防

10. 关于矽肺的叙述下列不正确的是（　　）
A. 是长期吸入游离二氧化硅粉尘所致
B. 以 X 线胸片为诊断依据
C. 目前缺乏有效治疗手段
D. 应以一级预防为主
E. 发病后脱离矽尘作业，可使矽肺病变停止发展

三、简答题

1. 生产环境、劳动环境过程中有哪些有害因素？
2. 生产性粉尘的理化性质及其卫生学意义有哪些？
3. 试述职业病的概念及特点。
4. 慢性铅中毒、慢性汞中毒、急性苯中毒、慢性苯中毒的主要临床表现有哪些？
5. 尘肺的 X 线诊断分期有哪些？

（马　骥）

第 15 章 社会环境与健康

学习目标

1. 了解影响健康的主要社会因素。
2. 理解经济因素与健康的关系。
3. 理解卫生服务与健康的关系。

社会环境是人类在生产、生活和社会交往过程中形成的人类所特有的环境。人类具有两种属性：生物属性和社会属性。人类的健康不仅受生物学因素和自然环境的影响，而且与社会环境密切相关，社会环境因素对疾病的发生、转归和防治过程具有重要的作用。无论是从个体还是群体方面，研究社会环境与健康和疾病之间的关系都是全面认识疾病病因、制定疾病防治措施、促进人类健康的重要任务。

第 1 节 社会因素与健康

社会因素（social factor）亦称社会环境因素，是指社会的各项构成要素，包括环境、人口、文明程度（政治、经济、文化等）方面。它是一系列与社会生产力、生产关系有密切联系的因素，即以生产力发展水平为基础的经济状况、社会保障、人口状况、科学技术等，以及以生产关系为基础的政治、文化、社会关系、卫生保健等。社会因素所包括的内容非常广泛，涉及人类生活的各个方面。

一、社会经济与健康

“经济”一词在古代即有“经国济民”之意，它既是人类社会发展的主体形式，又是人类赖以生存和保持健康的基本条件。社会经济不仅指经济水平，还包括人类衣食住行及社会和医疗保障等诸多方面，人类健康和经济发展是相互促进的双向作用。

（一）经济发展对健康的促进作用

经济发展可以改善人民的生活条件，提高人民的生活水平；可以建立和完善生活基础设施；可以使国家建立健全的全民健康保障制度；可以促进医学水平提高和技术进步。通过以上途径，经济发展可促进人类的健康。

分析经济因素对健康的影响，常常用反映经济发展的指标及居民健康指标进行综合分析。衡量经济发展的主要指标是：国民生产总值（或国内生产总值）、人均国民生产总值等。反映居民健康状况的指标有出生率、死亡率、平均期望寿命、婴儿死亡率等。

（二）经济发展带来的负面效应

经济发展促进了人类健康水平的提高，同时也给人类带来了新的健康问题。

1. 环境污染和破坏严重 如土壤盐碱化和沙漠化、滥伐森林、大量工业污染物（废气、废水、废渣）排放到外界造成环境污染。

2. 不良行为和心理压力突出 现代社会病是指随着现代科学高速发展，由新的社会生活方式所带来的一系列疾病和社会现象。随着经济发展，现代社会病如肥胖、高血压、糖尿病、性病、车祸、吸毒等增加。社会负性事件如交通拥挤、交通事故、暴力犯罪、家庭暴力、青少年暴力也增多。

3. 社会流动人口增加　经济发展带来的人口大规模流动，加重城市生活设施、治安、卫生保健等负担，同时带来很多健康问题。

不同经济发展水平国家的期望寿命与死亡率（1995～2000 年）

国家类别	人均 GNP（美元）	平均期望寿命（岁）	婴儿死亡率（‰）	5 岁以下儿童死亡率（‰）
最不发达	296	51	100	159
较不发达	538	59	80	120
中低收入	1,200	70	35	39
中高收入	4,900	71	26	35
高收入	25,730	78	6	6
撒哈拉以南非洲	500	51	92	151

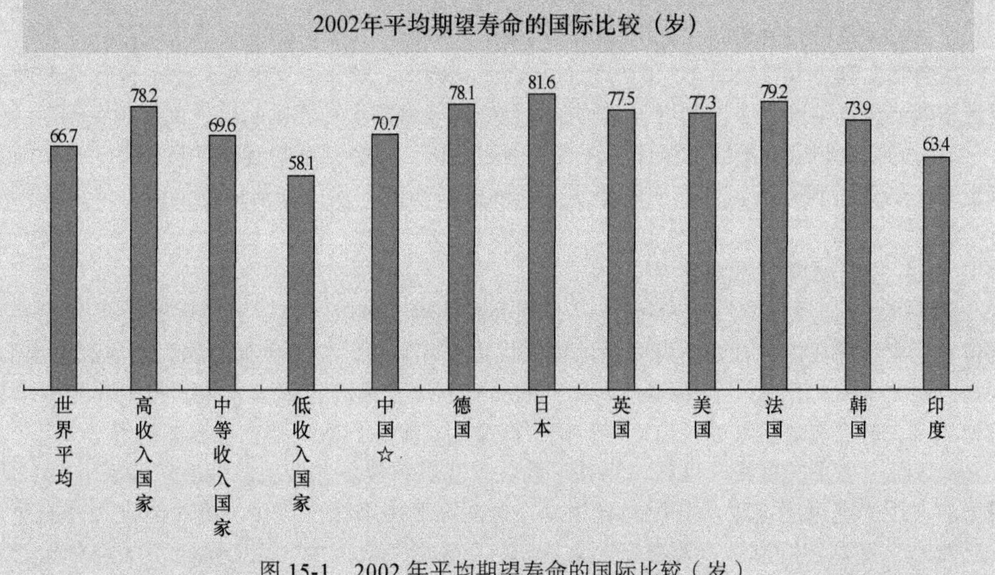

图 15-1　2002 年平均期望寿命的国际比较（岁）

数据来源：美国人口咨询局年度世界人口数据表

链接

不同经济发展水平的健康问题

贫困型健康问题：由于社会经济不发达，生活贫困、营养不良、卫生设施不足、缺乏教育等社会问题严重的影响人群的健康，主要死亡原因是传染病和呼吸系统疾病，同时结核病高发，婴儿死亡率较高，人均期望寿命较低。

富裕型健康问题：随着社会经济的发展，生活富裕、营养过剩、缺乏体育锻炼等社会问题就成为影响人群健康的主要社会因素，主要死亡原因是癌症和心血管疾病。同时由于人口寿命增加带来人口老龄化等问题。

链接

（三）健康水平的提高对经济的促进作用

经济对健康有促进作用，反过来增进健康也可以促进经济增长。经济发展从根本上说是生产力发展的结果。生产力诸要素中最重要的要素是具有一定体力、智力和劳动技能的人。人的健康与智慧对生产力的发展起着决定性的作用。人群健康水平的提高可从以下方面促进社会经济的发展。

1. 健康状况影响个人的劳动市场的表现 健康可延长劳动者的有效劳动时间，提高劳动生产效率，创造更多的社会财富，对经济发展产生促进作用。

2. 健康可减少疾病的直接或间接损失从而促进经济增长 健康可节约个人和国家在疾病方面的支出，优化国家卫生投入的结构，提高卫生投入的效率，减少疾病造成的损失从而促进经济发展。

世界卫生组织宏观经济与健康委员会主席、哈佛大学教授杰弗里·沙什主持编写，世界卫生组织于2011年12月发表的《宏观经济与健康：投资卫生领域以促进经济发展》报告中指出：国民平均寿命每延长10%，该国经济增长就相应提速0.3%～0.4%。

二、社会制度与健康

社会制度是社会活动的规范体系，是约束个人、群体、组织的社会行为规范。

社会制度有三个层次：①社会形态：社会主义制度、资本主义制度。②具体社会制度：政治制度、经济制度、法律制度等。③社会组织的规章制度：考勤制度、奖惩制度等。

不同的社会制度有不同的法律、法规、卫生政策，社会制度与健康息息相关。一个国家政治制度的先进和完善，社会秩序稳定，人际关系和谐，人民安居乐业，就会促进人民的身心健康。

（一）分配制度对健康的影响

经济发展创造的财富，能不能公平合理分配依赖于社会制度。社会财富公平分配关系到包括卫生资源在内的社会资源公平地被国民占有和利用，有助于提高国民整体健康水平。例如，瑞典等发达国家实行高税率高福利的分配制度：最高税率为57%，加上养老保险总共为75%，政府有着足够的税源来维持国民高福利。国民健康保持在比较高的水平。

衡量社会公平的衡量尺度往往用基尼系数。基尼系数是意大利经济学家基尼于1912年提出的，用于定量测定收入分配差异程度，是国际上用来综合考察居民内部收入分配差异状况的一个重要分析指标。其经济含义是：在全部居民收入中，用于进行不平均分配的那部分收入占总收入的百分比。基尼系数的实际数值介于0～1。

基尼系数，按照联合国有关组织规定：若低于0.2表示收入绝对平均；0.2～0.3表示比较平均；0.3～0.4表示相对合理；0.4～0.5表示收入差距较大；0.5以上表示收入差距悬殊。通常把0.4作为收入分配差距的“警戒线”。一般发达国家的基尼指数在0.24～0.36，美国偏高，为0.4。

2004年，我国基尼系数已达到了0.47。中国社会的贫富差距已经突破了合理的限度，总人口中20%的最低收入人口占收入的份额仅为4.7%，而总人口中20%的最高收入人口占总收入的份额高达50%。所以通过税收等手段公平分配社会财富有助于人类社会整体健康水平的提高。

（二）社会卫生政策对健康的影响

卫生资源的分配依赖卫生政策。我国坚持“以农村为重点，预防为主，中西医并重，依靠科技与教育，动员全社会参与，为人民健康服务，为社会主义现代化建设服务”的卫生工作方针，努力发展具有中国特色的医疗卫生事业。经过不懈努力，覆盖城乡的医疗卫生服务体系基本形成，疾病防治能力不断增强，医疗保障覆盖人口逐步扩大，卫生科技水平日益提高，居民健康水平明显改善。

为建立起覆盖城乡居民的基本医疗卫生制度，保障每个居民都能享有安全、有效、方便、价廉的基本医疗卫生服务，我国深入推进医药卫生体制改革，取得了重要阶段性成效。

（三）社会规范对健康行为的影响

社会制度实质上是一种社会规范，对人们的行为具有广泛的影响和调节作用。社会制度通过提倡或禁止某些行为方式，保持和促进社会协调发展，促进人群的健康。例如，倡导不吸烟、少饮酒、合理饮食、经常锻炼；禁止随地吐痰、乱扔垃圾、公共场所禁止吸烟等社会规范对健康发挥保护和促进作用。

三、社会关系与健康

人是生活在由一定社会关系结合而成的社会群体之中，包括家庭、邻里、朋友、工作团体等，这些基本社会群体共同构成社会网络。人在社会网络中的相互关系是否协调，是否能相互支持，不仅是影响健康的因素，而且是健康的基本内容。

（一）社会支持与健康

人生活在一定社会关系构成的社会群体之中，包括家庭、邻居、朋友、同事等。这些基本社会群体编织成社会网络。社会网络中的相互关系是否协调，不仅是健康的影响因素，而且是健康的基础。社会支持是指一个人从社会网络所获得的情感、物质和生活上的帮助。

1. 人际关系 是指人类社会中人与人之间相互联系与作用的过程。融洽的人际关系不仅可以获得情感上的支持，而且是获得其他社会支持的基础。研究表明，正常的社会联系是预防和减少疾病的重要条件。社会支持减少伴随冠心病、癌症、脑血管和循环系统疾病死亡率升高。

2. 社会网络 个人社会网俗称个人交际圈，指一个人的社交活动网络，一般涉及家庭、亲朋、同事、阶层交往和宗教信仰等。服务社会网是指满足公众社会需求的服务系统。例如，医疗卫生系统、公安系统、商业服务系统等。健全或合理的社会网络结构是人们获取社会支持的基本条件，对人们的健康发挥支持和促进作用。

3. 社会凝聚力 是人们思想道德观念、社会责任感及对社会的信心的综合反映。社会凝聚力决定着社会支持能否发生，有利于促进人民的健康。

（二）家庭与健康

家庭是以婚姻和血缘关系组成的社会基本单位。家庭结构、功能和关系处于完好状态有利于增进家庭成员的健康。

1. 家庭结构与健康 家庭结构主要指家庭的人口构成。家庭结构的建立以婚姻和血缘关系为标志。常见最基本的家庭类型是由父母和未成年子女所组成的核心家庭。由三代以上或两个以上的核心家庭构成的家庭称为扩大家庭。常见的家庭结构破坏及缺陷有：离婚、丧偶、子女或同胞死亡等。对丧偶妇女进行研究发现，丧偶可引起人体免疫功能改变，血液中 NK 细胞、T 细胞、免疫复合物等都显著低于对照组。

2. 家庭功能与健康 家庭的功能主要表现在生养和教育子女、生产和消费、赡养父母老人、休息和娱乐等四个方面。家庭功能失调主要是通过破坏提供物质及文化生活的微环境对人体健康产生不良影响，尤其是儿童及老年人在缺乏家庭支持的情况下，将会出现诸多健康问题。例如，我国农村地区留守儿童和空巢老人问题即是家庭功能失调的表现。

3. 家庭关系与健康 家庭中的每个成员往往承担多种不同的角色，形成错综复杂的家庭关系。家庭关系协调，家庭气氛和谐，有利于家庭成员生理心理调节的控制处于稳定状态，促进身心健康。家庭关系失调主要表现为夫妻关系失调，父母与子女关系失调等。目前在国际上备受重视的关于虐待妇女、老人、儿童现象，其核心问题即家庭关系失调。我国广泛研究了独生子女溺爱的问题，也属于这一研究范畴。

四、人口发展与健康

人类社会的生产包括物质资料的生产和人类自身的生产两类，两者相互依存、相互制约。在一定的经济和生产力发展水平条件下，人口发展即人口的数量、质量和再生产的速度，决定了人们的生活水平和健康水平。

（一）人口数量与健康

人口数量是指一个国家或地区在某一时点或时期人口的总和。1999 年 10 月，世界总人口已突破 60 亿，预计 2025 年将达 80 亿，2050 年为 93 亿。目前，人口问题已成为一个重大的全球性社会问题，尤其在许多发展中国家人口密度过大、增加过快，超出了环境的承载与负担能力，加重了资源危机，严重影响了社会经济的发展，不利于提高人群的健康水平。人口数量过多对人类健康的影响主要表现在以下几个方面。

1. 加重社会负担，影响人群生活质量 据人口经济学家估算，社会人口每增加 10%，就要消耗国民生产总值的 3%～4%。人口增长过速导致人均消费水平下降，而人均消费水平与人群健康呈正相关。

2. 加重教育及卫生事业的负担，影响人口质量 人口增长速度过快，造成社会财富主要用于维持民众温饱的需要，而对教育和医疗保健的投入减少，导致人群应享受的教育及医疗保健水平降低，最终必然影响到民众的身体健康及人口质量。

3. 增加社会不安定因素 人口数量过多，使劳动力人口超出了经济发展的需要，从而使就业困难、失业人口增加。同时人口密度过大，为传染病的流行制造了有利的条件。

4. 加重了环境污染和破坏 地球的资源和空间都是有限的，人口增长速度过快，人类对大自然的索取和破坏会不断增大，人类生存空间日益缩小，生存环境日益恶化。实际上，环境污染不仅影响了人类健康，而且影响了人类的可持续发展。

（二）人口结构与健康

人口结构主要指人口的性别、年龄、婚姻、职业、文化等结构。其中与健康最为密切的是年龄及性别结构。

1. 人口年龄结构 是指各年龄组在所有人口中所占的比例。

人口评价的重点是老年人口和儿童少年人口，这两部分人口属于不能进行物质资料生产的非劳动人口。其物质消耗需要 15～64 岁年龄组的人口来负担。老年、儿童的人口比例，各国之间有较大的区别，发达国家负担老年人口的比例较大，发展中国家主要的负担在儿童。而总的负担系数发展中国家高于发达国家。

年龄结构与疾病的分布具有极为密切的关系。老年人口疾病的患病率高，卫生资源消耗量大。随着社会向人口老龄化发展，老年性疾病的患病率增加，对社会的医疗卫生事业形成沉重负担。联合国规定 60 岁及以上人口超过全人口的 10%，或 65 岁及以上人口超过全人口的 7% 为老年型社会。据世界银行预测：2030 年全世界的 60 岁和 60 岁以上的老龄人口将是 1990 年的 3 倍，达到 14 亿，其中 80% 来自发展中国家。

2. 人口性别结构 是指男女两性人口分别在总人口中所占的比例。性比例平衡是社会安定的基础因素之一，性比例失调则是滋生社会问题的根源之一。从人类生物学的特点分析，人口的性比例能够保持自然平衡。然而由于种种原因，如受传统价值观、战争、社会生产需要及不适当医疗保健措施的影响，会出现性比例的失调。

全国第五次人口普查资料显示，目前全国男女出生性别比为 116.9∶100。全国有 5 个省的出生人口性别比甚至高达 130∶100 以上。海南省出生婴儿男女性别比为 135.64∶100，居全国最高水平。据推算，按照如今的婴幼儿性别比例，到 2020 年，中国处于婚龄的男性人数将比女性多出 3000 万到 4000 万，这意味着平均 5 个男性中将有一个找不到配偶。也就是说，20 年后将有数千万男子面临光棍儿困局。

（三）人口素质与健康

人口素质是指人类本身具有的认识改造世界的条件和能力，包括人的身体素质、思想科学文化技术素质和道德素质等。人口素质对健康的影响主要表现在以下三个方面：

1. 身体素质是人群健康水平整体提高的表现 人口的身体素质状况取决于先天和后天两个方面。人体的先天素质是遗传的，而后天的条件更为重要，包括营养、教育、医疗条件等。身体素质是人口素质的基础，表现为人群健康整体水平。

2. 科学文化素质是提高人群健康水平的基础 科学文化素质是指人们在自身的社会化、生活活动、社会实践的统一过程中形成的文化水平和理性能力。其包括劳动技能、受教育程度、发明创造能力及分析解决实际问题的能力等。主要用社会中受过较好的正规教育的个体比例来衡量。人口科学文化素质提高，有利于经济发展、社会进步从而促进健康。

3. 道德素质是提高人群健康水平不可缺少的因素 道德素质是指人们在社会活动中形成的一定世界观、人生观、价值观等，它包括政治思想、精神信仰、心理态势和行为等内容。人的道德素质影响人的社会行为方式。提高思想道德素质有利于形成良好的人群互助合作网络，提高社会凝聚力，促进健康教育的全面开展。

五、文化因素与健康

文化的含义与文明相通。广义的文化是指社会物质财富和精神财富的总和。人类生产活动的一切产物，如新的发明、产品等都属物质文化的范畴。另一方面，语言、文字、观念、理论及艺术等，是人类智慧的精神产品，称为精神文化。狭义的文化是指精神文化。

文化分智能文化、规范文化和思想文化。智能文化包括科学技术、生产生活知识等，主要通过影响人类的生活环境和劳动条件来作用于人群健康；规范文化包括社会制度、教育、法律、风俗、习惯、伦理道德等，主要通过支配人类的行为生活方式来影响人群健康；思想文化包括文学、艺术、宗教信仰、思想意识等，主要通过影响人们的心理过程和精神生活作用于人群健康。

文化的特征决定了它对健康影响的广泛性及持久性。文学艺术、教育、道德规范、风俗的习惯、宗教信仰等文化诸现象对健康的影响不是仅仅限于个人，而是整个人群，其广泛程度远大于生物、自然因素。另一方面，文化作为精神物质影响人的思想意识、观念，这种影响及作用一旦发生，并非短期内能消失。因此，文化因素对健康的影响常持续于生命的整个过程，甚至几代人或更长时间。

（一）科技发展对健康的影响

科学技术的发展，改变了人类的生活环境和生活方式，从而影响人群健康。

1. 科学技术的发展对人类健康的促进作用 科学技术的发展提高了生产力，丰富了人类物质生活水平，改善了人类的生活条件，促进新的医学思想的产生和新的医疗技术的发展，新药物新疗法不断涌现，对人类健康水平提高和延长寿命产生促进作用。

2. 科学技术发展的负面影响 科学技术的发展带来了严重的环境污染，产生新的有害因素（农药残留、核污染、光污染等）都对人类的健康带来新的威胁。科学技术的发展还使医疗行业过度追求高、精、尖的设备和药物，阻隔了医患交流，增加了患者经济负担，造成了卫生资源极大浪费，形成了高技术低感情，导致医患关系紧张，医患纠纷不断增多。

（二）教育对人群健康的影响

教育是人的社会化过程和手段。社会化是指人从一个自然人转化为一个能够适应一定的社会环境，参与一定的社会生活，履行一定的角色职能的社会人的过程。社会化的内容非

哈尔滨医科大学天价医疗费事件

患者翁某，男，75岁。因患恶性淋巴肿瘤，于2005年5月16日入住哈尔滨医科大学附属第二医院，先后在干部病房和心外科重症监护室（简称心外科ICU）治疗，最终因多脏器功能衰竭，于8月6日病故。住院82天，医院共收取住院费138.9万元。而患者家属又在医生建议下，自己花钱买了400多万元的药品交给医院，作为抢救急用，合计耗资达550万元。7月25日和8月1日，这两天每天的输液量将近一吨：7月25日输了78 604ml（合157斤）；8月1日输了69 307ml（合138斤），82天的住院期间共做了588次血糖分析，299次肾功能检查，379次血气分析，968次输血，3025份化验单中只有35份是合格的。

此事件经媒体曝光后，使医疗行业过度医疗、违规收费等问题公布于众，对医疗行业形象造成极恶劣的影响。

链接

常广泛，凡是社会生活所必需的知识、技能、行为方式、生活习惯，乃至社会的各种思想、观念等都包括在内，而教育是人类社会化的主要手段。它不仅包括学校教育，而且包括家庭、社会、自我（学习）教育。

教育具有两种职能：一是按社会需要传授知识，即对人的智能规范；二是传播社会准则，即对人的行为规范。也就是说，成功的教育是使人能承担一定的社会角色并有能力执行角色功能。失败的教育将导致人的角色承诺障碍及角色功能障碍，即人的社会功能不全，是不健康的重要表现。

受教育程度不同，则人的生活方式、健康观、价值观也存在着差异。虽然教育因素对健康作用的机制十分复杂，但可以肯定教育无疑可影响人的健康状况。有许多研究证明了这一点。一般认为教育是人社会化的重要手段，从健康的角度看，教育水平的高低影响着人们健康生活的能力及生活方式，诸如自我保健能力的提高，良好的生活习惯，正确的求医行为等都与教育水平有着密切的关系。

（三）风俗习惯对健康的影响

风俗也称为习俗，是逐渐形成的社会风尚、礼节、习惯。风俗习惯与人的日常生活联系极为密切，贯穿于人们的衣、食、住、行、娱乐、体育、卫生等各个环节。不同民族人群有着不同的身体素质和生活习惯即民族习俗。各个国家和地区都有其本身固有的习惯即地区习俗。风俗习惯是历代相沿的规范文化，是一种无形的力量，约束着人们的行为，从而对健康发生着重要的影响。不良的风俗习惯可导致不良的行为，将直接危及和影响人群健康。

优良风俗如春节大扫除、端午节采艾叶驱蚊虫、西方人的分餐制等。

消极风俗如缅甸“长颈女”、我国封建时代的“三寸金莲”、节日聚餐豪饮、放鞭炮等。

对待不同的风俗习惯也应该与时俱进，摈弃落后的危害健康的风俗习惯，保持和发扬有益健康的好习惯以更好地维护和促进健康。

第2节　卫生服务与健康

一、卫生服务概述

健康是促进人的全面发展的必然要求。提高人民健康水平，实现病有所医的理想，是人类社会的共同追求。在中国这个有着13亿众多人口的发展中大国，卫生服务关系亿万人民健康，是一个重大民生问题。

（一）卫生服务的概念

卫生服务是指卫生部门合理使用卫生资源向居民提供卫生服务的过程（包括医疗服务、预防服务、保健服务、康复服务、健康教育服务等）。

（二）卫生服务组织

卫生服务组织是以保障居民健康为目标，直接或间接向公众提供预防服务、医疗服务、保健服务、康复服务、健康教育和健康促进服务的组织。

我国与卫生服务相关的组织机构如下。

1. 公共卫生服务机构 包括疾病预防控制、健康教育、妇幼保健、精神卫生、卫生应急、采供血、卫生监督和计划生育等专业公共卫生服务机构，以及以基层医疗卫生服务网络为基础、承担公共卫生服务功能的医疗卫生服务机构。

2. 医疗服务机构 在农村建立起以县级医院为龙头、乡镇卫生院和村卫生室为基础的农村三级医疗卫生服务机构，在城市建立起各级各类医院与社区卫生服务机构分工协作的新型城市医疗卫生服务机构。

3. 医疗保障机构 以基本医疗保障为主体、其他多种形式补充医疗保险和商业健康保险为补充的各级保险机构。

4. 药品供应保障机构 包括药品的生产、流通、价格管理、采购、配送、使用的各环节的机构。

（三）卫生服务的目的

卫生服务的目的是通过保证公平、效益和效果平衡的制度，卫生服务机构向服务人群提供卫生服务来实现维护人民的健康和提高生活质量的目的。

二、卫生服务需要与利用

（一）卫生服务需要

1. 概念 卫生服务需要是指从消费者健康状况出发，在不考虑实际支付能力的情况下，由医学专业人员根据现有的医学知识，分析判断消费者应该获得的卫生服务及卫生服务的数量。其主要取决于居民的自身健康状况，是依据人们的实际健康状况与理想健康状态之间存在的差距而提出的对医疗、预防、保健、康复等服务的客观需要。

2. 影响因素 影响卫生服务需要的因素包括：人口数量和组成、医疗质量、预防保健工作、文化教育、气候地理条件、居住地点和条件、婚姻、行为心理因素等。

（二）卫生服务需求

1. 概念 卫生服务需求指消费者在一定时期内、一定价格条件下，愿意并且购买的卫生服务及其数量。需求形成的两个必要条件：一是消费者有购买卫生服务的愿望；二是消费者有支付能力。

2. 分类 卫生服务需求可按需求的结构性和根源性分类。

（1）按结构性划分：卫生服务需求可分为个人需求和市场需求。

1）个人需求：指一个人在一定时间内、一定价格条件下，购买的卫生服务及其数量。其实现类型和数量取决于消费者相对于价格、保障状况和收入水平（预算约束）、卫生服务效果等个人或家庭的消费目标和偏好。

2）市场需求：在某一特定市场、在一定时间内、一定价格水平下所有消费者购买的卫生服务及其卫生数量，是个人卫生服务需求的总和。

（2）按根源性划分：卫生需求可分为由需要转化而来的需求和没有需要的需求。

1）由需要转化而来的需求：卫生服务需要只有通过利用卫生服务，才能转化为需求。

2）没有需要的需求：由不良就医行为和行医行为所致。不良就医行为是经医疗卫生专家按服务规范判定后认为是不必要的或是过分的需求，如享受医疗保险，重复就诊（求非所需）。不良行医行为是由于信息不对称及经济利益的驱动，医疗卫生人员诱导产生的需求（供非所求）。

（三）卫生服务利用

1．概念 卫生服务利用是指实际发生的卫生服务的数量，可以直接反映卫生系统为人群健康提供卫生服务的数量和工作效率，间接反映卫生系统通过卫生服务对居民健康状况的影响。

2．分类 卫生服务利用可以分医疗服务利用（包括门诊服务利用和住院服务利用）、预防保健服务利用、康复服务利用等。

3．影响因素 影响卫生服务利用的因素有卫生服务需要、性别和年龄、经济收入、文化程度、医疗保障、文化传统等。

（四）卫生服务需要与需求、利用之间的关系

卫生服务需求由需要转化而来，人们的卫生服务需要只有转化为需求，才有可能去利用卫生资源，需求才有可能得到满足。需要能否转化为需求，除取决于个体自身的需要外，还与个体的收入水平、家庭人口、职业、文化程度、社会地位、风俗习惯及卫生服务机构的设置和服务质量等多种因素有关。一方面，人们可能由于经济承受能力有限等前述的种种主观和客观原因，不能使需要转化为需求而未去寻求卫生服务利用；另一方面，事实上由于卫生资源有限、配置不合理，存在服务质量差、效率低、资源浪费及享受公费和劳保医疗的患者过度利用和超前消费医疗服务的现象，无论是由需要转化而来的需求，还是没有需要的需求，都难以得到满足，实际满足与否及其满足程度取决于卫生服务的供给量。当供给量大于需求量（供大于求）时，需求将会得到满足，但供过于求时往往会导致卫生资源利用不足，如人员、床位、仪器设备等的闲置，利用效率低下；当供给量小于需求量（供不应求）时，需求不可能得到全部满足，就会出现等待就诊、住院未能得到应有的服务现象。理想的供需状态是供需大致平衡，供给略大于需求，在卫生资源投入不变的前提下，最大限度地满足人们必要的需求。

卫生服务需要与需求在政策和计划中的作用

卫生服务利用	高医疗需要		低医疗需要	
	高资源	低资源	高资源	低资源
高	A 型 资源分配适宜	B 型 资源利用率高	E 型 过度利用	F 型 资源利用率高
低	C 型 资源利用率低	D 型 资源投入低	G 型 资源投入过度	H 型 资源分配适宜

A 型：资源充足，利用良好，人群医疗需要量大，三者之间保持平衡。

B 型：医疗需要量大，卫生资源不足，卫生利用率高，低资源与高需要不相适应。由于资源利用紧张，通过提高利用率保持平衡，但不能持久，应向 A 型转化，加大资源投入。

C 型：医疗需要量大，卫生资源充分，卫生服务利用率低，需要就卫生服务利用的障碍因素，提高卫生服务的效益。

D 型：资源投入不足，利用率低，不能充分满足人群医疗需要量，应该适度增加投资，提高服务利用率，以适应人群医疗需要。

E 型：资源充分，医疗服务需要低，卫生服务利用充分。由于资源充分，个别人群过度利用卫生服务，浪费卫生资源。

链接

F型：低资源产出，高服务利用，是服务效益良好的标志，但是低资源与人群的低医疗需要相适应。

G型：医疗需要量低，资源充分，卫生服务利用率低，卫生资源投入过度，应向F型转化。

H型：医疗需要量低，资源不足，服务利用率低，三者在低水平状态下。

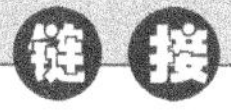

三、卫生资源与健康

卫生资源是指社会投入到卫生服务中的人力、财力、物力、信息和技术的统称，包括卫生人力、费用、设施、装备、药品、信息、知识和技术等，是在一定社会经济条件下，国家、集体和个人对卫生保健综合投入的客观反映。

（一）卫生人力资源

卫生人力资源是指经过专业培训，在卫生系统工作，提供卫生服务的人员，包括已在卫生部门工作和正在接受培训的人员，是最重要的卫生资源。

1. 卫生人员的数量　卫生人员由卫生技术人员、管理人员、工勤人员和其他技术人员组成。卫生人员数量可用绝对数和相对数表示。绝对数表示卫生人力实际拥有量。为了表达不同时期、不同地区卫生人力的水平，通常用相对数来表示，如每千人口卫生技术人员数、每千人口医师数、每名医师服务人口数等。

2. 卫生人力的结构　人力结构可反映卫生人力的质量，说明人力结构的合理性。卫生人力作为一个人才群，合理结构应包括以下三个方面。①年龄结构；②专业结构；③职称结构。

（二）卫生物力资源

卫生物力资源是指医疗卫生部门的基本建设、卫生装备、药品与卫生材料等。

（三）卫生财力资源

卫生财力资源是以货币形式表现出来的用于医疗卫生事业的经济资源，通常用卫生费用来表示。广义的卫生费用指一定时期内为保护人群健康直接和间接消耗的社会资源，包括一切人力、物力和财力消耗，以货币来计量。狭义的卫生费用指在一定时期内为提供卫生服务直接消耗的经济资源。

（四）卫生信息与技术

卫生信息与技术是运用于医疗卫生领域的信息资源和技术，既是卫生服务的要素，也是制定规划和拟订政策及决策的重要依据。

（五）卫生资源配置

卫生资源配置是决定在何处筹集、组织和消耗卫生资源的一种决策过程。

卫生资源配置包括三个要素：什么方式筹资、什么要素组合、多大水平产出。

卫生资源优化配置则是一定时空范围内，区域内全部卫生资源在总量、结构与分布上，与居民的健康需要和卫生服务需求相适应的组合状态。

卫生资源配置有五个原则：资源优化配置与国民经济和社会发展相适应的原则；效率与公平兼顾的原则；以健康需要和卫生服务需求为依据原则；重点倾斜兼顾全局的原则；成本效益原则。

我国现阶段资源配置面临的问题有卫生资源布局不均衡；卫生资源结构不合理；卫生资源利用效率不高；卫生资源配置缺乏宏观调控和科学依据；资源存量规模不小，资源总体质量不高。

四、卫生服务综合评价

（一）卫生评价的概念和分类

1. 概念 卫生服务评价就是对卫生资源结构、卫生服务过程和卫生服务的结果进行评价。

2. 分类 根据卫生服务的内容，卫生服务评价可分为医疗服务评价、预防服务评价、保健服务评价和康复服务评价等。

根据服务是以医疗卫生机构就诊的人群为对象还是以社区全体居民为对象，卫生服务评价可分为机构卫生服务评价和社区卫生服务评价。前者又可分为住院服务评价和门诊服务评价。

根据评价的主要依据，可分为以服务提供者为导向的评价和以服务接受者为导向的评价。

（二）卫生服务评价的意义

通过卫生服务评价，可以向卫生管理者提供以下信息：①卫生服务的重要性；②通过卫生计划与评价要解决的问题；③预期可以达到的目标和取得的效果；④达到预定目标所要消耗的资源；⑤执行计划可能产生的副作用等。

（三）卫生服务评价的内容

卫生服务评价的范围十分广泛，根据卫生服务系统研究每个成分之间的特征，以及各个成分之间的关系，主要进行以下几个方面评价：①投入量评价；②产出量评价；③工作过程评价；④结果评价；⑤效益评价；⑥效果评价；⑦医疗需要量评价。

（四）卫生服务评价的基本程序

1. 确定和阐明目标 评价工作的前提首先要确定目标。

总目标是从总体上阐明计划工作应达到的目的，它往往能够说明总体的要求和大致方向。

具体目标是从内容、时间、对象、工作方式和方法等方面阐明总目标的详细特征，能够加以定量化。

2. 明确定义和测量标准 包括健康状况、社会需求和医疗需要的评价标准；卫生服务的接受性和服务利用；卫生资源；工作和态度；标准和质量；结果和效果；费用和效益。

3. 资料收集 掌握足够可靠的信息是科学评价的基础，没有信息就没有评价工作。国家规定的登记报告制度、由各级医疗卫生机构定期逐级报告的医疗卫生工作报表、社会卫生状况和居民健康状况的基本资料、日常工作记录、各种报告卡、肿瘤发病和死亡监测报告等资料，以及专门调查等，都是进行卫生服务评价的资料来源。

4. 资料分析 分两个阶段：第一个阶段是将调查资料进行核对整理和分析；第二个阶段是对取得的调查资料进行判断推理，得出具有规律性的结论。

（1）横向研究：同一时期内比较不同国家、地区、部门和个人间卫生服务的水平。现状调查是横向研究的一种常用手段。

（2）纵向研究：同一地区在不同时期之间比较卫生服务变化发展的速度。连续多次的现况调查可以提供有价值的动态变化资料，为连续性纵向研究提供信息。

5. 结果报告和建议 通过卫生服务评价对今后工作提出建议。

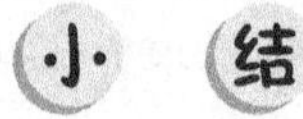

本章讲述了社会环境和社会环境因素的概念，社会环境因素的种类，社会经济、社会制度、社会关系、人口发展及文化因素与健康的关系；卫生服务需要和卫生服务需求的概念及影响因素，卫生服务需要、需求及利用的关系；卫生服务综合评价的内容、程序等内容。

重点理解社会经济对健康影响的两面性；人口结构对健康的影响；卫生服务需需求与利用之间的关系；卫生资源的种类及优化配置等。

目标检测

一、名词解释

1. 社会因素 2. 核心家庭
3. 老年型社会 4. 卫生服务需求

二、选择题

1. 下列哪项不是影响健康的社会因素（ ）
   A. 经济状况 B. 社会制度
   C. 文化 D. 自然环境
   E. 家庭关系
2. 社会环境包括（ ）
   A. 经济、文化、教育等因素
   B. 家庭婚姻、社会保障等因素
   C. 社会制度、法律和人口等因素
   D. 一系列与社会生产力、生产关系有密切联系的因素
   E. 科学技术、家庭婚姻、社会保障等因素
3. 心脑血管疾病、肿瘤成为影响人类健康首要疾病的最主要原因是（ ）
   A. 社会生活水平迅速提高，人群健康行为的建立相对落后
   B. 医疗水平提高，传染病被有效控制致使心脑血管疾病突出
   C. 人口老龄化
   D. 缺乏体育锻炼
   E. 环境污染加重
4. 经济发展对健康的作用是（ ）
   A. 经济发展对健康起到促进作用
   B. 经济发展对健康起到阻碍作用
   C. 经济发展对健康既有促进作用，又有阻碍作用
   D. 促进发达国家的人群健康
   E. 经济通过文化教育作用于健康
5. 关于经济因素对健康的影响，下面哪种说法不正确（ ）
   A. 经济因素对健康的影响是多方面的
   B. 收入的绝对水平决定经济对健康的影响程度
   C. 收入的公平性决定经济对健康的影响程度
   D. 只注重经济增长对健康会产生有害影响
   E. 经济的发展不一定伴随着人群健康水平的提高
6. 发展中国家与发达国家的疾病类型和死因谱存在明显差异，主要影响因素是（ ）
   A. 政治因素 B. 社会经济因素
   C. 教育因素 D. 风俗习惯
   E. 卫生服务
7. 现代社会中最常见的家庭类型为（ ）
   A. 核心家庭 B. 主干家庭
   C. 扩大家庭 D. 单亲家庭
   E. 同居家庭
8. 家庭主要有以下功能，除了（ ）
   A. 养育子女 B. 生产和消费
   C. 恋爱和婚姻 D. 赡养老人
   E. 休息和娱乐
9. 影响卫生服务需要的因素不包括（ ）
   A. 人口数量和组成 B. 医疗质量
   C. 行为心理因素 D. 居住地点和条件
   E. 经济条件
10. 最重要的卫生资源是（ ）
    A. 卫生物力资源 B. 卫生人力资源
    C. 卫生财力资源 D. 卫生信息技术
    E. 自然资源
11. 卫生服务利用可以分（ ）
    A. 门诊服务利用
    B. 住院服务利用
    C. 预防保健服务利用
    D. 康复服务利用
    E. 医疗保险利用

三、简答题

1. 简述经济与健康的关系。
2. 简述卫生服务需要、需求与利用的关系。

（田淑军）

第16章　疾病的预防与控制

> **学习目标**
>
> 1. 掌握传染病流行过程的三个基本环节及传染病的三级预防。
> 2. 理解心脑血管疾病、恶性肿瘤和糖尿病的主要危险因素及其三级预防措施。
> 3. 理解常见生物地球化学性疾病和社会病的病因和预防措施。
> 4. 了解常见新发传染病的流行病学和预防措施。

由于我国始终贯彻“预防为主”的卫生工作方针，推行疾病预防措施，一些严重危害人民健康的传染病得以消灭，但是很多未被有效控制的传染病在我国的发病与流行状况依然严峻，加上新的传染性疾病陆续出现，传染病仍然是一个严重的公共卫生问题。并且随着社会经济的发展，人口老龄化、城市化、环境污染、不良的生活方式及社会压力增加等问题日益严重，我国慢性非传染性疾病的发病率、死亡率正在逐步上升。这些都对疾病的防制提出了前所未有的严峻挑战。

疾病预防和控制是公共卫生工作的一项重要任务。任何一种疾病，不论病因是否确定，在疾病自然史的每一个阶段，都可以采取措施防止疾病的发生或恶化。因而预防工作根据疾病的自然史相应地分为三级：第一级预防为病因预防；第二级预防为“三早”预防，即早发现、早诊断、早治疗；第三组预防为对症治疗、防止伤残和加强康复工作，即疾病的三级预防。

第1节　传染病防治

> **案例 16-1**
>
> 23岁的小高早上起床后感到眼睛发烫，很热，遇见光就不敢睁开眼睛，照了镜子，发现眼结膜发红，没几天，跟他同一个办公室的同事几乎都有点类似小高的症状，即红眼病，结果，其他办公室的人员都不敢再来小高的办公室，说是只要跟红眼病患者对视就会被传染。
>
> 传染性结膜炎（俗称红眼病），传染性很强。该病主要是通过接触传播，接触患者用过的毛巾、手帕、电脑的键盘等，或到患者接触过的泳池、浴池等地方游泳、洗浴，都有可能感染此病。本病治愈后免疫力低，可重复感染，人群普遍易感。该病全年均可发生，以春夏季节多见。
>
> 问题：
>
> 1．该病的病原体是什么？
>
> 2．红眼病在人群中流行时，都要经历哪些环节？
>
> 3．怎样避免红眼病的传播？

传染病(communicable disease)是由各种病原体引起的，并在适宜的条件下能在人与人、动物与动物或人与动物之间相互传播的疾病。病原体中大部分是微生物，小部分为寄生虫。

一、传染病的流行过程

传染病在人群中发生、发展和终止的过程，称为传染病的流行过程。传染源、传播途径和易感人群是构成流行过程的三个基本环节，只有当这三个基本环节同时存在，并相互作用时，才能造成传染病的发生与流行。缺少任何一个环节，新的传染就不会发生，不可能形成流行。

（一）传染源

传染源是指体内有病原体生长、繁殖，并能排出病原体的人或动物。具体来说，传染源是指传染病患者、病原体携带者和受感染的动物。

1. 传染病患者作为传染源　患者是重要的传染源，因为患者体内存在着大量病原体，而且患者的某些症状有利于病原体的排出。有些传染病没有病原携带者，如麻疹、天花、水痘等，患者是唯一的传染源。

传染病病程经过可分为潜伏期、临床症状期和恢复期。各期成为传染源主要取决于是否排出病原体、排出数量及频度。

（1）潜伏期：指自病原体侵入机体至最早出现临床症状这段时间。潜伏期的长短因传染病而异，短的数小时，如金黄色葡萄球菌引起的食物中毒，长的可达数月甚至数年，如麻风病。

潜伏期的重要流行病学意义和用途：①潜伏期长短影响疾病的流行过程，潜伏期短的疾病流行趋势往往十分迅猛，很快即达高峰；而潜伏期长的疾病其流行波持续较久。②根据潜伏期可判断患者受感染的时间，从而追溯传染源和确定传播途径。③根据潜伏期可确定对接触者的留验、检疫或医学观察的期限。一般按平均潜伏期加 1～2 天。④根据潜伏期确定免疫接种的时间，如在麻疹潜伏期最初 5 天内进行被动免疫其效果最佳。⑤根据潜伏期可评价某项预防措施的效果。

（2）临床症状期：为出现该传染病特异性症状和体征的时期。由于该期病原体在体内繁殖最多，并且患者的有些症状有利于病原体排出，故传染性最强。例如，百日咳等呼吸道传染病的咳嗽，痢疾、霍乱等肠道传染病的腹泻，这些症状均使易感者增加感染传染病的机会。尤其轻型或非典型患者往往未进行隔离与治疗，作为传染源的意义较大。

（3）恢复期：此期患者开始恢复，临床症状消失，机体产生免疫力，体内的病原体被消除，多数不具传染性。但有些传染病，如细菌性痢疾、乙型病毒性肝炎等在恢复期内仍能排出病原体，可继续作为传染源。有些疾病排出病原体的时间更长，甚至可终身作为传染源，如伤寒慢性带菌者。

患者能排出病原体的整个时期，称为传染期。传染期的长短因病而异，传染期短的疾病其续发病例呈簇状出现，每簇病例之间的间隔相当于该病的潜伏期。传染期长的疾病，续发病例常陆续出现，持续时间较长。传染期是作为患者隔离期限的重要依据。

2. 病原携带者作为传染源　病原携带者是指没有任何临床症状但能排出病原体的人，分为以下三种：

（1）潜伏期病原携带者：即在潜伏期内携带病原体者，如霍乱、痢疾、伤寒、水痘和麻疹等。这种类型携带者多在潜伏期末期排出病原体。

（2）恢复期病原携带者：即临床症状消失后在一段时间内仍能排出病原体者，如伤寒、痢疾、白喉、流行性脑脊髓膜炎、乙型肝炎等。一般情况下，恢复期携带状态持续时间较短，但少数患者则持续较长时间，甚至终身。携带病原体在 3 个月以内称为暂时性病原携带者，在 3 个月以上的称为慢性病原携带者。慢性携带者往往呈间歇性排出病原体现象，若管理不善，往往可引起疾病暴发或流行。

（3）健康病原携带者：即整个传染期无明显症状而排出病原体者，如白喉、猩红热、流行性脑脊髓膜炎、脊髓灰质炎、霍乱、乙型肝炎等。健康携带者可能是隐性感染的结果。

病原携带者作为传染源的意义大小取决于携带者的类型、排出病原体的数量，持续时间及携带者的职业、生活行为、活动范围，环境卫生状况、卫生防疫措施等。

3. 受感染动物作为传染源 人感染以动物作为传染源的疾病称人畜共患病，目前已证实约有200余种。动物作为传染源的流行病学意义，主要取决于人与动物的接触机会与密切程度，且与动物的种类和密度有关。

（二）传播途径

传染病可通过一种或多种传播途径传染疾病。传播途径是指病原体从传染源排出后，经过一定的方式，到达与侵入新的易感者前，在外环境中所经历的全部过程。

1. 空气传播 呼吸道传染病主要经空气传播，病原体存在于呼吸道黏膜的黏液或纤毛上皮细胞碎片中，当患者呼气、咳嗽或打喷嚏时，其黏液或渗出物随气流经口、鼻喷至空气中。根据颗粒的大小又可分为飞沫、飞沫核和尘埃三种形式传播。

（1）飞沫传播：较小的飞沫飘浮在空气中，被易感者直接吸入引起感染，如麻疹。

（2）飞沫核传播：在空气中悬浮的飞沫，当外层水分被蒸发时形成有传染性的飞沫核，可在空气中飘浮一定时间，即使传染源已离开，易感者亦可因吸入飞沫核而感染，如白喉、结核病等。

（3）尘埃传播：含有病原体的较大飞沫干燥后落在衣服、床单或地面上，当人们在整理衣服或清扫地面时，带有病原体尘埃飞扬至空中，又可造成呼吸道传播，如结核杆菌、炭疽芽胞杆菌等。

2. 经水传播 许多肠道传染病，部分人畜共患疾病及某些寄生虫病均可经水传播。有两种类型：

（1）经饮水传播：饮用水被人体排泄物污染引起霍乱、伤寒、细菌性痢疾及甲型肝炎等。此类疾病的流行特征：①常呈暴发或流行，病例分布与供水范围相一致；②各年龄、性别、职业的人均可发病；③停止使用被污染的水源或经净化后，流行或暴发即可平息；④如水源经常被污染，病例可终年不断，发病呈地方性。

（2）经疫水传播：当人们接触疫水时可经皮肤或黏膜感染，如血吸虫病、钩端螺旋体病等。此类疾病的流行特征：①患者有疫水接触史，如游泳、洗澡、捕鱼及收割等；②呈地方性或季节性特点，一般在水网地区较常见；③如大量人群在流行区与疫水接触，可呈暴发或流行。

3. 食物传播 所有肠道传染病、某些寄生虫病、个别呼吸道传染病及少数人畜共患病（炭疽病）均可经食物传播。

此类疾病的流行特征：①患者有食用同一被污染食品史，不食用者不发病；②一次大量病原体污染食品，可形成暴发，累及人数与食用污染食品的人数有关；③多发生于夏秋季，一般不形成慢性流行；④停止供应污染食品，即可控制感染。

4. 接触传播

（1）直接接触传播：不借助任何外界因素，传染源与易感者直接接触而引起疾病的传播，如性病、狂犬病等。

（2）间接接触传播：易感者因接触被传染源排泄物或分泌物所污染的物品而引起感染造成疾病传播，也称日常生活接触传播。被污染的手在间接传播中起特别重要的作用。多种肠道传染病、某些呼吸道传染病、皮肤传染病等均可经此途径传播。

间接传播的流行病学意义与病原体在外环境中的抵抗力、日常消毒制度是否完善、人们的卫生知识水平及卫生习惯等有关。

5. 虫媒传播　又可称为节肢动物传播，如蚊、蝇、蚤、虱、蜱和螨等节肢动物。根据传播疾病的方式不同可分为两类：机械性传播和生物性传播。前者如伤寒、细菌性痢疾等肠道传染病可由苍蝇接触、反吐或随同它们的粪便排出病原体传播。后者如疟疾、斑疹伤寒等疾病可经吸血节肢动物叮咬吸血时传播。

虫媒传播传染病的流行特征：①地区性分布明显，病例分布与虫媒的分布一致；②季节性分布明显，病例季节性升高与相应节肢动物繁殖活动的季节相一致；③具有职业特点，如森林脑炎多见于伐木工人；④具有年龄分布特点，老疫区病例多见于儿童，新疫区病例无年龄差异；⑤人与人之间多无直接传播。

6. 经土壤传播　易感人群接触了传染源的排泄物或分泌物以直接或间接方式污染的土壤而引起的传播。例如，传染病患者的尸体处理不当而污染土壤，有些肠道寄生虫病必须在土壤中发育至一定阶段才能感染人，如蛔虫卵、钩虫卵等。经土壤传播病原体的意义大小，取决于病原体在土壤中的存活力，人与被污染土壤接触的机会及人卫生习惯等。

7. 医源性传播　指的是在医疗卫生工作中因未严格按照操作规程而人为地引起某些传染病的传播。其可归纳为两类：一是易感者在接受了不合格的诊疗方式后造成感染，多见于器械、针筒、针头、导尿管等消毒不严格或被污染。二是由于生物制品或药品受污染而引起的疾病传播。

8. 垂直传播　指的是病原体由母体传给子代，也称母婴传播。有以下三种方式：

（1）经胎盘传播：受感染孕妇体内的病原体可经胎盘血液传给胎儿，如风疹病毒、水痘病毒、麻疹病毒、肝炎病毒及巨细胞病毒等。

（2）上行性传播：病原体经孕妇阴道抵达绒毛膜或胎盘引起胎儿感染，如葡萄球菌、单纯疱疹病毒、白色念珠菌等。

（3）分娩引起的传播：如孕妇产道污染严重，分娩时污染胎儿，如淋球菌、疱疹病毒等。

（三）人群易感性

人群易感性是指人群对某种传染病病原体的易感程度或免疫水平。对某种传染病缺乏免疫力，容易受感染的人群称为易感人群，其中的个人称为易感者。人群对某种传染病易感水平的高低，取决于易感者在该人群中所占的比例及其分布情况，也与人群的一般健康状况有关。

新生人口增加、易感者的集中或进入疫区等易引起传染病流行。病后获得免疫、人群隐性感染，人工免疫等均可使人群易感性降低，不易引起传染病流行或终止其流行。

1. 影响人群易感性升高的因素

（1）新生儿增加：由于婴幼儿体内缺乏特异性免疫力，新生儿出生 6 个月以上未经人工免疫者，对许多传染病都易感。个别传染病如百日咳，6 个月以内的婴儿也易感。

（2）易感人口迁入：长期居住在流行区的居民，因患病或隐性感染而获得一些疾病免疫力。非流行区居民迁入后，因缺乏相应免疫力，而使流行区的人群易感性升高。常见于某些地方病或自然疫源性疾病。

（3）免疫人口免疫力自然消退：许多传染病（包括隐性感染）或人工免疫后经过一段时间，人口免疫力逐渐降低，又成为易感人口，使人群易感性升高。

（4）免疫人口死亡：免疫人口的死亡，可以相对地使人群易感性升高。

2. 影响人群易感性降低的因素

（1）计划免疫：降低人群易感性最重要的措施是对易感人群实施计划免疫及必要时强化免疫接种，全球消灭天花的辉煌成就，其最重要的对策就是实施痘苗接种计划。

（2）传染病流行后免疫人口增加：传染病流行后有相当数量的易感者因病后而获得一定免疫力，其免疫力的大小和持续时间因病种而异。

（3）隐性感染后免疫人口增加：通过隐性感染可以获得免疫力，使人群易感性降低。但隐性感染者可作为传染源，一般认为这种降低人群易感性的方式不牢固。

（四）影响流行过程的因素

1. 自然因素 主要指地理因素与气候因素。大部分虫媒传染病和一些自然疫源性传染病，有较严格的地区和季节性。水网地区、气候温和、雨量充沛、草木丛生适宜于啮齿动物、节肢动物的生存、繁衍与活动。寒冷季节易发生呼吸道传染病，消化道传染病夏秋季节高发。

2. 社会因素 主要是社会制度、生活水平、医疗水平和卫生保健水平。例如，生活水平低、工作与卫生条件差，可致机体抗病能力低下，增加感染的机会，为传染病的流行提供条件。

（五）疫源地与流行过程

疫源地指的是传染源向周围排出病原体所能波及的范围，每个传染源可单独构成一个疫源地，但一个疫源地内可同时存在一个以上的传染源。病原体从传染源向周围播散的范围较小或者单个疫源地称疫点。传染病在人群中暴发、流行，其病原体向周围播散时所能波及的地区称疫区。

1. 疫源地范围 取决于三个因素，即传染源活动范围、传播途径的特点和周围人群的免疫状态。不同传染病的疫源地大小不一，同一种传染病在不同条件下，其疫源地范围也不相同。

2. 疫源地消灭的条件 ①传染源已被迁走（住院、治愈或死亡）；②通过各种措施消灭传染源排至外环境中的病原体；③所有易感的接触已度过该病的最长潜伏期而未发病或感染。

每个疫源地均由它前一个疫源地引起，而它又是发生新疫源地的基础。一系列相互联系、相继发生的疫源地构成传染病的流行过程。疫源地被消灭，流行过程也就中断。

二、传染病的防治措施

（一）第一级预防

第一级预防是在疫情未出现时对易感人群和可能存在病原体的外环境、媒介昆虫、动物等所采取的根本性预防措施。

1. 健康教育 核心是通过提倡有益健康的行为和生活方式来预防疾病。健康教育工作包括面向全社会的卫生宣传工作和学校卫生保健教育，以及卫生保健指导、健康咨询、家庭探视和卫生监测等。其针对不同病种有计划、有目的地向群众讲解防治传染病的知识，及时让群众了解不同季节和时期传染病的发生情况、危害及防治方法。

2. 改善卫生条件 采取涉及环境卫生、食品卫生、个人卫生措施，其主要内容包括改善饮用水的卫生条件、实施饮用水消毒，提供符合国家卫生标准的饮用水；认真贯彻食品卫生法，加强食品卫生监督；有计划地建设和改造公共卫生设施；对生活三废（污水、污物、粪便）实施无害化处理；对公共场所开展经常性的消毒、杀虫、灭鼠工作，消除媒介昆虫、动物等传播传染病的危害。

3. 卫生检疫 分为国境卫生检疫、国内卫生检疫和疫区卫生检疫。国境卫生检疫是指国境卫生检疫机关依照有关法规，对进出国境人员、交通工具、货物、行李和邮件等实施的医学观察、卫生检查和必要的卫生处理，防止传染病由国外传入或由国内传出。国内卫生检疫是指对国内交通进行的卫生检疫。疫区卫生检疫是指当国内某地区有应检疫的传染病存在时，有关部门可宣布该地区为疫区，并限制疫区与非疫区的交往，对疫区进行检疫，以防止传染病的传播。具体依照我国对外政策和《中华人民共和国国境检疫法》《中华人民共和国检疫条例实施细则》所规定的各项办法实施。

4. 预防接种　又称人工免疫，是将生物制品接种到人体内，使机体产生对某传染病的特异性免疫力，以提高人群免疫水平，预防传染病的发生与流行。预防接种最重要地是保证接种者的安全有效，因此，必须根据传染病疫情和人群免疫状况分析，按照科学的免疫程序，有计划地对易感人群进行预防接种。按获得免疫的来源不同，预防接种的种类可分为下列三类。

（1）人工自动免疫：是指以免疫原性物质接种（注射、口服等）人体，使之自行产生特异性免疫。免疫原物质包括处理过的病原体或其提炼成分及类毒素等。人工自动免疫制剂现统称为疫苗，按使用生物制品分灭活疫苗、减毒活疫苗、类毒素和多联多价疫苗 4 类。

（2）人工被动免疫：将含抗体的血清或制剂注入人体，使人体获得现成的抗体而受到保护。抗体半衰期一般不超过 25 天，保护时间较短，主要是在有疫情时使用。常用被动免疫制剂有免疫血清和免疫球蛋白两类。

（3）被动自动免疫：指在进行人工被动免疫的同时又进行人工自动免疫，使机体既可迅速获得免疫保护，同时又能产生较持久的免疫力。例如，在有白喉疫情时，给接触过白喉传染源的易感者注射白喉抗毒素，使他马上得到抗毒素被动免疫的保护，同时接种精制吸附白喉类毒素，刺激其机体产生特异性抗体，产生持久的免疫力。

扩大国家免疫规划

为有效预防和控制传染病，促进公共卫生事业和社会经济的协调发展，保障人民群众身体健康，经国务院批准，从 2007 年起，扩大国家免疫规划疫苗范围，在现行全国范围使用的国家免疫规划疫苗基础上，将甲肝疫苗、流脑疫苗、乙脑疫苗、麻疹腮腺炎风疹联合疫苗、无细胞百白破疫苗纳入国家免疫规划，对适龄儿童实行预防接种；并根据传染病流行趋势，在流行地区对重点人群进行流行性出血热疫苗、炭疽疫苗和钩端螺旋体疫苗接种。

我国计划免疫的主要内容是儿童基础免疫，也就是对 7 周岁及 7 周岁以下儿童进行卡介苗、脊髓灰质炎三价糖丸疫苗、百白破混合制剂和麻疹疫苗的基础免疫接种和以后适时的加强免疫，使儿童获得对结核、麻疹、脊髓灰质炎、百日咳、白喉和破伤风的免疫力，以预防相应的传染病发生，概括为“四苗防六病”。最新的计划免疫增加了乙肝疫苗免疫，有些地区把流行性乙型脑炎、流行性脑脊膜炎的免疫接种也纳入计划免疫范畴。

链接

（二）第二级预防

第二级预防是指疫情发生后，采取的针对传染源、传播途径和易感人群三个环节的预防措施。

1. 疫情管理　对所发生的每一例传染病患者及其疑似患者应按规定及时报告和登记，定期进行统计、分析、预测、预报和疫情交换。要重视疫情报告真实性，及时、准确和完整地掌握传染病疫情资料，如实报告疫情，不能隐瞒。2013 年 6 月 29 日第十二届全国人民代表大会常务委员会第三次会议通过对《中华人民共和国传染病防治法》作出修改，规定法定传染病分为甲类、乙类和丙类三类。

（1）甲类传染病：鼠疫、霍乱。

（2）乙类传染病：传染性非典型肺炎、艾滋病、病毒性肝炎、脊髓灰质炎、人感染高致病性禽流感、麻疹、流行性出血热、狂犬病、流行性乙型脑炎、登革热、炭疽、细菌性和阿米巴性痢疾、肺结核、伤寒和副伤寒、流行性脑脊髓膜炎、百日咳、白喉、新生儿破伤风、猩红热、布鲁氏菌病、淋病、梅毒、钩端螺旋体病、血吸虫病、疟疾。

（3）丙类传染病：流行性感冒、流行性腮腺炎、风疹、急性出血性结膜炎、麻风病、流行性和地方性斑疹伤寒、黑热病、棘球蚴病、丝虫病，除霍乱、细菌性和阿米巴性痢疾、伤寒和副伤寒以外的感染性腹泻病。

对乙类传染病中传染性非典型肺炎、炭疽中的肺炭疽、人感染高致病性禽流感采取本法所称甲类传染病的预防、控制措施。

部分法定传染病病种管理发生调整

国家卫生与计划生育委员会网站 2013 年 11 月 4 日发布《关于调整部分法定传染病病种管理工作的通知》。《通知》中称，根据《中华人民共和国传染病防治法》规定，将人感染 H7N9 禽流感纳入法定乙类传染病；将甲型 H1N1 流感从乙类调整为丙类，并纳入现有流行性感冒进行管理；解除对人感染高致病性禽流感采取的传染病防治法规定的甲类传染病预防、控制措施。

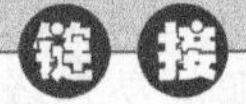

2. 传染源的管理

（1）对患者的措施：关键在广泛开展卫生宣传，普及群众卫生常识，增长群众识别传染病的能力。建立健全传染病报告网络，动员群众互报、自报；开展疾病普查、健康检查和卫生检疫等，做到“五早”，即早发现、早诊断、早报告、早隔离、早治疗。对确诊的传染患者，按《中华人民共和国传染病防治法》的规定实施分级管理。

（2）疑似患者的管理：对疑似患者，应尽早明确诊断，并按《中华人民共和国传染病防治法》的规定实施分级管理。

（3）对病原携带者的措施：许多传染病均有病原携带者，按其危害程度的不同可在该地按病种有目的地检查，如新生入学、新兵入伍、招工健康体检可发现病原携带者，对发现的病原携带者应作好登记；对传染病恢复期患者应密切注意追踪接触者。对特殊职业如托幼机构、水厂、饮食业、牛奶厂的人员应定期进行健康体检，一旦发现病原携带者就要依法进行管理、治疗、调换工作岗位。艾滋病、病毒性肝炎和疟疾的病原携带者严禁做献血员。

（4）对接触者的管理：接触者指曾经接触传染源而有可能受感染者。接触者都应该接受检疫，检疫期限从最后接触之日算起相当于该病的最长潜伏期。对已经发生甲类传染病病例的场所或者该场所内的特定区域的人员，所在地的县级以上地方人民政府可以实施隔离措施，并同时向上一级人民政府报告；接到报告的上级人民政府应当即时作出是否批准的决定。上级人民政府作出不予批准决定的，实施隔离措施的人民政府应当立即解除隔离措施。

（5）对动物传染源的管理：有经济价值、对人类危害不大的动物，如家畜，应予隔离治疗；无经济价值危害较大的动物，应予消灭，如鼠；对危害性较大的病畜和野生动物，应予以捕杀、焚烧或深埋，如患疯牛病和炭疽病的家畜，患狂犬病的家狗、野狗等。另外要做好家畜和宠物的预防接种和检疫工作。

传染病患者、病原携带者和疑似传染病患者，在治愈前或者在排除传染病嫌疑前，不得从事法律、行政法规和国务院卫生行政部门规定禁止从事的易使该传染病扩散的工作。

3. 对传播途径的措施 切断传播途径是许多传染病防治的主要措施，其内容包括预防性消毒和疫源性消毒、杀虫和一般卫生措施等。消毒、杀虫的目的在于消除外环境中传播媒介上的病原体和能传播传染病的医学节肢动物。一般卫生措施主要是搞好饮食卫生、饮水消毒、粪便无害化处理、环境卫生、居住卫生和个人卫生等。不同的传染病其传播途径不同，因而采取的措施也不相同。

4. 对易感者的措施 当发生传染病时，被动免疫是保护易感者的有效措施，如注射胎盘球蛋白或丙种球蛋白，对预防麻疹、流行性腮腺炎、甲型肝炎等均有一定效果。在某些传染病流行时，可以给予药物预防，如磺胺类药物预防流行性脑脊髓膜炎等。当发生传染病时，要做好个人防护，针对不同种类的传染病可戴口罩、手套、鞋套，穿隔离衣，使用蚊帐、安全套（避孕套）等，都可起到一定的个人防护作用。

（三）第三级预防

第三级预防即对传染病患者进行正确、及时、有效的治疗，彻底治愈传染病患者，其目的是尽早终止传染过程，减弱或消除传染源的作用，防止传染病患者成为病原携带者。并注意极力减少疾病的不良反应，防止疾病恶化，防止复发转移；减少疾病所造成的损害和残疾，降低并发症；对伤残者应进行康复治疗。

第 2 节 生物地球化学性疾病与健康

一、概　　述

生物地球化学性疾病（biogeochemical disease）是指由于地球地壳表面化学元素分布不均匀，使某些地区的水和（或）土壤中某些元素过多或过少，通过食物和饮水使人体内某些元素过多或过少而引起的某些特异性疾病。常见有碘缺乏病、地方性氟病、大骨节病、克山病、地方性砷中毒等。其中碘缺乏病、地方性氟病，流行范围广、病区人口数量大，危害也较大。

二、碘缺乏病

碘缺乏病（iodine deficiency disorders，IDD）是由于自然环境碘缺乏造成胚胎发育到成人期由于摄入碘不足所引起的一组有关联疾病的总称。其包括地方性甲状腺肿、地方性克汀病、地方性亚临床克汀病、单纯性聋哑、流产、早产、死胎、先天性畸形等。以前命名为地方性甲状腺肿和地方性克汀病，现在统称为碘缺乏病。IDD 不是单一的疾病问题，而是严重的公共卫生问题，是社会关注、国家限期消除的疾病之一。我国将每年的 5 月 15 日定为全国碘缺乏病防治日。

（一）流行特征

1. 地区分布 全球有 118 个国家共 16 亿人生活在缺碘地区，其中地方性甲状腺肿患者达 5.66 亿，克汀病患者 600 万以上，脑功能受损患者高达 3 亿人，每年因碘缺乏导致的 3 万名尚未出生的胎儿死亡，约 12 万名新生儿智力和身体发育障碍。

我国曾是世界上碘缺乏病分布广泛、病情严重的国家之一。20 世纪 70 年代调查显示，我国绝大多数地区均不同程度地流行碘缺乏病，受威胁人口约 7.2 亿，曾有地方性甲状腺肿患者 3500 万人，地方性克汀病患者 25 万人。目前，我国仍有 700 万地方性甲状腺肿患者和 19 万克汀病患者，14 岁以下的智力残疾儿童有 539 万人。除上海外，其他各省、市、自治区均有不同程度的流行，山区多于平原，内陆多于沿海，尤以西北、东北、西南等地区病情比较严重。

碘缺乏病为何如此广泛

人体需要的碘主要来源于食物，由于食物链的作用，土壤缺碘导致植物、动物缺碘。人吃了缺碘的食物，造成碘摄入不足。自然环境缺碘是指土壤和水中碘不足。在第四纪冰川期，由于冰河溶解，冰水冲刷，将富碘的成熟土壤大量冲走。而岩石形成的新土壤，其碘含量仅为原成熟土壤的1/4，这样就造成世界上大部分地区环境存在碘缺乏现象。这就是地球土壤中碘缺乏的主要原因。洪水泛滥、沙漠化和雨水冲刷，致使局部地区土壤中的碘连同土壤被冲走而加重碘缺乏。人类想改变自然环境中的缺碘状况几乎是不可能的，因此碘缺乏病是一种广泛存在的疾病。

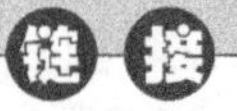

2. 人群分布 本病在流行区任何年龄的人都可以发病，但不同年龄、性别，不同的发育阶段和不同的生理状态，需碘量是不同的，决定了IDD的人群分布特征。由于妊娠、生育、哺乳等因素使女性需碘量高于男性，相对缺碘严重，故而重于男性；青春发育期需碘量增加，故青春发育期患病率、发病率高于其他年龄组。本病在儿童时期开始出现，青春发育期需碘量急剧增加，40～45岁以后逐渐下降，女性早于男性。其中地方性甲状腺肿多发生在儿童、青少年和妇女（育龄妇女、孕妇及哺乳妇女）中，一般女性患病率明显高于男性，而地方性克汀病的男女患病率无明显差别。

3. 时间分布 从长期趋势看，碘缺乏病的长期变异与防治措施的强化有直接关系。我国在食用加碘食盐后，碘缺乏病的发病率已得到有效的控制，患病率从原来的11%降到现在的2%左右。

（二）发病因素

1. 环境因素 环境中碘含量少到不能满足人体最低需要时称之为环境碘缺乏。这是公认的引起IDD的主要因素。人体通过食物（80%～90%）、饮水（10%～20%）、空气（5%）从环境中补充碘。当碘的日摄入量低于40μg或水中含碘量＜10μg/L时，即可造成碘营养不足，出现IDD流行。

2. 膳食因素 如含氰苷的木薯、玉米、高粱、杏仁等在体内形成的硫氰酸盐可抑制甲状腺浓集碘，促进碘的排出；芥菜、甘蓝、卷心菜、萝卜含硫葡萄糖苷，其水解产物可抑制碘的有机化；硫尿类药物也可抑制碘有机化。以上物质均有加重缺碘而致甲状腺肿的作用，即促甲状腺肿物质。但如果碘摄入量充分，单纯此类物质不致形成甲状腺肿。另外，膳食蛋白质、热量、维生素不足和高钙，矿物质摄入不平衡（镁、锰、铁高，硒、钴、钼低）等因素都可加重碘的缺乏。

3. 其他 克汀病发病的家族聚集性提示缺碘敏感不能排除遗传因素作用。

（三）发病机制

碘摄取不足造成血浆碘化物的浓度下降，甲状腺滤泡上皮不能浓集足够的碘以合成甲状腺素，造成血液中甲状腺素水平低下。通过下丘脑－垂体－甲状腺反馈机制，刺激垂体前叶促甲状腺素（TSH）分泌增加，使甲状腺滤泡上皮细胞增生，滤泡增殖，甲状腺体代偿性肿大。由于长期持续性缺碘，这种增生性代偿超出了生理范围，表现为过度肥大，即为甲状腺肿。人的脑发育必须依赖甲状腺激素（特别是T_4），它参与神经细胞的生长、增殖、发育并分化成具有不同功能的神经细胞核团，以及建立神经细胞之间复杂而广泛的联系网络的全部过程。在胚胎期及出生后早期的脑发育临界期严重缺碘时，可造成大脑不可逆的发育障碍或损伤而致克汀病。轻度缺碘造成的智能轻度损伤而没有明显的其他临床症状即亚临床克汀病。

（四）主要临床表现

碘是人体必需的微量元素，摄入不足或过量都会对人体健康产生危害。由于人的年龄、性别不同，又处在不同发育时期或不同生理状态，因而碘摄取不足所造成的后果表现各异。

1. 地方性甲状腺肿　是指长期食用缺碘的水和食物后所出现的以甲状腺肿大为明显临床特征的疾病。轻症者多无明显症状，严重者可产生压迫症状。例如，较大结节压迫气管，可致呼吸困难、气短、咳喘等；压迫食管可有吞咽困难；压迫喉返神经可出现声音嘶哑、失声、痉挛性咳嗽等；压迫颈静脉可出现面部淤血等。

临床上对甲状腺肿的性质按三种类型描述：①弥漫型：甲状腺均匀增大无结节；②结节型：甲状腺上有一个或几个结节；③混合型：在弥漫肿大的甲状腺上，摸到一个或几个结节。对甲状腺的肿大程度，可分为：增大（不超过本人末节拇指），I 度（＜1/3 拳头），II 度（＜2/3 拳头），III 度（＞2/3 拳头）和 IV 度（＞1 个拳头）。

2. 克汀病　主要表现为大脑和组织、器官分化发育受到严重损害，出现一系列以聋、哑、呆、小、瘫为典型特征的神经系统和体能障碍。所谓呆即智力低下甚至痴呆；小即身材发育落后，身材矮小，上、下身比例失调，行路不稳，甚至没有劳动能力；瘫即严重的神经系统发育障碍，下肢痉挛性瘫痪。按其临床表现，可分为三型：①神经型，以痴呆、聋哑和下肢痉挛性瘫痪为特点，大部分患者属此型；②黏肿型，甲状腺功能低下为主，全身黏液水肿、发育迟滞、身材矮小；③混合型，兼有前二型特征。

3. 亚临床克汀病　轻度缺碘或由于个体对缺碘耐受性高、机体代偿好，智能损伤比克汀病轻微，神经系统、听力、语言、生长发育、运动技能等临床症状不突出，常被误认为“正常儿童”，往往在入学后表现出智能方面的问题。其发病率远远高于典型克汀病，可达缺碘地区全部儿童的 5%～15%，严重影响国民素质。

地方性克汀病、亚克汀病主要形成于从妊娠开始到出生后 2 年的脑发育关键期，多为不可逆性损害，无特效治疗办法，只能加强预防，减少发生。

4. 其他表现　重病区妇女月经失调、不育症、排卵停止、流产、早产、死产、围产期婴儿死亡率高，先天畸形，出生缺陷等。

碘缺乏与智力

智力是我们人类进行学习、工作和生活必须具备的基本能力。无法想象在人口智力素质低下的社会中，如何能够提高整个社会的文化经济水平。在严重碘缺乏地区，整个村庄选不出一位合格的会计和拖拉机手，甚至无兵可征，全村被称为“傻子村”。人们常用“一代肿（甲肿）、二代傻（克汀病）、三代断根芽（人口逐渐减少）”来形容“傻子村”。碘缺乏导致的智力缺陷儿童，生活不能自理，成为父母和社会的沉重负担。因此，无论是从个人、社区或整个国家来说，碘缺乏对人类的最大危害就是影响脑发育。因此，彻底消除碘缺乏是涉及提高人口素质的大事情。

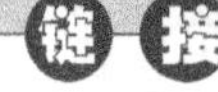

（五）防治措施

1. 碘盐　全国 1996 年起全民食用碘盐，合格的碘盐标准为：碘盐加工生产场所（含批发单位）的碘盐中碘离子不低于 40mg/kg，销售单位不低于 30mg/kg，碘盐用户不低于 20mg/kg。使用碘盐应注意防潮、防晒、密闭保存，炒菜和煮沸时间不要太长，以减少碘挥发损失。

2. 碘油 即碘化油，是含大剂量碘的一种长效制剂。碘油进入人体后，常储存于注射部位或人体的脂肪组织中，形成“碘库”，“碘库”再缓慢释放出碘，供人体在一定时间内使用，临床上一般可采用肌内注射或口服方式给药。采用碘油补碘主要适用于重病区育龄妇女、孕妇、婴幼儿和儿童。新婚育龄妇女、孕妇、哺乳期妇女、0～14 岁儿童，每年补服一次碘油胶丸。

3. 富含碘食物 要开展宣传教育，提倡多食用海带、紫菜、海鱼、虾等富碘食品，以增加碘的摄入。

另外，开展新生儿脐带血或出生后 3 天内足跟血，用放射免疫法检查 TSH 含量，及时发现、及时治疗甲状腺功能低下儿，杜绝克汀病新发。

三、地方性氟病

地方性氟病是在特定的地理环境中发生的一种生物地球化学性疾病，它是在自然条件下，人们长期生活在高氟环境中，主要通过饮水、空气或食物等介质，摄入过量的氟而导致的全身慢性蓄积性中毒，以氟斑牙和氟骨症为典型临床特征，也可称为地方性氟中毒。

（一）流行特点

1. 地区分布 地方性氟病是世界上分布最广的一种地方病之一。全世界有 50 多个国家流行此病。我国除上海市、海南省外，其他省、市、自治区均有不同程度的流行。病区大部分分布在气候干燥或相对干燥，降雨量低于蒸发量的地区。使用含氟高的煤可形成煤烟型氟污染病区。根据地方性氟病的发病原因，可将其分为以下三种类型。

（1）饮水型：此型最为常见，分布最广。氟的化学性质活泼，自然界的氟都以化合物形式以近百种含氟矿物存在。绝大多数矿物中的氟化物均可溶于水，迁移能力很强，致使饮水中含氟过量。此型分布面积十分广泛，危害人口多，病区与非病区呈交叉间杂形式存在。在我国有下列三种亚型。

1）干旱、半干旱地区：蒸发量高、降雨量少使浅层地下水蒸发浓缩，含氟盐类积聚而成高氟水，多属富含氟的盐湖、盐渍地、低洼地。此型高氟区在我国由东北向西北带状分布，如黑龙江、吉林、山西、陕西、宁夏、甘肃、青海等省份的部分地区。氟在地面水中含量通常＜0.5mg/L，浅层地下水＜1.5mg/L。但在上述高氟区多在 1.6～10mg/L，甚至更高，如陕西定边县达 32mg/L，宁夏灵武最高为 40mg/L。

2）富氟岩石矿床区：经风化、淋浴、吸附作用，氟从岩石中释放出来进入土壤或溶入流经的地下水中。此型高氟区为散在分布，如山东烟台、贵州贵阳、浙江武义、河南洛阳等。

3）温泉与地热水地区：高温、高压条件下，地下水易溶入氟化物。此型高氟区呈散在局限分布，如浙江义乌、福建龙溪等。

（2）煤烟型：多为高寒山区或气候寒冷、潮湿、烤火期较长的地区。水无明显高氟，但煤炭矿层储量多，且含氟量极高。当地居民在室内燃煤取暖、做饭，并习惯用煤火来烘烤食品，造成室内空气和食物严重污染。此型见于湖北鄂西、宜昌，四川绵阳、万县，贵州毕节和云南昭通等地。

（3）食物型：此型高氟区不多见，是由于天然食物如井盐、砖茶含氟超量。

2. 人群分布 儿童（6～15 岁）可患氟斑牙，恒牙形成期生活在高氟区的儿童均可患氟斑牙，且终身携带，但恒牙形成后再移居高氟区者一般不患氟斑牙。氟骨症多见于成年人（16～50 岁），儿童发病比较少见。16 岁以上特别是 20 岁以后增加明显，主要在青壮年时期，且随年龄增长患病率增加，病情加重。一般认为氟斑牙和氟骨症均无明显的性别差异。但在一些病区，由于特殊的生理原因，女性氟骨症患者常多于男性。发病潜伏期一般在 10 年以上。饮茶型氟中毒的发生具有明显的民族特征，主要发生在习惯饮用砖茶、砖茶泡成的奶茶或酥油茶的少数民族人群中。

（二）发病因素

氟是自然界分布较广的微量元素，也是人体必需的微量元素之一。氟是牙齿和骨骼不可缺少的成分，少量氟可以促进牙齿牙釉质对细菌酸性腐蚀的抵抗力，防治龋齿，过多则会对机体造成危害。长期摄入过量氟是发生该病的主要原因，人体摄入总氟量每天超过 4mg 时即可引起慢性氟中毒。我国北方病区主要为饮水所致，西南病区为燃煤污染。营养不良，特别是蛋白质、钙、维生素缺乏时，机体对氟的敏感性增高。

氟过量造成的各种病变损害与氟摄入量呈正相关，见表 16-1。

表 16-1　水含氟量与其毒性关系

水含氟量（mg/L）	作用及毒性表现
1	预防龋齿
2	氟斑牙
5	引起骨硬化症
8	10% 骨硬化症
20	氟骨症（伴有残疾）
50	甲状腺病变
100	生长发育迟缓
125	肾脏病变或异常
2500～5000	死亡

（三）发病机制

1. 破坏钙磷代谢　过量的氟进入人体后与钙结合形成氟化钙，主要沉积于骨组织中，少量沉积于软骨中，使骨质硬化，甚至骨膜、韧带及肌腱等硬化，从而引起一系列症状。氟与钙结合使血钙减少，从而刺激甲状旁腺分泌增多，溶骨作用加强，加速了骨的吸收，使骨质疏松或软化，此种现象更多见于产妇及哺乳期妇女。

2. 抑制酶的活性　氟与钙、镁结合成难溶的氟化钙及氟化镁，故体内许多需要钙、镁参加的酶活性被抑制。例如，抑制烯醇化酶和琥珀酸脱氢酶等，使三羧酸循环障碍，糖原合成减少，致骨组织营养不良；抑制骨磷化酶，致骨组织钙盐的吸收和蓄积障碍。

3. 对牙齿的作用　氟通过两种途径而具有防龋齿的作用：①取代牙釉质中的羟磷灰石的羟基而形成氟磷灰石，提高牙釉质的机械强度和抗酸腐蚀强度；②抑制口腔中的乳酸杆菌，降低其分解碳水化合物的产酸活性。但是，体内进入过量氟，大量沉积于牙组织中，可影响牙釉质形成正常的棱柱状规则结晶结构，形成不规则的球状结构，产生斑点、缺损或条纹，同时牙釉质的硬度减低、质脆易碎裂，甚至可早期脱落。

（四）主要临床表现

地方性氟病主要以侵犯骨骼和牙齿为主，也可同时累及中枢神经、心血管、胃肠道、肌肉等多系统。

1. 氟斑牙　根据临床表现的程度不同分为三型。

（1）白垩型：斑状、片状或整个牙面无光泽，粗糙似粉笔外观。

（2）着色型：牙面微黄、黄褐、黑褐色，逐步加重。

（3）缺损型：牙釉质脱落，呈点状、片状或地图形凹陷，或广泛的黑褐色斑块，且有浅窝或花斑缺损，深度仅限于釉质，而牙本质无明显病变。

2. 氟骨症　摄入过多氟可引起骨密度增加、骨质变硬、骨质增生（肌肉、肌腱及韧带附着部位特别明显）、骨皮质及骨膜增厚，表面凹凸不平，韧带钙化，椎间管变窄。

（1）轻度：只有临床症状，如腰、膝及全身关节痛，伴有僵硬感，活动后可缓解。可伴有头痛、头晕、乏力、蚁走感等非特异性神经系统症状及消化系统症状。

（2）中度：除上述症状外，还有骨关节功能障碍。例如，屈肘时手不能搭肩，上举不到 180°，下蹲时足跟不能着地，脊柱关节活动范围小等。

（3）重度：骨关节障碍甚至出现畸形，劳动能力基本丧失。例如，驼背或脊柱僵硬似板状，肢体活动严重受限，如不能洗颈梳头，基本不能下蹲和屈膝，只能站立大小便，行走困难。

（4）极重度：严重的骨骼变形，肌肉萎缩僵硬，不能行走活动，甚至发生截瘫，完全丧失生活自理能力。

（五）防治措施

1. 预防 减少氟的摄入量是根本性的预防措施。饮水型以改水降氟为原则，而煤烟型以改灶防污染为主。做好预防不仅能控制新发，而且对原有的氟骨症患者也可起到一定治疗作用。常用的方法有：①人工降氟（沉降）法，有明矾法、三氯化铝法、过磷酸法及骨炭法等；②改用低氟水源，如引用江、河、水库的地面水，打低氟的深井及收集、储备天然降水等；③生态环境的综合治理，改造盐碱土壤、疏通河道、植树造林，以减少氟化物积蓄；④进行防氟健康教育，改变不良生活习惯，改善营养，增强体质等。

2. 治疗 结合环境监测和人体健康检查，早期发现、早期诊断和早期治疗。氟斑牙可采用涂膜覆盖法、复合树脂涂抹、GD可见光固化复合树脂修复；氟骨症除矫形外科和支持疗法外，尚无确切有效疗法，可采用蛇纹石（天然镁硅酸盐）复方制剂、钙剂、维生素 D_2、维生素C、氢氧化铝等减少氟吸收，促进其排泄。此外还可用口服碘化钾、甲状腺制剂等同时根据患者实际情况进行手术治疗。

第3节 常见慢性非传染性疾病防治

一、心脑血管疾病

心脑血管疾病是指心脏和动脉血管发生硬化而引起心脏和脑的缺血或出血的心血管疾病和脑血管疾病的统称，泛指由于高脂血症、血液黏稠、动脉粥样硬化、高血压等所导致的心脏、大脑及全身组织发生缺血性或出血性疾病的通称。心血管疾病发病率、致残率及死亡率都很高，是全世界人群的头号死因，严重威胁人类生命和健康。在心脑血管疾病中，主要致死的是冠心病和脑卒中。

（一）流行特征

1. 时间分布 据WHO报告，2008年，全世界心血管疾病死亡约1733万人，在全部死因中占30.46%，由于不同地区发展程度不同，心血管疾病发展阶段也不一样，但从全球整体上来看，心血管疾病的发病率和死亡率一直呈上升趋势。

从2009年起，我国心血管病死亡率的上升速度明显趋缓，有形成平台期态势（图16-1）。我国现有心血管病患者2.9亿人，每5个成年人中就有1个心血管疾病患者，而且心血管疾病发患者数仍在不断增加。2012年，心血管病在城市居民疾病死亡构成中占41.1%，在农村中占38.7%，居各种疾病之首，高于肿瘤及其他疾病。

2. 地区分布 不同地区的心脑血管病有很大的差异。与西欧和北美比较，东欧、俄罗斯和波罗的海国家的冠心病和脑卒中发病率更高；我国及部分非洲国家脑卒中高发而冠心病发病率较低，目前我国脑卒中死亡率已居世界第二位。2012年中国卫生统计年鉴显示，2003～2011年中国农村脑血管病死亡率总体上高于城市。

3. 人群分布

（1）年龄、性别：心脑血管疾病为中、老年的主要疾病，在30～40岁以前很少发病，以后随年龄增大而增加。在冠心病发病年龄上，一般认为男性年龄超过40岁，冠心病的患病率随年龄增长而升高，大约每增长10岁患病率上升一倍。女性较男性晚10年左右发病，

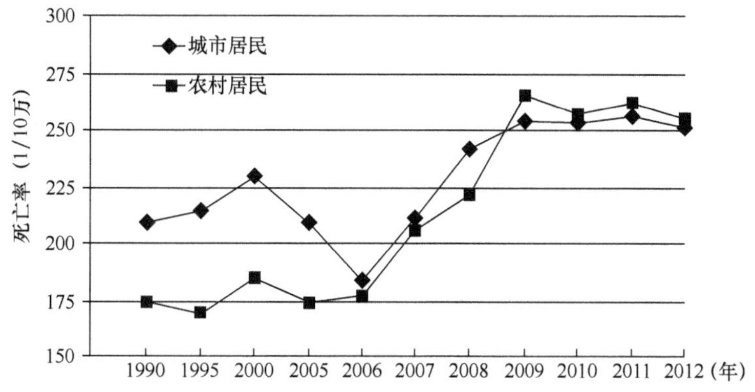

图 16-1 1990～2012 年中国城乡居民心血管病死亡率变化
（资料来源：中国心血管病报告 2013）

在绝经期后，女性患病率明显增加，逐渐接近男性。我国脑卒中调查资料显示，从 35 岁开始，脑卒中的发病率明显上升，到 50 岁进入了高峰。世界各国男性的心脑血管发病率、死亡率均高于女性。在西方国家，脑卒中的男女之比为 1.35 ∶ 1。最新资料显示，我国包括心血管疾病在内的多种慢性非传染性疾病发病率和死亡率男性明显高于女性（图 16-2）。

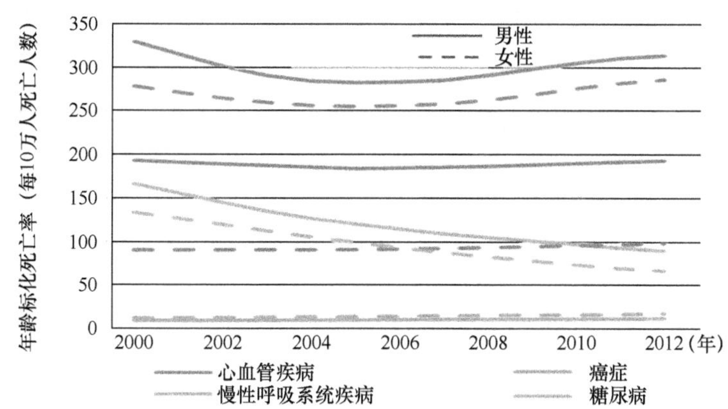

图 16-2 2000～2012 年中国部分慢性非传染性疾病死亡率变化
（资料来源：世界卫生组织，非传染性疾病国家概况，2014 年）

（2）种族差异：种族与常见心脑血管病的危险程度有明显关系。在许多国家中，如新西兰的毛利族、美国原居印第安人的冠心病危险较白种人明显增加，非洲裔黑种人的脑卒中危险也显著高于美国白种人。在我国，哈萨克、藏、蒙等民族，冠心病的患病率高于同一地区的汉族，贵州苗族、布依族明显低于当地汉族。在我国各民族间脑卒中的发病率和死亡率也存在明显的差异。

（3）职业：心脑血管疾病多发生在从事高度精神紧张的职业人群中。有资料表明，冠心病患者中脑力劳动者与体力劳动者患病比例是 2 : 1，脑卒中的发病率脑力劳动者较体力劳动者高。

4. 冠心病的主要危险因素 众多研究证实冠心病是一种多危险因素所致的慢性疾病。以下就常见的几个危险因素分别加以阐述。

（1）高血压：是冠心病中最重要的危险因素，从 115/75mmHg 开始，不论是收缩压（SBP）还是舒张压（DBP）的血压水平升高，与冠心病的发生危险均高度相关。血压越高，动脉粥样硬化程度越严重，发生冠心病或心肌梗死的可能性也明显增高。《中国心血管疾病报告 2013》指出，根据几何级数法估算，目前全国高血压患患者数达 2.7 亿，每 10 个成人中至少有 2 人患高血压。全国每年 350 万例心血管病死亡中至少一半与高血压有关。对中年人研究发现，血压水平与冠心病死亡或非致死性心肌梗死之间呈正相关。此外，血压与心力衰竭、复发性心血管病事件也有关，有证据表明，有高血压史者，心力衰竭的危险率为正常血压者的 6 倍多。

表 16-2　血压水平的定义和分类

分类	收缩压(mmHg)		舒张压(mmHg)
正常血压	<120	和	<80
正常高值	120～139	和(或)	80～90
高血压	≥140	和(或)	≥90
1 级高血压(轻度)	140～159	和(或)	90～99
2 级高血压(中度)	160～179	和(或)	100～109
3 级高血压(重度)	≥180	和(或)	≥110
单纯收缩期高血压	≥140	和	<90

注：当收缩压和舒张压分属于不同级别时，以较高的分级作为标准

（资料来源：《中国高血压防治指南》2010）

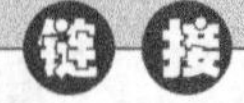

（2）高血脂：高脂血症是指血中三酰甘油（TG）和胆固醇增高。它是动脉硬化形成的主要因素，是诱发冠心病的重要危险因子。中国 MONICA 方案 10 年心血管疾病监测资料显示，血清胆固醇水平是冠心病事件发病率的显著预测因素。血清胆固醇浓度与引起冠心病有关，人群血清总胆固醇水平与冠心病的发病率成正比。高胆固醇血症患者发生冠心病的相对危险度为 5。血清胆固醇升高的年龄越早，发生冠心病的机会也越多。脂蛋白及其分类的研究结果表明，血清总胆固醇（TC）主要为低密度脂蛋白胆固醇（LDL-C）和高密度脂蛋白胆固醇（HDL-C）。LDL-C 将胆固醇内流和沉积在动脉壁，为粥样斑块中胆固醇的主要来源，是冠心病的危险因素；HDL-C 将胆固醇外运以排出体外，为保护因素，与冠心病的发生呈负相关。饱和脂肪酸的增加会使血清胆固醇升高，而多不饱和脂肪酸的增加会使其降低。三酰甘油在冠心病发病中的作用多年来存在争议，但高 TG 伴有高 LDL 和低 HDL 时，致冠心病危险性明显增加已很明确。

（3）行为生活方式

1）吸烟：作为冠心病的重要危险因素之一。吸烟者冠心病死亡的危险性随着吸烟量的增加而增加，存在剂量－反应关系。大量吸烟又不从事体力活动者是不吸烟者的 9 倍。被动吸烟者受到同样的危害，年龄越小，相对危险度越高。

2）过量饮酒：饮酒与冠心病的关系也较为密切。大量饮酒可增加心脏的负担。但少量饮酒，特别是饮用少量葡萄酒，可抑制血小板聚集，防止凝血，起到预防急性心肌梗死的作用。但是世界卫生组织并不推荐用饮酒作为预防冠心病的措施。

3）缺乏体力活动：事实证明，经常性的中等强度体力活动（17～29kJ/min）均可降低冠心病的死亡率。缺乏体力活动的人患冠心病的相对危险度是正常活动量者的 1.5～2.4 倍，且与冠心病的危险性呈等级相关。

（4）情绪：精神紧张、忧虑、时间紧迫感等均可使血脂增高，使冠心病发病率增加。有研究表明，性情较急躁、竞争心理强的 A 型性格易发生冠心病、心绞痛，目前认为 A 型行为类型中的“有害成分”，即愤怒（敌对）特征导致心血管高反应性，引起高血压或冠心病。心理社会应激可以使心血管疾病的危险性升高，已有较多的人群生活事件（应激测量）

与冠心病关系的研究报道。有人认为精神方面的因素也可影响血中三酰甘油、胆固醇升高，增加血液的黏稠性，使易发生脂蛋白沉着。

（5）超重和肥胖：超标准体重的肥胖是冠心病的易患因素。国外研究显示，体重增加 10%，血压平均增加 0.86kPa（6.5mmHg），血清胆固醇平均增加 18.5mg。35～44 岁男性体重增加 10%，冠心病危险性增加 38%，体重增加 20%，冠心病危险性增加 86%。

（6）糖尿病：尽管高血糖症增加心血管病变的机制目前还不十分清楚，但糖尿病易引起冠心病发病已成为公认的事实。糖尿病不仅有糖代谢异常，还有脂代谢紊乱如血清胆固醇升高，引起心脏营养障碍，左室舒张期顺应性降低，收缩功能异常，易导致心脏功能衰竭。高血糖、高血脂、冠心病三者之间有着密切的关系。虽然糖尿病伴有的脂代谢紊乱（如血清胆固醇升高）、血压升高、肥胖、左心室肥厚是冠心病的危险因素，但糖尿病本身却是一个独立的危险因素。

（7）遗传：许多研究已证实冠心病有明显的家族聚集现象，多数学者的研究结果支持冠心病的遗传方式为多基因遗传。各种临床和流行病学研究、双胞胎研究和家系调查资料均表明冠心病有明显的遗传倾向。不同人群，不同定义的家族史研究均发现一级亲属中有冠心病早发（60 岁以前）的个体发生冠心病的危险性增加 2～10 倍，亲属冠心病发生越早，该个体发生冠心病的可能性越大。

（8）其他：饮用水水质的硬度与冠心病亦有一定的关系。硬度是指溶于水中钙、镁盐类的总含量。水中铁、锰、铝等盐类也会造成硬度。水的硬度与心血管疾病死亡率呈负相关。铅、钴、镉等元素可能有促进动脉粥样硬化的作用。

5. 脑卒中的主要危险因素

（1）高血压和动脉粥样硬化：大量证据表明，高血压是脑卒中的一个最重要独立的危险因素。脑卒中发生的危险性与血压的升高程度呈明显正相关。脑卒中主要的病理基础者是动脉粥样硬化，脑卒中患者中约有 70% 的人患动脉硬化，其发生和动脉硬化的发展程度有直接关系。

（2）心脏病：各种原因所致的心脏损害也是脑卒中的重要危险因素。在任何血压水平上，有心脏病者患脑卒中的危险性增加 2 倍以上。风湿性心脏病、冠状动脉硬化性心脏病、高血压性心脏病和先天性心脏病等均可增加发生脑卒中的危险性，特别是缺血性脑卒中的危险性。

（3）吸烟和饮酒：大量的研究资料证明，吸烟可加速血管动脉粥样硬化，使脑卒中发病提前。我国 21 个省农村研究显示吸烟与缺血性脑卒中有关。一项研究结果表明，吸烟总的相对危险度为 2.9。少量饮酒并不对脑卒中构成危险，甚至有不少研究认为是保护因素。但过量饮酒或长期饮酒则可增加出血性脑卒中的危险性，对于脑梗死尚缺乏一致性结论。

（4）高脂血症和肥胖：关于高血脂与脑卒中的关系报告不一。在美国弗明汉地区，研究血脂与脑梗死仅在 50 岁前有关系，在血脂增高者脑梗死的发生率为无高血脂的 1.5 倍。在血脂增高伴有高血压者发生脑梗死的危险性为既无高血压又无高血脂的 10 倍。

有学者报告在超重 20% 以上的人群中脑卒中患病率较高。肥胖者患高血压、冠心病和糖尿病的危险性明显增加，而三者又是脑卒中的重要危险因素，故可以认为肥胖是脑卒中的间接危险因素。

（5）糖尿病：也是脑卒中的重要危险因素之一，特别是缺血性脑卒中。有证据表明，女性糖尿病患者发生脑梗死的危险性大于男性，接受胰岛素治疗的患者危险性大于未接受治疗者，其原因尚不清楚。世界卫生组织专家组的报告结论是，糖尿病是因大血管损害而引起缺血性脑卒中的危险因素增加，对小血管的影响尚有争议。

（6）短暂性脑缺血发作（TIA）：有关短暂性脑缺血发作是否是脑卒中的危险因素，尚未取得一致意见。有人认为它是一种轻型脑卒中，不应算作危险因素。但多数学者将其归入脑卒中的危险因素加以讨论。据统计约有 30% 的完全性脑卒中患者发病前有 TIA 病史，约 1/3 的 TIA 患者会发生完全性脑卒中。

（二）三级预防措施

心脑血管疾病的防治应遵循综合治理的原则，认真落实“三级预防”的措施，才能够取得较好的效果。

1. 第一级预防 主要是消除或减少致病的危险因素，以达到降低发病的可能性。

（1）合理膳食：①限盐增钾补钙，WHO 建议成人每人每天摄盐量应控制在 5g 以下。钾与血压呈负相关，每 1mmol/L 钾的降压作用为每 1mmol/L 钠的升压作用的 3 倍，增加钾摄入量主要靠多食用新鲜蔬菜水果。②要有充足的膳食纤维：膳食纤维有降血脂、降血糖的作用，对心脑血管疾病有预防的作用。③增加抗氧化营养素的摄入，如维生素 E、维生素 C 和微量元素硒，防止或减轻动脉粥样硬化的作用。④减少脂肪摄入，减少膳食中饱和脂肪酸和胆固醇含量，增加不饱和脂肪含量，能有效地降低人体血清总胆固醇、低密度脂蛋白胆固醇水平，使得冠心病和脑卒中发病率和死亡率明显下降。

（2）禁烟限酒：吸烟有百害而无一利，控制吸烟主要通过健康教育来实现。饮酒过量，可使血压升高，降低高血压的治疗效果，还可增加脑卒中的危险。摄入过量的酒精，可增加脂质过氧化物，易造成动脉粥样硬化，每天饮酒量不超过 50ml（50º 白酒）。

（3）适量运动：加强体育锻炼能增加心血管的功能，延缓动脉粥样硬化，改善呼吸功能，减轻体重，对预防心、脑血管疾病有极大好处。有规律的需氧运动不仅可以控制体重、增加葡萄糖耐量和胰岛素敏感性、降低血压、改善冠状动脉血流量、增强身体功能及免疫力，而且能预防和控制高血压，降低心、脑血管疾病的发病率和死亡率。但平时不习惯于运动者，强烈体力活动可能对有冠心病危险的人触发急性心肌梗死发作。

（4）预防超重和肥胖：超重和肥胖是心、脑血管疾病的危险因素之一，预防超重和肥胖，保持正常体重，对预防心、脑血管疾病的发生十分重要。保持正常体重的关键是控制总热能的摄入和增加能量的消耗，使能量的摄入和消耗保持平衡状态。对超重和肥胖的人来说，应当使总热能略低于消耗的热能，以使体重逐渐下降。低热能的饮食应当是低脂肪、低碳水化合物、优质蛋白质、维生素和矿物质充足、高膳食纤维的饮食，在降体重的同时仍能保持各营养素之间的平衡。

（5）心理平衡：在心、脑血管疾病防治中，要重视社会心理因素对心血管系统的危害，强调心理平衡对保护心脏健康的重要性。

2. 第二级预防 主要实施早期发现、早期诊断、早期治疗的“三早”措施，重要手段有普查、筛检、定期健康体检、高危人群重点项目检查及设立专科门诊。落实“三早”的主要方法和措施，一方面要加强对社区居民的卫生宣传和教育，增强群众自我检查、早期发现疾病和就诊的意识；另一方面要提高社区医务人员诊治水平，正确指导社区群众自我防病，转送有关患者至上级医院进一步诊治。高危人群的早期检出，有利于早期发现心、脑血管疾病；早期治疗，防止病情发展及减少死亡。高血压是心、脑血管疾病的主要危险因素，而患有高血压的人群因无明显症状多数不去就医，为了早期发现高血压患者，35 岁以上成人每年应至少测量一次血压。高血压患者要经常测量血压，对具备危险因素的人群，如有高血压史、高血脂、重度吸烟、肥胖者，每年至少测一次血压。对脑卒中高危的人群，需建立健康档案，进行定期检查，并实施强化健康教育及提供有关戒烟、有规律身体锻炼及减少饮食中脂肪摄入方面的咨询，以期降低各项危险因素的水平。

3. 第三级预防　主要是指针对发病后期的心、脑血管疾病患者进行合理、适当的康复治疗措施，防止病情恶化，预防严重并发症，防止伤残的发生，尽量延长有活力健康期望寿命。对已丧失劳动能力或伤残者进行康复治疗，开展功能性及心理康复指导，建立社会康复组织，开展家庭护理和社会伤残服务，使患者尽量恢复生活和劳动能力，克服患者的孤立感和社会隔离感，以减少患者的身心痛苦，提高他们的生活质量。

二、糖　尿　病

WHO 专家咨询委员会提出，糖尿病是一种常见的内分泌代谢疾病，由遗传因素、免疫功能紊乱、微生物感染及其毒素、自由基毒素、精神因素等多种病因引起的代谢紊乱，其特点是慢性高血糖，伴有胰岛素分泌不足和（或）作用障碍，导致糖类、脂肪、蛋白质代谢紊乱，造成多种器官的慢性损伤、功能障碍衰竭。患者表现为多尿、多饮、多食和消瘦，即“三多一少”症状。重症或应激时可发生酮症酸中毒或其他急性代谢紊乱。目前，糖尿病已成为继心脑血管疾病、肿瘤之后的另一种严重危害人民健康的慢性非传染性疾病。世界卫生组织已将糖尿病列为三大疑难病之一，并把每年的 11 月 14 日定为“世界糖尿病日”。

（一）糖尿病的流行特征

糖尿病广泛分布于世界各地，其发病率和死亡率在不同国家和不同人群中是不同的，其流行特征与种族、遗传、环境及生活方式等因素有关。据世界卫生组织报道，2014 年 18 岁以上的成年人中有 9% 的人患有糖尿病。2012 年，糖尿病直接造成 150 万例死亡。80% 以上的糖尿病死亡发生在低收入和中等收入国家。糖尿病 90%～95% 属于 2 型糖尿病，1 型糖尿病仅占 4%～6%，其他类型的糖尿病更少。

1. 地区分布　糖尿病患病率与当地的经济发展水平密切相关，经济越发达，糖尿病的患病率越高。根据以往的调查，在同一地区城市的糖尿病患病率远高于农村，前者为后者的 1～4 倍。

2. 时间分布　近几十年来，糖尿病的患病率呈持续增长趋势，尤其是发展中国家的增长趋势更为明显。这种急剧上升趋势主要与生活方式的改变、体力活动减少、肥胖增多、人口老龄化等有关。

3. 人群分布　1 型糖尿病在青春期高发，以 10～14 岁年龄组发病率最高，青春期后急剧下降，女性发病率高峰比男性早 1～2 岁。发病率男、女相似。我国儿童 1 型糖尿病的发病率差异较大，以哈萨克族最高，满族最低。2 型糖尿病的发病率随年龄的增长而增加，40 岁以下较低，40 岁以后急剧上升。我国调查结果显示 40 岁以上人群是 2 型糖尿病的高危人群，我国女性 2 型糖尿病患病率略高于男性。不同种族、职业、不同社会经济地位、有无糖尿病家族史的人群，其 2 型糖尿病的发病率和患病率不同，提示 2 型糖尿病的发生是由环境和遗传因素综合作用的结果。

（二）糖尿病的主要危险因素

1. 1 型糖尿病的主要危险因素

（1）遗传因素：双生子研究显示，1 型糖尿病在同卵双生子中同病率明显高于异卵双生子。家系调查也显示 1 型糖尿病具有明显的家族聚集性，患病者的一级亲属患 1 型糖尿病的危险性增加。分子流行病学研究提示，1 型糖尿病的遗传易感性与人类白细胞抗原系统（HLA）有关，HLA 基因出现频率与种族、民族有关，这也可能是导致 1 型糖尿病发病存在种族差别的原因之一。

（2）病毒感染：一直被认为是有可能引发 1 型糖尿病发生的启动因子。母亲妊娠期间，受病毒感染，尤其是风疹病毒、柯萨奇病毒，是儿童患 1 型糖尿病的重要危险因素，因子宫内感染而患有先天性风疹的儿童20%以上将发生1型糖尿病；病毒感染后主要造成自身免疫性胰岛β细胞的损害，而不产生胰岛素。

（3）自身免疫：目前多数学者认为1型糖尿病是一种自身免疫性疾病，是在遗传易感性的基础上，在外界环境因素的作用下所致的胰岛β细胞的功能损伤与破坏，最终导致β细胞功能完全衰竭而致病。

2. 2型糖尿病的主要危险因素

（1）遗传倾向：2型糖尿病常表现为明显的家族聚集性。糖尿病患者亲属的患病率比非糖尿病患者亲属的患病率高4～8倍，如父母患有糖尿病，其子女患糖尿病的机会明显比正常人高。

（2）超重与肥胖：长期的过量饮食，摄取高热量，体重逐渐增加，以至肥胖，人体肥胖后导致胰岛素抵抗，血糖升高，无明显酮症倾向。2型糖尿病的发生与肥胖的持续时间和最高肥胖程度密切相关。

（3）饮食因素：近年研究发现，高纤维特别是谷物中的水溶性纤维素可增加糖耐量低减患者及轻度、中度2型糖尿病患者和单纯性肥胖者对胰岛素的敏感性，缓解胰岛素抵抗。膳食中的饱和脂肪酸的高水平摄入为2型糖尿病发病的重要因素。乙醇有时可致胰腺炎而间接导致糖尿病；研究表明，妇女中饮酒者2型糖尿病的发病率升高。铬、铁和维生素B_6的缺乏可能与糖尿病的发生有关。

（4）体力活动减少：来自横断面研究的结果表明，体力活动减少是2型糖尿病发生的危险因素。其原因是：①体力活动减少容易使脂肪在体内积累从而导致糖尿病；②体力活动减少可降低外周组织对胰岛素的敏感性，损害葡萄糖耐量而直接导致糖尿病。

（5）其他：妊娠、高血压、糖耐量低减、文化程度、心理因素、出生体重和早期营养、分娩巨大胎儿史、脂肪代谢紊乱（尤其是高三酰甘油血症）、用药史、吸烟等也可能是2型糖尿病的危险因素。

（三）糖尿病的防治措施

糖尿病是一种终身性疾病，但又是一种可防可治的疾病。糖尿病的有效控制应该执行“预防为主”的卫生战略方针，以一级预防为主，三级预防并重。

1. 第一级预防 糖尿病的一级预防措施主要通过健康教育，普及糖尿病预防知识，改变人们的不良行为方式来实现。

（1）健康教育：糖尿病的人群预防最重要的措施是对公众的健康教育，通过各种媒体宣传糖尿病的知识和危害，使高危人群和患者家属都积极行动起来预防糖尿病。教育对象不仅是糖尿病患者和家属，还着眼于以预防为目的的公共教育，以唤醒全社会对糖尿病的警觉，提高全社会对糖尿病危害的认识，改变不良的生活方式。

（2）保持心态平衡、消除不良生活方式：积极参加有益健康的社交活动，保持乐观稳定的情绪，克服各种心理紧张压力，正确认识和对待糖尿病，减少紧张恐惧心理，避免各种情绪刺激。培养高尚情操，如音乐欣赏、种花养草等。

（3）体育锻炼：糖尿病患者参加适当的体育活动，有助于体内能量消耗，使肥胖者得以减肥；肌肉运动使肌细胞摄取较多的葡萄糖，故有一定的降血糖作用；提高胰岛素的敏感性；增强器官（主要指心肺等）功能；在心理、生活上有充实感、欣快感。

（4）合理膳食：提倡合理膳食，粗细粮搭配，荤素适当，粗杂粮的纤维素含量高有助于降血脂，预防糖尿病。注意蛋白质和脂肪类的摄入比例，多吃蔬菜和水果，戒烟限酒，避免能量过度摄入。通过规划总热量，使体重努力接近和达到理想重量，并长期维持之；适当限制糖类和动物性脂肪，保证必要的优质蛋白质摄入量；适当限盐，保证其他营养成分如微量元素、维生素、纤维素、水分等的摄入。

（5）控制高血压及注意药物的使用：对有高血压、高血脂的个体，在控制体重的同时，注意治疗高血压，纠正血脂异常，膳食中特别要注意控制脂肪和食盐的摄入量。许多抗高血压药物具有致糖尿病作用，故有 2 型糖尿病家族史的患者应注意合理选用降血压药物。

2. 第二级预防 对高危人群筛查，及早发现无症状糖尿病患者，及早进行健康干预和健康教育，以减少和延缓糖尿病的发生。

（1）糖尿病筛查的重点人群

1）年龄≥45 岁，BMI≥24，以往有 IGT 或 IFG 者。

2）有糖尿病家族史者。

3）有高密度脂蛋白胆固醇降低（≤35mg/dl 即 0.91mmol/L）和（或）高三酰甘油血症（≥250mg/dl，即 2.75mmol/L）者。

4）有高血压（成人血压≥140/90mmHg）和（或）心脑血管病变者。

5）年龄≥30 岁的妊娠妇女，有妊娠糖尿病史者，曾有分娩巨大儿（出生体重≥4kg）者，有不能解释的滞产者，有多囊卵巢综合征的妇女。

6）常年不参加体力活动者。

7）使用一些特殊药物者，如糖皮质激素、利尿剂等。

（2）筛查的方法：可采用空腹血糖或口服 75g 葡萄糖负荷后 2 小时血糖。对怀孕 24～28 周的妇女可采用口服葡萄糖耐量试验（OGTT）进行糖尿患者群筛查。

3. 第三级预防 对已确诊糖尿病患者应进行综合性治疗，以减少或延缓糖尿病并发症的发生和发展，降低病死率和死亡率。我国学者综合国内外的经验，提出糖尿病“五套马车”的治疗原则：饮食治疗、运动治疗为基础治疗，心理治疗、药物治疗及病情监测为辅助治疗。

（1）饮食治疗：是所有糖尿病治疗的基础，通过饮食疗法使糖尿病患者做到合理用餐，为糖尿病的其他治疗手段奠定基础。饮食治疗要达到 3 个平衡，即总热量平衡（每天热量摄入与消耗平衡），三大营养素平衡，矿物质、微量元素平衡。在总量控制的前提下，可少量多餐，有利于控制血糖。根据患者具体情况制订饮食计划。

（2）运动治疗：糖尿病患者在医生的指导下，坚持适量的体育锻炼，可加强心血管系统的功能和体能感觉，改善胰岛素的敏感性、改善血压和血脂。经常性的运动还可控制血糖并减少降糖药物的用量。糖尿病患者在运动之前应做相应的检查，注意和避免运动可能引起的危险。

（3）心理治疗：糖尿病患者常因精神紧张、焦急忧虑、发怒、恐惧、孤独、绝望、忧郁、沮丧或激动使病情加重，甚至发生酮症酸中毒，这是由于情绪紧张使肾上腺素及肾上腺皮质激素分泌增加，交感神经的兴奋性增高，且脂肪分解加速，产生大量酮体，而发生酮症。因此，对糖尿病患者进行心理治疗是十分重要的。

（4）药物治疗：单纯的饮食及运动治疗不能使血糖维持基本正常水平时，应进行药物治疗，将血糖控制在正常水平。正确使用药物控制血糖，观察血管病变，控制并发症。胰岛素是 1 型糖尿病患者维持生命和控制血糖所必需的药物。多数 2 型糖尿病晚期需要使用胰岛素来控制血糖的水平以减少并发症的危险性。

（5）病情监测：糖尿病的治疗目标是控制血糖使其尽量接近正常，进而减少糖尿病各种急、慢性并发症的发生和发展，提高糖尿病患者的生活质量，而达到这一目标的必要前提就是良好的病情监测。因此，建议糖尿病患者要定期看病，得到血、尿各项资料；定期做心电图及眼底检查，仔细了解病情以指导治疗。通过病情监测，为调整胰岛素剂量及调整饮食、运动量提供正确的参考。

三、恶 性 肿 瘤

恶性肿瘤，就是通常所说的癌症，当前严重威胁着人类健康与生活的常见病，多发病，已成为全球人群发病和死亡的主要原因。恶性肿瘤的危害不容忽视，由于人口的老龄化等原因，使得恶性肿瘤增长的趋势不减，给国家社会和个人带来难以估量的损失，造成大量劳动力的损失，社会资源的大量消耗。恶性肿瘤的预防与控制已经成为世界各国无法回避的公共卫生问题。

（一）恶性肿瘤的流行特征

不同的恶性肿瘤其流行特征各有特点，研究恶性肿瘤的流行特征，有助于探索其病因，提出有效的防治措施。

1. 地区分布

（1）世界范围内的分布：恶性肿瘤在不同国家、不同地区均有发生，但各地分布不同。例如，胃癌在日本、智利、奥地利、冰岛等国发病率高，而在澳大利亚、美国、新西兰较低；肝癌主要分布在亚洲地区，如日本、马来西亚、印度尼西亚、新加坡和中国，而在欧美国家较少见。

（2）同一个国家不同地区的分布：以我国为例，华东长江以南地区及广西部分地区为肝癌高发区，南方高于北方，东部高于西部，沿海高于内陆；河南、河北和山西三省交界地区为食管癌高发区；东部沿海地区，尤其工业大城市为肺癌高发区；华南地区为鼻咽癌高发区。

（3）城乡分布：恶性肿瘤的分布有明显的城乡差别，城乡以肺癌居首位，农村占首位的是胃癌。女性乳腺癌发病率城市高于农村，而农村宫颈癌死亡率显著高于城市。

2. 时间分布 恶性肿瘤的发病率和死亡率自20世纪中叶开始逐年增加，据WHO报道，2012年约有1400万新发癌症病例和820万例癌症相关死亡，预计今后20年新发病例数将增加70%，到2050年全球恶性肿瘤新发病例将达2383万例。

《2012中国肿瘤登记年报》中称：全国每6分钟就有一人被确诊为癌症，每天有8550人成为癌症患者，每7～8人中就有一人死于癌症。全国癌症发病形势严峻，发病率与死亡率呈持续上升趋势，每年新发癌症病例约350万，因癌症死亡约250万。

3. 人群分布 不同特征人群的恶性肿瘤分布存在差异，分析和比较恶性肿瘤在不同人群间分布情况，有助于探索其病因和了解其流行特征，发现高危人群，从而提高防治的重点人群。

（1）年龄分布：恶性肿瘤可发生在任何年龄，其发病率和死亡率多随年龄同步增长，但各部位的恶性肿瘤年龄组分布不同。儿童期最多见的是白血病、脑瘤及恶性淋巴瘤；青壮年时期常见的是肝癌、白血病和胃癌；中、老年期多以胃、食管、宫颈、肝及肺癌为主。

（2）性别分布：多数恶性肿瘤的发病率男性高于女性，但性别间有病种的差异存在。男性恶性肿瘤发病率明显高于女性的有肺癌、肝癌、食管癌、胃癌、膀胱癌、鼻咽癌和白血病等。女性恶性肿瘤发病率明显高于男性的有胆囊癌、乳腺癌、甲状腺癌及性器官癌。其他恶性肿瘤的发病率性别差异不大。

（3）种族分布：不同种族的恶性肿瘤发病率和死亡率也有区别。例如，鼻咽癌多见于中国广东人；原发性肝癌多见于非洲班图人；口腔癌多见于印度人；哈萨克人食管癌较常见。白种人易患皮肤癌，如生活在赤道附近的白人，皮肤癌发病率明显高于黑人；以色列犹太人宫颈癌发病率特别低。肿瘤发病率的种族分布差异，与种族的生活方式、遗传易感性和环境因素有关。

（4）职业分布：已证实了多种职业性接触与恶性肿瘤有密切关系。染料化工及橡胶、电缆制造业因接触 α、β- 萘胺、联苯胺等可引起职业性膀胱癌；接触石棉、砷、铬、镍及放射性（铀矿）物质的人可引起职业性肺癌；接触苯的石油化学工业和制鞋业的人白血病发病率升高；职业性皮肤癌多见于煤焦油和石油产品行业。

（5）移民中分布：移民是一类脱离原籍旧环境，其生活习惯、饮食类型随环境改变而发生变化，但遗传性状相对稳定的特殊人群。移民流行病学研究发现日本胃癌死亡率比美国约高 5 倍，日本人移居美国后，胃癌死亡率下降，其后代死亡率更低。中国广东人鼻咽癌发病率较高，移居美国后虽有降低，但仍高于当地人群。前者提示环境因素对胃癌影响较大，而后者则说明鼻咽癌的发生可能与遗传和环境因素均有关。

（二）恶性肿瘤的主要危险因素

恶性肿瘤是多因素、多阶段、多基因的致病结果，其病因至今尚未完全阐明，但有许多证据表明，恶性肿瘤的发生与一些危险因素有密切关系，主要来自环境和宿主两个方面。

1. 环境因素　人类恶性肿瘤的环境危险因素主要包括自然环境的物理、化学和生物因素，其中最主要的是化学因素。

（1）物理因素：电离辐射（X 线、γ 射线）可引起人类多种癌症，如白血病、多发性骨髓瘤、恶性淋巴瘤、骨肉瘤、皮肤癌、肺癌、甲状腺癌、乳腺癌、胃癌、胰腺癌、肝癌、喉癌、脑瘤、神经母细胞瘤、肾脏细胞瘤及鼻窦癌等。紫外线的过度照射是引起人类皮肤癌的主要原因，氡及氡子体是肺癌的致病原因。

慢性机械性刺激和创伤可致组织慢性炎症和非典型增生，在有致癌因素作用下，可诱发组织癌变。例如，锐齿、龋齿、错颌牙长期刺激，可发生黏膜白斑、溃疡以至癌变；手指、脚跟和腰部等易受摩擦部位的黑痣，恶变机会也较大。

（2）化学因素：一般认为由环境因素引起的恶性肿瘤中有 80%～85% 是由化学致癌物所致。已证实对人类有致癌的化学物质有 75 种，主要有多环芳烃（简称 PAH），其中苯并（a）芘致癌活性最强，污染也较为普遍，故常以它作为 PAH 的代表；砷及砷化物、石棉、联苯胺、沥青焦油、氯乙烯和苯等可致肺癌、膀胱癌、白血病、皮肤癌和肝血管瘤等。国际肿瘤研究所（IARC）已证实可诱发恶性肿瘤的药物有近 20 种，如二乙基己烯雌酚可致阴道腺癌，睾酮诱发肝癌，烷化剂类引起白血病等；环磷酰胺可引起膀胱癌、白血病等。亚硝胺类在变质的蔬菜及盐腌食品中含量高，可引起消化道和肾脏癌症。

（3）生物因素：恶性肿瘤与病毒感染等生物因素有关。已有明确的证据证明乙型、丙型肝炎病毒是原发性肝细胞癌的原因；幽门螺杆菌是胃癌的致病因子；人乳头状瘤病毒是宫颈癌的致病因子；EB 病毒与鼻咽癌有关；血吸虫与大肠癌有关。

2. 生活行为因素　医学界之所以提出“生活方式癌”这个概念，就是提醒人们要注意自己的生活方式，摒弃不良的生活习惯。因为现有的绝大多数恶性肿瘤都是由于不健康的生活行为方式引起的。

（1）吸烟与饮酒：烟草是恶性肿瘤的罪魁祸首，有 1/3 的癌症与吸烟有关。大量资料证实肺癌与吸烟量、吸烟时间、开始吸烟的年龄和戒烟的年限等都有明显的剂量 - 反应关系，开始吸烟年龄越小，吸烟量越大，发生肺癌的危险性就越大，戒烟后肺癌危险度渐趋下降。吸烟除引起肺癌外，还可导致膀胱癌、口腔癌、胰腺癌、肾癌、胃癌、喉癌和食管癌等。

有研究显示，2%～4% 的恶性肿瘤与饮酒有关。酒中含有亚硝胺和多环芳烃等致癌物，长期嗜酒与口腔癌、咽癌、喉癌、食道癌、胃癌和直肠癌有关。饮酒可导致肝硬化，与肝癌也有一定的关系。吸烟又饮酒者，患某些恶性肿瘤的危险性更高。

（2）饮食：估计约 1/3 恶性肿瘤的发生与饮食有关，膳食不合理和营养失调是引起恶性肿瘤的主要原因。

1）营养过多：儿童青少年时期摄入热量过多、特别是脂肪总摄入量，营养过剩引起超重，增加了成年发生恶性肿瘤的危险。来自全球的相关分析显示，动物脂肪及肉类可以增加乳腺癌、结肠癌和前列腺癌的患病机会。

2）营养缺乏：饮食中缺少新鲜蔬菜、水果、奶类食品，严重缺乏维生素C和微量元素（硒、锌、铜、铁等）可增加食管癌和胃癌的发生；长期缺乏碘或碘摄入过多与甲状腺癌的发生有关；精制缺少纤维素的食物，增强了结肠癌的危险性。一般认为食物粗糙，营养素摄入不足，习惯硬食及烫食可促发食道癌和胃癌。

3）食品添加剂及食品污染：食用香料、色素及调味品中的黄樟素、二甲氨基偶氮苯与肝癌有密切联系；食物（如玉米、花生）受到黄曲霉毒素等污染使肝癌的发病率明显升高。

4）食品加工产生致癌物：食物的加工烹调，如烟熏、炙烤及高温煎炸等都会产生致癌物，经常食用烟熏、炙烤食品和酸菜、咸菜等高盐饮食是胃癌、食管癌的危险因素；食用咸鱼与鼻咽癌有密切联系。

（3）其他不良生活方式：宫颈癌发生与早婚多育、多个性伴侣及性生活不卫生有关。性生活紊乱还可引起外阴癌、阴道癌等肿瘤。久坐少活动增加了恶性肿瘤发病的危险性，有报道，极少活动者肠癌发病率增高2倍。喜欢长时间日光浴和水上娱乐增加了紫外线暴露机会，导致皮肤黑色素瘤的发病率增加。

3. 社会心理因素 与癌症的发生或死亡密切相关，精神刺激和心理紧张因素在恶性肿瘤的发生中起到不可忽视的促进作用。

（1）生活事件：大量的研究证明，生活中的巨大精神刺激引起的恶劣情绪往往是癌细胞的“激活剂”。我国学者研究发现家庭的不幸事件、工作学习紧张过度、人际关系不协调等这些独特的生活史大多影响或决定了患者以后的精神状态并可导致癌症的发生。儿童时期父母早亡、离异、不和睦、长期分离，成年后再遭挫折、丧偶、事业失败、理想破灭、难以宣泄的悲哀、忧虑和持续紧张压力引致绝望都是导致恶性肿瘤的重要社会心理因素。影响恶性肿瘤发病的重大生活事件一般都先于癌症起病前6～8个月。对乳腺癌患者的大量观察也证实了生离死别的忧郁、悲伤和焦虑多出现在发生癌症前1年左右。

（2）个体性格特征：长期处于孤独、矛盾、失望、压抑状态的性格特征，是促进恶性肿瘤生长的重要因素。据研究，发现具有“C型”个性特征者患恶性肿瘤者较多，是恶性肿瘤的易患性格。这种性格表现为比较内向，惯于自我克制，倾向于心理防御性反应；情绪比较压抑而内蕴，常常过度压抑消极情绪等。其情绪的变化可通过中枢神经系统降低免疫功能对致肿瘤物质的防御能力，从而增加恶性肿瘤发生的危险性。

4. 遗传因素 尽管人们都接触各种致癌因子，却远非人人都发生肿瘤，这表明还存在个体的易感性，而易感性在很大程度上是遗传物质的结构或功能改变才能使正常细胞转变为癌细胞。已知某些恶性肿瘤与遗传因素有关，如欧美国家妇女乳腺癌约30%的病例出现遗传倾向。我国的鼻咽癌遗传倾向比较明显，肝癌、食管癌高发地区也发现一定数量的高发家族。视网膜母细胞瘤、先天性神经纤维瘤等被认为有明显遗传倾向。

（三）恶性肿瘤防治措施

虽然肿瘤发生不是完全可避免的，但是肿瘤是可以预防的。目前对肿瘤病因认识显示，多数肿瘤是由环境因素造成的，通过环境改造、个人自我保健等措施，可以推迟或防止肿瘤的发生。鉴于目前恶性肿瘤的晚期疗效较差，故其防治措施主要是第一级预防和第二级预防。

1. 第一级预防 一级预防可通过加强环境保护，在人群中进行健康教育、合理膳食，以改变人们不良的行为生活方式等措施来预防肿瘤的发生。

（1）保护和改善环境：防止和消除环境污染是预防癌症的重要措施之一。要加强环境保护和食品卫生等立法，如加强各项卫生管理和卫生监督，保护劳动及生活环境，减少或消除环境中的致癌因素。鉴定环境中的致癌、促癌剂，尤其应加强对已明确的致癌剂的检验、控制和消除，制订其环境浓度标准，保护和改善环境，严防大气、饮水、食品等环境污染。

（2）职业防护：加强对职业性致癌因素的控制和管理，停止致癌物的生产和使用，采用无致癌性或危险性较低的代用品或改革工艺流程，避开致癌物的影响。对于有些暂时还不能取消的生产，应采取措施，从工艺流程、设备结构和操作规定上限制致癌物外漏，如实行管道化、自动化，缩短流程、改进排放装置等。消除职业致癌因素，尤其对已经明确可以引起肿瘤的物质进行检测、控制与消除。

（3）预防室内受致癌物污染：由于现代人 80% 以上时间工作和生活在室内或车内，室内环境成为影响人们健康的主要环境因素。专家建议：公众应该戒烟，选择环保型室内装饰材料，加强厨房油烟污染的预防和合理排放，重视室内环境和车内环境污染的检测和净化处理，均对预防恶性肿瘤有着重要意义。

（4）健康教育：广泛、深入地开展防癌健康教育，普及防癌知识，倡导健康、文明、科学的生活方式，是预防和控制恶性肿瘤的有效措施。通过媒体传播、散发宣传、张贴宣传画、黑板报、专题讲座、知识竞赛等形式传播肿瘤防治科学知识，提高人群对恶性肿瘤危险因素的认识和自我保护能力。例如，合理饮食营养，WHO 提出通过合理的生活饮食习惯预防癌症的 5 条建议是：①避免动物脂肪；②增加粗纤维；③减少肉食；④增加新鲜水果和蔬菜；⑤避免肥胖。再比如保持良好的生活行为方式：保持良好的情绪，保持心情愉快；不吸烟，不酗酒；不吃发霉的食物；坚持适宜的体育锻炼能增强防癌、抗癌的能力。

（5）疫苗接种和化学预防：目前在全球范围内，高达 80% 的肝癌与乙型肝炎病毒感染有关，而在中国，71% 的肝癌由乙型肝炎发展而来。世界卫生组织（WHO）认为，乙肝疫苗是唯一可预防原发性肝癌的疫苗，并认为接种乙肝疫苗是预防乙肝最有效、安全、经济的方法。肿瘤的化学预防是指用化学药物预防肿瘤的发生，或使肿瘤分化逆转，从而达到预防肿瘤的目的。这些化合物大多属于人体生理所需的物质，如补充叶酸、纤维素和维生素 A、维生素 C、维生素 E 及矿物质（钼、硒、钙）等。此外，天然品（如胡萝卜素等）及用阿司匹林预防结肠癌等也在进行中。我国的中草药及许多天然产物、食物（如茶叶尤其是绿茶），可食用的大葱、大蒜和刺参及它们的提取物等对许多肿瘤都有预防作用。

（6）其他：合理使用医药用品，切忌滥用药物及放射线，尤其是妊娠期妇女的诊断性照射，以防止白血病、骨肉瘤、皮肤癌等癌症的发生。

2. 第二级预防　二级预防主要应用简便可靠的筛检和诊断方法，对高危人群进行预防性筛检，积极治疗癌前病变，阻断癌变发生，做到早期发现、早期诊断、早期治疗。

（1）癌症筛查

1）乳腺癌的筛查：30 岁以上妇女应推行乳房自我检查；40 岁以上妇女应每年进行一次临床检查；50～59 岁妇女除临床检查外，每 1～2 年应进行一次 X 线检查。

2）宫颈癌的筛查：宫颈脱落细胞涂片检查是筛查宫颈癌的主要方法。妇女从有性生活开始起应 2～3 年进行一次宫颈脱落细胞涂片检查。

3）结肠、直肠癌的筛查：40 岁以上的人群应每年进行一次肛门指检，50 岁以上人群，特别有家族肿瘤史、家族息肉史、息肉溃疡史及结肠直肠癌病史者，应每年进行一次大便隐血试验，每隔 3～5 年做一次乙状结肠镜检查。

4）高危人群的定期检查：对高危人群如癌症高发地区、有明显家族史者、职业接触致癌原者及有癌前病变者，可通过定期检测，以达到早期发现的目的。例如，对乙型、丙型肝炎患者及肝硬化患者是肝癌的高危人群，应定期通过B型超声检查或甲胎蛋白化验，尽早发现癌变和癌前病变。

（2）癌症自我监护：由于人体恶性肿瘤的75%以上发生在身体易于查出和易于发现的部位，为了便于早期发现，应注意常见肿瘤的十大症状，做好自我监护。常见肿瘤的十大症状包括：①身体任何部位如乳腺、颈部或腹部的肿块，尤其是逐渐增大的无痛性肿块；②身体任何部位如舌、颊、皮肤等处没有外伤而发生的溃疡，特别是经久不愈的；③不正常的出血或分泌物，如中年以上妇女出现不规则阴道流血或分泌物增多；④进食时胸骨后闷胀、灼痛、异物感或进行性加重的吞咽不顺；⑤久治不愈的干咳、声音嘶哑或痰中带血；⑥长期消化不良、进行性食欲减退，消瘦，又未找出明确原因的；⑦大便习惯改变或有便血；⑧鼻塞、鼻出血、单侧头痛或伴有复视时；⑨赘生物或黑痣的突然增大或有破溃、出血，或原来有的毛发脱落时；⑩无痛性血尿。上述症状可能是癌症的早期"危险信号"，一旦出现，应及时就医做进一步检查，以便与其他疾病鉴别，达到早期诊断、早期治疗的目的。

3. 第三级预防 恶性肿瘤的第三级预防是临床治疗的必要继续和巩固，包括心理上和生理上两方面。

（1）综合治疗：应用现代和传统医药、心理和营养的办法及手段进行综合预防，解除疾病痛苦，减少并发症，防止伤残。恶性肿瘤患者的饮食应以新鲜、营养、清淡、少食多餐为好。注意合理锻炼，使患者逐渐恢复体力，改善机体功能。通过必要的和有效的心理治疗，帮助患者稳定情绪状态，减少或消除各种负性情绪的干扰，解除其内心的矛盾冲突，消除抑郁悲观情绪，调节心理不平衡状态；并使患者的情绪由悲观、消极、被动变为积极、主动和乐观的状态，使患者有精神上的寄托，对生活充满信心。

（2）保证足够的睡眠：恶性肿瘤患者常因紧张、焦虑、恐惧等心理障碍，引起入睡困难、睡眠中断或噩梦频发，进而消化不良，全身免疫功能下降，有促使癌症加速发展的可能，因此，康复期癌症患者应保证足够的睡眠，以利于精神和体力的恢复。

（3）重视社区康复：积极开展恶性肿瘤患者的社区康复工作，使更多的患者获得康复医疗服务，提高患者的生活质量，对晚期患者施行止痛和临终服务。

第4节 社会病防治

一、概 述

随着社会的现代化不断进步，各种各样的问题也不断涌现出来，逐渐形成许多社会性问题，阻碍着社会的良性发展。社会病是指具有普遍意义的伦理道德缺陷病，以及存在于人类社会中的一切有失公平、有失水准、不尽合理的不利于人类健康成长、进化及社会良性进步的所有社会不平衡现象。目前主要社会病有自杀、吸毒、吸烟、酗酒、青少年妊娠、车祸，还有仇官、仇富、啃老、关系网等。社会病会直接或间接地影响人群健康，也是导致其他健康问题的重要根源，一般须采用社会性防治措施才能加以控制。社会病既是社会问题，也是健康问题或公共卫生问题，需要从医学特别是公共卫生的角度进行干预。

二、自 杀

自杀是个人在意识清楚的情况下，自愿地，而不是被别人所逼迫地采取伤害、结束自己生命的行为。也可以认为自杀是由社会心理冲突产生的一种蓄意终止自己生命、有目的、有计划的自我毁灭性行为。根据自杀的结果的不同，可将自杀分为自杀死亡和自杀未遂两类。

前者无需解释，后者是指虽然采取了自杀的行动，但由于采取的方法不足以致死，或者由于自杀时被救活而没有导致死亡结局的情况。

（一）流行特征

WHO 估计，在过去五十多年，自杀率上升了 60%，最新统计表明，全球每天平均有 3000 人自杀，每年大约有 100 万人因自杀而死，占全世界死亡数的 3%，而每年自杀未遂的数目比自杀而死的数目还要高出 10～20 倍。据统计，我国平均每年自杀死亡人数为 28.7 万人。在全国，自杀死亡占全部死亡人数的 3.6%。

1. 地区分布　从全球看，北欧和东欧是自杀高发区，横跨欧亚大陆的俄罗斯、中国、日本、孟加拉等国构成了另一个自然高发带。从中国自然地区分布看，长江流域形成了一条高发自杀带。从城市与乡村自杀率比较看，发达国家大多为城市高于乡村，而中国的自杀率是乡村远高于城市，农村的自杀率是城市的 3 倍，即全国 75% 的自杀发生在农村。

2. 人群分布

（1）性别：在世界上大多数国家，自杀死亡的男女性别比一般为 3∶1，男性高于女性；自杀未遂则是女性多于男性。而在我国的最新研究显示，女性自杀率比男性高 25% 左右，主要是农村年轻女性的自杀率较高造成的。

（2）年龄：几乎在所有的国家，自杀的风险都随年龄增长，大部分自杀行为都发生在成人中，在 15～34 岁年龄组自杀是第一位死亡原因，自杀死亡人数最多的群体集中在年龄为 20～24 岁的年轻人，很多国家 85 岁以上的老人自杀率最高。

（3）职业：不同职业人群自杀率有所不同。中国妇女自杀率较高与农村妇女文化水平普遍偏低有一定关系。自杀病学家认为社会地位高的资本家、商人自杀率远高于社会地位低的工人和农民。中国曾有过大量关于自杀职业分布的报道，从科学性较强的文献中得知我国自杀高危人群是学生、失业者、待业者、家庭主妇、小贩、工人和农民等。

（4）婚姻状况：研究发现不论男女，已婚者自杀率最低，在男性自杀中，男性离婚者自杀最高，次为丧偶和未婚者。在女性自杀中，女性离婚者自杀率也最高，丧偶与未婚者自杀率均较低（美国型）。中国香港自杀率最高的是离婚者，单身、寡居和未婚者较低。

（5）宗教：宗教、信仰对自杀有抑制作用。犹太教认为自杀是比杀人还不可宽恕的行为，自杀率较低。基督教继承犹太教传统，反对杀人和自杀。伊斯兰教亦严禁自杀，因此非洲和阿拉伯国家的自杀率很低。佛教则宽容自杀或不反对自杀；中国佛家修行，最后把死亡看作是极乐世界；亚洲中国、日本等国自杀率较高，泰国是佛教国家，但自杀率甚低。

（6）精神疾病与自杀：西方国家的许多研究表明，自杀者中精神疾病的患病率高达 90% 以上，而我国因精神障碍而自杀的人远远低于其他国家。

3. 时间分布　自杀高发季节，农村是夏季（6、7、8 月），城市亦是夏季（5～9 月）为多见。国外有报道，自杀高峰在春季和夏季。美国的自杀多在星期一；中国广西农村调查发现星期三自杀最多，星期二、星期五较少，但一周七天差异不显著。国外多报道夜晚自杀高于白天，中国农村自杀白天多于夜晚，进一步研究发现自杀好发时刻是上午 9 时和下午 9 时前后。

（二）影响因素

自杀行为是一种复杂的社会病理现象，国内外对此进行了广泛的研究，可概括为生物、心理和社会三个方面。

1. 生物学因素　如遗传素质、机械损伤、神经异常和严重的疾病等。流行病专家和遗传学专家研究发现，在同一家庭中，自杀有一定集聚性，有自杀家庭史者是自杀高危人群。青少年自杀有出生创伤者比对照组高 3 倍，出生创伤可致脑神经受机械性损伤，从而影响神经元的生长发育和神经递质的释放。精神病或精神异常是导致自杀的重要原因之一。有资料显示，有 45%～70% 的自杀者有明显的情绪抑郁，故抑郁症为最常见的导致自杀的心理障碍。

2. 心理因素 人的一生中都要经历身心剧变的时期，人的生理及心理发生明显改变，在情绪很不稳定时，一旦遇上激发事件或不良刺激，常易诱发自杀。常表现为：①厌世感，如怀才不遇、受到不公正待遇等，失去生活乐趣，认为是“多余的人”而自杀；②极乐感，为与他人实现“生不能成夫妻，死同穴”的“极乐世界”而自杀；③罪孽感，因行恶为逃脱惩罚而畏罪自杀；④失落感，如有一定知名度的人遭受挫折，自认“无颜见江东父老”而自杀；⑤冲动感，与他人相处中产生矛盾一时感情冲动丧失理智而自杀；⑥从众感，如一些平日称兄道弟，讲“江湖义气”的青少年，一旦为首者产生自杀念头，其他成员易盲目从众自杀。

维特效应

维特效应即自杀模仿现象。1774 年德国大文豪歌德发表了一部小说，名叫《少年维特之烦恼》，该小说讲的是一个青年失恋而自杀的故事。该小说有着异常强烈的时代精神，它所提出的问题带有时代的普遍启蒙意义。小说发表后，造成极大的轰动，不但使歌德在欧洲名声大噪，而且在整个欧洲引发了模仿维特自杀的风潮，“维特效应”因此得名。为此，好几个国家将《少年维特之烦恼》列为禁书。2010～2011 年间，富士康科技集团出现员工连环跳楼事件，尽管富士康及社会各界给予此事莫大的重视，但跳楼事件似乎愈演愈烈。有学者认为，跳楼事件具有“传染性”，如果任由发展必将一发而不可收，这正是人们所说的“维特效应”。

链接

3. 社会因素 社会环境在自杀中起重要作用。社会不稳定，经济困难及失业，社会风气颓废，家庭不和及人事关系紧张等，常使人产生严重自卑、孤僻、绝望，进而导致自杀。有报道，自杀死亡者主要原因中家庭不和占 45%，人际关系紧张、婚姻恋爱受挫、经济困难各占 10%，久病不愈占 6%。

（三）预防措施

WHO 呼吁全社会包括医疗、教育、劳动、警务、司法、宗教、法律、行政和媒体在内的社会各方面协调行动，关注引发自杀的原因和途径，采取综合措施，防范自杀行为的发生。

1. 一般措施

（1）提高心理健康素质：①普及心理卫生常识，采用广播、电视、报纸、科普小册子、墙报、公众讲座等形式广泛地向社区人群宣传心理卫生知识；②对于中小学生开设针对性较强的心理卫生课，使学生初步了解自己的心理，学会各种生活技能；③建立社区心理咨询和心理保健系统，开展心理咨询和心理保健工作，使处于心理危机的个体及时得到专业性的支持和帮助。

（2）普及预防知识：要采取各种形式开展关于预防自杀知识的宣传和教育，使人们了解自杀危害，懂得识别基本的自杀危险信号，对有自杀意念或自杀未遂史的患者，能够采取一种同情，而不是歧视的态度。

（3）减少自杀的机会：加强对常见自杀手段的管理，以达到减少自杀的目的。①加强武器管理，特别是枪支管理；②加强有毒物质的管理；③加强对危险场所的防护和管理，特别要对多发自杀行为的大桥、高楼、风景名胜地进行针对性强的管理。

（4）建立专门机构：世界上许多国家成立了各种专门的预防自杀机构，如自杀预防中心、危机干预中心、救难中心、生命线等，利用便利的电话、互联网络进行危机干预和自杀预防。

（5）加强人员培训：许多研究表明，自杀患者常首先求助于初级卫生保健机构或综合性医院，发展中国家的情况尤其如此。然而，大多数医务人员对自杀行为缺乏必要的了解。因此，要加强对相关医务工作者和心理咨询工作者的培训。

（6）控制自杀个案的媒体报道：由于近年来大众传播媒介的长足发展，自杀案例的报道几乎可以深入到现代社会的每一个角落。与此相应的是，部分新闻机构和新闻工作者为了满足社会公众的猎奇心理以提高其影响和销量，大量、详细报道自杀案例，特别是知名人物如影视明星、政界要人、社会名流、青少年偶像的自杀行为，结果导致一些青少年模仿。国家应制订法规或法律，严格限制这类报道，特别是对自杀方法的报道。

2. 特殊人群预防措施

（1）精神病患者：精神疾病，特别是抑郁症、精神分裂症恢复期、酒瘾、药瘾患者是自杀的高危人群之一，是自杀预防的重点。

1）治疗决策：对每一个精神疾病患者，不管是门诊患者还是住院患者都应该进行系统的自杀危险性评估。对于有严重自杀意念者，特别是严重的抑郁症患者，应劝其住院治疗，必要时可在国家政策、法律支持下强制住院。医务人员应将患者的情况，特别是自杀危险性与患者家属进行沟通。

2）住院精神病患者：除常规治疗外，住院精神病患者的自杀预防应注意如下几个方面：①病房安全措施：包括清除可能用于自杀的工具，建立及时发现自伤和自杀患者的机制，严格有关管理制度等。②对每一个住院患者进行连续的自杀危险性评估。③与患者讨论自杀问题。④严格的住院探视、出院管理制度。⑤取得家属、亲人和朋友的重视和支持。⑥出院时对今后的自杀预防作出计划，安排早期随访。

3）社区精神病患者：在国外，由于社区精神病患者的自杀率较高，所以有学者提出应将精神病患者自杀预防的重点放在社区。预防的原则：①系统评估自杀的危险性并记入档案中；②组织适当的社会支持体系；③定期监测患者的自杀危险性；④选择毒性较小的治疗药物，限制每次的处方量，药物不能由患者保管；⑤为患者及其家属安排 24 小时支持体系。

3. 大中学生自杀的预防措施　大中学生是一个特殊的群体，在心理方面，大多数处于从不成熟向成熟发展的过程，学习和就业压力大，当前我国部分大学生还存在突出的经济压力，因此，近年来大学生的自杀问题有增加的趋势，且其自杀现象社会影响较大，因此已引起了社会各界的重视。主要的预防措施有：①改革教育和管理体制，合理安排学习负担，尽量缓解学生经济压力；②培养学生积极向上的人生观和价值观；③开展心理健康教育，提高学生心理健康素质，包括分析问题和解决问题的能力；④从入校开始即建立心理健康档案，并进行定期复查；⑤建立心理咨询机构，经过专业培训的工作人员向患者提供咨询，有条件的学校应建立危机干预热线；⑥建立合适的专业咨询和转诊机制；⑦培训学生管理干部和学生干部，建立自杀行为的监测体系。

三、车　　祸

车祸，道路交通事故的简称。其包括在公路上行驶（包括运、行、放、停）过程中发生碰撞、碾压、翻覆、落水、失火或驶出路外而造成人畜伤亡、车物损坏的事故。车祸是意外伤害的一种形式，在意外死亡中约占 50%。车祸不仅对人类的健康造成了巨大的损失，造成的经济损失也是不可估量的。同时，车祸导致的伤亡给伤亡者家属、亲友带来精神创伤，可导致一系列的心身疾病，如心血管疾病、脑血管疾病、消化性溃疡、精神疾患，甚至恶性肿瘤。

（一）车祸发生的因素

车祸的发生是由生物、心理、社会等多种因素综合作用的结果，其中心理、社会因素对车祸的发生、发展起着决定性的作用。

1. 自然环境因素 环境因素包括自然环境和社会环境。自然环境因素包括气候、地理、地域等方面，如雨、雾、雪等，高温、寒冷环境、路况、路线等。

2. 生物因素

（1）年龄与性别：一些资料显示，车祸死亡的高发年龄在15～44岁年龄组，且男性车祸致死率是女性的15倍。男性驾驶员的车祸密度较女性稍低；但男性驾驶员发生致死性车祸的危险性是女性的3倍，这是由于男性暴露程度高的缘故。无论男女，青少年（35岁以下）驾驶员的致死性车祸发生均是55岁以上年龄段驾驶员的3倍，其原因主要与青少年车祸密度高及危险行为多造成。

（2）生理条件：驾驶员的健康状况对车祸的发生影响很大。驾驶员视力不好、应急和判断能力低，尤其是驾驶过程中急性疾病发作，如癫痫发作、突发性头痛、头昏、眼花等与车祸的发生密切相关。有研究资料表明，患有癫痫、糖尿病和脑血管疾病的司机车祸发生率是其他司机的2倍。

（3）生物周期：人体生物周期分为体力周期、情感周期及智力周期。这三个周期从出生时开始，持续一辈子而没有很大变化。根据体力、情绪和智力的不同变化分为高潮期、低潮期和临界期。在高潮期人们感到体力旺盛，头脑灵敏，具有解决复杂问题的能力。当人体生物节律处于临界期或低潮期时，会感到体力不济，注意力不集中，判断力下降，思维迟钝，如对高速行驶的车辆和复杂的路况作出错误的判断和错误的动作，这是导致车祸的重要原因之一。有资料表明月经周期与车祸的发生也存在很强的关联性。

（4）驾驶技术：驾驶员技术水平低、经验不足是车祸发生的重要原因之一，许多研究都表明驾龄与车祸发生率呈负相关。驾驶员驾龄越短，经验越不丰富，应急能力越低，车祸发生率相对越高一些。

3. 心理与行为因素 研究表明，应激性生活事件与车祸有关，对车祸负有责任的司机应激性生活事件比对照组多，这些司机有较多的心理障碍症状。一般来说，车祸的发生与下列心理、行为因素有关。

（1）个性心理特征：是个人带有倾向性的、本质的、比较稳定的心理特征（兴趣、爱好、能力、气质、性格等）的总和。曾有研究发现，发生车祸的司机的性格特征、心理反应类型与其他司机存在显著性差异，车祸的发生与好胜、铤而走险的个性心理有很大的关系。

（2）生活事件：一项研究将因车祸而住院的司机分为两组，一组是车祸的责任者，另一组是车祸的非责任者，然后进行生活事件量表测试和一般健康调查。结果表明，责任组经历的应激性生活事件比非责任组多，差异具有显著性意义。特别在车祸发生前3个月内，责任组比非责任组经历的应激性生活事件明显要多。还有研究表明责任司机所发生的生活事件主要与夫妻感情破裂、失恋、离婚、丧偶等家庭、婚姻问题有关。可见，重大生活事件的刺激是引起车祸发生的重要原因之一。

（3）不良行为的影响：酗酒对司机的操作能力有决定性的影响，这一点在许多实验室和现场的研究中都得到证实。药物的滥用引起车祸，国外曾有很多报道，部分肇事驾驶员在车祸发生前使用过兴奋剂或麻醉剂。吸烟对车祸也有影响，配对调查结果表明，有吸烟习惯的司机夜间车祸发生率明显比对照组高。

4. 社会经济 由于经济发展水平的不同；不同国家和地区车祸的发生存在明显的差异，发达国家每千人口机动车车辆数远高于发展中国家，机动车车祸发生率也高于发展中国家，但发展中国家机动车车祸死亡率却远高于发达国家，几乎为发达国家的10倍以上。在发展中国家，随着人口的急剧增长、社会经济的发展及车辆数的剧增，车祸发生率有明显增加的趋势。不同国家车祸发生水平的明显差异，反映了公路条件、交通管理及社会经济状况对车祸的影响。

（二）车祸的控制和预防

由于世界各国经济发展水平和社会文化方面的差异，同一干预措施在不同的国家可能产生不同的结局。因此，应从本国实际出发，选择综合效果好的干预措施予以实施。

1. 交通立法

（1）强迫使用安全带和头盔：1975 年，美国几乎各州都实施了强迫使用安全带的法规；使用安全带与不使用安全带的致死性车祸之比为 1∶3.35。一般来说，司机使用安全带，时速在 60 英里（1 英里＝1.6093km）以内所发生的撞车事故不会导致死亡。许多研究表明，使用安全带可以减少撞车事故中约 50% 死亡。使用头盔被证明是保护骑车人免受伤害的最为有效的干预措施。有研究表明，骑摩托车不戴头盔者其头部受伤概率是戴头盔者的 2.5 倍。

（2）其他重要法规：由于酗酒造成的车祸占全部车祸的 30%～50%，因此，世界各国都非常重视酒后行车的检查和预防。车祸发生后，一般要对司机的血液中乙醇浓度做常规检查。2011 年 2 月 25 日第十一届全国人民代表大会常务委员会第十九次会议通过自 2011 年 5 月 1 日起施行的《中华人民共和国刑法修正案（八）》，醉酒驾车将被追究刑事责任，在道路上醉酒驾驶机动车的，处拘役，并处罚金。

准确适用刑罚手段　依法惩治醉驾犯罪

自 2011 年 5 月 1 日起，《刑法修正案（八）》正式实施，醉酒驾车将被追究刑事责任。随着著名音乐人高晓松于 2011 年 5 月 17 日下午被北京市东城区人民法院以危险驾驶罪判处拘役六个月、李俊杰以危险驾驶罪被判处拘役两个月等案件的宣判，使媒体和社会各界对醉驾入刑问题更为关注。有关部门的统计数据显示，由于采取了严查酒后驾车、将醉驾入罪等有力措施，不仅醉酒驾车现象有所减少，酒后驾车的行为也随之减少。这表明，通过更为严厉的法治手段规范、约束交通行为，维护群众生命财产安全的目的已经初步实现。人民法院依法适用危险驾驶罪追究醉酒驾驶者的刑事责任，对于遏制危害公共安全和人民生命财产安全的醉驾行为发挥了积极作用。

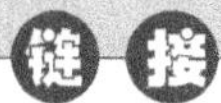

2. 教育培训　以教育的手段促使人们认识车祸危害的严重性，加强对司机及公众的交通安全知识的学习和宣传。预防车祸有效的方法之一是在学校进行驾驶和交通安全知识教育。提高执照司机的操作能力有利于减少车祸的伤亡，应对司机进行严格的技术考核、培训、宣传教育、监督与管理。

3. 改善交通条件　为了减少车祸，应在公路标志、信号、监理及汽车的设计制造方面进行大量研究。目前新问世的保护机动车乘员的措施有安全气囊和儿童安全座椅，能够有效地增加乘员的安全。许多工程师正在设计完全由电子设备操作的原型汽车，将大大减少司机的操作。此外，科学利用道路，改进路况都有助于减少车祸。例如，扩建、新建高质量的道路，增修地下通道或天桥，在城市繁华区用护栏把行人和行车道分开，能有效地减少对行人的伤害。

4. 车祸的急救　建立指挥灵敏、反应快捷、高效的院前急救指挥系统，可减少车祸的残疾率和死亡率，降低居民的潜在寿命损失。急救指挥系统在车祸发生后，可及时将伤员送到合适的医院进行抢救。院前急救系统包括急救和急诊室。急救指挥中心系统简称“120”，是从事院前急救指挥调度的急救中心，它通过“120”急救电话、计算机网络系统和无线通讯系统，将院前患者与医院联系起来，从而达到迅速、有效地救治损伤患者的目的。

四、青少年妊娠

青少年妊娠（teenage pregnancy）是指法定结婚年龄以前所有的妊娠现象，包括有意怀孕和无意怀孕。一般为未婚的18岁以下的少女发生的性行为及过早妊娠的现象。自20世纪70年代以来，世界上很多国家出现青少年性行为和初次性经历趋向低龄化的问题。我国随着改革开放的深入，人们的性观念和性行为也发生了重大变化，尤其是青少年。据WHO最新报道，每年有约1600万15～19岁的少女和约100万15岁以下的少女分娩，每年有约300万15～19岁的少女进行不安全堕胎，妊娠和分娩期间的并发症是全球15～19岁少女死亡的第二大原因。

（一）青少年妊娠的主要危害

1. 青少年妊娠严重影响少女健康 尽管在现代社会中，女性月经初潮提前到12～13岁，但并不表明女孩的生理发育已经达到可以怀孕的程度。从月经初潮到18岁的青少年的身体仍处于发育阶段，这段时间过早地发生性行为引起妊娠，常常导致高危妊娠出现严重的并发症。青少年妊娠容易导致流产、感染、宫颈糜烂、不全流产、子宫破裂、习惯性流产、出血死亡及人工流产后精神障碍等，造成成年后的性功能障碍，甚至失去生育能力。由于缺乏卫生知识，青少年罹患性病、艾滋病的比率也比较高。

2. 青少年妊娠造成各种心理创伤 青少年的性行为大多是在非正常环境下进行的。性行为发生时的心理紧张可能导致各种性功能障碍。由于未婚少女的性行为、妊娠和怀孕违反社会文化规范，所以她们必须面对来自社会和家庭的巨大压力，给青少年带来长期的心理创伤。由于青少年的性行为大多不是建立在坚实的两性感情基础上，在大多数情况下，主要由少女承担性行为的各种后果，如怀孕、社会歧视及生育的小孩的照护。与此同时，由于少女的心理发育还远未达到成熟的程度，她们的心理应付机制还很幼稚，社会支持系统也不完善。在长期的精神压力下，青少年怀孕者可出现各种各样的精神疾病，包括各种人格障碍、神经症和情感性精神障碍，个别少女甚至因此而自杀。

3. 青少年妊娠带来各种社会问题

（1）由于妊娠，很多青少年失去受教育的机会，难以获得必需的职业技能，成年后难以适应社会。有研究表明，发生性行为越早的女性，出现酗酒、犯罪、卖淫、离婚的情况越多。

（2）青少年妊娠严重阻碍了计划生育国策的落实，加大了计划生育工作的压力。

（3）由于其母亲接受的教育少，青少年妊娠出生的子女缺乏一个完整、健全的家庭，影响到他们的健康成长。

（二）青少年妊娠的社会根源

1. 生理成熟与心理和社会成熟时间差扩大 性行为既是一种生理需要，又是一种心理需要。由于生活条件的改善，近几十年来，青少年的躯体发育年龄有逐渐提前的趋势，在青少年的生理成熟（特别是性成熟）与他们的心理和社会成熟之间的时间差有逐渐扩大的趋势。

2. 性观念开放 现代社会中性观念越来越开放是青少年妊娠的重要社会原因。在20世纪60年代，美国等西方国家出现了大规模的妇女解放运动和性解放运动，妇女的性观念发生了很大的变化。性观念改变导致的色情文化和性消费文化的泛滥，也使青少年有了更多的机会接受性刺激，进一步促使了青少年性冲动的产生。

3. 性禁锢 在我国及世界上其他一些地区仍然存在的性禁锢观念同样对青少年的性行为和青少年妊娠产生重大的影响。由于传统性禁锢观念的影响，学校和父母总觉得不应该或者不能够把性知识教给青少年。我国的高校直到最近才默认大学生的恋爱行为，绝大多数中学没有性知识的教育课程。青少年对性有神秘感，阻碍他们形成正确的性观念，不懂得如何控制自己的性冲动，不懂得性行为的后果，不知道如何去防范性行为导致的各种问题。

（三）青少年妊娠的社会防制

青少年妊娠是一个社会问题，需要社会、学校和家庭的共同努力才能进行有效的防范。

1. 提高全民族的文化教育水平　有研究表明，父母的文化程度与青少年适应不良行为，包括青少年妊娠有着密切的关系。提高父母的文化教育水平，可以使其子女有较好的成长环境，有机会接受较多的学校教育。与此同时，要强化九年义务教育，尽量降低青少年的失学率。

2. 要在全社会形成健康的性观念和性道德　包括培养良好的社会道德风尚，鼓励健康向上的精神文化，清除色情文化对青少年的影响等。家庭成员如父母要对青少年的行为，包括性行为起表率作用，树立严肃地对待生活的榜样。要管住同辈团体和亚文化对青少年行为的不良影响，教师和家长要通过积极的教育，主动引导青少年的社交活动向健康的方向发展。

3. 打破性禁锢，推进性知识教育　通过教育，让广大青少年了解自己的生理发育规律，了解过早的性行为可能造成的后果，促进青少年的心理和社会成熟，掌握安全性行为的基本知识。

五、吸　　毒

吸毒（drug addiction）是指通过吸食、注射等各种途径使用能够影响人的精神状况，但为法律所禁止拥有和使用的化学物质的行为。在医学上，能够影响人类心境、情绪、行为或者改变意识状态，并具有致依赖（成瘾）作用的物质被称为精神活性物质，也称为成瘾物质（药物）。人们使用这些物质的目的在于获得或保持某种特殊的心理、生理状态。吸毒是流行于全球的现代社会病，其流行之广、危害之大，超过其他任何社会病。在人类最难对付的杀手中，毒品已列第三位，仅次于心脏病和癌症。

（一）流行概况

根据《2014 年世界毒品报告》，2012 年全球的毒品相关死亡人数估计超过 18 万，相当于 15～64 岁的人口中每 100 万人就有 40 人因毒品死亡。美洲、大洋洲和欧洲人群因吸食大麻致病而寻求治疗的人数一直在显著增加，亚洲和欧洲寻求治疗的吸毒者中滥用最严重的主要毒品是阿片剂。在中国，毒品滥用的形势近年来发生变化，目前主要滥用的有冰毒、摇头丸、K 粉等人工化学合成的致幻剂、兴奋剂类。数据显示，中国吸食新型毒品人数每年增长 30% 左右，吸食新型毒品人员中青少年占 86%。

《2014 年中国毒品形势报告》显示，截止到 2014 年底，中国累计发现、登记吸毒人员 295.5 万名，参照国际上通用的吸毒人员显性与隐性比例，实际吸毒人数超过 1400 万，其中 35 岁以下青年比例占近 7 成。从地域分布来看，中国毒品犯罪现已突破以往高发于边境、沿海地区的地域特征，遍及各省份，但案件多发地域相对集中于华南、西南和东部省份，如广东、云南、贵州、湖南、辽宁等地。

（二）吸毒的危害

吸毒的危害主要表现在以下几个方面。

1. 对机体的危害　吸毒严重损害吸毒者的心身健康。除了吸毒导致的依赖性和耐受性之外，有资料表明，海洛因使用者的死亡率比同年龄组高 20 倍，自杀、过量中毒、各种严重的并发症（如注射时使用毒品者感染的艾滋病、慢性肝炎等传染性疾病，营养不良等）是导致吸毒者死亡的重要原因。长期吸毒可致肺气肿、肺癌，影响男女生育能力，导致性功能障碍，使心脏病发病率上升，已有心脏病和心脑血管疾病者，吸毒可增加其复发与死亡的机会，病情也会加重。

2. 传播艾滋病 吸毒是传播艾滋病的重要途径。据估计，全球注射吸毒者中平均有13% 的人携带艾滋病毒，在西南亚和东欧或东南欧，这一比例分别高达近 29% 和 23%。在我国，2/3 的 HIV 阳性者是吸毒者。由于注射使用毒品者常常共用注射器和针头，导致这些血液传播性疾病在吸毒者同伴之间的蔓延；由于吸毒者的性行为通常比较混乱，很多女性吸毒者甚至通过卖淫来获取毒资，又通过性传播途径将这些疾病传播到非吸毒人群。

3. 吸毒破坏社会稳定 吸毒者开始的时候使用自己的积蓄购买毒品，在很短的时间内，就会将自己的积蓄耗尽。然后，他们可能会千方百计地向亲人、朋友借、骗，最后发展到偷、抢，或者参与贩毒、制毒，对局部经济甚至对全球经济产生不可估量的损害作用。

（三）吸毒的社会根源

吸毒的原因很复杂，有自身的人生观、道德偏差引起，也有受引诱的。一般认为，吸毒的原因不能用单一的模式来解释，生物因素、心理因素和社会文化因素都与吸毒行为的产生、维持、戒断以后的复发有着密切的关系。

1. 毒品的可获得性 不能想象没有毒品的地区会有吸毒者。从所有的精神活性物质的使用情况来看，合法的、广泛可获得性使精神活性物质使用更为广泛，如烟草的广泛可获得性与我国有 30% 的烟民是密切相关的。

2. 同伴影响和团伙压力 青少年通常受到同伴的引诱和影响，出于好奇及追求刺激等动机而开始第一次吸毒。在一些亚文化的青少年团伙中，吸毒行为是成为团伙成员的一个标志；团伙对其成员保持一种压力，使其成员维持吸毒行为。同样，一个人在戒毒以后，如果仍然回到戒毒前所在的社会环境，在很短的时间内即重新吸毒，这是目前戒毒治疗复发率居高不下（90% 以上）的一个非常重要的原因。

3. 成长环境的影响 研究表明，吸毒者多出身于社会的底层，其家庭常常存在各种各样的缺陷，如单亲家庭、家庭成员中有吸毒者、酗酒者，家庭成员之间缺乏交流，家庭经济条件差，父母文化程度低等。

4. 社会文化对毒品的容忍程度 由于种种原因，并非所有的国家都以严厉的态度对待毒品和毒品犯罪。金三角地区的占据者将种植鸦片作为收入的主要手段之一。在西方国家，有不少人认为吸毒是一种生活方式，对吸毒行为的严厉惩罚被认为是对个人自由的干涉。因此，有人主张将毒品的使用逐渐合法化。在北美和欧洲，就曾经有人推动大麻使用的合法化。在这种思想的影响下，普通民众更能宽容别人的吸毒行为。

（四）吸毒的三级预防

吸毒预防工作中的两个非常特殊的问题：预防复吸和降低吸毒。

1. 一级预防 针对普通人群的预防，主要是提高普通公众对毒品及其危害的认识，采取的主要手段包括利用各种传播媒介，如广播、电视、报纸、标语、招贴画等。把预防青少年吸毒作为禁毒工作的基础工程，对青少年立足于教育和保护，采取各种有力措施；组织、协调政府有关部门和各种社会组织做好预防工作。

2. 二级预防 主要针对高危人群，包括促进预防对象健康的生活方式，帮助他们形成抵制毒品的能力。对已经处于吸毒的初期阶段，但还未产生依赖性的人群进行针对性加强教育。主要是通过各种媒介宣传吸毒的危害和严重后果，提高他们对吸毒的认识和戒毒的信心，并设立一些临床服务机构、心理咨询和辅导机构及相关的机构，为他们早日摆脱吸毒提供条件，从而达到早期发现，早期治疗，早期控制，以制止他们进一步发展为成瘾者。

3. 三级预防 主要目的在于降低毒品需求，是针对已经吸毒的人群而进行的。有组织地进行脱瘾治疗和康复，以帮助他们摆脱对药物的依赖，恢复正常的心理社会功能。三级预防包括为吸毒者提供脱毒（戒毒治疗）、康复、重返社会、善后照顾等一系列的服务，以减少吸毒人数，降低吸毒者对毒品的需求，预防吸毒的各种并发症。还需要社会向他们提供脱瘾治疗和康复的机构。

第 5 节　新发传染病防治

新发传染病是指人群中新出现，或已经出现，但发病率或地理分布迅速增加的传染病。近 30 年来，人类已经发现和确认了近 40 种新发传染病，许多新传染病对人类的危害已被广泛认识，如艾滋病、埃博拉出血热、疯牛病、传染性非典型肺炎、人禽流感等传染病相继发生，在世界各地不同程度的流行，不仅危害人体健康，对发展中国家和地区的畜牧业、旅游业造成了毁灭性打击，经济损失巨大，而且还导致人类的生存环境遭受新一轮严重污染，使地球生态环境进一步恶化。可以说，这将是新世纪人类所面临的最大的威胁与挑战之一。

一、传染性非典型肺炎

传染性非典型肺炎是由一种新型冠状病毒引起的可累及多个器官系统的呼吸道疾病，极具有传染性，可通过短距离飞沫、接触患者呼吸道分泌物及密切接触传播。患者常起病急，伴有高热、头痛、肌肉酸痛、干咳少痰和乏力、腹泻，严重者出现气促或呼吸窘迫，甚至呼吸衰竭。2002 年 11 月在我国广东首先发现，世界卫生组织于 2003 年 3 月将其命名为严重急性呼吸综合征（severe acute respiratory syndrome, SARS），相比过去所知的呼吸道病毒、衣原体、支原体和肺炎军团病菌引起的非典型肺炎更为严重。

"非典"袭来

2002 年 11 月中旬开始，中国广东等地区陆续有"传染性非典型肺炎"病例报道，并且逐渐波及中国其他省市，截止到 2003 年 7 月 10 日，中国共有 26 个省市报告。累计报告 SARS 病例 5327 例，死亡 349 例，平均死亡率为 6.5%。全球共有 32 个国家和地区发现了 SARS 病例，包括中国香港、东南亚国家及加拿大、美国、澳大利亚等国家和地区。截止 2003 年 8 月 7 日，全球共报告病例数 8422 例，死亡 916 人，平均死亡率 10.9%。SARS 对人类而言是一种全新的传染病，各国的专业工作者在本病的病原学、流行病学、临床特点等方面的研究取得了瞩目的进展，尤其是我国的医学工作者们，在付出艰苦的努力和牺牲后，对本病的调查或研究均取得了成绩。但本病出现的时间尚短，其中还有许多问题有待阐明，需要进一步深入研究和积累资料。

链　接

（一）流行病学

1. 传染源　SARS 患者是本病的主要传染源。极少数患者在刚出现症状时，即具有传染性，一般情况下传染性随病程而逐渐增强，在发病的第 2 周最具传播力。通常认为症状明显的患者传染性较强，潜伏期患者传染性较弱，康复患者无传染性。并非所有患者都有同等传播效力，有的患者可造成多人甚至几十人感染（即超级传播现象），但有的患者却未传播一人。有研究在果子狸、山猪、獾等多种动物经聚合酶链反应（PCR）或血清学检测获得阳性结果，提示本病的病原可能来源于动物，但还有待证实。

2. 传播途径

（1）呼吸道传播：近距离呼吸道飞沫传播即通过与患者近距离接触，吸入患者咳出的含有病毒颗粒的飞沫，是本病最主要的转播方式。另一种方式是气溶胶传播，被高度怀疑为严重流行疫区的医院和个别社区暴发的传播途径之一。其流行病学意义在于，易感者可以在未与 SARS 患者见面的情况下，吸入悬浮在空气中含有 SARS 病毒的气溶胶而感染疾病。

（2）接触传播：本病的另外一种重要传播途径，易感者直接或间接接触了患者的分泌物、排泄物或者其他被污染的物品，SARS 病毒侵入机体而实现的传播。

（3）其他：目前尚不能排除经肠道传播的可能性，经血液传播尚存争议。

3．人群易感性 人群普遍易感。本病患者以青壮年为主，老人和儿童少见。患者的密切接触者包括医护人员、患者家属、探视人员等为本病的高危人群。患病后可获得一定免疫力，尚无再次发病的报告。

4．流行特征 本病发病季节以冬春两季为主。主要在人口密集的大都市流行，农村地区较少发病。男女性别间发病无显著差异。

（二）临床表现

SARS 的临床表现轻重不一，存在很大差别，儿童临床表现较为轻微，而成人往往较重。临床潜伏期为 1～16 天，平均 3～5 天。典型患者病程可分为三期。

1．早期 前驱症状不明显，起病急骤，以发热为首发症状，可有畏寒，体温常超过 38℃，伴头痛、肌肉酸痛、全身乏力和腹泻，常无鼻塞、流涕等上呼吸道卡他症状。起病 3～7 天后出现干咳、少痰，偶有血丝痰，肺部体征不明显，部分患者可闻及少许湿啰音。

2．进展期 病情于 10～14 天达到高峰，发热、乏力等感染中毒症状加重，肺部症状显现，频繁咳嗽，气促和呼吸困难，稍有活动则气喘、胸闷、心悸，被迫卧床休息。此期易出现呼吸道的继发感染。

3．恢复期 病程进入 2～3 周后，发热渐退，其他症状与体征减轻乃至消失。

肺部炎症改变的吸收和恢复则较为缓慢，体温正常后仍需 2 周左右才能完全吸收恢复正常。

（三）预防措施

传染性非典型肺炎已列入《中华人民共和国传染病防治法》法定传染病进行管理，2004 年 12 月被列为乙类传染病，但按甲类传染病管理，是需要重点防治的重大传染病之一。要针对传染源、传播途径、易感人群三个环节，采取以管理传染源、预防控制医院内传播为主的综合性防治措施。

1．管理传染源

（1）早隔离、早治疗患者：SARS 的疑似患者、临床诊断患者和确诊患者均应立即住院分别隔离治疗。

（2）隔离密切接触者：在指定地点隔离密切接触者，为期 14 天。对症状期密切接触者应实施医学观察，一般采取家庭观察，避免与家人密切接触。

（3）动物传染源的管理：应加强对动物宿主的监测研究，一旦发现可疑动物宿主，应立即向当地政府主管部门报告，采取相应的管理措施，避免或减少与其接触机会。

2．切断传播途径

（1）加强院内感染控制：发生流行时，应设立 SARS 定点医院发热门诊，并配备必要的防护、消毒设施和用品。要开辟专门病区，用于收治 SARS 患者。病房应设在严格管理的独立病区；应注意划分清洁区、半污染区、污染区；病房通风条件要好。医护人员尽量减少与 SARS 患者不必要的接触或长时间暴露于被 SARS 病毒污染的环境中。对患者分泌物、排泄物等进行严密消毒。

（2）搞好个人卫生：流行时期，注意佩戴口罩，尽量避免与人近距离接触，避免出入人多拥挤的场所。

（3）患者相关用品消毒：对患者使用过的物品，乘坐的交通工具及滞留的场所要进行及时、定期消毒。

3．保护易感人群　加强身体锻炼，提高抗病能力。目前尚无有效的疫苗或药物预防方法。

二、流　　感

流行性感冒（influenza，简称流感）是由流感病毒引起的一种常见的急性呼吸道传染病。临床以高热、乏力、头痛、全身酸痛等全身中毒症状重，呼吸道卡他症状较轻为主要特征，以冬春季多见。流感病毒容易发生变异，传染性强，传播速度快，易引起流感的大流行。

（一）流行病学

1．传染源　流感患者及隐性感染者为主要传染源，尤其隐性感染者在疾病传播上有重要流行病学意义，发病初期 2～3 天传染性最强。猪、牛、马等动物均可能传播流感。

2．传播途径　通过空气飞沫经呼吸道传播为主，也可通过流感病毒污染的手及日用品传播。

3．易感人群　普遍易感，病后可获得一定免疫力，维持时间短。三型流感之间、甲型流感不同亚型之间无交叉免疫，可反复发病。

4．流行特征

甲型流感 2～3 年发生一次小流行，一般 10～15 年发生 1 次大流行，常引起爆发流行，甚至是世界大流行（表 16-3）。乙型流感可引起爆发或小流行。丙型流感以散发为主。

（1）流行特点：突然发生，迅速蔓延，2～3 周达高峰，发病率高，流行周期短，为 6～8 周。常沿交通线传播，由人口密集的城市向农村扩散，也可由集体单位扩散到分散居民。

（2）流行季节：四季均可发生，以冬春季为主。南方在夏秋季也可见到流感流行。

表 16-3　20 世纪以来甲型流感五次世界性大流行

时间（名称）	病毒株	起源地
1918 年（西班牙流感）	甲型 H1N1 型	美国
1957 年（亚洲流感）	甲型 H2N2 型	中国贵州
1968 年（香港流感）	甲型 H3N2 型	中国香港
1977 年（俄罗斯流感）	甲型 H1N1 型	中国东北丹东地区
2009 年（甲型 H1N1 流感）	甲型 H1N1 型	墨西哥和美国

（二）临床表现

潜伏期为数小时～4 天，一般为 1～2 天。

1．典型流感　起病急，高热，体温可达 39～40℃，伴畏寒，乏力、头痛、肌肉关节酸痛等全身中毒症状明显，持续时间长，呼吸道症状较轻微，常有咽痛，可伴鼻塞、流涕等，少数有恶心、呕吐、食欲不振、腹泻、腹痛等消化道症状。

2．肺炎型流感　较少见，老人、儿童、原有心肺疾患的人群患流感后易发生肺炎，可因呼吸循环衰竭而死亡，病死率高。

3．中毒性流感　中枢神经系统及心血管系统受损，出现高热不退，血压下降，谵妄、惊厥、脑膜刺激征等脑炎脑膜炎症状。

4．胃肠炎型流感　少见，主要表现为腹泻、腹痛、呕吐。

（三）预防措施

1. 控制传染源 对流感患者早发现，早报告，早隔离，早治疗。呼吸道隔离1周或高热消退后2日。

2. 切断传播途径 流感流行期间，避免集会或集体娱乐活动，老幼病残体弱者少去公共场所；室内经常开窗通风，保持空气新鲜，必要时对公共场所进行消毒；医护人员佩戴口罩、勤洗手、避免交叉感染；患者分泌物及用具要进行彻底消毒。

3. 保护易感人群

（1）疫苗预防：是预防流感的基本措施。全病毒灭活疫苗只能用于12岁以上人群，12岁以下可引起发热反应；亚单位疫苗可用于6个月以上儿童和成人。减毒活疫苗常采用喷鼻法接种，简单易行，但对老人和小孩副反应较强。

（2）药物预防：目前公认的药物是金刚烷胺和甲基金刚烷胺，口服每次100mg，每天2次，连服10～14天，对甲型流感有一定预防作用，但对乙型、丙型流感无效。预防流感药物仍在研究中，除非易感人群或可能感染者，不建议滥用。

（四）人感染高致病性禽流感

人禽流感（human avian influenza）是由甲型流感病毒某些感染禽类亚型中的一些毒株引起的人的急性呼吸道传染病。其中高致病性禽流感（highly pathogenic avian influenza, HPAI）常由H5N1、H7N7等亚型引起，病情严重，可出现毒血症、感染性休克、多脏器功能衰竭及瑞氏综合征等多种并发症而致人死亡。

人禽流感

文献中记录的最早发生的禽流感在1878年，意大利发生鸡群大量死亡，当时被称为鸡瘟。到1955年，科学家证实其致病病毒为甲型流感病毒。此后，这种疾病被更名为禽流感。禽流感被发现100多年来，人类以消毒、隔离、大量宰杀禽畜的方法防止其蔓延，并没有特异性的预防和治疗方法。之前认为禽流感只在禽类中传播，不会感染人类。1997年5月，我国香港1名3岁儿童死于不明原因的多器官功能衰竭，同年8月经美国疾病预防和控制中心及WHO荷兰鹿特丹国家流感中心鉴定为禽甲型流感病毒H5N1引起的人类流感。这是世界上首次证实甲型H5N1亚型禽流感病毒感染人类因而引起人禽流行性感冒的病例，相继又有H9N2、H7N7等亚型感染人类的报道。自此，这类能够感染人类的禽流感，称为人禽流感。

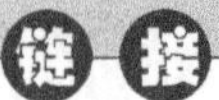

1. 流行病学

（1）传染源：主要为患禽流感或携带禽流感病毒的鸡、鸭、鹅等家禽，野禽也有可能作为传染源。患者是否为人禽流感的传染源尚不清楚。

（2）传播途径：主要经呼吸道传播，也可通过密切接触感染的禽类及其分泌物、排泄物、病毒污染的物品被感染。目前虽出现了一些人群聚集性发生的病例，但缺乏人与人之间传播的确凿证据。

（3）人群易感性：由于种属屏障的原因，人类对禽流感病毒多不易感。但由于对禽流感病毒普遍缺乏抗体，无特异性抵抗力，任何年龄都有可能被感染。12岁以下儿童发病率较高，病情较重。与不明原因病死家禽或感染、疑似感染禽流感家禽密切接触人员为高危人群。

（4）流行特征：人群的发病与人和动物接触的密切程度、流行的病毒亚型及其变异情况相关。多发生于冬春季，多伴随着家禽中禽流感爆发，呈零星分布。

2. 临床表现　潜伏期一般为 1～7 天，通常为 2～4 天。

人感染不同亚型的禽流感病毒后，临床表现不一。感染 H9N2 亚型的患者通常仅有轻微的上呼吸道感染症状，部分患者甚至没有任何症状；感染 H7N7 亚型的患者主要表现为结膜炎；而 H5N1 亚型病毒感染的患者症状较重。患者呈急性起病，早期主要为发热，体温大多持续在 39℃以上，可伴有流涕、鼻塞、咳嗽、咽痛、头痛、肌肉酸痛和全身不适，类似普通型流感。重症患者病情发展迅速，少数重症患者可出现头痛、谵语、躁动等神经精神异常。患者常出现肺炎、急性肺损伤、急性呼吸窘迫综合征（ARDS）、肺出血、胸腔积液、全血细胞减少、多脏器功能衰竭、休克及瑞氏综合征等多种并发症。

3. 预防措施

（1）监测并控制传染源

1）加强禽类疾病的监测，一旦发现禽流感疫情，动物防疫部门立即按有关规定进行处理。养殖和处理的所有相关人员做好防护工作。

2）加强对密切接触禽类人员的监测。当这些人员中出现流感样症状时，应立即进行流行病学调查，采集患者标本并送至指定实验室检测，以进一步明确病原，同时应采取相应的防治措施。

（2）切断传播途径

1）医务人员及探视人员接触人禽流感患者应戴口罩、戴手套、穿隔离衣，接触后应洗手。加强检测标本和实验室禽流感病毒毒株的管理，严格执行操作规范，防止医院感染和实验室的感染及传播。

2）日常生活中应尽量避免直接接触活禽类、鸟类或其粪便；不购买无检疫证明的鲜、活、冻禽畜及其产品；应注意饮食卫生，不喝生水，不吃未熟的肉类及蛋类等食品；食品加工过程中要做到生熟分开。勤洗手，养成良好的个人卫生习惯。

（3）保护易感人群：对密切接触者必要时可试用抗流感病毒药物如金刚烷胺、奥司他韦等，也可按中医药辨证施防。目前的甲型 H1N1、H3N2 及乙型流感疫苗不能预防 H5N1、H7N7 及 H9N2 病毒感染。H9N2 疫苗目前已进行了人体Ⅰ期临床试验，初步认为有一定的安全性和耐受性。H5N1 疫苗的研发正在进行。

三、艾　滋　病

艾滋病即获得性免疫缺陷综合征（acquired immunodeficiency syndrome, AIDS）的简称，是由人类免疫缺陷病毒（human immunodeficiency virus, HIV）感染引起的一种传染性疾病。本病可通过性接触传播、血液传播及母婴传播，特异性地破坏辅助性 T 淋巴细胞，严重损害机体细胞免疫功能。本病传播速度快，目前尚无特效防治方法，病死率高，已成为当今世界最为关注的公共卫生问题之一。

（一）流行病学

1. 传染源　艾滋病患者和无症状携带者。急性感染期和艾滋病期传染性都很强。急性感染期和无症状感染期的 HIV 感染者由于症状不特异和潜伏期长，传播意义更大。

2. 传播途径　HIV 感染者和艾滋病患者的血液及体液（精液、阴道分泌物、乳汁、伤口渗出液等）中都含有大量的病毒。

1）性接触传播：本病的主要传播途径。无论是同性、异性，还是两性之间的性接触都会导致艾滋病的传播。由于异性性传播涉及面更广泛，对社会人群健康威胁更大。

2）血液传播：最直接的途径。输入被病毒污染的血液或血液制品，使用了被血液污染而又未经严格消毒的注射器、针灸针、拔牙工具等都可感染艾滋病。

3）母婴传播：重要传播途径。HIV 感染的孕妇在妊娠期间（经胎盘）、分娩及哺乳过程中都可传染给婴儿。

4）其他途径：医护人员在诊疗过程中存在皮肤破损可被 HIV 传染，人工受精或应用病毒感染者的器官移植也有传染可能。

3. 易感人群 人群普遍易感。艾滋病的传播跟人们是否暴露于高危行为、高危行为方式、暴露于高危行为次数及性伴侣数多少等有着密切关系。本病的高危人群为男性同性恋和多名性伴侣者、药瘾者、血友病患者及父母有 HIV 感染的婴儿。发病年龄 15～49 岁居多，儿童及妇女感染率在逐步增加。

4. 流行特征 本病于 1981 年首先发现于美国，目前呈广泛分布，世界各大洲均有病例发生。全球疫情 70% 分布在发展中国家，以撒哈拉沙漠以南的非洲国家为主。WHO 报告 2010 年全世界存活 HIV 携带者及艾滋病患者共 3400 万，新感染 270 万，全年死亡 180 万人。每天有超过 7000 人新发感染，全世界各地区均有流行，但 97% 以上在中、低收入国家。

1985 年我国发现首例艾滋病病例，截止 2012 年底，我国新发 HIV 感染者 5.8 万例，AIDS 病例 2.4 万例，既往 HIV 感染者本年转化为 AIDS 病例 1.7 万例。现存活 HIV 感染者或 AIDS 病例 38.58 万例，其中 AIDS 病例 14.56 万例，报告死亡 11.47 万例。现阶段流行特征：疫情呈上升趋势，但上升速度有所减缓；性传播持续成为主要传播途径，同性间的传播，上升速度明显；全国艾滋病总体呈低流行态势，部分地区疫情严重；全国艾滋病受影响人群增多，流行模式多样化。

（二）临床表现

本病潜伏期较长，可从数月至十几年，平均 9 年。

HIV 本身并不会引发任何疾病，当其破坏免疫系统后，人体抵抗力过低，易于感染一些疾病。在发展成艾滋病患者以前，可以没有任何症状，成为患者后由于机会感染的病原体不同，患者临床表现多种多样。

1. 急性感染 部分患者在初次感染 HIV 后 2～6 周，出现类似传染性单核细胞增多症的症状，起病急骤，有发热、出汗、不适、厌食、恶心、头痛、咽痛及关节肌肉痛等症状，可伴有红斑样皮疹和淋巴结肿大，血小板可减少，CD4/CD8 比值下降或倒置。持续 3～14 天后进入无症状期，少数患者可持续发展。

2. 无症状感染 持续 1～10 年，平均 5 年，无自觉症状，仅血清抗 HIV 抗体阳性。

3. 典型艾滋病表现

（1）艾滋病相关综合征：主要表现为持续性淋巴结肿大。全身包括腹股沟有两处以上淋巴结大，持续 3 个月以上。常伴有间歇性发热、乏力、盗汗、消瘦和腹泻，肝脾肿大，也可出现原因不明的神经系统症状。

（2）机会性感染：艾滋病患者最常见的临床表现。主要病原体有卡氏肺囊虫、弓形体、隐孢子虫、念珠菌、巨细胞病毒、疱疹病毒等。其中卡氏肺囊虫性肺炎最为常见，起病缓慢，发热乏力、干咳和进行性呼吸困难，但肺部体征不明显。其他机会性感染可引起肺炎、食管炎、肠炎、直肠肛管炎，皮肤损害、脑炎、脑膜炎、脑神经炎甚至全身性感染等，通常多种感染及肿瘤同时存在。

（3）恶性肿瘤：卡波齐肉瘤最为常见，多见于青壮年，起病缓隐袭，肉瘤呈多灶性，不痛不痒，除皮肤广泛损害外，常累及口腔、吸肠道、淋巴等。其他，如原发性脑淋巴瘤、霍奇奎病、非霍奇金淋巴瘤和淋巴网状恶性肿瘤等。

（三）预防措施

艾滋病是一种病死率极高的严重传染病，社会危害性大，我国将其列为乙类传染病进行管理。

1. 控制传染源

（1）加强国境检疫，禁止 HIV 感染者入境。

（2）扩大监测和检测的覆盖面，尽最大可能发现艾滋病感染者和患者。

（3）定期对艾滋病患者和感染者进行随访和监测。

（4）对患者血液、排泄物和分泌物进行消毒处理。

2. 切断传播途径

（1）防止经性传播艾滋病——ABC 策略

A. 禁欲（abstinence）：指在未结婚之前，最好不要有性行为。

B. 对自己的伴侣忠诚（being faithful）：指性伴侣双方要互相忠诚，不得与第三方发生性行为。

C. 使用安全套（（condoms）：指在发生非婚性性行为全程正确使用安全套。

（2）防止经血液传播艾滋病

1）确保采供血安全，普及无偿献血，严厉打击非法地下采血（浆）站。

2）严禁注射毒品。

3）防止被患者血液等传染性材料污染的针头等利器刺伤或划破皮肤。推广使用一次性注射器。

（3）防止经母婴途径传播

1）对育龄期妇女加强健康教育以预防感染。

2）对 HIV 感染妇女妊娠时进行母婴阻断预防母婴传播。

3）已感染的育龄妇女，应避免妊娠、哺乳。

3. 保护易感人群　目前还没有治愈艾滋病的药物，预防疫苗正在研究之中，距大规模临床应用为时尚远。因此主要措施是普及预防艾滋病知识；加强个人防护，定期健康检查；加强公用医疗器械和公用生活物品的消毒。同时开展反歧视的宣传教育活动，最大限度降低艾滋病传播风险。

四、手足口病

手足口病（hand foot mouth disease, HFMD）是由一种由肠道病毒引起的急性传染病，本病在临床上以手、足、口腔疱疹为主要特征，好发于学龄前儿童，尤以 3 岁以下婴幼儿发病率最高，故常被称作“小儿手足口病”。大多数患者症状轻微，少数患者可引起心肌炎、肺水肿、无菌性脑脊髓膜炎、脑炎等并发症，个别重症患儿病情进展快，易发生死亡。2008 年 5 月 2 日，我国卫生部将手足口病纳入丙类传染病进行管理。

（一）流行病学

1. 传染源　患者和隐性感染者是主要传染源。流行期间，患者在发病 1～2 周自咽部排出病毒，传染性最强，3～5 周从粪便中排出病毒，疱疹破溃时病毒即溢出。隐性感染者是流行间歇期的主要传染源。

2. 传播途径　手足口病传播方式多样，以通过人群密切接触传播为主。患者咽喉分泌物及唾液中的病毒可通过空气飞沫传播；也可通过患者排出病毒被污染的手、毛巾、手绢、牙杯、玩具、食具、奶具及床上用品、内衣等日常接触传播；如接触被病毒污染的水源，可经口感染、门诊交叉感染和口腔器械消毒不严格也可造成传播。

3. 易感人群　人群普遍易感。感染后可获得免疫力，但各型之间无交叉免疫，人群可反复感染发病。成人大多已通过隐性感染获得相应抗体，因此，手足口病的患者多为学龄前儿童，尤以3岁以下年龄组发病率最高，4岁以内占发病数的85%～95%。

4．流行特征 手足口病分布广泛，无严格地区性。本病四季均可发病，以夏秋季多见，冬季的发病较为少见。本病传染性强，传播途径复杂，流行强度大，传播快，在短时间内即可造成大流行。手足口病常呈暴发流行后散在发生，流行期间，幼儿园和托儿所易发生集体感染，一些家庭也有发病集聚现象。

（二）临床表现

潜伏期为2～10天，平均3～5天。

1．普通病例 起病急，发热至38℃左右，口腔黏膜出现散在疱疹，患儿痛感明显，常流涎拒食。手、足和臀部出现斑丘疹、疱疹，疱疹周围可有炎性红晕，疱内液体较少。可伴有咳嗽、流涕、食欲不振等症状。部分病例仅表现为皮疹或疱疹性咽峡炎。也有部分病例仅表现为斑丘疹。多在1周内痊愈，预后良好。

2．重症病例 少数病例（尤其是7～12个月患儿）病情进展迅速，在发病1～5天出现脑膜炎、脑脊髓炎、脑炎（以脑干脑炎最为凶险）、肺水肿、循环障碍等，存活病例可留有后遗症，极少数病例病情危重，可致死亡。

（1）神经系统表现：头痛、呕吐、精神差、嗜睡、易惊、谵妄甚至昏迷、惊厥；眼球震颤、共济失调、眼球运动障碍；肢体抖动，肌阵挛；无力或急性弛缓性麻痹。查体可见腱反射减弱或消失，脑膜刺激征、巴氏征等病理征阳性。

（2）呼吸系统表现：呼吸浅促、呼吸节律改变或呼吸困难，口唇发绀，咳嗽，咳白色、粉红色或血性泡沫样痰液；肺部可闻及湿啰音或痰鸣音。

（3）循环系统表现：面色苍灰、皮肤花纹、四肢发凉，指（趾）发绀；出冷汗；毛细血管再充盈时间延长。心率增快或减慢，脉搏浅速或减弱甚至消失；血压升高或下降。

（三）预防措施

1．管理传染源 患儿应及时就医，密切关注患儿的病情变化，出现神经系统、呼吸系统、循环系统等相关症状时，立即送医院就诊。住院患儿应在指定区域内接受治疗，防止与其他患儿发生交叉感染。管理时限为自患儿被发现起至症状消失后1周。尽量避免与其他儿童接触。

2．切断传播途径 手足口病传播途径很多，学龄前儿童普遍易感。做好儿童个人、家庭和托幼机构的卫生是预防本病感染的关键。

3．保护易感儿童 手足口病疫苗即EV71灭活疫苗正处于研发阶段。易感儿童注意加强营养，保证充足休息，提高抗病能力。

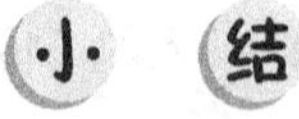

本章主要阐述了传染病、生物地球化学性疾病、常见慢性非传染性疾病、社会病和新发传染病的防治。通过学习，应掌握传染病流行过程的三个基本环节及传染病的三级预防；生物地球化学性疾病、社会病、新发传染病的概念；理解常见生物地球化学性疾病、慢性非传染性疾病、社会病的主要危险因素和预防措施、新发传染病的预防措施；了解传染病、恶性肿瘤、心脑血管疾病、糖尿病、生物地球化学性疾病、新发传染病的流行病学特征。学习过程中，要重点掌握疾病的主要危险因素及预防措施。要了解非传染性疾病的主要危险因素中不良生活方式是重要的因素，要降低这些疾病的发病率、死亡率，必须从改变不良生活方式入手。学生试着结合个人、家庭、人群中存在的不良生活方式，进一步说明改变不良生活方式给人们带来的好处。

目标检测

一、名词解释

1. 传染病　2. 碘缺乏病
3. 社会病　4. 吸毒
5. 新发传染病

二、填空题

1. 预防接种的种类可分为＿＿＿＿＿＿＿、＿＿＿＿＿＿＿、＿＿＿＿＿＿＿三类。
2. 地方性氟病的典型临床特征是＿＿＿＿＿和＿＿＿＿＿＿。
3. 影响自杀发生的主要因素有＿＿＿＿＿＿、＿＿＿＿＿＿、＿＿＿＿＿＿。
4. 艾滋病的主要传播途径有＿＿＿＿＿、＿＿＿＿＿＿、＿＿＿＿＿＿。

三、选择题

A1 型题

1. 缺碘影响大脑发育的两个关键时期是（　）
   A. 成人　B. 小于 2 岁
   C. 2～3 岁　D. 7～10 岁
   E. 出生前
2. 下列哪种疾病表现为四肢关节疼痛麻木僵硬，严重者腰弯背驼，四肢关节变形，活动受限或者瘫痪（　）
   A. 变形症　B. 氟骨病
   C. 氟骨症　D. 四肢病
   E. 佝偻病
3. 对慢性非传染性疾病危险因素的干预比治疗任何慢性病的成本－效益都好的是（　）
   A. 戒烟　B. 减重
   C. 运动　D. 限酒
   E. 合理膳食
4. 对心脑血管疾病影响最大的因素是（　）
   A. 性别　B. 年龄
   C. 肥胖　D. 超重
   E. 遗传
5. 冠心病和脑卒中的第一级预防措施，下列最主要的是（　）
   A. 健康教育
   B. 治疗高血压
   C. 高危人群筛检
   D. 防止与消除环境污染
   E. 防治职业危害
6. 脑卒中最危险的因素是（　）
   A. 高血压　B. 糖尿病
   C. 吸烟　D. 肥胖
   E. 超重
7. 研究资料表明，冠心病是可以预防的，其预防措施不正确的是（　）
   A. 预防要从青年，甚至幼年时做起
   B. 保持一定的，经常性的体力活动和劳动
   C. 控制高血压、预防高血脂
   D. 药物干预
   E. 提倡不吸烟
8. 在预防冠心病和脑卒中的致死方面，哪项是最主要的（　）
   A. 限制食盐摄入　B. 戒烟、限制饮酒
   C. 控制高血压　D. 控制高血脂
   E. 控制胆固醇
9. 下列哪个因素不是 2 型糖尿病的危险因素（　）
   A. 肥胖　B. 自身免疫
   C. 体力活动缺乏　D. 高血压
   E. 高热量饮食
10. 下列属于恶性肿瘤的危险因素的是（　）
    A. 免疫　B. 性格与情绪
    C. 饮食　D. 紫外线
    E. 以上均是
11. 长期食用黄曲霉菌污染的食物易致（　）
    A. 膀胱癌　B. 肺癌
    C. 肝癌　D. 白血病
    E. 皮肤癌
12. 在以下的影响因素中，你认为哪一个因素对自杀影响最小（　）
    A. 婚姻　B. 文化教育
    C. 职业　D. 年龄
    E. 地理因素
13. 为了防止自杀死亡的发生，比较有效的措施是（　）
    A. 健康宣传教育　B. 早期治疗疾病
    C. 职业道德教育　D. 老有所养
    E. 心理干预
14. 在吸毒的三级预防措施中，下列哪种不属于一级预防（　）

A. 电视教育　　B. 街道宣教
C. 学校教育　　D. 标语口号
E. 重返社会

15. 在影响车祸发生的因素中，生物周期属于下列哪一方面的因素（　　）
A. 自然环境因素　　B. 生物因素
C. 心理行为因素　　D. 社会经济因素
E. 非上述因素

16. 传染性非典型肺炎的最主要传播方式为（　　）
A. 短距离空气飞沫
B. 接触患者呼吸道分泌物
C. 肠道传播
D. 密切接触
E. 血液传播

17. 发生 HIV 职业暴露后，下列哪项处理措施不正确（　　）
A. 用肥皂水清洗污染的皮肤
B. 用生理盐水冲洗黏膜
C. 立即服用药物
D. 尽可能挤出损伤处的血液
E. 以上都不正确

18. 艾滋病常见的机会性感染有（　　）
A. 卡氏肺孢子虫肺炎
B. 隐球菌脑膜炎
C. 弓形体感染
D. 巨细胞病毒
E. 以上都是

19. 手足口病好发于哪些人群（　　）
A. 5 岁以下儿童　　B. 学龄儿童
C. 青少年　　D. 成人
E. 人群普遍易感

A_2 型题

20. 患者王某，55 岁，既往有冠心病史 10 年，1 小时前突然出现胸骨后压榨样疼痛，伴有烦躁不安，出冷汗，患者极度紧张，诊断为急性心肌梗死收入医院。王某发病诱因不可能是下列哪种情况（　　）
A. 劳累　　B. 卧床时
C. 情绪激动　　D. 饱餐
E. 大便用力后

21. 某中学生，男，15 岁，平时喜欢看手机，几乎每天都长时间坐着，不喜欢锻炼，体重超重，请问他将来可能比别人更容易得（　　）
A. 心脑血管疾病　　B. 胃溃疡
C. 恶性肿瘤　　D. 肺部疾病
E. 以上都是

22. 李先生，56 岁，高血压患者，妻子建议他注意合理饮食、进行规律锻炼，以预防冠心病发生，这属于（　　）
A. 第一级预防　　B. 第二级预防
C. 第三级预防　　D. 原生预防
E. 以上都不是

23. 王女士，48 岁，如果你要建议她定期接受临床检查，以筛检可能出现的乳腺癌，你的建议是（　　）
A. 每年一次　　B. 每两年一次
C. 每三年一次　　D. 每半年一次
E. 以上都不是

A_3 型题

（24、25 题共同题干）

某女，42 岁，身高 159cm，体重 67kg，血压 139/89mmHg，血脂 TC 为 240mg/L；平时喜欢吃甜食，不喜欢参加运动。

24. 该女子体重属于（　　）
A. 理想　　B. 偏轻
C. 超重　　D. 肥胖
E. 腹型肥胖

25. 她的血压属于（　　）
A. 2 级高血压　　B. 理想
C. 正常高值　　D. 1 级高血压
E. 3 级高血压

26. 她的血脂属于（　　）
A. 理想值　　B. 接近理想
C. 偏低　　D. 偏高
E. 高

27. 你认为该女子应该（　　）
A. 减少能量摄入为主
B. 采用适当的减肥药物
C. 减少能量摄入＋减肥药物
D. 低糖、低脂饮食＋规律运动
E. 规律运动

（赫金凤）

第 17 章　突发公共卫生事件与应急处理

第 1 节　概　　述

学习目标

1. 掌握突发公共卫生事件的概念、分级和应急管理的原则。
2. 了解突发公共卫生事件的分类及其应急管理的意义。
3. 理解突发公共卫生事件的分级反应。
4. 掌握群体性不明原因疾病、急性化学中毒及流感的特点及应急处理。

一、突发公共卫生事件的概念与分级分类

突发公共卫生事件（emergency public health events）指突然发生，造成或者可能造成社会公众健康严重损害的重大传染病疫情、群体性不明原因疾病、重大食物和职业中毒及其他严重影响公众健康的事件。例如，英美等国的疯牛病事件、印度博帕尔毒气泄漏事件（1984 年 12 月）、比利时二噁英食品污染事件（1999 年 5 月）、日本福岛核电站事故（2011 年 3 月）、欧洲毒黄瓜事件（2011 年 5 月）等；国内从 2003 年传染性非典型肺炎（SARS）疫情，到 2008 年持续性的暴风雪袭击我国南方 14 个省（自治区）；从 2008 年 5 月四川、甘肃遭受 8.0 级强烈地震破坏，到 2009 年 H1N1 流感引起的民众恐慌；从 2009 年全国各类自然灾害导致 4.8 亿人次受灾，到 2013 年 H7N9 病毒的蔓延等。

近年来，我国突发公共卫生事件频繁发生，其破坏性、突发性、不可预知性及后果严重性受到各级政府和广大学者的普遍关注。如何更好地运用相关应急管理方法与理论解决突发卫生问题，如何有效应对与防范突发公共卫生事件，如何运用相关科学化与合理性应急管理机制把危害程度降到最低，成为我国政府亟待解决的棘手问题与现实困境。

（一）突发公共卫生事件的分级

1. 根据突发公共卫生事件性质、危害程度、涉及范围分类　可将突发公共卫生事件分为特别重大（Ⅰ级）、重大（Ⅱ级）、较大（Ⅲ级）和一般（Ⅳ级）四级。

（1）有下列情形之一的为特别重大突发公共卫生事件（Ⅰ级）：涉及多个省份的群体性不明原因疾病，发生病例并有扩散趋势；已消灭的传染病重新流行；严重危及我国公共卫生安全的事件及国务院卫生行政部门认定的其他特别重大突发公共卫生事件等。

（2）有下列情形之一的为重大突发公共卫生事件（Ⅱ级）：一个县（市）行政区域内流行，1 周内发病 30 例以上，或波及 2 个以上市（地），有扩散趋势；我国尚未发现的传染病发生或传入，尚未造成扩散；发生群体性不明原因疾病，扩散到县（市）以外的地区；一次食物中毒或职业中毒人数超过 50 人以上并出现死亡病例；省级以上人民政府卫生行政部门认定的其他重大突发公共卫生事件等。

（3）有下列情形之一的为较大突发公共卫生事件（Ⅲ级）：一个县（市）行政区域内发

生，1 周内发病 10～29 例或波及 2 个以上县（市），或市（地）级以上城市的市区首次发生；发现群体性不明原因疾病；一次食物中毒或急性职业中毒 10～49 人，或死亡 4 人以下；市（地）级以上人民政府卫生行政部门认定的其他较大突发公共卫生事件。

（4）有下列情形之一的为一般突发公共卫生事件（Ⅳ级）：一个县（市）行政区域内发生，1 周内发病 9 例以下；一次食物中毒或职业中毒 9 人以下，未出现死亡病例；县级以上人民政府卫生行政部门认定的其他一般突发公共卫生事件。

2．根据突发公共卫生事件导致人员伤亡和健康危害情况分类 将医疗卫生救援事件分为特别重大、重大、较大和一般四级。

（1）特别重大事件（Ⅰ级）：①一次事件伤亡 100 人以上或者核事故、突发放射事件和化学品泄露事故导致大量人员伤亡，事件发生地省级人民政府或有关部门请求国家在医疗卫生救援工作上给予支持的突发公共事件。②跨省（市、区）的有特别严重人员伤亡的突发公共事件。③国务院及其有关部门确定的其他需要开展医疗卫生救援工作的特别重大突发公共事件。

（2）重大事件（Ⅱ级）：①一次事件伤亡 50 人以上、99 人以下，其中，死亡和危重病例超过 5 例的突发公共事件。②跨市（地）的有严重人员伤亡的突发公共事件。③省级人民政府及其有关部门确定的其他需要开展医疗卫生救援工作的重大突发公共事件。

（3）较大事件（Ⅲ级）：①一次事件伤亡 30 人以上、49 人以下，其中，死亡和危重病例超过 3 例的突发公共事件。②市（地）级人民政府及其有关部门确定的其他需要开展医疗卫生救援工作的较大突发公共事件。

（4）一般事件（Ⅳ级）：①一次事件伤亡 10 人以上、29 人以下，其中死亡和危重病例超过 1 例的突发公共事件。②县级人民政府及其有关部门确定的其他需要开展医疗卫生救援工作的一般突发公共事件。

（二）突发公共卫生事件分类

1．根据事件的表现形式分类 可将突发公共卫生事件分为两类。

（1）一定时间、一定范围、一定人群中，当病例数累计达到规定预警值时所形成的事件。例如，传染病、群体性不明原因疾病、食物中毒和职业中毒、预防接种反应、菌种和（或）毒株丢失等，以及县以上卫生行政部门认定的其他突发公共卫生事件。

（2）一定时间、一定范围中，当环境危害因素达到规定预警值时形成的事件，病例为事后发生，也可能无病例发生。例如，生物、化学、核辐射事件（发生事件时尚未出现病例），包括：传染病菌种、毒株丢失；病媒、生物、宿主相关事件；化学物泄漏事件；放射性和有毒有害化学性物质丢失及其他严重影响公众健康事件（尚未出现病例或病例事后发生）。

2．根据事件的成因和性质分类 突发公共卫生事件可分为：重大传染病疫情，群体性不明原因疾病，重大食物中毒和职业中毒，新发传染性疾病，群体性预防接种反应和群体性药物反应；重大环境污染事故，核事故和放射事故，生物、化学、核辐射恐怖事件，自然灾害导致的人员伤亡和疾病流行，以及其他影响公众健康的事件。

二、突发公共卫生事件应急管理的意义与原则

（一）意义

突发公共卫生事件涉及面广，影响范围大，严重威胁人民群众的身心健康和生命安全。一些突发事件涉及社会不同利益，敏感性、连带性很强，处理不好极易造成社会混乱，进而影响社会经济、政治和政府的国际声誉。因此，加强突发公共卫生事件应急管理，建立

一种科学化、合理化、效能化的应急管理机制，对于保障和维护人民群众生命健康、物质财产及降低各类损失，维护国家安全和社会稳定具有重要的现实意义。

1. 突发公共卫生事件的管理与应对，是政府能力建设的重要方面　在发生突发公共卫生事件后，地方政府如何应对，应对的效率性、效果性都会涉及这一事件的影响程度、辐射范围及损失程度，政府应急管理能力是处理公共突发卫生事件的关键，直接关系到社会稳定、人民满意度及经济发展度。来自国内外诸多领域的公共卫生事件的爆发，对于政府应急管理能力与水平提出更高的要求，这关乎我国和谐社会建设的推进程度，同时也严峻考验着政府管理能力建设。

2. 建立科学化、效能化的突发公共卫生事件应急管理机制是政府社会管理的重要内容　突发公共卫生事件对于人类健康与生命安全造成严重威胁，对于经济发展、社会稳定及大众心理的广泛冲击不可小视。城市地区现已为突发公共卫生事件发生的高危区域，特别是我国特大城市（如上海），人口集聚度及交往密切程度高，突发公共卫生事件一旦爆发，危害性与损失度必然增大；而广大农村由于缺失相应的卫生常识与应对手段，事件发生极易酿成严重灾难。所以建立科学、效能化的应急管理机制极为重要。

（二）原则

为有效预防、及时控制和消除突发公共卫生事件的危害，保障公众身体健康与生命安全，维护正常的社会秩序，突发公共卫生事件应急管理应遵循以下基本原则。

1. 政府主导、社会参与　突发公共卫生事件的特点决定了其预防、监控、处理需要在政府机构的主导下进行，分类管理、分级负责、条块结合、属地管理的突发公共卫生事件应急管理机制已经成为应对公共卫生问题的关键路径选择。实时依据突发公共卫生事件的影响范围、危害程度及资源分配比率等因素，启动与响应相关的应急预案与处理规划；同时公共卫生是一项涉及面广、波及群体宽泛的事业，非政府组织、大众媒体、民众等社会力量的参与，必定会在保证效率化、效果性解决事件方面发挥重要作用。

2. 预防为主、以人为本原则　突发公共卫生事件是难以避免与直接监测的，对于公共卫生的应急举措首要在于预防及深化危机意识。无论是生物病原体所致流行病，还是人为与自然因素所引起的公共卫生问题，坚持预防为主的原则可以将欲发生的突发公共卫生事件扼杀在萌芽状态中，可以将难于监控的突发公共卫生事件造成的损害降到最低；另外，突发公共卫生事件危及民众生命安全与健康，必然导致财产与物质的损失，各级部门和政府机构应该始终坚持“以人为本”的首要原则，利用所有资源与设备，最大限度地保障群众生命安全，对于受灾群众和参与救援的人要竭尽全力做好防护与保障安全工作。

3. 公平性与效率性原则　每个公民都享有接受公共卫生物品和享有卫生保健服务的权利。政府在依法办事与履行职能时，要充分保障卫生医疗资源分配的公平性与效率性。当传染性疾病、重大卫生灾害、食品药品危机等事件发生时，在统筹与优化卫生资源分配时，首先确保受灾群众卫生保健服务的基本功能；其次，政府必须强调效率性原则，安排组织科学化与合理化的救援措施（精干高效的救援队伍、充分及时的救援物品及行之有效的卫生保健服务），通过卫生资源的合理配置和救援措施的精益化运行，确保突发公共卫生事件在第一时间得到有效的公平性救助与效率化救援。

4. 时间性与协同性原则　突发公共卫生事件具有突发性、爆发性与不可预知性的特征。事件爆发过程和危机传递由于信息不畅、沟通不良等原因容易加剧事态的蔓延，因此事件的先发处理在于时间的有效把握，政府应该争取在最短时间内控制危机局面，及时准确稳控事态的发展。另外，突发公共卫生事件应不断考验政府的管理水平和服务能力，事件通常会涉及多个领域和机构，除了卫生管理机构以外，交通运输、公安警察、食品药品监督管理部门、医疗保障机构及通信辅助部门等也将协调参与，如何形成联动配合机制，从而更好地促成多个部门和工作人员的合作，发挥整体化优势，是政府行政职能履职的重要方面。

三、突发公共卫生事件的监测、预警和报告

（一）监测

国家建立统一的突发公共卫生事件监测、预警与报告网络体系。各级医疗、疾病预防控制、卫生监督和出入境检疫机构负责开展突发公共卫生事件的日常监测工作。

省级人民政府卫生行政部门要按照国家统一规定和要求，结合实际，组织开展重点传染病和突发公共卫生事件的主动监测。

国务院卫生行政部门和地方各级人民政府卫生行政部门要加强对监测工作的管理和监督，保证监测质量。

（二）预警

各级人民政府卫生行政部门根据医疗机构、疾病预防控制机构、卫生监督机构提供的监测信息，按照公共卫生事件的发生、发展规律和特点，及时分析其对公众身心健康的危害程度、可能的发展趋势，及时做出预警。

（三）报告

任何单位和个人都有权向国务院卫生行政部门和地方各级人民政府及其有关部门报告突发公共卫生事件及其隐患，也有权向上级政府部门举报不履行或者不按照规定履行突发公共卫生事件应急处理职责的部门、单位及个人。

突发公共卫生事件责任报告单位要按照有关规定及时、准确地报告突发公共卫生事件及其处置情况。

四、突发公共卫生事件的分级反应

各级人民政府卫生行政部门在本级人民政府统一领导下，负责组织、协调本行政区域内突发公共卫生事件应急处理工作，并根据突发公共卫生事件应急处理工作的实际需要，向本级人民政府提出成立突发公共卫生事件应急指挥部的建议。

国务院或地方各级人民政府根据本级人民政府卫生行政部门的建议和实际工作需要，决定是否成立国家或地方应急指挥部，统一指挥和协调突发公共卫生事件应急处置工作。

地方各级人民政府要按照上级人民政府或突发公共卫生事件应急指挥部的统一部署和安排，结合本地区实际情况，组织协调开展突发公共卫生事件的应急处理工作。

（一）特别重大突发公共卫生事件的应急反应

国务院卫生行政部门接到特别重大突发公共卫生事件报告后，应立即组织专家调查确认，并对疫情进行综合评估。必要时，向国务院提出成立全国突发公共卫生事件应急指挥部的建议。同时，负责组织和协调专业技术机构开展现场调查和处理；指导和协调落实医疗救治和预防控制等措施；做好突发公共卫生事件信息的发布和通报等工作。

地方各级人民政府卫生行政部门在本级人民政府的统一领导下，按照上级卫生行政部门统一部署做好本行政区域内的应急处理工作。

（二）重大突发公共卫生事件的应急反应

省级人民政府卫生行政部门接到重大突发公共卫生事件报告后，应立即组织专家调查确认，并对疫情进行综合评估，必要时，向省级人民政府提出成立应急指挥部的建议。同时，迅速组织应急卫生救治队伍和有关人员到达突发公共卫生事件现场，进行采样与检测、

流行病学调查与分析，组织开展医疗救治、患者隔离、人员疏散等疫情控制措施，同时分析突发公共卫生事件的发展趋势，提出应急处理工作建议，按照规定报告有关情况；及时向其他有关部门、毗邻和可能波及的省、自治区、直辖市人民政府卫生行政部门通报有关情况；向社会发布本行政区域内突发公共卫生事件的信息。

国务院卫生行政部门应加强对省级人民政府卫生行政部门突发公共卫生事件应急处理工作的督导，并根据需要组织国家应急卫生救治队伍和有关专家迅速赶赴现场，协助疫情控制并开展救治工作；及时向有关省份通报情况。

（三）较大突发公共卫生事件的应急反应

市（地）级人民政府卫生行政部门接到较大突发公共卫生事件报告后，应立即组织专家调查确认，并对疫情进行综合评估。同时，迅速与事件发生地县级卫生行政部门共同组织开展现场流行病学调查、致病致残人员的隔离救治、密切接触者的隔离、环境生物样品采集和消毒处理等紧急控制措施，并按照规定向当地人民政府、省级人民政府卫生行政部门和国务院卫生行政部门报告调查处理情况。

国务院卫生行政部门根据工作需要及时提供技术支持和指导。省级人民政府卫生行政部门接到较大突发公共卫生事件报告后，要加强对事件发生地区突发公共卫生事件应急处理的督导，及时组织专家对地方卫生行政部门突发公共卫生事件应急处理工作提供技术指导和支持，并适时向本省有关地区发出通报，及时采取预防控制措施，防止事件进一步发展。

（四）一般突发公共卫生事件的应急反应

省级人民政府卫生行政部门应根据工作需要提供技术支持。市（地）级人民政府卫生行政部门应当快速组织专家对突发公共卫生事件应急处理进行技术指导。一般突发公共卫生事件发生后，县级人民政府卫生行政部门应立即组织专家进行调查确认，并对疫情进行综合评估。同时，迅速组织医疗、疾病预防控制和卫生监督机构开展突发公共卫生事件的现场处理工作，并按照规定向当地人民政府和上一级人民政府卫生行政部门报告。

第 2 节　重大突发公共卫生事件及其应急处理

一、突发公共卫生事件应急处理

（一）急诊应急护理小组的组建原则、基本要求

突发公共卫生事件是指突然发生，造成或者可能造成社会公众健康严重损害的重大传染病疫情、群体性不明原因疾病、重大食物和职业中毒及其他严重影响公众健康的事件。医院应成立急诊应急护理小组，在突发公共卫生事件发生时，立即启动急诊应急护理小组，接受医院突发公共卫生事件领导小组的指挥和调度，满足突发公共卫生事件的护理需求。

1. 急诊应急护理小组的组建原则　以医院急诊科护理力量为主，在不影响医院的基本运转的基础上不增加编制，集中管理，合理调度。

2. 急诊应急护理小组的基本要求　急诊应急护理小组人员从医院急诊科抽调护理骨干力量，要求综合能力强，身体素质好，应服从医院突发公共卫生事件领导小组的领导和指挥，积极开展本地区的突发公共卫生事件应急护理工作，能应对突发公共卫生事件现场的各种复杂情况。

急诊应急护理小组由医院护理部集中管理，按需合理安排，统筹调度，应定期举行突发公共卫生事件应急能力培训和各种模拟应急演练，培养快速反应的理念，提高应对突发事件的综合素质。

（二）急诊应急护理小组工作职责

常态管理下，急诊应急护理小组由护理部负责日常工作，出现突发公共卫生事件时受医院突发公共卫生事件领导小组的指挥和调度。

急诊应急护理小组工作有制定突发公共卫生事件护理应急预案、建立应急护理救治队伍及急诊应急护理小组人员的培训、准备应急物质的职责。在应对突发事件时，接到报告后应立即着手了解突发事件的初始情况和动态发展情况变化、地点、原因、伤员情况等，迅速启动预案，并通知有关人员或全体人员进入临战状态。在得到上级指挥系统的指令后，做出护理工作部署，积极主动与医教、后勤、院办等部门合作，保证信息渠道畅通，密切关注并及时反馈应急抢救工作进展情况。应对突发事件时要协调好日常工作和应急工作的关系，保证医院日常护理工作不受影响。

（三）应急预案的制定与演练

护理应急预案是在国家卫生与计划生育委员会、医院整体应对突发事件预案的基础上，针对护理工作的专业性、特殊性所造成的风险而制订的有效措施和处理流程。建立与完善护理应急预案体系是急诊应急护理小组应对突发公共事件的重要任务之一。各项应急预案的制订必须是建立在对医院和当地实际情况的准确把握及调查研究与科学论证的基础上。只有建立与完善突发公共事件护理应急预案体系，才能做到有备无患。

护理应急预案演练对评判急诊应急护理小组应急准备状态、检验急诊应急护理小组成员实际操作水平，增强应急护理小组人员责任感，提高其自我安全保护能力及应对突发事件的处理能力，发现并及时修改预案中缺陷和不足等具有重要意义。

（四）急救绿色通道的启动

“急诊绿色通道”是指重、危伤病员被送到急诊科，在接诊、检查、治疗、手术及住院等环节上实施的一套快捷有效的急救服务，它是为保证危重伤病员来急诊后能集中人力、物力抢救，并对其优先实施检查和抢救措施而建立的。

“急诊绿色通道”应具备三大要素：医生护士、卫勤人员及基本的抢救仪器设备。它可以使重、危伤病员得到安全、通畅、规范、有效的急救服务，充分体现出急救工作的安全、通畅、规范、高效。

（五）急诊绿色通道的收治范围

凡危及患者生命的伤病均在收治范围之内。例如，内科常见急性心肌梗死、急性中毒、呼吸功能衰竭、脑血管意外等；外科常见的各种车祸、工伤病员、严重的急腹症等；妇产科的宫外孕和小儿科的高热抽搐等。患者或陪客出示有效证件即可直接进入“绿色通道”先行抢救，在不影响抢救的前提下再补办收费手续。

二、群体性不明原因疾病应急处理

原卫生部依据《中华人民共和国传染病防治法》《突发公共卫生事件应急条例》《国家突发公共卫生事件应急预案》等法律法规和预案，制定了《群体性不明原因疾病应急处置方案（试行）》，并于 2007 年 1 月 16 日颁布。本方案适用在中华人民共和国境内发生的，造成或者可能造成社会公众身心健康严重损害的群体性不明原因疾病事件的应急处置工作。

（一）群体性不明原因疾病概述

1. 群体性不明原因疾病的定义与特点

（1）定义：群体性不明原因疾病是指一定时间内（通常是指 2 周内），在某个相对集中的区域（如同一个医疗机构、自然村、社区、建筑工地、学校等集体单位）内同时或者相继出现 3 例及以上相同临床表现，经县级及以上医院组织专家会诊，不能诊断或解释病因，有重症病例或死亡病例发生的疾病。

（2）特点：群体性不明原因疾病具有临床表现相似性、发病人群聚集性、流行病学关联性、健康损害严重性的特点。这类疾病可能是传染病（包括新发传染病）、中毒或其他未知因素引起的疾病。

2. 群体性不明原因疾病的分类分级

（1）分类：群体性不明原因疾病按病因划分可分为感染性疾病和非感染性疾病。感染性疾病是由细菌、病毒、衣原体、支原体、立克次体、螺旋体、真菌、朊病毒、寄生虫等病原微生物所引起的疾病；非感染性疾病是由一些生物化学毒物、重金属，以及一些生物过敏源、药物服用后引起的、疫苗接种等引起的心因性群体事件。不同病因引起的疾病的临床表现各不相同，可表现为各个系统的疾病，但同一起病例都具有共同的临床表现且呈现一定的聚集性。

（2）分级：我国将群体性不明原因疾病分为特别重大群体性不明原因疾病事件、重大群体性不明原因疾病事件、较大群体性不明原因疾病事件等三级，规定各级政府及其有关部门根据统一领导、分级响应的原则作出相应级别的应急反应，并按事件发展的进程，随时进行调整。

Ⅰ级，即特别重大群体性不明原因疾病事件：在一定时间内，发生涉及两个及以上省份的群体性不明原因疾病，并有扩散趋势；或由国务院卫生行政部门认定的相应级别的群体性不明原因疾病事件。

Ⅱ级，即重大群体性不明原因疾病事件：一定时间内，在一个省多个县（市）发生群体性不明原因疾病；或由省级卫生行政部门认定的相应级别的群体性不明原因疾病事件。

Ⅲ级，即较大群体性不明原因疾病事件：一定时间内，在一个省的一个县（市）行政区域内发生群体性不明原因疾病；或由地市级卫生行政部门认定的相应级别的群体性不明原因疾病事件。

（二）群体性不明原因疾病应急处理工作原则

1. 统一领导、分级响应的原则

（1）发生群体性不明原因疾病事件时，事发地的县级、市（地）级、省级人民政府及其有关部门按照分级响应的原则，启动相应工作方案，作出相应级别的应急反应，并按事件发展的进程，随时进行调整。

（2）特别重大群体性不明原因疾病事件的应急处置工作由国务院或国务院卫生行政部门和有关部门组织实施，开展相应的医疗卫生应急、信息发布、宣传教育、科研攻关、国际交流与合作、应急物资与设备的调集、后勤保障及督导检查等工作。事发地省级人民政府应按照国务院或国务院有关部门的统一部署，结合本地区实际情况，组织协调市（地）、县（市）人民政府开展群体性不明原因疾病事件的应急处置工作。

（3）特别重大级别以下的群体性不明原因疾病事件的应急处置工作由地方各级人民政府负责组织实施。超出本级应急处置能力时，地方各级人民政府要及时报请上级人民政府和有关部门提供指导和支持。

2. 及时报告的原则　报告单位和责任报告人应在发现群体性不明原因疾病 2 小时内以电话或传真等方式向属地卫生行政部门或其指定的专业机构报告，具备网络直报条件的机构应立即进行网络直报。

3. 调查与控制并举的原则　对群体性不明原因疾病事件的现场处置，应坚持调查和控制并举的原则。在事件的不同阶段，根据事件的变化来调整调查和控制的侧重点。若流行病学病因（主要指传染源或污染来源、传播途径或暴露方式、易感人群或高危人群）不明，应以调查为重点，尽快查清事件的原因。对有些群体性不明原因疾病，特别是新发传染病爆发时，很难在短时间内查明病原的，应尽快查明传播途径及主要危险因素（流行病学病因），立即采取针对性的控制措施，以控制疫情蔓延。

4. 分工合作、联防联控原则 各级业务机构对于群体性不明原因疾病事件的调查、处置实行区域联手、分工合作。在事件性质尚不明确时，疾病预防控制机构负责进行事件的流行病学调查，提出疾病预防控制措施，开展实验室检测；卫生监督机构负责收集有关证据，追究违法者法律责任；医疗机构负责积极救治患者；有关部门（如农业部门、食品药品监督管理部门、安全生产监督管理部门等）应在各级人民政府的领导和各级卫生行政部门的指导下，各司其职，积极配合有关业务机构开展现场的应急处置工作；同时对于涉及跨区域的群体不明原因疾病事件，要加强区域合作。一旦事件性质明确，各相关部门应按职责分工开展各自职责范围内的工作。

5. 信息互通、及时发布原则 各级业务机构对于群体性不明原因疾病事件的报告、调查、处置的相关信息应建立信息交换渠道。在调查处置过程中，发现属非本机构职能范围的，应及时将调查信息移交相应的责任机构；要按规定权限，及时公布事件的有关信息，并通过专家利用媒体向公众宣传防病知识，传达政府对群众的关心，正确引导群众积极参与疾病预防和控制工作。在调查处置结束后，应将调查结果相互通报。

（三）群体性不明原因疾病的发现与报告

1. 发现 通过常规疫情（网络直报）监测、专科门诊、疾病监测点、应急监测和社会信息等渠道发现病例和疫情。

2. 报告 根据《国家突发公共卫生事件相关信息报告管理工作规范（试行）》规定内容进行报告。2周内，一个医疗机构或同一自然村寨、社区、建筑工地、学校等集体单位发生有相同临床症状的不明原因疾病3例及以上，即应作为一起突发公共卫生事件进行报告。

3. 报告时限和程序 获得突发公共卫生事件相关信息的责任报告单位和责任报告人，应当在2小时内以电话或传真等方式向属地疾病预防控制机构报告。具备网络直报条件的同时进行网络直报。不具备网络直报条件的责任报告单位和责任报告人，应采用最快的通讯方式将《突发公共卫生事件相关信息报告卡》报送属地疾病预防控制机构。疾控机构接到《突发公共卫生事件相关信息报告卡》后，应对信息进行审核，确定其真实性，2小时内进行网络直报，同时以电话或传真等方式报告同级卫生行政部门和上级疾控机构。

4. 报告内容 包括事件名称、事件类别、发生时间、地点、涉及的地域范围、人数、主要症状与体征、可能的原因、初步推断传播途径（或污染环节等）、人员伤亡与危害程度、已经采取的措施、事件的发展趋势、下步工作计划等。整个事件发生、发展、控制过程中信息还应形成初次报告、进程报告、结案报告。

（四）群体性不明原因疾病的现场调查与病因分析

1. 组织与实施 接到不明原因疾病事件报告后，当地疾控机构应立即报告当地卫生行政部门。根据需要请求当地卫生行政部门在辖区内调集征用各类人员、物资、交通工具和相关设施、设备，立即派出应急处理工作组赶赴现场，开展医疗救护和疾病预防控制等应急处理。同时报告上级疾控机构，提请派出专家进行指导和协助开展工作。接到报告的上级疾控机构可根据实际情况决定是否派遣调查组前往疫情发生地进行调查；或应邀、受同级卫生行政部门派遣前往疫区指导当地疾病预防控制机构开展流行病学调查。

2. 调查准备 调查单位应迅速成立现场调查组，根据群体性不明原因疾病和性质、规模，做好开展现场工作所需的人员、技术、物资、后勤保障、组织联络等方面准备。

3. 病因分析 若流行病学病因（主要是传染源、传播途径或暴露方式、易感人群）不明，应以现场流行病学调查为重点，尽快查清事件的原因。在流行病学病因查清后，应立即实行有针对性的控制措施；若怀疑为中毒事件时，在采取适当救治措施的同时，要尽快查明中毒原因。查清中毒原因后，给予特异、针对性的治疗，并注意保护高危人群；若病因在短时间内难以查清，或即使初步查明了病原，但无法于短期内找到有效控制措施的，应以查明的传播途径及主要危险因素（流行性病因）制定有针对性的预防控制措施。

4. 核实与判断

（1）核实：卫生行政部门接到报告后应立即派出专业人员（包括流行病学或卫生学、临床、检验等专业人员）对不明原因疾病进行初步核实。核实内容主要包括：①病例的临床特征、诊断、治疗方法和效果；②发病经过和特点：发病数、死亡数及三间分布等；③样本采集种类、方式、时间及保存、运输方法等；④实验室检测方法、仪器、试剂、质控和结果；⑤危及人群的范围和大小；⑥不明原因疾病性质的初步判断及其依据；⑦目前采取的措施和效果；⑧目前的防治需求。

（2）判断：根据核实结果进行综合分析，初步判断群体性不明原因疾病是否存在。若确认疫情存在，应对群体性不明原因疾病的性质、规模、种类、严重程度、高危人群、发展阶段和趋势进行初步判断，并制定初步的调查方案和控制措施。

5. 病例调查与分析

（1）病例搜索：根据病例定义的内容，在一定的时间、范围内搜索类似病例并开展个案调查、入户调查和社区调查。设计调查表，培训调查人员，统一调查内容和方法。

（2）初步分析：统计病例的发病数、死亡数、病死率、病程等指标，描述病例的三间分布及特征，进行关联性分析。

（3）提出病因假设：首先，根据临床表现（发热、咳嗽、腹泻、皮疹等）、病情进展、常规检验结果，以及基本的流行病学调查（个人史、家族史、职业暴露史等），初步判定是感染性疾病还是非感染性疾病。其次，从流行病学特征入手，建立病因假设。其过程包括：①掌握背景资料，现场环境、当地生活习惯、方式、嗜好、当地动物发病情况及其他可能影响疾病发生、发展、变化的因素；②归纳疾病分布特征，形成病因假设。通过三间分布，提出病因假设，包括致病因子、危险因素及其来源、传播方式（或载体）、高危人群等；③提出可能的病因假设，可以不止一个。适宜的病因假设包括导致暴发、流行的传染源及传播途径、传播方式、高危人群等。提出病因假设后，在验证假设的同时，应尽快实施有针对性的预防和控制措施。

（4）验证病因

1）流行病学病因验证：根据病因假设，通过病例 – 对照研究、队列研究等分析性流行病学方法进行假设验证。

2）实验室证据：收集样本（血、咽拭子、痰、大便、尿、脑脊液、尸解组织等），通过实验室检测验证假设。

3）干预（控制）措施效果评价：针对病原学病因假设进行临床试验性治疗；根据流行病学病因假设，提出初步的控制措施，包括消除传染源或污染源、减少暴露或防止进一步暴露、保护易感或高危人群。通过对所采取的初步干预（控制）措施的效果评价也可验证病因假设，并为进一步改进和完善控制措施提供依据。

4）如果通过验证假设无法成立，则必须重新考虑或修订假设，根据新的线索制定新的方案。有的群体性不明原因疾病可能需要反复多次的验证，方能找到明确原因。

（5）判断与预测：综合分析调查结果，对群体性不明原因疾病的病因、目前所处阶段、影响范围、患者救治和干预（控制）措施的效果等方面进行描述和分析，得出初步结论。同时对患者的预后、群体性不明原因疾病发展趋势及其影响进行分析和预测，并对下一步工作提出建议。

6. 样本采集和实验室检测

（1）样本采集

1）感染性疾病样本：依据疾病的不同进程，进行多部位、多频次采集样本，对病死患者要求进行尸体解剖。所有的样本采集工作应遵循无菌操作的原则。样本采集及运输时应严格按照相关生物安全规定进行。样本种类包括血样本、呼吸道样本、消化道样本、尿液、其他人体样本（如脑脊液淋巴结穿刺液）、尸体解剖、媒介和动物样本。

2）非感染性疾病样本：包括食物中毒和职业中毒。食物中毒患者在用药前采集患者的血液、尿液、呕吐物、粪便，以及剩余食物、食物原料、餐具、死者的胃、肠内容物等。尸体解剖：重点采集肝、胃、肠、肾、心等。职业中毒患者采集中毒者的血液、尿液，以及空气、水、土壤等环境标本。尸体解剖：采集标本应根据毒物入侵途径和主要受损部位等，采集血液、肝、肾、骨等。

（2）实验室检测

1）感染性疾病：一般进行抗体检测、抗原检测、核酸检测、病原分离、形态学检测等检测项目，依据病原体的特殊性可以开展一些特殊的检测项目。

2）非感染性疾病：依据病因分析的要求开展相应的检测项目。

（五）群体性不明原因疾病的防控措施

1. 调查和控制侧重点的转化 在事件的不同阶段，应根据事件的变化调整调查和控制的侧重点。若流行病学病因（主要指传染源或污染来源、传播途径或暴露方式、易感人群或高危人群）不明，应以调查为重点，尽快查清事件的原因，实施相应的综合控制措施。流行病学病因查清后，应立即采取针对性的控制措施。

（1）对无传染性或传染性较弱，以及物理、化学因素引起的群体性不明原因疾病，应边调查、边处理，应急原则为减少发病、减少死亡、避免后遗症。

（2）对传染性强、传播速度快、危害严重的不明生物因子引起的群体性不明原因疾病，紧急时应严格采取如下应急处置措施：①应急救援工作人员进入疫区时，应先喷洒消毒、杀虫剂，开辟工作人员进入的安全通道，对工作人员采取保护性预防措施，并立即对疫点和可能污染地区采样、进行现场检测。②重症患者立即就地抢救，待情况好转后再转送隔离医院，其他患者和疑似患者应立即就地隔离治疗或送隔离医院治疗。治疗前必须先采集相关标本，立即封锁疫点，进行彻底的消毒、杀虫、灭鼠，配置必要的隔离防护设施。③根据初步调查结果，确定隔离范围，提出大、小隔离圈及警戒圈的设置意见，报当地政府应急指挥机构批准。④严格实施消毒，谨慎处理人、畜尸体。在确保安全前提下，根据需要采集有关检验标本。⑤患者家属和患者的密切接触者应在洗澡更衣后，送往隔离场所留验、观察，并采取预防性服药等措施。新设立的隔离场所使用前须进行消毒、杀虫、灭鼠，配置必要的隔离防护设施。⑥疫点周围小隔离圈内可能被污染的物品、场所、环境、动植物等须进行消毒、杀虫、灭鼠等卫生学处理。⑦对大、小隔离圈内的人群应进行全面的检诊、检疫，并酌情给予化学药物预防或采取其他预防措施。例如，发现患者和密切接触者，应立即送往隔离医院治疗或隔离场所留检，观察。全面搜索大隔离圈的患病动物和动物尸体，所有动物应一律圈养。⑧对疫点、小隔离圈及现场临时隔离场所的消毒、杀虫、灭鼠效果进行检测。根据需要捕抓动物、昆虫标本送检。积极开展卫生防病宣传，加强食品、饮用水的卫生管理。⑨参加突发事件现场应急处理的工作人员应按要求进行防护，每天工作结束后用水彻底清洗身体，并接受医学检诊。

（3）对不明物理、化学因素引起的群体性不明原因疾病，在进行调查的同时，初步判断可能的污染源。再根据有关应急预案的规定，现场采取应急控制和消除致病、中毒、污染等各种因素的措施。

2. 开展应急监测 根据所发生的群体性不明原因疾病的流行特征及防治工作需要，指定群体性不明原因疾病的监测点医院（按事件发展需要适时调整监测点的设置）。指导其医院按照群体性不明原因疾病发病特点和诊断标准，开展患者筛选。发现有可疑患者要及时向辖区内监测机构报告。必要时实行每日零报告制度。

3. 开展群防群控　群体性不明原因疾病发生时，发生地的乡镇（社区）及村民委员会、居民委员会应当组织、发动群众，团结协作，群防群控，协助卫生行政部门和其他有关部门、医疗卫生机构做好疫情信息的收集和报告、人员的疏散隔离、公共卫生措施的落实工作，向居民、村民宣传疾病防治的相关知识。

4. 开展健康教育　群体性不明原因疾病发生地区要迅速采取多种形式，广泛开展综合防治知识的宣传和健康教育，提高群众的自我防病意识和能力，引导群众养成良好的卫生习惯，要搞好家庭、环境卫生，做好自我防护，尽量避免与可疑病例接触，发生类似症状时及时主动就医。根据事件性质，有针对性地开展卫生知识宣传教育活动，充分利用、发挥媒体的积极作用，适时地与媒体、患者及其家属、社区进行沟通，提高公众健康意识和自我防护能力，消除公众恐慌心理，开展心理危机干预工作，正确引导群众积极参与疾病控制工作。

三、急性化学中毒的应急处理

（一）急性化学中毒概述

1. 急性化学中毒的概念　急性化学中毒是指在生产活动中，一次或短时间内大量接触外源性化学物，引起人体功能性或器质性损伤，甚至危及生命的病变。

2. 急性化学中毒的分类　常见引起急性中毒的生产性毒物如下。

（1）常见的金属和类金属毒物：铅、汞、锰、砷、磷及其化合物等。

（2）刺激性气体：氯、氨、氮氧化物、光气、氟化氢、二氧化硫、三氧化硫等。

（3）窒息性气体：氮气、甲烷、乙烷、乙烯、一氧化碳、硝基苯的蒸气、氰化氢、硫化氢等。

（4）农药：包括杀虫剂、杀菌剂、杀螨剂、除草剂等。生产、运输、使用和储存过程中引起中毒。

（5）有机化合物：二甲苯、二硫化碳、汽油、甲醇等，苯的氨基和硝基化合物，如苯胺、硝基苯等。

（6）高分子化合物：本身无毒或毒性很小，但在加工和使用过程中，可释放出游离单体对人体产生危害，如酚醛树脂遇热释放出的苯酚和甲醛具有刺激作用。

3. 急性化学中毒的特点　①发生突然，防救困难；②病变特异，演变迅速；③扩散迅速，受害广泛；④污染环境，不易洗消；⑤影响巨大，危害久远。

4. 急性化学中毒的临床表现　毒物在吸收、代谢、排泄过程中可给人体组织、器官造成直接或继发性损害。其损害的临床表现主要体现在：神经系统损害、呼吸系统损害、循环系统损害、消化系统损害、血液系统损害及泌尿系统损害。

5. 急性化学中毒的诊断

（1）诊断原则：诊断的关键是掌握吸收毒物（病因）及吸收毒物后引起损害（疾病）的根据，综合分析其因果关系，做好鉴别诊断，以得出正确的结论。

（2）诊断的分析方法：①病因诊断：根据中毒的特异性症状和体征进行病因诊断。②定位诊断：根据中毒的临床表现，推导毒物作用的靶器官或病变部位进行诊断。③鉴别诊断。

（3）诊断分级与管理：根据国家职业病诊断标准按中毒程度分为①观察对象：有密切化学物品接触史，尚无中毒临床表现的工作人员。②轻度中毒：患者开始出现轻微的功能性改变，不同毒物出现的症状不同。③中度中毒：患者临床症状逐渐加重，可出现昏迷等意识障碍。④重度中毒：患者出现器官衰竭或器质性损害，甚至威胁生命。

（二）急性化学中毒处置程序

一旦发生急性化学中毒事故，应遵循以下程序处理。

1．及时报告 报告中要具体汇报事故发生时间、地点、人员情况。对于发生事故原因不明的可在后续报告中说明情况；事故处理的进展在后续报告中说明。

2．启动应急处理小组

（1）做好现场抢救，落实现场抢救人员，减轻中毒程序防止并发症，争取时间，为进一步治疗创造条件。

（2）做好现场疏散工作，控制事故势态的扩大。

（3）及时向上级报告。

（4）做好安抚工作，控制事态，维持秩序，并及时做好随访工作。

3．现场抢救

（1）气体或蒸气中毒，应立即将中毒者移到新鲜空气处，松解中毒者颈、胸纽扣和裤带，以保持呼吸道的畅通，并要注意保暖，毒物污染皮肤时应迅速脱去污染的衣服、鞋袜等物，用大量清水冲洗，冲洗时间15～30分钟。

（2）经口中毒者，毒物为非腐蚀性者应立即用催吐的办法，使毒物吐出，现场可压迫舌根催吐。

（3）对于中毒引起呼吸、心脏停搏者，应立即实施心肺复苏术。

（4）及时送医院急救，给医务人员提供引起中毒的原因、毒物的名称等情况，送医院途中人工呼吸不能中断。黄磷灼伤者转运时创面应湿包防止磷遇空气后燃烧加重灼伤。

4．做好信息收集、现场保护及取证等工作。

5．做好安抚工作。

6．保险介入。

7．必要时公安介入。

四、流感的应急处理

（一）流行性感冒的概念及特点

1．概念 流行性感冒（简称流感）是流感病毒引起的急性呼吸道感染，也是一种传染性强、传播速度快的疾病。其主要通过空气中的飞沫、人与人之间的接触或与被污染物品的接触传播。

2．特点

（1）流感典型的临床症状：急起高热、全身疼痛、显著乏力和轻度呼吸道症状。一般秋冬季节是其高发期，所引起的并发症和死亡现象非常严重。

（2）该病是由流感病毒引起，可分为甲（A）、乙（B）、丙（C）三型，其中甲型病毒经常发生抗原变异，传染性大，传播迅速，极易发生大范围流行，如甲型H1N1、甲型H7N9等。

（3）本病具有自限性，但在婴幼儿、老年人和存在心肺基础疾病的患者中容易并发肺炎等严重并发症而导致死亡。

（4）流感大流行是指当甲型流感病毒出现新亚型或旧亚型重现，人群普遍缺乏相应免疫力，造成病毒在人群中快速传播，从而引起流感在全国、甚至全球范围的广泛流行。流感大流行具有发病率和病死率高，传播迅速和波及范围广的特点。

根据世界卫生组织（WHO）规定，流感大流行警戒共有六个级别。

一级：流感病毒没有在动物间传播，但可导致人类感染。

二级：流感病毒在动物间传播，这被视为流感流行的潜在威胁。

三级：流感病毒在动物间或人与动物间传播，这类病毒已造成局部范围的人感染病毒，但未出现人际间大流行的情况。

四级：流感病毒在人际间传播并引发持续性疫情。在这一级别，流感蔓延风险较上一级别“显著增加”。

五级：同一类型流感病毒在同一地区至少两个国家的人际间传播，并造成持续性疫情。意味着大规模流感疫情正在逼近。

六级：同一类型流感病毒的人际间传播发生在两个或者两个以上的地区。这一级别意味着全球性疫情正在蔓延。

（二）流行性感冒的应急处理

按照《国家突发公共卫生事件应急预案》的规定，各有关部门要在各自职责范围内组织落实相应的应急反应措施。

1. Ⅳ级应急反应　发现地将被分离出新亚型流感病毒株的人员送定点医疗机构，做好医学观察、消毒和院内感染控制工作。省级卫生行政部门负责组织进行流行病学调查，根据调查情况，采集必要的动物和密切接触人员标本进行病毒分离，调查结果及时报卫生与计划生育委员会和国家疾病预防控制中心。必要时，卫生与计划生育委员会派国家级专家赴现场指导调查处理和开展危险性评估工作。

2. Ⅲ级应急反应

（1）患者救治和接触者处理：病例收治到定点医院，医务人员做好个人防护和医院感染控制。密切接触者进行预防性服药。国家级、省级医疗救治专家组对患者救治进行技术指导。医疗机构内流感样病例及候诊室其他呼吸道疾病患者均需佩戴口罩。对于其他密切接触者可建议佩戴口罩。

（2）流行病学调查：开展对病例的流行病学和临床特征调查，对病例的可能感染来源、潜伏期、传染期和临床表现进行认真调查，对病例的所有密切接触者进行追踪和调查，对出现症状者要及时进行隔离和医学观察。流行病学调查人员应做好个人防护工作。卫生与计划生育委员会应派国家级专家赴现场指导调查处理和开展危险性评估工作。

（3）监测和报告：疫情发生地所有医疗机构要设立流感样病例预检分诊点或指定专人加强预检分诊工作，详细询问流行病学史，对具有流行病史的流感样病例或肺炎病例要立即进行隔离和报告，并采集标本，送当地流感网络实验室进行病毒分离鉴定。其他地区的医疗机构对来自疫情发生地的流感样病例要详细询问流行病学史，发现可疑患者，要立即采集标本，送流感网络实验室进行流感病毒分离鉴定，做好实验室安全防护措施。国家及省级卫生、农业、检验检疫机构应及时相互通报流感、禽流感监测信息。

（4）卫生与计划生育委员会及时向社会公布疫情、监测和防治工作情况。

（5）疫苗和药物：国家流感中心负责尽快选育制备新亚型疫苗所需的毒种，指导疫苗生产厂家开展新疫苗的研制和试验工作，以争取时间和机会。卫生与计划生育委员会组织开展新亚型病毒的药物敏感性研究，根据疫情形势评估并提出调整抗病毒药物储备的意见。

（6）其他公共卫生措施

1）消毒：疾病预防控制机构协助和指导做好对可能污染的物品、用具的消毒工作。不需要进行空气和外环境消毒。

2）健康教育与咨询：疫情发生地卫生部门要及时组织开展健康教育工作，教育群众出现流感样症状要及时就医，减少外出，外出时佩戴口罩。各级疾病预防控制中心对外公布咨询电话，接受群众有关流感防治知识的咨询。

3. Ⅱ级应急反应　在Ⅲ级应急反应的基础上，增加以下措施。

（1）流行病学调查：疾病预防控制机构要及时组织开展对所有新亚型病毒感染者的流行病学调查，进一步明确疾病的流行病学特征，为疾病监测和预防控制措施提供依据。开展传播链调查，追踪所有密切接触者，进行家庭隔离和医学观察。

（2）监测：疫情发生地卫生机构设立并公布疫情报告专用电话，鼓励群众报病，及时进行排查。未发生疫情地区各级各类医疗机构要加强发热呼吸道病例预检分诊工作，配备专业人员，对发热患者进行甄别和鉴别诊断，对可疑患者要及时进行隔离，并采样分离病毒。

（3）疫苗、药物：有关部门加快新亚型流感疫苗的研制和评审。出现疫情的省份及周边省份各级卫生主管部门组织预防接种工作，根据需要，单位医务室可作为应急接种点，但医务人员应先经规范培训，接种点要符合预防接种的基本要求。根据治疗和预防工作需要，卫生行政部门及时拟定抗流感病毒药物使用计划。

（4）其他公共卫生措施

1）检疫：疫情发生地对外出人员实行交通检疫措施，测量体温，对体温≥38℃者进行医学观察。未发生疫情地对来自疫情发生地的人员实行交通检疫措施，进行详细登记，测量体温，询问有关症状，对体温≥38℃者进行医学观察。对可疑患者，立即送当地医疗机构做进一步医学检查，并及时报告当地疾病预防控制机构。未发生疫情地对来自疫情发生地人员实行健康随访制度，要求每天向当地疾病预防控制机构报告健康状况，出现症状者，立即送当地医疗机构做进一步医学检查。

2）健康教育：卫生部门要大力开展健康教育和咨询，教育群众做好个人防护，勤洗手，患者就诊时或与他人接触时要戴口罩。

3）疫情发生地卫生行政部门根据疫情流行情况，就实施疫区封锁、停产、停业、停课等措施向当地政府提出建议。

（5）医疗救治：病例收治到定点医院，转运工作由接诊医疗机构或急救中心承担，转运过程中司机和医护人员要采取预防措施。

4. Ⅰ级应急反应 大流行期间，对卫生资源实施统一管理和调度。

（1）医疗救治：县级以上卫生行政部门根据流感流行情况，调动一切医疗资源，加强危重患者的救治，在必要时，建立和启用临时医疗救治点。医疗机构就诊的所有呼吸道疾病患者均须佩戴口罩。

（2）监测策略调整：流感监测重点为收集和报告流感样病例就诊数、住院病例数和严重病例、死亡病例情况，患者药品使用和耐药情况、疫苗和其他物品的使用情况，为掌握疫情进展、疾病严重程度及医疗救治、疫苗和药物合理使用提供决策信息和依据。

（3）疫苗、药物：应急指挥机构及时组织评估、预测疫苗和药物需求量，组织生产厂家扩大生产规模，最大程度地满足药物、疫苗的需求。

（4）卫生与计划生育委员会每天向社会公布疫情、监测和防治工作情况。

（5）其他公共卫生措施：各级人民政府要组织制定宣传方案，运用广播、电视和报纸等媒体及宣传画、宣传单等多种形式开展健康教育，向群众普及防治知识，劝阻群众取消或推迟赴疫区国家非必要的旅行，劝阻疫区群众取消或推迟赴非疫区的旅行。

各地卫生行政部门根据疫情流行情况，就实施疫区封锁、交通检疫、停产、停业、停课等措施向当地政府提出建议。

各级卫生行政部门设立统一的咨询热线电话，24小时解答群众有关流感防治的咨询、举报和投诉。

五、人感染高致病性禽流感的应急处理

（一）人感染高致病性禽流感概述

人感染高致病性禽流感是由禽甲型流感病毒某些亚型中的一些毒株如H5N1、H7N7等

引起的人类急性呼吸道传染病。

禽流感是禽类的常见病和多发病，常可发生大面积、跨区域流行。近几年高致病性 H5N1 亚型和 2013 年 3 月在人体上首次发现的新禽流感 H7N9 亚型尤为引人关注，不仅造成了人类的伤亡，同时重创了家禽养殖业。人群的发病与人和动物接触的密切程度、流行的病毒亚型及其变异情况相关。

（二）人感染高致病性禽流感疫情分级

根据疫情的性质、危害程度和涉及范围，突发高致病性禽流感疫情划分为特别严重高致病性禽流感疫情（Ⅰ级）、严重高致病性禽流感疫情（Ⅱ级）、较重高致病性禽流感疫情（Ⅲ级）和一般高致病性禽流感疫情（Ⅳ级）。

（三）人感染高致病性禽流感疫情应急处理

各地应根据以下不同情况采取相应的应对措施。

1. 本地区内尚未发现动物及人禽流感疫情，但其毗邻国家或相邻地区发生动物和（或）人禽流感疫情 应该采取以下措施。

（1）密切关注国内外动物禽流感及人禽流感疫情动态，做好疫情预测预警，开展疫情风险评估。

（2）做好各项技术及物资准备。

（3）开展常规疫情、流感（人禽流感）、不明原因肺炎病例、不明原因死亡病例的监测。

（4）医疗机构开展不明原因肺炎的筛查工作。

（5）开展人禽流感知识的健康教育，提高公众防控人禽流感知识水平。

（6）配合有关部门开展动物禽流感疫情监测工作，防止疫区受染动物及产品的输入。

2. 本地区内发生了动物禽流感疫情，但尚未发现人禽流感病例 应该采取以下措施。

（1）与农业部门紧密协作，立即开展现场流行病学调查、密切接触者追踪和样品采集工作。

（2）启动人禽流感应急监测方案，疫区实行人禽流感疫情零报告制度。

（3）做好密切接触者的医学观察。

（4）按照职责分工，做好疫点内人居住和聚集场所的消毒处理工作。

（5）医疗机构要做好病人接诊、救治、医院内感染控制等准备工作。

（6）做好疫情调查处理等人员的个人防护。

3. 本地区发现散发或聚集性人禽流感病例，但局限在一定范围，没有出现扩散现象 属重大突发公共卫生事件（Ⅱ级），应采取以下措施。

（1）启动人禽流感应急监测，实行人禽流感病例零报告制度。

（2）查明病例之间的相互关联，判定是否发生人传人现象。

（3）按照密切接触者判定标准和处理原则，确定密切接触者，并做好医学观察。

（4）按照职责分工，做好疫点内人群居住和聚集场所的消毒处理工作。

（5）医疗机构要做好人禽流感病例隔离、救治和医院内感染控制工作，并协助疾病预防控制机构开展流行病学调查和病例的主动搜索、标本采集等工作。

（6）做好疫情调查处理、医疗救治、实验室检测等医务人员的个人防护。

（7）及时向本地区有关部门和邻近省（市、区）人民政府卫生行政部门通报有关情况。

（8）进一步加强健康教育，提高公众卫生意识和个人防护意识，减少发生人禽流感的危险性，做好公众心理疏导工作，避免出现社会恐慌。

（9）如经调查证实发现人传人病例，要根据疫情控制的需要，划定疫点和疫区范围，报请当地人民政府批准，采取学校停课、部分行业停业等防控措施。

4. 证实人禽流感疫情出现人间传播病例并有扩散趋势 属特别重大突发公共卫生事件（Ⅰ级），应按照《卫生部应对流感大流行准备计划与应急预案（试行）》采取相应的措施。

（1）医疗救治：县级以上卫生行政部门根据流感流行情况，调动一切医疗资源，加强危重患者的救治，在必要时，建立和启用临时医疗救治点。医疗机构就诊的所有呼吸道疾病患者均须佩戴口罩。

（2）监测策略调整：流感监测重点为收集和报告流感样病例就诊数、住院病例数和严重病例、死亡病例情况，患者药品使用和耐药情况、疫苗和其他物品的使用情况，为掌握疫情进展、疾病严重程度及医疗救治、疫苗和药物合理使用提供决策信息和依据。

（3）疫苗、药物：应急指挥机构及时组织评估、预测疫苗和药物需求量，组织生产厂家扩大生产规模，最大程度地满足药物、疫苗的需求。

（4）卫生与计划生育委员会每天向社会公布疫情、监测和防治工作情况。

（5）其他公共卫生措施：各级人民政府要组织制定宣传方案，运用广播、电视和报纸等媒体及宣传画、传单等多种形式开展健康教育，向群众普及防治知识，劝阻群众取消或推迟赴疫区国家非必要的旅行，劝阻疫区群众取消或推迟赴非疫区的旅行。

各地卫生行政部门根据疫情流行情况，就实施疫区封锁、交通检疫、停产、停业、停课等措施向当地政府提出建议。

各级卫生行政部门设立统一的咨询热线电话，24 小时解答群众有关流感防治的咨询、举报和投诉。

目标检测

一、选择题

A1 型题

1. 下列哪项不属于突发公共卫生事件（　　）
   A. 重大传染病疫情
   B. 群体性不明原因疾病
   C. 重大食物中毒事件
   D. 重大职业中毒事件
   E. 慢性肺部疾患
2. 根据突发公共卫生事件的性质、危害程度、涉及范围，将突发公共卫生事件分为四个等级，下列哪项不是其中之一（　　）
   A. 一般　　B. 较大
   C. 重大　　D. 比较重大
   E. 特别重大
3. 突发公共卫生事件的信息由哪个部门发布的（　　）
   A. 国务院　　B. 卫生行政部门
   C. 中央宣传部　　D. 省政府
   E. 疾病预防控制机构
4. 下列哪项不是群体性不明原因疾病的特点（　　）
   A. 临床表现相似性
   B. 流行病学关联性
   C. 健康损害严重性
   D. 致病因素未知性
   E. 发病人群聚集性
5. 下列哪种情况属重大突发公共卫生事件（　　）
   A. 一个县（市）行政区域内发生，1 周内发病 10～29 例或波及 2 个以上县（市）
   B. 一个县（市）行政区域内流行，1 周内发病 30 例以上或波及 2 个以上市（地），有扩散趋势
   C. 涉及多个省份的群体性不明原因疾病，发生病例并有扩散趋势
   D. 一个县（市）行政区域内发生，1 周内发病 9 例以下
   E. 一个县（市）行政区域内发生，1 周内发病 20 例以上或波及 2 个以上县（市），有扩散趋势
6. 重大突发公共卫生事件的应急反应中，下列哪项是国务院卫生行政部门的职责（　　）
   A. 采样与检测
   B. 流行病学调查与分析

C. 根据需要组织国家应急卫生救治队伍和有关专家迅速赶赴现场

D. 组织开展医疗救治

E. 组织患者隔离、人员疏散

7. 一个医疗机构或同一自然村寨、社区、建筑工地、学校等集体单位在 2 周内发生有相同临床症状的不明原因疾病多少例及以上，即应作为一起突发公共卫生事件进行报告（　　）

A. 3　　B. 4

C. 5　　D. 7

E. 10

8. 根据世界卫生组织（WHO）规定，流感大流行警戒共有多少个级别（　　）

A. 5　　B. 7

C. 3　　D. 6

E. 4

9. 群体性不明原因事件性质尚不明确时，卫生监督机构负责（　　）

A. 流行病学调查

B. 提出疾病预防控制措施

C. 开展实验室检测

D. 积极救治患者

E. 收集有关证据，追究违法者法律责任

10. 我国将群体性不明原因疾病分几个等级(　　)

A. 4　　B. 5

C. 3　　D. 6

E. 4

11. 流感Ⅲ级应急反应中，及时向社会公布疫情、监测和防治工作情况是下列哪个部门的职责（　　）

A. 国家流感中心

B. 卫生与计划生育委员会

C. 检验检疫机构

D. 疾病预防控制机构

E. 医疗机构

12. 本地区内发生了动物禽流感疫情，但尚未发现人禽流感病例，应该采取的措施中不包括（　　）

A. 医疗机构开展不明原因肺炎的筛查工作

B. 启动人禽流感应急监测方案，疫区实行人禽流感疫情零报告制度

C. 做好密切接触者的医学观察

D. 按照职责分工，做好疫点内人居住和聚集场所的消毒处理工作

E. 与农业部门紧密协作，立即开展现场流行病学调查、密切接触者追踪和样品采集工作

13. 获得突发公共卫生事件相关信息的责任报告单位和责任报告人，应当在几小时内以电话或传真等方式向属地疾病预防控制机构报告（　　）

A. 2　　B. 5

C. 3　　D. 6

E. 4

14. 突发公共卫生事件应急管理应遵循的基本原则不包括（　　）

A. 公平性与效率性

B. 时间性与协同性

C. 反应及时，措施果断

D. 预防为主、以人为本

E. 政府主导、社会参与

B1 型题（以下提供若干组考题，每组考题共用在考题前列出的 A、B、C、D、E 五个备选答案。请从中选择一个与问题关系最密切的答案。某个备选答案可能被选择一次、多次或不被选择）

（15、16 题共用备选答案）

A. 催吐

B. 大量清水冲洗

C. 实施心肺复苏术

D. 创面应湿包

E. 保持呼吸道畅通

15. 急性化学中毒引起呼吸、心脏停搏者，应采取的现场抢救措施是（　　）

16. 急性化学中毒黄磷灼伤者转运时，应采取的现场抢救措施是（　　）

（17、18 题共用备选答案）

A. 流行病学关联性

B. 发病率和病死率高

C. 临床表现相似性

D. 发病人群聚集性

E. 污染环境，不易洗消

17. 急性化学中毒的特点为（　　）

18. 流感大流行的特点为（　　）

（杨晓忠）

实　训

实训 1　统计表和统计图

一、实训目标

1. 了解统计表的基本构造，学会统计表的绘制与修改。
2. 掌握常用统计图的选择，学会利用 Excel 制作常用统计图。

二、实训内容

1. 2009 年某疾控中心统计某地儿童传染病的发病人数为 8010 人，其中麻疹、猩红热、痢疾、百日咳、白喉的发病人数分别为 2640 人、2920 人、470 人、1450 人、530 人；所占的比重分别为：33.0%、36.5%、5.9%、18.0% 和 6.6%。请列出统计表并画出相应统计图。

2. 某医师 2009 年对某两省五种恶性肿瘤（肝癌、胃癌、肺癌、食管癌和鼻咽癌）的死亡率进行调查，甲省的死亡率（1/10 万）分别为 17.0、7.5、5.0、11.5、8.9；乙省的死亡率（1/10 万）分别为：9.6、15.2、7.1、6.5、10.2。据此资料绘制统计表并画出相应统计图。

3. 指出实训表 1-1 的缺陷并做出改正。

实训表 1-1　某药对 403 例不同类型老年性慢性气管炎病例近期疗效观察的统计表

<table>
<tr><td colspan="2">分型
分度及疗效</td><td colspan="4">单纯性慢性气管炎</td><td colspan="4">喘息性慢性气管炎</td></tr>
<tr><td rowspan="2">分度</td><td>度别</td><td>重</td><td>中</td><td colspan="2">轻</td><td>重</td><td>中</td><td colspan="2">轻</td></tr>
<tr><td>例数</td><td>136</td><td>54</td><td colspan="2">31</td><td>93</td><td>56</td><td colspan="2">33</td></tr>
<tr><td rowspan="3">疗效</td><td>指标</td><td>治愈</td><td>显效</td><td>好转</td><td>无效</td><td>治愈</td><td>显效</td><td>好转</td><td>无效</td></tr>
<tr><td>例数</td><td>60</td><td>98</td><td>51</td><td>12</td><td>23</td><td>83</td><td>65</td><td>11</td></tr>
<tr><td>小计 %</td><td colspan="3">95%</td><td>5%</td><td colspan="3">94.0%</td><td>6.0%</td></tr>
<tr><td></td><td>合计</td><td colspan="8">94.4%</td></tr>
</table>

（黄祚军）

实训 2　计量资料的统计描述

一、实训目标

1. 掌握平均数概念，常用平均数（算术均数、几何均数和中位数）的使用范围及计算方法。
2. 掌握标准差的意义、计算方法及应用。
3. 加深理解正态分布的概念、特征，掌握其应用。

4. 掌握 Excel 统计分析计量资料的方法。

二、学 时 数

2 学时。

三、实 习 内 容

1. 实训表 2-1 是 100 名 30～49 岁正常成年男子的血清总胆固醇（mmol/L）测定值的频数分布表，请据此资料回答下列问题。

（1）选择适当的平均指标表示。

（2）选择适当的变异指标表示。

（3）求该地 30～49 岁健康男子血清总胆固醇的正常值范围。

2. 某疾病控制中心对 30 名麻疹易感儿童经气溶胶免疫 1 个月后，测得其血凝抑制抗体滴度资料（实训表 2-2），试计算其平均滴度。

实训表 2-1　某地 100 名 30～49 岁正常成年男子的血清总胆固醇（mmol/L）测定值

血总胆固醇	频数
2.5～	1
3.0～	8
3.5～	9
4.0～	22
4.5～	25
5.0～	17
5.5～	9
6.0～	6
6.5～	2
7.0～8.0	1
合计	100

实训表 2-2　30 名麻疹易感儿童血凝抑制抗体滴度资料

抗体滴度	1:8	1:16	1:32	1:64	1:128	1:256	1:512	合计
例数	2	6	5	10	4	2	1	30

3. 50 例链球菌咽峡炎患者的潜伏期（实训表 2-3），计算其中位数 M。

实训表 2-3　50 例链球菌咽峡炎患者的潜伏期

潜伏期（小时）	12～	24～	36～	48～	60～	72～	84～	96～	108～120	合计
病例数	1	7	11	11	7	5	4	2	2	50

4. 使用 OfficeExcel2007 计算本班上学期期终考试成绩的最大值、最小值、算术均数和标准差。

（马　骥）

实训 3　计数资料的统计推断

一、实 训 目 标

1. 明确率的抽样误差的意义。
2. 掌握率的标准误及可信区间估计方法。
3. 掌握率的 u 检验，χ^2 检验各种公式的用途和适用条件。
4. 掌握 Excel 统计分析四格表资料 χ^2 检验的方法。

二、学时数

2学时。

三、实训内容

1. 某医院皮肤科欲比较紫外线和抗病毒药物治疗带状疱疹的疗效，按随机化原则将带状疱疹患者随机分为两组，临床观察结果见实训表3-1。问两组的总体有效率有无差别？

2. 某传染病院治疗38例慢性肝炎患者一个疗程，治疗前后检测谷丙转氨酶，得结果见实训表3-2，问治疗是否有效？

实训表3-1 紫外线和抗病毒药物治疗带状疱疹的疗效比较

组别	治疗人数	有效人数	有效率（%）
紫外线组	27	22	81.48
抗病毒药物组	18	12	66.67
合计	45	34	75.56

实训表3-2 慢性肝炎患者一个疗程前后谷丙转氨酶变化情况

治疗前	治疗后		合计
	高	正常	
高	1	25	26
正常	2	10	12
合计	3	35	38

3. 某县卫生防疫站观察3种药物驱钩虫的疗效，在服药后7天得粪检钩虫卵阴转率（%）（实训表3-3），问三种药物疗效是否相同？

实训表3-3 3种药物驱钩虫疗效比较

药物	例数	阴转例数	阴转率（%）
复方敌百虫片	37	28	75.7
纯敌百虫片	38	18	47.4
灭虫片	34	10	29.4
合计	109	56	51.4

4. 某年某地暴发松毛虫病，对调查的333例患者，以14岁为界分为儿童组和成人组，资料见实训表3-4。问儿童和成人各型松毛虫病的构成比是否相同？

实训表3-4 某地儿童和成人松毛虫病患者的型别构成比

年龄分组	皮炎型	骨关节炎型	软组织炎型	混合型	合计
儿童组	50	48	18	72	188
成人组	105	10	7	23	145
合计	155	58	25	95	333

5. 152名前列腺癌患者中，82名接受电切术治疗，术后有并发症者8人；70名接受开放手术治疗，术后有并发症者3人，请使用OfficeExcel分析两种手术的并发症发生率有无差别？

（刘卫云）

实训4 计量资料的统计推断

一、实 训 目 标

1. 理解总体均数可信区间的估计。
2. 理解假设检验的基本步骤。
3. 掌握 t 检验和 u 检验的应用条件。
4. 掌握 Excel 计算两样本的 t 检验方法。

二、学 时 数

2 学时。

三、实 训 内 容

1. 采用小儿血压计袖带，行双静脉穿刺建立血液透析通道是血液透析的新方法，为考核其效果，记录 10 名患者透析前、后的血中尿素氮（mmol/L）含量，试评价新方法的临床价值。

患者号	1	2	3	4	5	6	7	8	9	10
透析前	20.1	30.3	36.3	50.5	33.4	29.3	32.0	38.9	31.6	28.5
透析后	7.2	16.7	20.1	29.7	22.8	23.2	18.9	25.6	15.4	10.3

2. 在化疗患者护理中，常遇到高渗静脉滴注液渗漏，引起局部皮肤疼痛甚至溃疡。对比采用中药黄连、黄柏加 3% 硼酸湿敷，经临床试用，效果优于传统护理方法。从临床 21 例试用结果可知，平均止痛时间 1.09 日，标准差为 0.67，试推断采用中药黄连、黄柏加 3% 硼酸湿敷对所有患者的平均止痛时间是多少?

3. 某地区 2009 年测定了解 30 岁以上正常人与冠心病患者的血清总胆固醇含量（mmol/L），资料见实训表 4-1，试检验正常人与冠心病患者血清总胆固醇含量的差别有无显著性。

实训表 4-1 某地区 30 岁以上正常人与冠心病患者血清总胆固醇含量（mmol/L）

组别	测定人数	均数	标准差	标准误
正常人	56	4.67	0.88	0.12
冠心病患者	142	5.78	1.18	0.10

4. 某校在体检中随机抽取了同年级男生 12 人，女生 15 人，测定其体重指数（BMI），结果如下，试用 Excel 分析男女生体重指数有无差异?

男生（12 人）：20.7 22.4 19.6 20.1 20.8 23.1 18.2 19.6 19.9 21.7 22.5 22.0

女生（15 人）：18.5 17.6 19.5 18.7 21.3 20.5 17.5 21.9 22.1 20.8 19.7 19.0 19.8 20.5 20.7

实训5 食物中毒案例分析

一、实 训 目 标

1. 掌握食物中毒的原因、临床表现、诊断及治疗原则。

2. 掌握食物中毒的调查和处理步骤。

二、实 训 内 容

XX市食品卫生监督检验所于2011年5月26日晚10时接到食物中毒报告。报告人是XX厂医院值班医生李某。该厂医院收了20多名疑似食物中毒患者，大部分是该厂职工家属，住址在XX区XX路一带。接到报告，监督员迅速携带平日准备好的调查用品即急救箱、现场检测包、采样用品、调查登记本、取证工具等，立即奔赴现场。

现场调查步骤及内容：

1. 妥善安置患者 监督员到达现场后，了解到该医院已接收29名患者，床位已达到饱和，还有些患者急需住院，于是向卫生局汇报情况，随后由卫生局将其余34名患者安排到另外两个医院，这样所有患者都得到妥善安置。

2. 确定是否是食物中毒 监督员询问中毒人有关中毒情况，并按食物中毒调查表内容登记。初步了解到本次中毒有60多人，共同都食用所谓的"熟牛肉"。患者均在进食后24小时内发病，以发热、腹泻为主要症状。初步认定本次发病是一起感染型细菌性食物中毒，同时提请医院医生参考此印象诊断进行抢救治疗。

讨论内容之一：本次事件是否可初步判断为食物中毒？判断依据是什么？

3. 确定致病餐次和可疑食品 监督员经询问中毒患者在发病前24～48小时所吃各餐的食品种类，除4月4日晚餐所有中毒者均进食了"熟牛肉"之外，没有发现其他可疑食物。这种肉是他们当天下班后从市场个体肉食摊购买的，回家后没有再加热即食用。吃"牛肉"的人不论食入量多少都发病，而没有吃的则没有发病，且当地没有传染病流行。这样初步认为，4日晚餐为致病餐次；"熟牛肉"是中毒食品。

讨论内容之二：确定可疑餐次、可疑食物有何重要性？

4. 对中毒可疑食品的卫生流行病学调查

（1）个体摊贩经销食品的卫生情况：经调查，XX市场个体肉食摊贩李某和韩某所销售的"熟牛肉"，是4日上午10时接受的身份不明人送来的病马肉，二人分别收23kg和37kg。检查人员发现其容器很脏，且各剩病马肉4.5kg和7kg。"熟牛肉"大多卖给该厂职工家属。

（2）屠宰、加工病马肉的卫生情况：经调查，送病马肉的人是某村屠宰户王某。据调查王某的屠宰处设备简陋，无适宜的屠宰条件。于4月3日王某把一匹没经兽医检疫的病马宰杀，在自己家用大锅把剔好的马肉煮1小时后捞出，用大铝盆盛装，没有盖，存放在棚厦里。次日装在塑料袋里，骑自行车送给李、韩两名个体肉食摊贩。

（3）封存可疑中毒食品：为防止食物中毒的再次发生，了解到食品加工销售卫生管理情况后，监督员立即封存了生、熟马肉。加工户王某剩的生马肉18kg和1.5kg熟马肉，以及个体摊贩剩的熟马肉4.5kg和7kg，全部封存，同时，立即通知XX厂职工家属，凡是买了这两个摊贩的熟马肉，一律停止食用，并就地封存。

（4）采样与送检：监督员以无菌手续收集到患者家吃剩的熟马肉4份，两个摊贩的熟马肉各500g，加工户的生马肉和熟马肉各500g，收到患者粪便9份（每份约50g），呕吐物5份（每份约60g），采到患者急性期（以后又采恢复期）血液13份（每份5ml）。以上检样都按要求贴上标签、编号、严密包装，注明了品名、采样时间、送样时间、采样条件及重点怀疑病原菌（沙门菌属）。

（5）潜伏期及主要临床症状：80%患者潜伏期为24～30小时，最短的12小时，最长的48小时。男女都有。年龄最小的5岁，最大的67岁。主要临床症状：有85%患者体温为38～

39℃，个别人王某体温达40℃。都出现腹痛、腹泻、稀水样便，发病后当天已排5～10次。还出现寒战、头痛、恶心、呕吐、全身酸痛、无力等。重病患者出现了惊厥、谵妄、全身痉挛。张某出现严重休克状态。由于患者及时住进医院，医护人员积极抢救治疗，使63名住院患者经5～7天的治疗，痊愈出院，无一例死亡。

讨论内容之三：在事件现场应该进行哪些工作？

5. 检验结果 从马肉加工户王某的生马肉和熟马肉，个体摊贩李某、韩某剩的熟马肉，中毒患者吃剩的马肉，以及中毒患者呕吐物和粪便中都检出鼠伤寒沙门菌。本菌经纯培养后，给小鼠灌胃死亡3/3，对照组均未死亡。13份患者当时及病愈后血清凝集试验结果，除一人的滴度增加16倍外，12人都增加32倍，即由1∶20增至1∶640，健康对照者1∶10增至1∶20。

6. 最终确诊 根据现场调查、临床表现、检验结果，确诊本次发病是由鼠伤寒沙门菌污染病马肉，因食用病马肉造成80人（其中63人住院治疗）食物中毒。

讨论内容之四：确诊本次食物中毒的根据是什么？

7. 处理

（1）现场消毒：对加工户、摊贩所用接触病马肉的工具、容器等用1%～2%碱水煮沸消毒30分钟，用20%石灰乳混合处理患者吐泻物。

（2）封存可疑食品的处理：全部封存的生热病肉，在监督员监督下进行销毁。

（3）经市卫生局裁定，市场个体肉食摊贩李、韩二人依据食品卫生法规定，各承担中毒患者医药费及误工工资1700元的损害赔偿责任。

依据食品卫生法规定，某市食品卫生监督检验所对个体肉食摊贩李、韩各罚款500元。对个体屠宰加工户罚款3000元。

讨论内容之五：本次事件产生的原因及教训是什么？

主要参考文献

傅华．2013．预防医学．第6版．北京：人民卫生出版社
国家卫生和计划生育委员会．2013．职业病诊断与鉴定管理办法
国家卫生与计划生育委员会，人力资源社会保障部，国家安全监管总局，全国总工会．2013．职业病分类和目录
国家卫生与计划生育委员会．2014．职业病诊断通则
李幼平．2009．循证医学．北京：科学出版社
凌文华．2006．预防医学．北京：人民卫生出版社
刘新泳．2006．抗艾滋病药物研究．北京：人民卫生出版社
刘志学，胡洋．2014．《中国心血管病报告2013》正式发布死亡率呈平台期走势．中国医药导报，11（26）：117
罗家洪，徐天和．2006．医学统计学．北京：科学出版社
马骥，赵宏．2012．预防医学．第3版．北京：科学出版社
马兴友，封苏琴，胡玉华，等．2010．预防医学．武汉：华中科技大学出版社
孙梅．2013．危机管理：突发公共卫生事件应急处置问题与策略．上海：复旦大学出版社
孙要武．2010．预防医学．第4版．北京：人民卫生出版社
孙振球．2010．医学统计学．第3版．北京：人民卫生出版社
杨绍基．2013．传染病学．第8版．北京：人民卫生出版社
叶宜德．2008．预防医学．北京：高等教育出版社
于园，冯波．2015．碘与甲状腺疾病的研究进展．药品评价，12（9）：45
袁聚祥．2007．预防医学．北京：人民卫生出版社
詹思延．2012．流行病学．第7版．北京：人民卫生出版社
张乐升，孙庆峰．2014．关于地方性氟中毒防治工作探讨．中国现代药物应用，8（5）：252
左群，杨瑛．2005．突发公共卫生事件防控与救助．北京：人民军医出版社

教学基本要求

一、课程性质和任务

预防医学是现代医学体系中的一个重要组成部分，是一门综合性的应用学科。预防医学的任务是在基础医学、临床医学和环境医学的基础上，研究环境因素对机体健康的作用机制和疾病发生及分布规律，分析环境中致病因素对人群健康的影响，制定防治对策及保健措施，以达到预防疾病、促进健康、延长寿命并提高生命质量及劳动生产能力的目的。

二、课程教学目标

（一）知识教学目标

1. 掌握疾病的三级预防原则，树立正确的健康观及社会“大卫生”观。
2. 掌握统计学的基本概念，学会统计资料分析的基本方法。
3. 了解流行病学研究的基本方法。
4. 了解疾病发生的基本条件，理解病因推断的方法。
5. 了解人类与环境的辩证关系，掌握环境污染的防治措施。
6. 了解大气、水等自然因素与住宅等生活居住因素和健康的关系。
7. 了解食品污染对健康的影响，掌握食物中毒的特征及处理。
8. 了解职业环境对健康的影响，掌握常见职业病的临床表现。
9. 掌握传染病的流行过程及防治措施。
10. 了解突发公共卫生事件的应急处理方法。

（二）能力培养目标

1. 能将现代医学模式、整体的健康观应用于临床护理工作中。
2. 能利用所学到的预防医学知识、技能在单位、社区开展健康教育。
3. 能利用医学统计学、流行病学的知识和技术方法，进行居民健康状况调查、分析，并提出科学、合理的建议。
4. 能利用医学统计学的技术方法，对疾病防治进行分析评价。
5. 能对常见的传染病、非传染性疾病、社会病及突发公共卫生事件提出有效的预防措施。

（三）思想教育目标

1. 通过现代医学模式的学习，增强多方位护理的意识，在护理工作中，既要注重人的自然属性，又要注重人的社会属性。
2. 通过预防医学理论、技能、实践的学习，培养创造性解决实际问题的能力。
3. 加强职业道德培养，树立崇高的敬业精神。

三、教学内容和教学要求

本课程的教学内容可分为基本知识与技术、实训技术指导，具体内容如下：

（一）基本知识与技术

教学内容	教学要求			教学活动参考
	掌握	熟悉	了解	
绪论				理论讲授多媒体演示
（一）预防医学的概念、研究内容和任务	√			
（二）预防医学发展简史			√	
（三）现代医学模式		√		
（四）健康及影响因素	√			
（五）循证医学的应用			√	
（六）三级预防策略	√			
（七）我国卫生工作方针和卫生工作的主要成就			√	
第1篇　疾病与健康统计基本方法				理论讲授多媒体演示案例教学
第1章　疾病与健康统计基本知识				
（一）基本概念				
1. 总体与样本			√	
2. 参数与统计量			√	
3. 误差		√		
4. 概率		√		
（二）统计资料的类型				
1. 计量资料			√	
2. 计数资料			√	
3. 等级资料			√	
（三）统计工作的基本步骤				
1. 研究设计		√		
2. 收集资料		√		
3. 整理资料		√		
4. 分析资料		√		
第2章　统计表和统计图				理论讲授多媒体演示案例教学教学做一体数字化教学
（一）统计表				
1. 统计表的结构和种类	√			
2. 统计表的制作要求	√			
（二）统计图				
1. 制图的基本要求	√			
2. 统计图的种类及绘制	√			
3. Excel 绘制统计图		√		
第3章　计量资料的统计描述				理论讲授多媒体演示案例教学教学做一体数字化教学
（一）平均指标				
1. 算术均数	√			
2. 几何均数		√		
3. 中位数和百分位数		√		
（二）变异指标				
1. 极差			√	
2. 方差		√		
3. 标准差	√			
（三）正态分布				
1. 正态分布的概念			√	
2. 正态分布的特征			√	
3. 正态曲线下面积的分布规律	√			
4. 正态分布规律的应用		√		
（四）Excel 统计分析	√			
第4章　计量资料的统计推断				理论讲授多媒体演示案例教学教学做一体数字化教学
（一）均数的抽样误差和标准误				
1. 统计推断			√	
2. 均数的抽样误差和标准误			√	
3. t 值及 t 分布			√	
4. 总体均数的估计			√	
5. 总体均数可信区间与参考值范围的区别		√		
（二）假设检验				
1. 假设检验的基本步骤	√			
2. 样本均数与总体均数比较的 t 检验			√	
3. 两样本均数比较的 t 检验和 u 检验			√	
4. 配对计量资料比较的 t 检验			√	
（三）t 检验应用时应注意的问题				
1. 正确理解差别的统计意义	√			
2. t 检验的应用条件	√			
3. 正确选择 t 检验的方法	√			
4. 正确理解 t 检验结论的概率性	√			

续表

教学内容	教学要求			教学活动参考
	掌握	熟悉	了解	
5. 正确理解Ⅰ类错误和Ⅱ类错误	√			
6. 统计分析不能代替专业分析	√			
7. 正确地确定单侧检验或双侧检验	√			
（四）Excel 统计分析			√	
第 5 章 计数资料的统计描述				理论讲授多媒体演示案例教学教学做一体数字化教学
（一）相对数				
1. 相对数的常用指标	√			
2. 应用相对数应注意的问题	√			
（二）率的标准化法				
1. 率的标准化法的意义	√			
2. 标准化率的计算			√	
3. 应用标准化率应注意的问题		√		
第 6 章 计数资料的统计推断				理论讲授多媒体演示案例教学教学做一体数字化教学
（一）率的抽样误差和标准误				
1. 率的抽样误差		√		
2. 率的标准误的计算和用途			√	
（二）率的 u 检验				
1. 样本率与总体率的比较			√	
2. 两个样本率的比较			√	
（三）χ^2 检验				
1. 四格表资料的 χ^2 检验			√	
2. 配对计数资料的 χ^2 检验			√	
3. 行 × 列表资料的 χ^2 检验			√	
（四）Excel 统计分析			√	
第 2 篇 人群健康研究的方法				理论讲授多媒体演示案例教学
第 7 章 流行病学研究方法				
（一）流行病学概述		√		
（二）常用流行病学研究方法		√		
第 8 章 病因和病因推断方法				理论讲授多媒体演示案例教学
（一）疾病发生的基本条件		√		
（二）病因推断	√			

教学内容	教学要求			教学活动参考
	掌握	熟悉	了解	
第 9 章 疾病的分布与分析				理论讲授多媒体演示案例教学
（一）疾病的地区分布		√		
（二）疾病的时间分布		√		
（三）疾病的人群分布		√		
（四）疾病在地区、时间、人群分布的综合描述		√		
（五）描述疾病分布的常用指标	√			
第 10 章 公共卫生监测				理论讲授多媒体演示
（一）公共卫生监测概述：定义、目的、种类、程序以及监测系统的评价		√		
（二）疾病监测：概念、我国主要的疾病监测方法：被动监测、主动监测、常规报告、哨点监测；我国疾病监测体系			√	
第 3 篇 社区卫生服务与健康				理论讲授多媒体演示案例教学
第 11 章 环境及环境污染对健康的影响				
（一）概述			√	
（二）环境污染与健康	√			
第 12 章 生活环境与健康				理论讲授多媒体演示案例教学
（一）大气环境与健康	√			
（二）生活饮用水与健康	√			
（三）住宅与健康	√			
第 13 章 食物安全与健康				理论讲授多媒体演示案例教学
（一）食品安全		√		
（二）食品污染		√		
（三）食物中毒	√			
第 14 章 职业环境与健康				理论讲授多媒体演示案例教学
一、职业性有害因素		√		
二、职业性损害		√		
三、职业性损害的预防措施	√			
四、常见职业病			√	

续表

教学内容	教学要求			教学活动参考
	掌握	熟悉	了解	
第15章 社会环境与健康				理论讲授多媒体演示案例教学
（一）社会因素与健康	√			
（二）卫生服务与健康		√		
第16章 疾病的预防与控制				理论讲授多媒体演示案例教学
（一）传染病防治概述	√			
（二）生物地球化学性疾病与健康			√	
（三）常见慢性非传染性疾病防治		√		
（四）社会病防治	√			
（五）新发传染病防治		√		
第17章 突发公共卫生事件与应急处理				理论讲授多媒体演示案例教学
（一）概述		√		
（二）重大突发公共卫生事件及其应急处理	√			

（二）实训技术指导

序号、单元题目（对应篇、章节、单元题目）	教学内容	教学要求			教学活动参考
		学会	掌握	熟练掌握	
1. 统计表和统计图	Excel 绘制统计图	√			教学做一体数字化教学
2. 计量资料的统计描述	计量资料的统计描述			√	教学做一体数字化教学
3. 计量资料的统计推断	计量资料的统计推断		√		教学做一体数字化教学
4. 计数资料的统计推断	计数资料的统计推断		√		教学做一体数字化教学
5. 食品安全与健康	食物中毒案例分析	√			教学做一体 / 角色扮演

四、教学基本要求说明

（一）适用对象与参考学时

1. 适用对象 本教学基本要求可供护理、涉外护理、助产及药剂、医学检验、口腔医学技术、康复治疗技术、医学营养、眼视光技术、医学影像技术等各医学相关专业使用。

2. 参考学时 本课程参考学时为56学时，其中理论教学内容为46学时，实践教学内容为10学时。

（二）教学要求

1. 本课程对理论教学部分要求有了解、理解、掌握三个层次。了解是指能够简单理解、记忆所学知识。熟悉是指能够解释、领会概念的基本含义并会应用所学技能。掌握是指对预防医学的基本知识、基本理论具有深刻的认识，并能灵活地应用所学知识进行分析、归纳、处理医学及医学相关问题。

2. 本课程突出以培养能力为本位的教学理念，在实践技能方面分为学会、掌握、熟练掌握三个层次。学会是指能够在教师指导下进行实践分析或技能操作。掌握是指能够独立进行实践分析或技能操作。熟练掌握是指能够独立娴熟地进行正确的实践分析或技能操作。

（三）教学建议

1. 教学过程可采用多种形式，可采用任务驱动教学法、项目导向教学法、案例教学法、角色扮演教学法、头脑风暴教学法等教、学、做一体的教学模式，注重理论联系实际。

2. 教学评价可通过课堂提问、布置作业、单元目标测试、案例分析讨论、实践考核、小测验、考试等对学生的认知能力及态度进行综合考核。

学时分配建议（56学时）

序号	教学内容	学时数		
		理论	实践	合计
	绪论	2		2
1.1	疾病与健康统计基本知识	2		2
1.2	统计表和统计图	2	2	4
1.3	计量资料的统计描述	4	2	6
1.4	计量资料的统计推断	4	2	6
1.5	计数资料的统计描述	2		2
1.6	计数资料的统计推断	2	2	4
2.7	流行病学研究方法	2		2
2.8	病因和病因推断方法	2		2
2.9	疾病的分布与分析	2		2
2.10	公共卫生监测	2		2
3.11	环境及环境污染对健康的影响	2		2
3.12	生活环境与健康	2		2
3.13	食品安全与健康	4	2	6
3.14	职业环境与健康	6		6
3.15	社会环境与健康	2		2
3.16	疾病的预防与控制	2		2
3.17	突发公共卫生事件与应急处理	2		4
	总计	46	10	56

目标检测参考答案

绪　论

选择题

1. C　2. B　3. C　4. A　5. B
6. D　7. E　8. B　9. A　10. A
11. C　12. D　13. B　14. D　15. D
16. C　17. A　18. C

第 1 章　疾病与健康统计基本知识

二、选择题

1. D　2. C　3. E　4. B

四、案例分析

分析要点提示：该医师同时设立试验组和对照组，设计较合理。但不能直接凭借治愈率数值大小下结论，因为采取的是抽样研究，不可避免存在抽样误差，要想下正确客观的结论，还需进一步进行统计推断。

第 2 章　统计表和统计图

选择题

1. B　2. E　3. C　4. B　5. D
6. A　7. B　8. A　9. E　10. B
11. B

第 3 章　计量资料的统计描述

选择题

1. B　2. A　3. A　4. C　5. A
6. E　7. A　8. A　9. A　10. A
11. E

第 4 章　计量资料的统计推断

选择题

1. A　2. C　3. D　4. C　5. C
6. B　7. D　8. B　9. E　10. E

第 5 章　计数资料的统计描述

选择题

1. A　2. C　3. D　4. D　5. B

第 6 章　计数资料的统计推断

选择题

1. B　2. E　3. B　4. B　5. C
6. C　7. A　8. D　9. C　10. E
11. C　12. D　13. D　14. A　15. B
16. E　17. C　18. A　19. D　20. C
21. A

第 7 章　流行病学研究方法

选择题

1. B　2. C　3. B　4. E　5. D
6. E　7. C　8. E　9. C

第 8 章　病因和病因推断方法

1. E　2. D　3. A

第 9 章　疾病的分布与分析

1. B　2. E　3. B　4. A　5. E

第 11 章　环境及环境污染对健康的影响

选择题

1. C　2. B　3. C　4. A　5. A
6. D　7. D　8. AB　9. C　10. A
11. A　12. B　13. C　14. E　15. C
16. B　17. C　18. A　19. E

第 12 章 生活环境与健康

1. B 2. C 3. A 4. B 5. C
6. A 7. E 8. C 9. A 10. E
11. B 12. D 13. D 14. E 15. B
16. B 17. A 18. C 19. D 20. B
21. E 22. B 23. C 24. D 25. C
26. B 27. B 28. C 29. B 30. A
31. B 32. A 33. B 34. A

第 13 章 食品安全与健康

选择题
1. B 2. D 3. A 4. D 5. D
6. D 7. D 8. D 9. D 10. E
11. B 12. A 13. D 14. A 15. A
16. B 17. D 18. A 19. B 20. D
21. B 22. B 23. C

第 14 章 职业环境与健康

选择题
1. D 2. A 3. E 4. E 5. A
6. D 7. B 8. A 9. C 10. E

第 15 章 社会环境与健康

选择题
1. D 2. D 3. A 4. C 5. B
6. B 7. A 8. C 9. E 10. B
11. E

第 16 章 疾病的预防与控制

选择题
1. E 2. B 3. A 4. C 5. A
6. A 7. D 8. C 9. B 10. E
11. C 12. E 13. E 14. E 15. B
16. A 17. D 18. E 19. A 20. B
21. A 22. C 23. A 24. C 25. C
26. D 27. D

第 17 章 突发公共卫生事件与应急处理

选择题
1. E 2. D 3. B 4. D 5. B
6. C 7. A 8. D 9. E 10. C
11. B 12. A 13. A 14. C 15. C
16. D 17. E 18. B

附录1　关于印发《职业病分类和目录》的通知

国卫疾控发〔2013〕48号

各省、自治区、直辖市卫生计生委（卫生厅局）、安全生产监督管理局、人力资源社会保障厅（局）、总工会，新疆生产建设兵团卫生局、安全生产监督管理局、人力资源社会保障局、工会，中国疾病预防控制中心：

根据《中华人民共和国职业病防治法》有关规定，国家卫生计生委、国家安全监管总局、人力资源社会保障部和全国总工会联合组织对职业病的分类和目录进行了调整。现将《职业病分类和目录》印发给你们，从即日起施行。2002年4月18日原卫生部和原劳动保障部联合印发的《职业病目录》同时废止。

国家卫生计生委　　人力资源社会保障部
国家安全监管总局　　全国总工会
2013年12月23日

职业病分类和目录

一、职业性尘肺病及其他呼吸系统疾病

（一）尘肺病

1. 矽肺
2. 煤工尘肺
3. 石墨尘肺
4. 碳黑尘肺
5. 石棉肺
6. 滑石尘肺
7. 水泥尘肺
8. 云母尘肺
9. 陶工尘肺
10. 铝尘肺
11. 电焊工尘肺
12. 铸工尘肺
13. 根据《尘肺病诊断标准》和《尘肺病理诊断标准》可以诊断的其他尘肺病

（二）其他呼吸系统疾病

1. 过敏性肺炎
2. 棉尘病
3. 哮喘
4. 金属及其化合物粉尘肺沉着病（锡、铁、锑、钡及其化合物等）
5. 刺激性化学物所致慢性阻塞性肺疾病
6. 硬金属肺病

二、职业性皮肤病

1. 接触性皮炎
2. 光接触性皮炎
3. 电光性皮炎
4. 黑变病
5. 痤疮
6. 溃疡
7. 化学性皮肤灼伤
8. 白斑

9. 根据《职业性皮肤病的诊断总则》可以诊断的其他职业性皮肤病

三、职业性眼病

1. 化学性眼部灼伤
2. 电光性眼炎
3. 白内障（含放射性白内障、三硝基甲苯白内障）

四、职业性耳鼻喉口腔疾病

1. 噪声聋
2. 铬鼻病
3. 牙酸蚀病
4. 爆震聋

五、职业性化学中毒

1. 铅及其化合物中毒(不包括四乙基铅）
2. 汞及其化合物中毒
3. 锰及其化合物中毒
4. 镉及其化合物中毒
5. 铍病
6. 铊及其化合物中毒
7. 钡及其化合物中毒
8. 钒及其化合物中毒
9. 磷及其化合物中毒
10. 砷及其化合物中毒
11. 铀及其化合物中毒
12. 砷化氢中毒
13. 氯气中毒
14. 二氧化硫中毒
15. 光气中毒
16. 氨中毒
17. 偏二甲基肼中毒
18. 氮氧化合物中毒
19. 一氧化碳中毒
20. 二硫化碳中毒
21. 硫化氢中毒
22. 磷化氢、磷化锌、磷化铝中毒
23. 氟及其无机化合物中毒
24. 氰及腈类化合物中毒
25. 四乙基铅中毒
26. 有机锡中毒
27. 羰基镍中毒
28. 苯中毒
29. 甲苯中毒
30. 二甲苯中毒
31. 正己烷中毒
32. 汽油中毒
33. 一甲胺中毒
34. 有机氟聚合物单体及其热裂解物中毒
35. 二氯乙烷中毒
36. 四氯化碳中毒
37. 氯乙烯中毒
38. 三氯乙烯中毒
39. 氯丙烯中毒
40. 氯丁二烯中毒
41. 苯的氨基及硝基化合物（不包括三硝基甲苯）中毒
42. 三硝基甲苯中毒
43. 甲醇中毒
44. 酚中毒
45. 五氯酚（钠）中毒
46. 甲醛中毒
47. 硫酸二甲酯中毒
48. 丙烯酰胺中毒
49. 二甲基甲酰胺中毒
50. 有机磷中毒
51. 氨基甲酸酯类中毒
52. 杀虫脒中毒
53. 溴甲烷中毒
54. 拟除虫菊酯类中毒
55. 铟及其化合物中毒
56. 溴丙烷中毒
57. 碘甲烷中毒
58. 氯乙酸中毒
59. 环氧乙烷中毒
60. 上述条目未提及的与职业有害因素接触之间存在直接因果联系的其他化学中毒

六、物理因素所致职业病

1. 中暑
2. 减压病
3. 高原病
4. 航空病
5. 手臂振动病
6. 激光所致眼（角膜、晶状体、视网膜）损伤

7. 冻伤

七、职业性放射性疾病

1. 外照射急性放射病

2. 外照射亚急性放射病

3. 外照射慢性放射病

4. 内照射放射病

5. 放射性皮肤疾病

6. 放射性肿瘤（含矿工高氡暴露所致肺癌）

7. 放射性骨损伤

8. 放射性甲状腺疾病

9. 放射性性腺疾病

10. 放射复合伤

11. 根据《职业性放射性疾病诊断标准（总则）》可以诊断的其他放射性损伤

八、职业性传染病

1. 炭疽

2. 森林脑炎

3. 布鲁氏菌病

4. 艾滋病（限于医疗卫生人员及人民警察）

5. 莱姆病

九、职业性肿瘤

1. 石棉所致肺癌、间皮瘤

2. 联苯胺所致膀胱癌

3. 苯所致白血病

4. 氯甲醚、双氯甲醚所致肺癌

5. 砷及其化合物所致肺癌、皮肤癌

6. 氯乙烯所致肝血管肉瘤

7. 焦炉逸散物所致肺癌

8. 六价铬化合物所致肺癌

9. 毛沸石所致肺癌、胸膜间皮瘤

10. 煤焦油、煤焦油沥青、石油沥青所致皮肤癌

11. β－萘胺所致膀胱癌

十、其他职业病

1. 金属烟热

2. 滑囊炎（限于井下工人）

3. 股静脉血栓综合征、股动脉闭塞症或淋巴管闭塞症（限于刮研作业人员）

附录 2　统计用表

附录表 1　标准正态分布曲线下的面积

$$\Phi(u)=\frac{1}{\sqrt{2\pi}}\int_{-\infty}^{u}\mathrm{e}^{-\frac{x^2}{2}}\mathrm{d}x(u\leqslant 0)$$

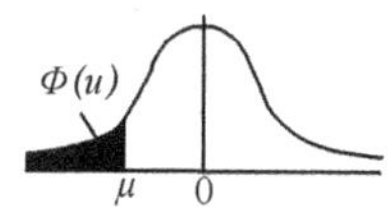

u	0.00	0.01	0.02	0.03	0.04	0.05	0.06	0.07	0.08	0.09
−3.0	.0013	.0013	.0013	.0012	.0012	.0011	.0011	.0011	.0010	.0010
−2.9	.0019	.0018	.0017	.0016	.0016	.0016	.0015	.0015	.0014	.0014
−2.8	.0026	.0025	.0024	.0023	.0023	.0022	.0021	.0021	.0020	.0019
−2.7	.0035	.0034	.0033	.0032	.0031	.0030	.0029	.0028	.0027	.0026
−2.6	.0047	.0045	.0044	.0044	.0041	.0040	.0039	.0038	.0037	.0036
−2.5	.0062	.0062	.0062	.0062	.0062	.0062	.0062	.0062	.0062	.0062
−2.4	.0082	.0080	.0078	.0075	.0073	.0071	.0069	.0068	.0066	.0064
−2.3	.0107	.0104	.0102	.0099	.0096	.0094	.0091	.0089	.0087	.0084
−2.2	.0139	.0136	.0132	.0129	.0125	.0122	.0119	.0116	.0113	.0110
−2.1	.0179	0.174	0.170	.0166	.0162	.0158	.0154	.0150	.0146	.0143
−2.0	.0228	.0222	.0217	.0212	.0207	.0202	.0197	.0192	.0188	.0183
−1.9	.0287	.0281	.0274	.0268	.0262	.0256	.0250	.0244	.0239	.0233
−1.8	.0359	.0351	.0344	.0336	.0329	.0322	.0314	.0307	.0301	.0294
−1.7	.0446	.0436	.0427	.0418	.0409	.0401	.0392	.0384	.0375	.0367
−1.6	.0548	.0537	.0526	.0516	.0505	.0495	.0485	.0475	.0465	.0455
−1.5	.0668	0.655	.0643	.0630	.0618	.0606	.0594	.0582	.0571	.0559
−1.4	.0808	.0798	.0778	.0764	.0749	.0735	.0721	.0708	.0694	.0681
−1.3	.0968	.0951	.0934	.0918	.0901	.0885	.0869	.0853	.0838	.0823
−1.2	.1151	.1131	.1112	.1093	.1075	.1056	.1038	.1020	.1003	.0985
−1.1	.1357	.1335	.1314	.1292	.1271	.1251	.1230	.1210	.1190	.1170
−1.0	.1587	.1562	.1539	.1515	.1492	.1469	.1446	.1423	.1401	.1379
−0.9	.1841	.1814	.1788	.1762	.1736	.1711	.1685	.1660	.1635	.1611
−0.8	.2119	.2090	.2061	.2033	.2005	.1977	.1949	.1922	.1894	.1867
−0.7	.2420	.2389	.2358	.2327	.2296	.2266	.2236	.2206	.2177	.2148
−0.6	.2743	.2709	.2676	.2643	.2611	.2578	.2546	.2514	.2483	.2451
−0.5	.3085	.3050	.3015	.2981	.2946	.2912	.2877	.2843	.2810	.2776
−0.4	.3446	.3409	.3372	.3336	.3300	.3264	.3228	.3192	.3156	.3121
−0.3	.3821	.3783	.3745	.3707	.3669	.3632	.3594	.3557	.3520	.3483
−0.2	.4207	.4168	.4129	.4090	.4052	.4013	.3974	.3936	.3897	.3859
−0.1	.4602	.4562	.4522	.4483	.4443	.4404	.4364	.4325	.4286	.4247
−0.0	.5000	.4960	.4920	.4880	.4810	.4801	.4701	.4721	.4681	.4641

续表

u	0.00	0.01	0.02	0.03	0.04	0.05	0.06	0.07	0.08	0.09
0.0	.5000	.5040	.5080	.5120	.5160	.5199	.5239	.5279	.5319	.5359
0.1	.5398	.5438	.5478	.5517	.5557	.5596	.5636	.5675	.5714	.5753
0.2	.5793	.5832	.5871	.5910	.5948	.5987	.6026	.6064	.6103	.6141
0.3	.6179	.6217	.6255	.6293	.6331	.6368	.6406	.6443	.6480	.6517
0.4	.6554	.6591	.6628	.6664	.6700	.6736	.6772	.6808	.6844	.6879
0.5	.6915	.6950	.6985	.7019	.7054	.7088	.7123	.7157	.7190	.7224
0.6	.7257	.7291	.7324	.7357	.7389	.7422	.7454	.7486	.7517	.7549
0.7	.7580	.7611	.7642	.7673	.7704	.7734	.7764	.7794	.7823	.7852
0.8	.7881	.7910	.7939	.7967	.7995	.8023	.8051	.8078	.8106	.8133
0.9	.8159	.8186	.8212	.8238	.8264	.8289	.8315	.8340	.8365	.8389
1.0	.8413	.8438	.8461	.8485	.8508	.8531	.8554	.8577	.8599	.8621
1.1	.8643	.8665	.8686	.8708	.8729	.8749	.8770	.8790	.8810	.8830
1.2	.8849	.8869	.8888	.8907	.8925	.8944	.8962	.8980	.8997	.9015
1.3	.9032	.9049	.9066	.9082	.9099	.9115	.9131	.9147	.9162	.9177
1.4	.9192	.9207	.9222	.9236	.9251	.9265	.9279	.9292	.9306	.9319
1.5	.9332	.9345	.9357	.9370	.9382	.9394	.9406	.9418	.9429	.9441
1.6	.9452	.9463	.9474	.9484	.9495	.9505	.9515	.9525	.9535	.9545
1.7	.9554	.9564	.9573	.9582	.9591	.9599	.9608	.9616	.9625	.9633
1.8	.9641	.9649	.9656	.9664	.9671	.9678	.9686	.9693	.9099	.9706
1.9	.9713	.9719	.9726	.9732	.9738	.9744	.9750	.9756	.9761	.9707
2.0	.9772	.9778	.9783	.9788	.9793	.9798	.9803	.9808	.9812	.9817
2.1	.9821	.9826	.9830	.9834	.9838	.9842	.9846	.9850	.9854	.9857
2.2	.9861	.9864	.9868	.9871	.9875	.9878	.9881	.9884	.9887	.9890
2.3	.9893	.9896	.9898	.9901	.9904	.9906	.9909	.9911	.9913	.9916
2.4	.9918	.9920	.9922	.9925	.9927	.9929	.9931	.9932	.9934	.9936
2.5	.9938	.9940	.9941	.9943	.9945	.9946	.9948	.9949	.9951	.9952
2.6	.9953	.9955	.9956	.9957	.9959	.9960	.9961	.9962	.9963	.9964
2.7	.9965	.9966	.9967	.9968	.9969	.9970	.9971	.9972	.9973	.9974
2.8	.9974	.9975	.9976	.9977	.9977	.9978	.9979	.9979	.9980	.9981
2.9	.9981	.9982	.9982	.9983	.9984	.9984	.9985	.9985	.9986	.9986
3.0	.9987	.9987	.9987	.9988	.9988	.9989	.9989	.9989	9990	9990

附录表 2 *t* 界值表

v	P(2):	0.50	0.20	0.10	0.05	0.02	0.01	0.005	0.002	0.001
	P(1):	0.25	0.10	0.05	0.025	0.01	0.005	0.0025	0.001	0.0005
1		1.000	3.078	6.314	12.706	31.821	63.657	127.321	318.309	636.619
2		0.816	1.886	2.920	4.303	6.965	9.925	14.089	22.327	31.599
3		0.765	1.638	2.353	3.182	4.541	5.841	7.453	10.215	12.924
4		0.741	1.533	2.132	2.776	3.747	4.604	5.589	7.173	8.610
5		0.727	1.476	2.015	2.571	3.365	4.032	4.773	5.893	6.869
6		0.718	1.440	1.943	2.447	3.143	3.707	4.317	5.208	5.959
7		0.711	1.415	1.895	2.365	2.998	3.499	4.029	4.785	5.408
8		0.706	1.397	1.860	2.306	2.896	3.355	3.833	4.501	5.041
9		0.703	1.383	1.833	2.262	2.821	3.250	3.690	4.297	4.781
10		0.700	1.372	1.812	2.228	2.764	3.169	3.581	4.144	4.587
11		0.697	1.363	1.796	2.201	2.718	3.106	3.497	4.025	4.437
12		0.695	1.356	1.782	2.179	2.681	3.055	3.428	3.930	4.318
13		0.694	1.350	1.771	2.160	2.650	3.012	3.372	3.852	4.221
14		0.692	1.345	1.761	2.145	2.624	2.977	3.326	3.787	4.140
15		0.691	1.341	1.753	2.131	2.602	2.947	3.286	3.733	4.073
16		0.690	1.337	1.746	2.120	2.583	2.921	3.252	3.686	4.015
17		0.689	1.333	1.740	2.110	2.567	2.898	3.222	3.646	3.965
18		0.688	1.330	1.734	2.101	2.552	2.878	3.197	3.610	3.922
19		0.688	1.328	1.729	2.093	2.539	2.861	3.174	3.579	3.883
20		0.687	1.325	1.725	2.086	2.528	2.845	3.153	3.552	3.850
21		0.686	1.323	1.721	2.080	2.518	2.831	3.135	3.527	3.819
22		0.686	1.321	1.717	2.074	2.508	2.819	3.119	3.505	3.792
23		0.685	1.319	1.714	2.069	2.500	2.807	3.104	3.485	3.768
24		0.685	1.318	1.711	2.064	2.492	2.797	3.091	3.467	3.745
25		0.684	1.316	1.708	2.060	2.485	2.787	3.078	3.450	3.725
26		0.684	1.315	1.706	2.056	2.479	2.779	3.067	3.435	3.707
27		0.684	1.314	1.703	2.052	2.473	2.771	3.057	3.421	3.690
28		0.683	1.313	1.701	2.048	2.467	2.763	3.047	3.408	3.674
29		0.683	1.311	1.699	2.045	2.462	2.756	3.038	3.396	3.659
30		0.683	1.310	1.697	2.042	2.457	2.750	3.030	3.385	3.646
31		0.682	1.309	1.696	2.040	2.453	2.744	3.022	3.375	3.633
32		0.682	1.309	1.694	2.037	2.449	2.738	3.015	3.365	3.622
33		0.682	1.308	1.692	2.035	2.445	2.733	3.008	3.356	3.611
34		0.682	1.307	1.691	2.032	2.441	2.728	3.002	3.348	3.601
35		0.682	1.306	1.690	2.030	2.438	2.724	2.996	3.340	3.591
36		0.681	1.306	1.688	2.028	2.434	2.719	2.990	3.333	3.582
37		0.681	1.305	1.687	2.026	2.431	2.715	2.985	3.326	3.574
38		0.681	1.304	1.686	2.024	2.429	2.712	2.980	3.319	3.566
39		0.681	1.304	1.685	2.023	2.426	2.708	2.976	3.313	3.558
40		0.681	1.303	1.684	2.021	2.423	2.704	2.971	3.307	3.551
50		0.679	1.299	1.676	2.009	2.403	2.678	2.937	3.261	3.496
60		0.679	1.296	1.671	2.000	2.390	2.660	2.915	3.232	3.460
70		0.678	1.294	1.667	1.994	2.381	2.648	2.899	3.211	3.435
80		0.678	1.292	1.664	1.990	2.374	2.639	2.887	3.195	3.416
90		0.677	1.291	1.662	1.987	2.368	2.632	2.878	3.183	3.402
100		0.677	1.290	1.660	1.984	2.364	2.626	2.871	3.174	3.390
200		0.676	1.286	1.653	1.972	2.345	2.601	2.839	3.131	3.340
500		0.675	1.283	1.648	1.965	2.334	2.586	2.820	3.107	3.310
1000		0.675	1.282	1.646	1.962	2.330	2.581	2.813	3.098	3.300
∞		0.6745	1.2816	1.6449	1.9600	2.3263	2.5758	2.8070	3.0902	3.2905

注：表中 *P*（2）是双侧的概率，*P*（1）是单侧的概率，*v* 是自由度。

附录表 3 百分率的可信区间

上行：95% 可信区间　　　下行：99% 可信区间

n	X 0	1	2	3	4	5	6	7	8	9	10	11	12	13
1	0—98													
	1—100													
2	0—84	1—99												
	0—93	1—100												
3	0—71	1—91	9—99											
	0—83	0—96	4—100											
4	0—60	1—81	7—93											
	0—73	0—89	3—97											
5	0—52	1—72	5—85	15—95										
	0—65	0—81	2—92	8—98										
6	0—46	0—64	4—78	12—88										
	0—59	0—75	2—86	7—93										
7	0—41	0—58	4—71	10—82	18—90									
	0—53	0—68	2—80	6—88	12—94									
8	0—37	0—53	3—65	9—76	16—84									
	0—48	0—63	1—74	5—83	10—90									
9	0—34	0—48	3—60	7—70	14—79	21—86								
	0—45	0—59	1—69	4—78	9—85	15—91								
10	0—31	0—45	3—56	7—65	12—74	19—81								
	0—41	0—54	1—65	4—74	8—81	13—87								
11	0—28	0—41	2—52	6—61	11—69	17—77	23—83							
	0—38	0—51	1—61	3—69	7—77	11—83	17—89							
12	0—26	0—38	2—48	5—57	10—65	15—72	21—79							
	0—36	0—48	1—57	3—66	6—73	10—79	15—85							
13	0—25	0—36	2—45	5—54	9—61	14—68	19—75	25—81						
	0—34	0—45	1—54	3—62	6—69	9—76	14—81	19—86						
14	0—23	0—34	2—43	5—51	8—58	13—65	18—71	23—77						
	0—32	0—42	1—51	3—59	5—66	9—72	13—78	17—83						
15	0—22	0—32	2—41	4—48	8—55	12—62	16—68	21—73	27—79					
	0—30	0—40	1—49	2—56	5—63	8—69	12—74	16—79	21—84					
16	0—21	0—30	2—38	4—46	4—52	11—59	15—65	20—70	25—75					
	0—28	0—38	1—46	2—53	5—60	8—66	11—71	15—76	19—81					
17	0—20	0—29	2—36	4—43	7—50	10—56	14—62	18—67	23—72	28—77				
	0—27	0—36	1—44	2—51	4—57	7—63	10—69	14—74	18—78	22—82				
18	0—19	0—27	1—35	4—41	6—48	10—54	13—59	17—64	22—69	26—74				
	0—26	0—35	1—42	2—49	4—55	7—61	10—66	13—71	17—75	21—79				
19	0—18	0—26	1—33	3—40	6—46	9—51	13—57	16—62	20—67	24—71	26—76			
	0—24	0—33	1—40	2—47	4—53	6—58	9—63	12—8	16—73	19—77	23—81			
20	0—17	0—25	1—32	3—38	6—44	9—49	12—54	15—59	19—64	23—69	27—73			
	0—23	0—32	1—39	2—45	4—51	6—56	9—61	11—66	15—70	18—74	22—78			
21	0—16	0—24	1—30	3—36	5—42	8—47	11—52	15—57	18—62	22—66	26—70	30—74		
	0—22	0—30	1—37	2—43	3—49	6—54	8—59	11—63	14—68	17—71	21—76	24—80		
22	0—15	0—23	1—29	3—35	5—40	8—45	11—50	14—55	17—59	21—64	24—68	28—72		
	0—21	0—29	1—36	2—42	3—47	5—52	8—57	10—61	13—66	16—70	20—73	23—77		
23	0—15	0—22	1—28	3—34	5—39	8—44	10—48	13—53	16—57	20—62	23—66	27—69	31—73	
	0—21	0—28	1—35	2—40	3—45	5—50	7—55	10—59	13—63	15—67	19—71	22—75	25—78	
24	0—14	0—21	1—27	3—32	5—37	7—42	10—47	13—51	16—55	19—59	22—63	26—67	29—71	
	0—20	0—27	0—33	2—39	3—44	5—49	7—53	9—57	12—61	16—65	18—69	21—73	24—76	
25	0—14	0—20	1—26	3—31	5—36	7—41	9—45	12—49	15—54	18—58	21—61	24—65	28—69	31—72
	0—19	0—26	0—32	1—37	3—42	5—47	7—51	9—56	11—60	14—63	17—67	20—71	23—74	26—77

续表

n	X													
	0	1	2	3	4	5	6	7	8	9	10	11	12	13
26	0—13	0—20	1—25	2—30	4—35	7—39	9—44	12—48	14—52	17—56	20—60	23—63	27—67	30—70
	0—18	0—25	0—31	1—36	3—41	4—46	6—50	9—54	11—58	13—62	16—65	19—69	22—72	25—75
27	0—13	0—19	1—24	2—29	4—34	6—38	9—42	11—46	14—50	16—54	19—58	22—61	25—65	29—68
	0—18	0—25	0—30	1—35	3—40	4—44	6—48	8—52	10—57	13—60	15—63	18—67	21—70	24—73
28	0—12	0—18	1—24	2—28	4—33	6—37	8—41	11—45	13—49	16—52	19—56	22—59	25—63	28—66
	0—17	0—24	0—29	1—34	3—39	4—43	6—47	8—51	10—55	12—58	15—62	17—65	20—68	23—71
29	0—12	0—18	1—23	2—27	4—32	6—36	8—40	10—44	13—47	15—51	18—54	21—58	24—61	26—64
	0—17	0—23	0—28	1—33	2—37	4—42	6—46	8—49	10—53	12—57	14—60	17—63	19—66	22—70
30	0—12	0—17	1—22	2—27	4—31	6—35	8—39	10—42	12—46	15—49	17—53	20—56	23—59	26—63
	0—16	0—22	0—27	1—32	2—36	4—40	5—44	7—48	9—52	11—55	14—58	16—62	19—65	21—68
31	0—11	0—17	1—22	2—26	4—30	6—34	8—38	10—41	12—45	14—48	17—51	19—55	22—58	25—61
	0—16	0—22	0—27	1—31	2—35	4—39	5—43	7—47	9—50	11—54	13—57	16—60	18—63	20—66
32	0—11	0—16	1—21	2—25	4—29	5—33	7—36	9—40	12—43	14—47	16—50	19—53	21—56	24—59
	0—15	0—21	0—26	1—30	2—34	4—38	5—42	7—46	9—49	11—52	13—56	15—59	17—62	20—65
33	0—11	0—15	1—20	2—24	3—28	5—32	7—36	9—39	11—42	13—46	16—49	18—52	20—55	23—58
	0—15	0—20	0—25	1—30	2—34	3—37	5—41	7—44	8—48	10—51	12—54	14—57	17—60	19—63
34	0—10	0—15	1—19	2—23	3—28	5—31	7—35	9—38	11—41	13—44	15—48	17—51	20—54	22—56
	0—14	0—20	0—25	1—29	2—33	3—36	5—40	6—43	8—47	10—50	12—53	14—56	16—59	18—62
35	0—10	0—15	1—19	2—23	3—27	5—30	7—34	8—37	10—40	13—43	15—46	17—49	19—52	22—55
	0—14	0—20	0—24	1—28	3—32	3—35	5—39	6—42	8—45	10—49	12—52	14—55	16—57	18—60
36	0—10	0—15	1—18	2—22	3—26	5—29	6—33	8—36	10—39	12—42	14—45	16—48	19—51	21—54
	0—14	0—19	0—23	1—27	2—31	3—35	5—38	6—41	8—44	9—47	11—50	13—53	15—56	17—59
37	0—10	0—14	1—18	2—22	3—25	5—28	6—32	8—35	10—38	12—41	14—44	16—47	18—50	20—53
	0—13	0—18	0—23	1—27	2—30	3—34	4—37	6—40	7—43	9—46	11—49	13—52	15—55	17—58
38	0—10	0—14	1—18	2—21	3—25	5—28	6—32	8—34	10—37	11—40	13—43	15—46	18—49	20—51
	0—13	0—18	0—22	1—26	2—30	3—33	4—36	6—39	7—42	9—45	11—48	12—51	14—54	16—56
39	0—9	0—14	1—17	2—21	3—24	4—27	6—31	8—33	9—36	11—39	13—42	15—45	17—48	19—50
	0—13	0—18	0—21	1—25	2—29	3—32	4—35	6—38	7—41	9—44	10—47	12—50	14—53	16—55
40	0—9	0—13	1—17	2—21	3—24	4—27	6—30	8—33	9—35	11—38	13—41	15—44	17—47	19—49
	0—12	0—17	0—21	1—25	2—28	3—32	4—35	5—38	7—40	9—43	10—46	12—49	13—52	15—54
41	0—9	0—13	1—17	2—20	3—23	4—26	6—29	7—32	9—35	11—37	12—40	14—43	16—46	18—48
	0—12	0—17	0—21	1—24	2—28	3—31	4—34	5—37	7—40	8—42	10—45	11—48	13—50	15—53
42	0—9	0—13	1—16	2—20	3—23	4—26	6—28	7—31	9—34	10—27	12—39	14—42	16—45	18—47
	0—12	0—17	0—20	1—24	2—27	3—30	4—33	5—36	7—39	8—42	9—44	11—47	13—49	15—52
43	0—9	0—12	1—16	2—19	3—23	4—25	5—28	7—31	8—33	10—36	12—39	14—41	15—44	17—46
	0—12	0—16	0—20	1—23	2—26	3—30	4—33	5—35	6—38	8—41	9—43	11—46	13—49	14—51
44	0—9	0—12	1—15	2—19	3—22	4—25	5—28	7—30	8—33	10—35	11—38	13—40	15—43	17—45
	0—11	0—16	0—19	1—23	2—26	3—29	4—32	5—35	6—37	8—40	9—42	11—45	12—47	14—50
45	0—8	0—12	1—15	2—18	3—21	4—24	5—27	7—30	8—32	9—34	11—37	13—39	15—42	16—44
	0—11	0—15	0—19	1—22	2—25	3—28	4—31	5—34	6—37	8—39	9—42	10—44	12—47	14—49
46	0—8	0—12	1—15	2—18	3—21	4—24	5—26	7—29	8—31	9—35	11—36	13—39	14—41	16—43
	0—11	0—15	0—19	1—22	2—25	3—28	4—31	5—33	6—36	7—39	9—41	10—43	12—46	13—48
47	0—8	0—12	1—15	2—17	3—20	4—23	5—26	6—28	8—31	9—34	11—36	12—38	14—40	16—43
	0—11	0—15	0—18	1—21	2—24	2—27	3—30	5—33	6—35	7—38	9—40	10—42	11—45	13—47
48	0—8	0—11	1—14	2—17	3—20	4—22	5—25	6—28	8—30	9—33	11—35	12—37	14—39	15—42
	0—10	0—14	0—18	1—21	2—24	2—27	3—29	5—32	6—35	7—37	8—40	10—41	11—44	13—47
50	0—7	0—11	1—14	2—17	2—19	3—22	5—24	6—26	7—29	9—31	10—34	11—36	13—38	15—41
	0—10	0—14	0—17	1—20	1—23	2—26	3—28	4—31	5—33	7—36	8—38	9—40	11—43	12—45

续表

n	X 14	15	16	17	18	19	20	21	22	23	24	25
26												
27	32—71											
	27—76											
28	31—69											
	26—74											
29	30—68	33—71										
	25—72	28—75										
30	28—66	31—69										
	24—71	27—74										
31	27—64	30—67	33—70									
	23—69	26—72	28—75									
32	26—62	29—65	32—68									
	22—67	25—70	27—73									
33	26—61	28—64	31—67	34—69								
	21—66	24—69	26—71	29—74								
34	25—59	27—62	30—65	32—68								
	21—64	23—67	25—70	28—72								
35	24—58	26—61	29—63	31—66	34—69							
	20—63	22—66	24—68	27—71	29—73							
36	23—57	26—59	28—62	30—65	33—67							
	19—62	22—64	23—67	26—69	28—72							
37	23—55	25—58	27—61	30—63	32—66	34—68						
	19—60	21—63	23—65	25—68	28—70	30—73						
38	22—54	24—57	26—59	29—62	31—64	33—67						
	18—59	20—61	22—64	25—66	27—69	29—71						
39	21—53	23—55	26—58	28—60	30—63	32—65	35—68					
	18—58	20—60	22—63	24—65	26—68	28—70	30—72					
40	21—52	23—54	25—57	27—59	29—62	32—64	34—66					
	17—57	19—59	21—61	23—64	25—66	27—68	30—71					
41	20—51	22—53	24—56	26—58	29—60	31—63	33—65	35—67				
	17—55	19—58	21—60	23—63	25—65	27—67	29—69	31—71				
42	20—50	22—52	24—54	26—57	28—59	30—61	32—64	34—66				
	16—54	18—57	20—59	22—61	24—64	26—66	28—67	30—70				
43	19—49	21—51	23—53	25—56	27—58	29—60	31—62	33—65	36—67			
	16—53	18—56	19—58	21—60	23—62	25—65	27—66	29—69	31—71			
44	19—48	21—50	22—52	24—55	26—57	28—59	30—61	33—63	35—35			
	15—52	17—55	19—57	21—59	23—61	25—63	26—65	28—68	30—70			
45	18—47	20—49	22—51	24—54	26—56	28—58	30—60	32—62	34—64	36—66		
	15—51	17—54	19—56	20—59	22—60	24—62	26—64	26—66	30—68	32—70		
46	18—46	20—48	21—50	23—53	25—55	27—57	29—59	31—61	33—63	35—65		
	15—50	16—53	18—55	20—57	22—59	23—61	25—63	27—65	29—67	31—69		
47	18—45	19—47	21—49	23—52	25—54	26—56	28—58	30—60	32—62	34—64	36—66	
	14—49	16—52	18—54	19—56	21—58	23—60	25—62	26—64	28—66	30—68	32—70	
48	17—44	19—46	21—48	22—51	24—53	26—55	28—57	30—59	31—61	33—63	35—65	
	14—49	16—51	17—53	19—55	21—57	22—59	24—61	26—63	28—65	29—67	31—69	
49	17—43	18—45	20—47	22—50	24—52	25—54	27—56	29—58	31—60	33—62	34—64	36—66
	14—48	15—50	17—52	19—54	20—56	22—58	23—60	25—62	27—64	29—66	31—68	32—70
50	16—43	18—45	20—47	21—49	23—51	25—53	26—55	28—57	30—59	32—61	34—64	36—55
	14—47	15—49	17—51	18—53	20—55	21—57	23—59	25—61	26—63	28—65	30—67	32—68

附录表 4 χ^2 界值表

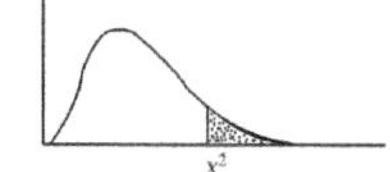

n′	P												
	0.995	0.990	0.975	0.950	0.900	0.750	0.500	0.250	0.100	0.050	0.025	0.010	0.005
1	…	…	…	…	0.02	0.10	0.45	1.32	2.71	3.84	5.02	6.63	7.88
2	0.01	0.02	0.02	0.10	0.21	0.58	1.39	2.77	4.61	5.99	7.38	9.21	10.60
3	0.07	0.11	0.22	0.35	0.58	1.21	2.37	4.11	6.25	7.81	9.35	11.34	12.84
4	0.21	0.30	0.48	0.71	1.06	1.92	3.36	5.39	7.78	9.49	11.14	13.28	14.86
5	0.41	0.55	0.83	1.15	1.61	2.67	4.35	6.63	9.24	11.07	12.83	15.09	16.75
6	0.68	0.87	1.24	1.64	2.20	3.45	5.35	7.84	10.64	12.59	14.45	16.81	18.55
7	0.99	1.24	1.69	2.17	2.83	4.25	6.35	9.04	12.02	14.07	16.01	18.48	20.28
8	1.34	1.65	2.18	2.73	3.40	5.07	7.34	10.22	13.36	15.51	17.53	20.09	21.96
9	1.73	2.09	2.70	3.33	4.17	5.90	8.34	11.39	14.68	16.92	19.02	21.67	23.59
10	2.16	2.56	3.25	3.94	4.87	6.74	9.34	12.55	15.99	18.31	20.48	23.21	25.19
11	2.60	3.05	3.82	4.57	5.58	7.58	10.34	13.70	17.28	19.68	21.92	24.72	26.76
12	3.07	3.57	4.40	5.23	6.30	8.44	11.34	14.85	18.55	21.03	23.34	26.22	28.30
13	3.57	4.11	5.01	5.89	7.04	9.30	12.34	15.98	19.81	22.36	24.74	27.69	29.82
14	4.07	4.66	5.63	6.57	7.79	10.17	13.34	17.12	21.06	23.68	26.12	29.14	31.32
15	4.60	5.23	6.27	7.26	8.55	11.04	14.34	18.25	22.31	25.00	27.49	30.58	32.80
16	5.14	5.81	6.91	7.96	9.31	11.91	15.34	19.37	23.54	26.30	28.85	32.00	34.27
17	5.70	6.41	7.56	8.67	10.09	12.79	16.34	20.49	24.77	27.59	30.19	33.41	35.72
18	6.26	7.01	8.23	9.39	10.86	13.68	17.34	21.60	25.99	28.87	31.53	34.81	37.16
19	6.84	7.63	8.91	10.12	11.65	14.56	18.34	22.72	27.20	30.14	32.85	36.19	38.58
20	7.43	8.26	9.59	10.85	12.44	15.45	19.34	23.83	28.41	31.41	34.17	37.57	40.00
21	8.03	8.90	10.28	11.59	13.24	16.34	20.34	24.93	29.62	32.67	35.48	38.93	41.40
22	8.64	9.54	10.98	12.34	14.04	17.24	21.34	26.04	30.81	33.92	36.78	40.29	42.80
23	9.26	10.20	11.69	13.09	14.85	18.14	22.34	27.14	32.01	35.17	38.08	41.64	44.18
24	9.89	10.86	12.40	13.85	15.66	19.04	23.34	28.24	33.20	36.42	39.36	42.98	45.56
25	10.52	11.52	13.12	14.61	16.47	19.94	24.34	29.34	34.38	37.65	40.65	44.31	46.93
26	11.16	12.20	13.84	15.38	17.29	20.84	25.34	30.43	35.56	38.89	41.92	45.64	48.29
27	11.81	12.88	14.57	16.15	18.11	21.75	26.34	31.53	36.74	40.11	43.19	46.96	49.64
28	12.46	13.56	15.31	16.93	18.94	22.66	27.34	32.62	37.92	41.34	44.46	48.28	50.99
29	13.12	14.26	16.05	17.71	19.77	23.57	28.34	33.71	39.09	42.56	45.72	49.59	52.34
30	13.79	14.95	16.79	18.49	20.60	24.48	29.34	34.80	40.26	43.77	46.98	50.89	53.67
40	20.71	22.16	24.43	26.51	29.05	33.66	39.34	45.62	51.80	55.76	59.34	63.69	66.77
50	27.99	29.71	32.36	34.76	37.69	42.94	49.33	56.33	63.17	67.50	71.42	76.15	79.49
60	35.53	37.48	40.48	43.19	46.46	52.29	59.33	66.98	74.40	79.08	83.30	88.38	91.95
70	43.28	45.44	48.76	51.74	55.33	61.70	69.33	77.58	85.53	90.53	95.02	100.42	104.22
80	51.17	53.54	57.15	60.39	64.28	71.14	79.33	88.13	96.58	101.88	106.63	112.33	116.32
90	59.20	61.75	65.65	69.13	73.29	80.62	89.33	98.64	107.56	113.14	118.14	124.12	128.30
100	67.33	70.06	74.22	77.93	82.36	90.13	99.33	109.14	118.50	124.34	129.56	135.81	140.17

注：自由度的符号本书统一用 ν，但若沿用 n′ 也不为错。